神经系统疾病
定位诊断与治疗

主编　刘继鹏　陶晓杰　罗　建　尚成镇
　　　李　琳　霍　莹　李劭凝　张根平

上海科学技术文献出版社
Shanghai Scientific and Technological Literature Press

图书在版编目（CIP）数据

神经系统疾病定位诊断与治疗／刘继鹏等主编.--
上海：上海科学技术文献出版社,2023
ISBN 978-7-5439-8969-6

Ⅰ.①神… Ⅱ.①刘… Ⅲ.①神经系统疾病－诊疗
Ⅳ.①R741

中国国家版本馆CIP数据核字（2023）第198855号

组稿编辑：张　树
责任编辑：王　珺
封面设计：宗　宁

神经系统疾病定位诊断与治疗

SHENJINGXITONG JIBING DINGWEIZHENDUAN YU ZHILIAO

主　　编：刘继鹏　陶晓杰　罗　建　尚成镇　李　琳　霍　莹　李劭凝　张根平
出版发行：上海科学技术文献出版社
地　　址：上海市长乐路746号
邮政编码：200040
经　　销：全国新华书店
印　　刷：山东麦德森文化传媒有限公司
开　　本：787mm×1092mm 1/16
印　　张：24
字　　数：614千字
版　　次：2023年8月第1版　2023年8月第1次印刷
书　　号：ISBN 978-7-5439-8969-6
定　　价：198.00元

编委会

EDITORIAL COMMITTEE

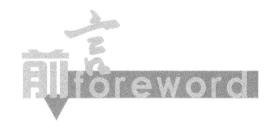

　　神经系统疾病在临床上比较常见,若这些疾病的患者能得到及时诊断和正确治疗,将会大大提高疾病的治愈率,降低死亡率和致残率并提高患者的生活质量。因此,神经系统疾病越来越引起临床医师的重视。

　　随着现代科学技术的发展,医学科学也迅速发展,神经系统解剖学、神经系统影像学、神经系统护理学、神经系统中西医结合治疗学、神经系统西医治疗学都取得了很大进展,大大丰富了神经系统常见病的诊断、治疗、预防等内容。我们在参阅众多国内外最新相关文献的基础上,结合自身的临床诊治经验,编写了《神经系统疾病定位诊断与治疗》一书。

　　本书共 14 章,主要介绍神经系统常见疾病的诊断技术和治疗方法。本书内容新颖、题材广泛、重点突出、方法具体,反映了现今国内外神经医学发展的先进水平,并力求帮助神经科临床医师解决临床上经常遇到的诊断和治疗问题。

　　尽管我们做了很大努力,力求为读者奉献一本高水准的神经系统医学专著,但由于时间较紧和经验不足,难免存在不足之处,诚恳地希望广大读者能够提出宝贵的意见,以期再版时予以改正。

《神经系统疾病定位诊断与治疗》编委会

2023 年 5 月

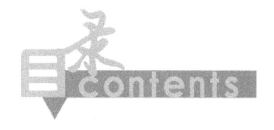

·基础篇·

·临床篇·

基础篇

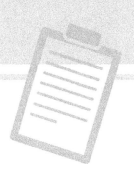

第一章

神经系统疾病的临床表现

第一节 知 觉 障 碍

一、听觉障碍

(一)临床分类与特点

1.耳聋

耳聋指听力的减退或丧失,是由蜗神经的周围部分和听力的感音器官病变引起。

(1)传导性耳聋:由外耳道病变引起,表现为听力明显减退或丧失,但高音调听力正常或减弱轻微,因此对低音调的声音听不到,而尖锐的声音却能听到。传导性耳聋不伴前庭功能障碍。

(2)神经性耳聋:由蜗神经损害引起,其症状的共同特点是听力减退以高音调为主,对低音调声波感受影响很轻微。由于从蜗神经核向上传导是双侧的,故神经性耳聋主要来自周围神经的病变,而脑干和皮质病变一般不出现听力障碍,或仅出现轻微的听力下降或暂时性听力障碍。

2.耳鸣

耳鸣指外界并无任何音响的刺激,而患者却听到音响的感觉而言,常与耳聋伴随存在。声音为单调的噪声,分为低音调和高音调。低音调耳鸣表现为嗡嗡之声,与神经系统疾病关系不大;高音调耳鸣表现为吹口哨音或蝉鸣音,多见于神经系统疾病早期,常为单侧,进一步发展则成为耳聋。

(二)临床意义

1.中枢性耳聋

由大脑或脑干病变引起,因蜗神经为双侧投射,故单侧病变一般不出现听力障碍,或仅出现轻微的听力减退,双侧病变引起双侧耳聋,但临床很少见。双侧颞横回病变,引起皮质性耳聋,中岛盖的血管闭塞性病变出现岛盖综合征,表现为皮质性耳聋和假性延髓性麻痹。

2.听神经瘤

多见于成年人,15岁以下儿童很少见,男性多于女性,病程长,可达数月至十余年,首发症状几乎都是听神经本身的症状,包括耳鸣、耳聋和眩晕,累及绳状体出现同侧的共济失调,可有颅内压高的表现,如头痛、呕吐、视神经盘水肿,诊断以进行性单侧神经耳聋为主要症状,X线片可见内听道扩大,岩尖有骨质破坏和吸收,CT或MRI检查可明确诊断。

3.中毒

某些药物或有害物质引起的耳聋,如链霉素、卡那霉素、庆大霉素、新霉素、水杨酸盐、奎宁、乙醇等均可损害蜗神经,产生耳聋。

4.循环障碍

内耳有内听动脉供血,该动脉细而长,易发生痉挛与梗死,使内耳供血不足而产生听力障碍。老年人因动脉粥样硬化,血压过高或过低,均可影响内耳功能出现耳鸣、耳聋。

5.颈性耳鸣

在颈动脉疾病或颈部疾病压迫颈动脉时,可以出现同侧的耳鸣,此种耳鸣的特点是与心脏搏动一致的似纺车叫的持续性耳鸣,多为低音调,随体位变动耳鸣程度可有变化。给患者带来极大烦恼,难以忍受,有时在颞部可听到血管杂音。

6.其他病变

如颅内占位性变、感染等。

二、感觉障碍

感觉是各种形式的刺激作用于感受器在人脑中的反映,可分为以下两类。

(1)一般感觉:①浅感觉为皮肤、黏膜感觉,如痛觉、温度觉和触觉。②深感觉来自肌肉、肌腱、骨膜和关节的本体感觉,如运动觉、位置觉和振动觉。③皮质感觉(复合感觉)包括定位觉、两点辨别觉、图形觉和实体觉等。

(2)特殊感觉:如视觉、听觉、嗅觉和味觉等。

(一)解剖学基础

1.躯体痛温觉、触觉传导路径

皮肤、黏膜痛温触觉感受器→脊神经→脊神经节(Ⅰ⊙)→沿后根进入脊髓并上升2～3个节段→后角细胞(Ⅱ⊙)→白质前连合交叉至对侧→痛温觉纤维组成脊髓丘脑侧束,触觉纤维组成脊髓丘脑前束→丘脑腹后外侧核(Ⅲ⊙)→丘脑皮质束→内囊后肢后1/3→大脑皮质中央后回上2/3区及顶叶。

2.头面部痛温觉、触觉传导路径

皮肤黏膜痛、温和触觉周围感觉器(三叉神经眼支、上颌支、下颌支)→三叉神经半月神经节(Ⅰ⊙)→三叉神经脊束→三叉神经脊束核(痛温觉纤维终止于此)和感觉主核(触觉纤维)(Ⅱ⊙)→交叉到对侧组成三叉丘系上行→经脑干→丘脑腹后内侧核(Ⅲ⊙)→丘脑皮质束→内囊后肢→大脑皮质中央后回下1/3区。

3.分离性感觉障碍的解剖学基础

深浅感觉传导路均由3个向心的感觉神经元相连而成,后根神经节为Ⅰ级神经元,Ⅱ级神经元纤维均交叉,丘脑外侧核为Ⅲ级神经元。痛温觉Ⅱ级神经元为脊髓后角细胞,换神经元后交叉至对侧;深感觉、精细触觉纤维进入脊髓后先在同侧脊髓后索上行至延髓薄束核、楔束核,换神经元后交叉至对侧。深浅感觉传导路径不同是分离性感觉障碍(痛、温觉受损而触觉保留)的解剖学基础(图1-1)。

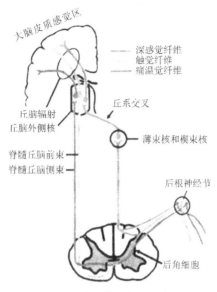

图 1-1　感觉传导径路示意图

4.脊髓内感觉传导束排列顺序

后索内侧为薄束,是来自躯体下部(腰骶)纤维,外侧为楔束,是来自躯体上部(颈胸)纤维(图 1-2)。脊髓丘脑束与之相反,外侧传导来自下部脊髓节段感觉,内侧传导来自上部脊髓节段感觉,对髓内与髓外病变有定位意义。

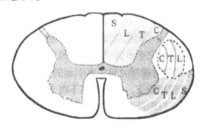

图 1-2　颈髓中白质中感觉、运动纤维排列顺序示意图

5.感觉的节段性支配

皮节是一个脊髓后根(脊髓节段)支配的皮肤区域。有 31 个皮节,与神经根节段数相同。图 1-3示颈、胸、腰、骶神经的节段性分布。胸部皮节的节段性最明显,体表标志如乳头水平为 T_4,剑突水平为 T_6,肋缘水平为 T_8,平脐为 T_{10},腹股沟为 T_{12} 和 L_1。每一皮节均由 3 个相邻的神经根重叠支配(图 1-3),因而,脊髓损伤的上界应比感觉障碍平面高 1 个节段。

6.神经根纤维的重新分配

神经根纤维在形成神经丛时经重新组合分配,分别进入不同的周围神经,即组成一条周围神经的纤维来自不同的神经根,因此,周围神经的体表分布完全不同于神经根的节段性感觉分布(图 1-4)。显然,一条周围神经损害引起的感觉障碍与脊髓神经根损害引起的完全不同。

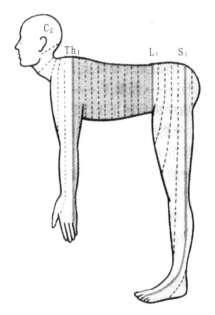

图 1-3　体表节段性感觉分布图

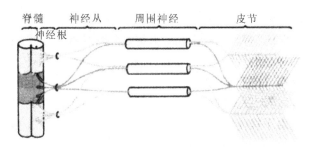

图 1-4　感觉皮节三根支配示意图

7.三叉神经周围性及核性支配

三叉神经周围性及核性支配见图 1-6,周围性支配指眼支、上颌支和下颌支;核性支配由于接受痛温觉纤维的脊束核接受传入纤维的部位不同,口周纤维止于核上部,耳周纤维止于核下部,脊束核部分损害可产生面部葱皮样分离性感觉障碍。

(二)感觉障碍分类

根据病变性质,感觉障碍可分为两类。

1.刺激性症状

感觉径路刺激性病变可引起感觉过敏(量变),也可引起感觉障碍如感觉倒错、感觉过度,感觉异常及疼痛等(质变)。

(1)感觉过敏:感觉过敏指轻微刺激引起强烈感觉,如较强的疼痛感。

(2)感觉倒错:感觉倒错指非疼痛性刺激引发疼痛。

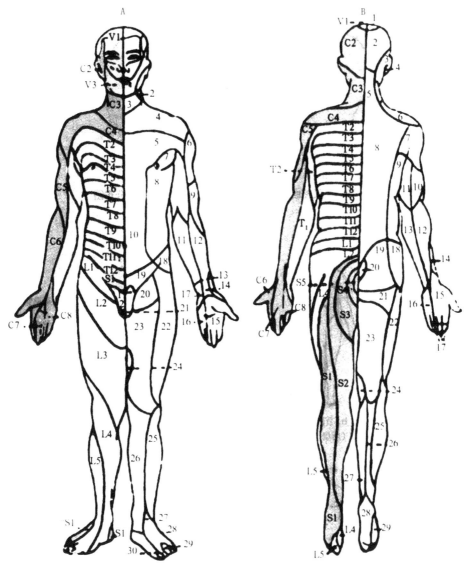

1.三叉神经	16.尺神经
2.耳大神经	17.尺神经掌支
3.颈皮神经	18.髂腹下神经外侧皮支
4.锁骨上神经	19.髂腹下神经前皮支
5.胸神经前皮支	20.生殖股神经股支
6.腋神经	21.髂腹股沟神经
7.臂内侧皮神经	22.股外侧皮神经
8.胸神经外侧皮支	23.股神经前皮支
9.臂外侧皮神经	24.闭孔神经皮支
10.胸神经前皮支	25.小腿外侧皮神经
11.前臂内侧皮神经	26.隐神经
12.前臂外侧皮神经	27.腓浅神经
13.桡神经浅支	28.腓肠神经
14.正中神经浅支	29.腓深神经
15.正中神经	30.胫神经跟支

1.额神经	16.尺神经
2.枕大神经	17.正中神经
3.枕小神经	18.髂腹下神经
4.耳大神经	19.臀上神经
5.颈神经后支	20.臂中神经
6.锁骨上神经	21.臂下神经
7.臀内侧皮神经	22.股外侧皮神经
8.胸神经后皮支	23.股后侧皮神经
9.胸神经外侧皮支	24.闭孔神经皮支
10.臂后侧皮神经	25.小腿外侧皮神经
11.臂内侧皮神经	26.腓肠神经
12.前臂后侧皮神经	27.隐神经
13.前臂内侧皮神经	28.足底内侧皮神经
14.前臂外侧皮神经	29.足底外侧皮神经
15.桡神经浅支	

图 1-5　体表阶段性(A)及周围性(B)感觉分布图

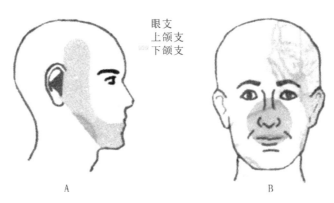

图1-6 三叉神经周围性(A)及核性(B)感觉支配分布图

(3)感觉过度:感觉刺激阈增高,不立即产生疼痛(潜伏期),达到阈值时可产生一种定位不明确的强烈不适感,持续一段时间才消失(后作用);见于丘脑和周围神经损害。

(4)感觉异常:在无外界刺激情况下出现异常自发性感觉,如烧灼感、麻木感、肿胀感、沉重感、痒感、蚁走感、针刺感、电击感、束带感和冷热感等,也具有定位价值。

(5)疼痛:依病变部位及疼痛特点分为以下4种疼痛。①局部性疼痛:如神经炎所致的局部神经痛。②放射性疼痛:如神经干、神经根及中枢神经系统刺激性病变时,疼痛由局部扩展到受累感觉神经支配区,如肿瘤或椎间盘突出压迫脊神经根,脊髓空洞症引起痛性麻木等。③扩散性疼痛:疼痛由一个神经分支扩散到另一分支,如手指远端挫伤可扩散至整个上肢疼痛。④牵涉性疼痛:由于内脏与皮肤传入纤维都汇聚到脊髓后角神经元,内脏病变疼痛可扩散到相应体表节段,如心绞痛引起左侧胸及上肢内侧痛,胆囊病变引起右肩痛。

2.抑制性症状

感觉径路破坏性病变引起感觉减退或缺失。

(1)完全性感觉缺失:同一部位各种感觉均缺失。

(2)分离性感觉障碍:同一部位痛温觉缺失,触觉(及深感觉)保存。

(三)分型及临床特点

感觉障碍临床表现多样,可因病变部位各异(图1-7)。

1.末梢型

肢体远端对称性完全性感觉缺失,呈手套袜子形分布,伴相应区运动及自主神经功能障碍,如多发性神经病。

2.周围神经型

周围神经型可表现某一周围神经支配区感觉障碍,如尺神经损伤累及前臂尺侧及4、5指;如一肢体多数周围神经各种感觉障碍,为神经干或神经丛损伤;如三叉神经第三(下颌)支受损,下颌(下颌角除外)、舌前2/3、口腔底、下部牙齿和牙龈、外耳道及鼓膜等皮肤黏膜感觉障碍,伴咀嚼肌瘫痪,张口下颌偏向患侧(运动支与下颌支伴行)。

3.节段型

(1)后根型:单侧节段性完全性感觉障碍,如髓外肿瘤压迫脊神经根,可伴后根放射性疼痛(根性痛)。

(2)后角型:单侧节段性分离性感觉障碍,见于一侧后角病变如脊髓空洞症。

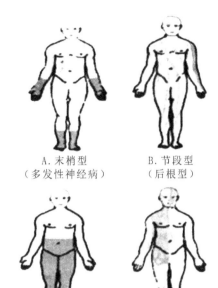
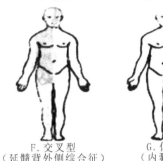
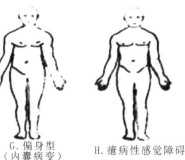

痛温觉缺失
分离性感觉缺失
深感觉缺失
完全性感觉缺失

A.末梢型
（多发性神经病）

B.节段型
（后根型）

C.节段型
（前联合型）

D.传导束型
（脊髓半切症）

E.传导束型
（脊髓横贯性损害）

F.交叉型
（延髓背外侧综合征）

G.偏身型
（内囊病变）

H.癔病性感觉障碍

图 1-7　各种类型感觉障碍分布图

A.多发性神经病（手套袜子形感觉障碍）；B.后根柄变（单侧节段性完全性感近障碍）；C.髓内病变（节段性分离性感觉障碍）；D.脊髓半切综合征（右侧痛温觉障碍，左侧深感觉障碍）；E.脊髓横贯性损害（病变水平以下完全性感觉障碍）；F.左侧延髓背外侧综合征（交叉性感觉障碍）；G.内囊病变（偏身感觉障碍）；H.癔症性感觉障碍

（3）前连合型：双侧对称性节段性分离性感觉障碍，见于脊髓中央部病变如髓内肿瘤早期、脊髓空洞症等。

4.传导束型

（1）脊髓半切综合征：病变平面以下对侧痛、温觉缺失，同侧深感觉缺失，如髓外肿瘤早期、脊髓外伤。

（2）脊髓横贯性损害：病变平面以下完全性传导束性感觉障碍，如急性脊髓炎、脊髓压迫症后期。

5.交叉型

同侧面部、对侧躯体痛温觉减退或缺失，如延髓背外侧综合征，病变累及三叉神经脊束、脊束核及交叉的脊髓丘脑侧束。

6.偏身型

对侧偏身（包括面部）感觉减退或缺失，见于脑桥、中脑、丘脑及内囊等处病变，一侧脑桥或中脑病变可出现受损平面同侧脑神经下运动神经元瘫；丘脑病变深感觉障碍较重，远端较重，常伴自发性疼痛和感觉过度，止痛药无效，抗癫痫药可能缓解；内囊受损可引起三偏。

7.单肢型

对侧上肢或下肢感觉缺失，可伴复合感觉障碍，为大脑皮质感觉区病变。皮质感觉区刺激性病灶可引起对侧局灶性感觉性癫痫发作。

（霍　莹）

第二节　意识障碍

意识障碍是高级神经功能的活动处于抑制状态的一种临床表现,高度抑制即昏迷。意识清醒状态的维持需要正常的大脑皮质及脑干网状结构不断地将各种内外感觉冲动经丘脑广泛地投射到大脑皮质。一旦疾病致弥漫性大脑或脑干网状结构的损害及功能抑制均可造成意识障碍。意识活动包括以下两方面:①觉醒状态,在病理情况下表现为意识障碍。②意识内容,在病理情况下意识内容减少,表现为记忆减退,失语及痴呆。

一、诊断要点

(一)意识觉醒障碍的临床表现

1.嗜睡

能被各种刺激唤醒,并能勉强配合检查及回答问题,停止刺激后又入睡。

2.昏睡

在持续强烈刺激下能唤醒,可作简单而模糊的回答,但持续时间短,很快又进入昏睡状态。

3.浅昏迷

对疼痛刺激有躲避反应及痛苦表情,但不能被唤醒,各种生理反射均存在,生命体征均无变化。

4.深昏迷

对外界任何刺激均无反应,生理反射(角膜、瞳孔、吞咽、咳嗽及腱反射)均消失,病理反射继续存在或消失,生命体征常有改变。

(二)意识内容障碍的临床表现

1.意识浑浊

表现为注意力涣散,感觉迟钝,对刺激反应不及时,不确切,定向力不全。

2.精神错乱

思维、理解、判断力及认识自己的能力均减退,言语不连贯并错乱,定向力减退,常有胡言乱语、兴奋躁动。

3.谵妄状态

精神错乱伴有幻觉、错觉和妄想。

二、鉴别诊断

(一)脑膜刺激征(＋),局限性体征(－)

1.突发剧烈头痛

突发剧烈头痛见于蛛网膜下腔出血。

2.急性起病,发热在前

急性起病,发热在前见于化脓性脑膜炎、病毒性脑膜炎及其他急性脑膜炎等感染性疾病。

3.亚急性或慢性发病

亚急性或慢性发病常见于结核性、真菌性、癌性脑膜炎。

(二)脑膜刺激征(－),局限性体征(＋)

1.突然起病

突然起病常见于脑出血、脑血栓形成、脑栓塞等。

2.与外伤有关

硬膜外血肿、硬膜下血肿、脑挫裂伤、脑实质内血肿。

3.以发热为前驱症状

脑脓肿、血栓性静脉炎、各种脑炎、急性播散性脑脊髓炎、急性出血性白质脑炎。

4.缓慢起病

常见脑肿瘤、慢性硬膜下血肿、脑寄生虫等。

(三)脑膜刺激征(－),局限性体征(－)

1.尿异常

尿异常常见于尿毒症、糖尿病、急性尿卟啉病等。

2.有中毒原因

酒精、催眠药、一氧化碳、有机磷等中毒。

3.休克

大出血、低血糖、心肌梗死、肺梗死等。

4.黄疸

肝性昏迷。

5.发绀

肺性昏迷。

6.高热

重度感染、中暑、甲亢危象等。

7.体温过低

休克、黏液性水肿、冻伤。

8.短暂昏迷

癫痫、晕厥、脑震荡。

三、治疗

昏迷患者起病急骤,病情危重,应尽快找出引起昏迷的原因,针对病因采取及时果断的措施是治疗昏迷患者的关键。及时处理并发症。病情稳定后,应用适当的中枢苏醒剂等,对改善大脑功能和减少由于昏迷所引起的后遗症至关重要。

(一)病因治疗

针对病因治疗是抢救成功的关键。对病因明确者,应迅速给予有效的病因处理,如颅脑损伤与颅内占位性病变,其根本治疗措施是尽可能早期手术处理;急性中毒者,应争取及早有效清除毒物和采取特殊解毒措施等;低血糖昏迷者,应立即静脉注射50％葡萄糖80～100 mL等。

（二）对症处理

1.防止呼吸衰竭

昏迷患者易出现吸入性肺炎，可伴有呼吸衰竭。由各种原因引起的中枢性呼吸衰竭，均有呼吸功能障碍，严重者呼吸停止。应使患者处于侧卧位，防止痰、分泌物及呕吐物阻塞气管出现窒息，应充分给氧。出现感染时应及时应用抗生素，痰多或咳嗽反射减弱者及时做气管切开。对呼吸衰竭者可应用人工呼吸机，对急性呼吸衰竭的昏迷患者，可给呼吸兴奋剂等。

2.维持循环功能及水电解质和酸碱平衡

使血压维持在 13.3 kPa 左右，一般每天静脉补液量为 1 500～2 000 mL，其中 5% 葡萄糖盐水 500 mL 左右，同时注意纠正电解质紊乱，如低血钾、高血钾及酸碱平衡失调。

3.控制脑水肿、降低颅内压

除采取保持呼吸道通畅、合理地维持血压、适量的补液及防止高碳酸血症等措施外，尚需要脱水剂，常用 20% 甘露醇 250 mL 静脉快速滴注（30 分钟）6～8 小时 1 次（必要时 4 小时 1 次），呋塞米 20～40 mg 以 50% 葡萄糖 40～100 mL 稀释静脉注射，每 4～12 小时 1 次；地塞米松每天 10～20 mg 静脉滴注。上述药物常联合或交替使用。

4.抗癫痫治疗

昏迷患者可能有癫痫发作或呈癫痫持续状态，如不及时控制癫痫发作，可加重脑水肿，使昏迷加深。因此，一旦有癫痫发作必须抗癫痫治疗。

5.保护大脑，降低脑代谢，减少脑耗氧量

昏迷的急性期，病势凶猛，有严重的脑水肿和脑缺氧，此时应采取措施，以帮助大脑渡过危急阶段，维持生命和减少后遗症。

（1）头部物理降温：用小冰袋放在头周围（眉及枕后粗隆以上部位），为防止冻伤，应内衬毛巾，有冰帽冰毯降温则更佳。

（2）对高热患者可应用人工冬眠：氯丙嗪 50 mg、异丙嗪 50 mg、哌替啶 100 mg 混合后每次用总量的 1/4～1/3，肌内注射，此后 4～6 小时 1 次。呼吸功能障碍者，不用哌替啶，而改为双氢麦角碱 0.6～0.9 mg，血压低于 12.0/8.0 kPa 者，不用氯丙嗪改用乙酰丙嗪 20 mg。在人工冬眠期间必须严格观察体温（维持在 33～37 ℃）、脉搏、呼吸和血压。根据病情决定疗程，一般是 1～2 周后渐减量，原则上不超过 3 周。人工冬眠的注意事项：①对原发病的诊断必须明确。②可致排痰困难，需注意呼吸道护理及并发症。③患者若出现寒战反应提示冬眠药物剂量不足，应适当加大剂量。

6.促进脑代谢的治疗

只有改善脑代谢紊乱，才能促进脑功能的恢复，防止或减少脑损害的后遗症。

（1）脑活素：多种氨基酸及肽类，促进脑细胞蛋白质合成。每次 10～30 mL 以氯化钠溶液 250 mL 稀释静脉滴注，1 次/天，10～20 天为 1 个疗程。

（2）胞磷胆碱：通过促进卵磷脂的合成而改善脑功能，又有增强上行网状结构激活系统的功能，增强脑血流，促进大脑物质代谢。0.5～1 g 用 5%～10% 葡萄糖 500 mL 稀释静脉滴注，10～14 天为 1 个疗程。与 ATP 合用可提高疗效。

（3）能量合剂：ATP 20 mg，辅酶 A 50～100 U，细胞色素 C 30 mg 用 5%～10% 葡萄糖 250～500 mL 稀释静脉滴注，也可同时加胰岛素 4～8 U。

（4）醋谷胺：能帮助恢复智能和记忆力，每次 500～750 mg 以 5%～10% 葡萄糖 250～

500 mL稀释静脉滴注,1次/天,连用10～20天;γ-氨酪酸及神经生长因子等药物也可应用。

7.苏醒治疗

乙胺硫脲每次1g,先用5～10 mL等渗液溶解,然后以5%～10%葡萄糖500 mL稀释缓慢静脉滴注,连用7～10天,可出现皮疹、静脉炎,冠心病忌用;醒脑静脉注射射液每次4～8 mL,以25%～50%葡萄糖40 mL稀释后静脉注射,1～2次/天,或每次2～4 mL肌内注射,2次/天。也可应用纳洛酮、甲氯芬酯等。

8.改善微循环,增加脑灌注量

对无出血倾向、由于脑缺氧或缺血性脑血管病引起的昏迷,可用降血黏度和扩张脑血管的药物,以改善微循环和增加脑灌注量,帮助脑功能的恢复。

(1)右旋糖酐-40:500 mL,静脉滴注1～2次/天,7～10天为1个疗程。

(2)曲克芦丁:抑制血小板聚集,防止血栓形成,同时对抗5-羟色胺、缓激肽等对血管的损伤作用。

增加毛细血管的抵抗力,降低毛细血管通透性,故还可防止血管通透性增加所致的脑水肿。400～600 mg用右旋糖酐-40或5%葡萄糖500 mL稀释静脉滴注,1次/天,10～14天为1个疗程,口服200 mg,3次/天;中药可扩张血管,增加脑血流,降低血黏稠度等,丹参注射液8～16 mL或川芎嗪80～120 mg用葡萄糖液或右旋糖酐-40 500 mL稀释静脉滴注,7～14天为1个疗程。

9.高压氧疗法

能显著提高脑组织与脑脊液的氧分压,纠正脑缺氧,减外脑水肿,促进意识的恢复,有条件者应尽早使用。

(霍　莹)

第三节　大小便障碍

一、概述

(一)排尿障碍

1.尿潴留

尿潴留是指膀胱内充满尿液而不能排出,常常由排尿困难发展到一定程度引起。尿潴留分为急性与慢性两种。前者发病突然,膀胱内胀满尿液不能排出,十分痛苦,临床上常需急诊处理;后者起病缓慢,病程较长,下腹部可扣及充满尿液的膀胱,但患者却无明显痛苦。

2.尿失禁

尿失禁是由于膀胱括约肌损伤或神经功能障碍而丧失排尿自控能力使尿液不自主地流出。

(二)排便障碍

排便困难是神经系统疾病常见症状。便秘是老年人经常发生的问题,由缺乏排便的动力所致或排便反射经常受到抑制,直肠对粪便刺激敏感性下降,粪便在肠内停留过久,水分被吸收过多,粪便干燥不能排出。粪便失禁则由于肛门内、外括约肌功能失常导致粪便不能正常储存于肠道。

二、病因和发病机制

(一)排尿障碍

1.排尿的神经生理机制

与膀胱排尿活动有关的反射通路可分为骶髓反射通路和骶上反射通路两部分。前者是指负责排尿活动的基础反射弧,后者则通过发放抑制性冲动控制骶髓反射弧的活动,使排尿过程在高级中枢的支配下成为可由意识控制的生理性活动。与下尿路储尿、排尿功能有关的神经活动是通过4个神经解剖环路实现的。

环路Ⅰ是由往返于大脑额叶皮质与脑干网状结构间的神经通路组成(其中包括来自基底神经节、丘脑神经核及小脑的神经纤维),它们对脑干排尿维持中枢发挥抑制性作用。此环路内的损害,可使排尿反射部分或完全失去有意识的控制,逼尿肌出现无抑制性反射。在临床上,脑血管意外、脑肿瘤、颅脑外伤、多发性硬化、帕金森病等可能影响此通路,造成下尿路功能障碍。

环路Ⅱ相当于早先提出的骶髓反射弧,但盆神经的传入、传出神经并不在骶髓平面内发生突触,而是经过一长程环路在脑干发生突触的。它们的基本作用是保证并维持逼尿肌的有效收缩直至完成膀胱的排空。

在环路Ⅰ的控制下,环路Ⅱ可使排尿活动成为有意识的生理活动。脊髓横断后常可切断此环路,导致逼尿肌无反射,失去排尿能力,即所谓"脊髓休克"。此时伤后脊髓内潜在的节段反射中枢可显露出来,或损伤的神经元可出现"侧支生长"使长传导束反射转变为脊髓节段性反射。骶髓内出现新的排尿反射中枢。此节段反射的兴奋阈较低,所以最终将出现逼尿肌的反射亢进。脊髓部分横断时逼尿肌亦将出现一亢进的低阈值节段性反射,此时逼尿肌收缩常失去控制且不持久,导致排尿效率降低,出现残余尿。临床上,此种情况可见于脊髓损伤、多发性硬化、脊髓肿瘤等疾病。

环路Ⅲ是逼尿肌、骶髓中枢(逼尿肌核、阴部神经核)、尿道横纹肌外括约肌间的神经通路,负责排尿时逼尿肌收缩与尿道外括约肌松弛间的协调性活动。此环路损害可影响逼尿肌与外括约肌间的协调活动,导致逼尿肌、外括约肌协同失调。

环路Ⅳ由大脑皮质运动区与骶髓内的阴部神经核间的神经通路组成,使外括约肌的活动处在高级中枢随意性控制之下。脊髓损伤、肿瘤、感染或脱髓鞘性疾病可能损害此环路,使尿道外括约肌失去随意控制能力。

膀胱、尿道平滑肌的外周神经支配系自主神经(交感神经和副交感神经),而横纹肌性质的尿道外括约肌由躯体神经支配。与下尿路功能有关的外周神经:①盆神经(副交感性,来自 $S_{2\sim4}$ 分布至整个膀胱逼尿肌及尿道平滑肌)。②腹下神经(交感性,来自 $T_{11}\sim L_2$,也分布于膀胱逼尿肌及近侧尿道平滑肌)。③阴部神经(躯体神经,来自 $S_{2\sim4}$,分布于尿道外括约肌、肛管外括约肌、肛周皮肤、女性阴唇阴蒂和男性阴茎阴囊、球海绵体肌、坐骨海绵体肌)。这些神经的传出、传入纤维与腹膜后、盆腔内及膀胱壁内的许多神经丛或神经节有复杂的突触联系。许多因素如广泛的盆腔手术(根治性子宫切除术,直肠癌的经腹会阴切除术)及自主神经病变(糖尿病)、感染、中毒、带状疱疹、骶髓发育不全、马尾肿瘤与创伤等可损害这一复杂的外周神经系统,导致下尿路储尿、排尿功能障碍。

此外,膀胱体部和底部有大量胆碱能受体和β-肾上腺素能受体(近侧尿道亦有一定数量的这类受体存在)。副交感神经的冲动可使胆碱能受体兴奋,逼尿肌收缩发生排尿;交感神经冲动则

可使 β 受体兴奋,逼尿肌松弛,膀胱充盈储尿。而在膀胱颈部和近侧尿道(包括前列腺尿道)平滑肌内则以 α 肾上腺素能受体占优势,交感神经冲动可以兴奋这些受体,使这些部位的平滑肌收缩,增加排尿阻力控制排尿。

2.排尿障碍的病因

(1)尿潴留病因:①膀胱颈梗阻最常见的是前列腺病变,包括前列腺增生、纤维化或肿瘤、膀胱内结石、有蒂肿瘤、血块或异物及邻近器官病变如子宫肌瘤、妊娠子宫嵌顿在盆腔等也可以阻塞或压迫膀胱颈引起梗阻。②尿道梗阻最常见的是炎症或损伤后的尿道狭窄。尿道结石、异物、结核、肿瘤、憩室等也可引起尿道梗阻。③神经系统病变包括肿瘤、脑卒中、脑炎、脊髓结核、糖尿病、多发性硬化等。④颅脑或脊髓损伤。⑤先天性畸形最常见的是脊柱裂、脊膜膨出、脊髓脊膜膨出等。⑥麻醉后。⑦药物作用。⑧精神因素。

(2)尿失禁病因:①神经系统疾病包括脑炎、脑卒中、癫痫、脑外伤、脊髓炎、脊髓损伤、周围神经损伤等均可引起尿失禁。②膀胱结石、炎症、肿瘤。这些病变可导致逼尿肌过度收缩、尿道括约肌松弛或麻痹,使得膀胱失去储尿功能。③应力性尿失禁。由于尿道括约肌松弛,当患者咳嗽、大笑、打喷嚏等使腹压突然升高时,有少量尿液可不自主排出,见于老年人尿道括约肌退行性变、青壮年妇女功能性尿道括约肌松弛、肿瘤压迫膀胱。④充溢性尿失禁。见于下尿路梗阻的各种疾病。慢性尿潴留可导致膀胱过度膨胀,膀胱内压升高,使尿液被迫溢出,称充溢性尿失禁。⑤先天性尿路畸形。

(二)排便障碍

1.排便的神经生理机制

直肠和肛门内括约肌接受盆神经($S_{2\sim4}$,副交感性)和腹下神经($T_{11}\sim L_3$,交感性)支配,肛门外括约肌接受阴部神经($S_{2\sim4}$,躯体神经)支配。盆神经兴奋时直肠收缩,肛门内括约肌松弛。腹下神经兴奋时直肠松弛,肛门内括约肌收缩。阴部神经兴奋时则肛门外括约肌收缩,内括约肌不受意识控制,而外括约肌则受意识控制。肛门内括约肌的反射是由直肠壁内神经丛所控制。排便反射的高级中枢在旁中央小叶、丘脑下部及脑干,当粪便聚集直肠时,刺激直肠壁内的机械感受器。冲动经盆神经和腹下神经到达 $S_{2\sim4}$ 排便中枢,再经脊髓丘脑束上达丘脑及大脑皮质,产生排便感觉,再由下行纤维兴奋排便中枢,使盆神经兴奋,腹下神经和阴部神经受到抑制,引起直肠收缩,肛门内、外括约肌扩张,出现排便。同时膈肌和腹肌收缩作屏气动作,加强腹腔压力,协助排便。

2.排便障碍的病因

(1)功能性便秘:便秘是由于排便反射受到抑制,直肠对粪便刺激敏感性下降,粪便在肠内停留过久,水分被吸收过多、粪便干燥所致。常见原因:①进食量少或食物缺少纤维素。②排便习惯受干扰。③滥用泻药。④结肠运动功能障碍。⑤腹肌及盆肌张力不足。⑥结肠冗长。⑦应用吗啡类药、抗胆碱药、神经阻滞药等。

(2)器质性排便障碍:①神经系统疾病。脑血管疾病、脑瘤、严重颅脑外伤时常出现便秘症状,且较顽固,尤其颅内压增高时更易发生。脊髓损害严重者可出现便秘,高位脊髓病变因呼吸肌麻痹而使排便困难。骶段以上的慢性横贯性损害呈自动性排便。昏迷、脊髓病变时可引起排便失禁。②结肠、直肠、肛门病变。这些部位的良恶性肿瘤、炎症、肠梗阻等均可引起排便障碍。③腹腔或盆腔内肿瘤压迫。

三、诊断思路

(一)询问病史

(1)询问排尿排便障碍发生的缓急及病程。

(2)是否有脑血管病史,是否伴有肢体活动不灵、感觉障碍等。

(3)是否伴有意识丧失、抽搐及舌咬伤等症状。

(4)有无脊柱外伤史,是否伴有根痛,是否存在横贯性脊髓损伤表现。

(5)是否有前列腺疾病病史。

(6)是否存在尿频、尿急、尿痛。

(二)体格检查

(1)是否存在神经系统定位体征。

(2)有无意识障碍。

(3)脊柱检查对于脊髓疾病的判断有一定意义。

(4)肛诊可确定前列腺的情况,了解尿潴留的程度。

(5)尿潴留时,耻骨上区常可触到半球形膨胀的膀胱,用手按压有明显尿意,叩诊为浊音。

(三)辅助检查

1.实验室检查

前列腺液对于诊断前列腺疾病有重要意义;前列腺特异抗原(PSA)测定对诊断前列腺癌有一定意义;血糖、尿糖检查可确诊糖尿病;尿常规检查可了解有无尿路感染;尿细胞学检查对泌尿系统肿瘤亦具诊断价值。

2.膀胱及下尿路 B 超、膀胱镜检查

有助于了解有无尿潴留、前列腺疾病、膀胱或下尿路结石、肿瘤等。

3.X 线、CT 及 MRI 检查

X 线对脊柱裂的发现和脊柱外伤有意义,MRI 检查不但可发现脊柱病变,同时可了解脊髓损害的情况,是诊断脊髓疾病的最佳手段。CT 及 MRI 检查对于中枢神经系统疾病具有诊断意义。

四、鉴别诊断

(一)脊髓压迫症

脊髓压迫症是神经系统常见疾病,它是一组具有占位性特征的椎管内病变,包括肿瘤、腰椎间盘突出、脊柱损伤、脊髓血管畸形等。脊髓受压时功能丧失可导致括约肌功能障碍,髓内压迫排尿排便障碍出现较早,而髓外压迫则出现较晚。早期表现为排尿急迫、排尿困难,一般在感觉、运动障碍之后出现。而后变为尿潴留,顽固性便秘,最终排尿排便失禁。病变在脊髓圆锥部位时,括约肌功能障碍常较早出现。病变在圆锥以上时,膀胱常呈痉挛状态,其容积减少,患者有尿频、尿急,不能自主控制,同时有便秘。而病变在圆锥以下时,则产生尿潴留,膀胱松弛。当膀胱充满尿液后自动外溢,呈充溢性尿失禁。肛门括约肌松弛可导致排便失禁。

诊断要点:①不同程度的脊髓横贯性损害表现。②具有各种原发病自身特点。③脊柱 X 线检查、脊髓 MRI 检查有助于诊断。

(二)急性脊髓炎的脊髓休克期

急性脊髓炎的脊髓休克期可出现尿潴留。此时膀胱无充盈感,逼尿肌松弛,导致尿潴留。过度充盈时可出现充盈性尿失禁。此期需留置导尿管,引流尿液。随脊髓功能的恢复,膀胱逼尿肌出现节律性收缩,但此时膀胱收缩不完全,有较多残余尿。绝大部分患者在病后3~6个月,可望恢复排尿功能。

诊断要点:①急性起病,首发症状多为双下肢麻木、无力,背痛,相应部位的束带感等。②大多在数小时至数天内进展至高峰,出现病变水平以下的脊髓完全性横贯性损伤,症状包括截瘫或四肢瘫、感觉障碍和膀胱直肠功能障碍。③MRI检查可见髓内片状或较弥散的T_2异常信号,脊髓可见肿胀。

(三)多发性硬化

多发性硬化是一种中枢神经系统脱髓鞘疾病,青、中年多见,临床特点是病灶播散广泛,病程中常有缓解复发的神经系统损害症状。少数患者起病时即有尿频、尿急,后期常有尿潴留或失禁。有的患者出现肠道功能紊乱,包括便秘与排便失禁。

诊断要点:①青壮年发病。②有中枢神经系统损害的表现,病灶多发。③病程波动,有缓解、复发的特点。

(四)马尾综合征

马尾综合征在临床较为常见,大多是由于各种先天或后天的原因致腰椎管绝对或相对狭窄,压迫马尾神经而产生一系列神经功能障碍,其中包括排尿排便障碍。

诊断要点:①大部分患者有明确病因,如腰椎疾病。②疼痛多表现为交替出现的坐骨神经痛。③神经损害呈进行性,感觉障碍表现为双下肢及会阴部麻木、感觉减弱或消失;括约肌功能障碍表现为排尿排便乏力、尿潴留、排尿排便失禁,阳痿。④放射科辅助检查可清楚直观地反映椎管和椎管内硬膜囊及马尾情况。

(五)多系统变性

病因不明,病理上表现为程度不等的黑质、尾状核、壳核、下橄榄核、脑桥腹核、小脑皮质等部位神经细胞脱失,胶质细胞增生。

诊断要点:①临床上表现为锥体外系统、小脑系统和自主神经系统损害的症状和体征。②部分患者还可出现锥体束损害的症状和体征。③排尿障碍是最重要的自主神经功能障碍。

(六)脑血管病

脑血管病可影响尿便高级中枢而引起排尿排便障碍,尤其常见于多发性脑梗死及病变范围大的患者。

诊断要点:①脑血管病史。②神经系统功能损害及定位体征。③通过CT、MRI检查可确定诊断。

(七)癫痫发作

诊断要点:①癫痫发作的主要临床表现是意识丧失、抽搐、感觉障碍、自主神经紊乱及精神异常。②这些症状可单独或联合出现,以意识丧失和抽搐为常见。③膀胱与腹壁肌肉强烈收缩可发生尿失禁。④除确切的发作病史外,脑电图诊断意义最大。

(八)正常颅压脑积水

多与蛛网膜下腔出血等因素造成的交通性脑积水有关。以痴呆、共济失调、排尿排便障碍三联症为主要临床表现。智能障碍一般最早出现,智能障碍的程度差异很大,可以表现为轻度淡漠、记忆力减退、痴呆、表情呆板、反应迟钝等。排尿排便障碍以尿急、尿失禁多见,大多出现较晚。共济失调以步态异常开始,表现为行走慢、步距短、走路不稳、迈步费力等特点。

诊断要点:①痴呆、共济失调、排尿排便障碍三联症。②CT 或 MRI 表现是诊断正常颅压脑积水的重要依据。③有明确的蛛网膜下腔出血病史有助于诊断。

(九)前列腺增生

前列腺增生是老年男性很常见的疾病,因性激素平衡失调使前列腺内层的尿道周围腺体呈结节样增生,以致前列腺部尿道受压变窄、弯曲、伸长,使排尿阻力增加,引起排尿困难。最早的症状是增生腺体刺激所引起的尿频,以夜间为明显。继而出现进行性排尿困难,最终发展为尿潴留。

诊断要点:①直肠指检一般能触及肿大的前列腺。②膀胱镜检可以观察到腺体增生情况和膀胱内有无憩室、结石或炎症。③B 超检查,特别是经尿道或经直肠,可以准确测量前列腺体积。

(十)尿道结石

多来自上尿路,在排出过程中嵌顿于尿道内,突然发生排尿困难乃至尿潴留,伴有剧烈疼痛。

诊断要点:①排尿困难伴剧烈疼痛、血尿。②嵌顿于前尿道的结石可通过扪诊发现,后尿道结石可作直肠指检或借尿道探条触及。③X 线、B 超检查可确定诊断。

(李劲凝)

第四节　不自主运动

不自主运动是指患者在意识清醒的状态下骨骼肌出现不能自行控制的收缩,导致身体某些部位姿势和运动的异常。一般睡眠时停止,情绪激动时增强,临床上可见多种表现形式。

一、发生机制

以往认为不自主运动与锥体外系病变有关,而锥体外系涉及锥体系以外所有与运动调节有关的结构和下行通路,它包括基底节、小脑及脑干中诸多核团。但传统上仅将与基底节病变有关的姿势、运动异常称为锥体外系症状。基底节中与运动功能有关的主要结构为纹状体,其组成及病变综合征,如图 1-8 所示。

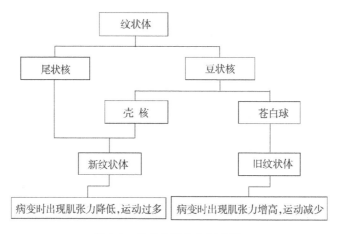

图 1-8　纹状体的结构与功能

纹状体与大脑皮质及其他脑区之间通过不同的神经递质(如谷氨酸、γ-氨基丁酸和多巴胺等)实现相互联系与功能平衡。其纤维联系相当复杂,其中与运动皮质之间的联系环路是基底节实现其运动调节功能的主要结构基础,包括以下几种:①皮质-新纹状体-苍白球(内)-丘脑-皮质回路。②皮质-新纹状体-苍白球(外)-丘脑底核-苍白球(内)-丘脑-皮质回路。③皮质-新纹状体-黑质-丘脑-皮质回路。

二、临床表现

(一)静止性震颤

静止性震颤是由主动肌与拮抗肌交替收缩引起的一种节律性颤动,常见于四肢远端、下颌和颈部,手指的震颤状如搓丸,频率 4～6 Hz。震颤静止时出现,睡眠时消失,紧张时加重,随意运动时减轻,可在意识控制下短暂减弱,放松后可出现更加明显的震颤。这是帕金森病的特征性体征之一。

(二)舞蹈症

舞蹈症是身体迅速、粗大、无节律的不能随便控制的动作。上肢较重,表现为耸肩、上臂甩动、手指抓握等动作;下肢可见步态不稳且不规则,重时可出现从一侧向另一侧快速粗大的跳跃动作(舞蹈样步态);头颈部可有转颈、扮鬼脸动作。随意运动或情绪激动时加重,安静时减轻,睡眠时消失。肢体肌张力低。此症状见于小舞蹈症、Huntington 舞蹈症及药物(如左旋多巴和吩噻嗪类、氟哌啶醇等神经安定剂)诱发的舞蹈症。局限于身体一侧的舞蹈症称为偏侧舞蹈症,常见于累及基底神经节的脑卒中(中风)、肿瘤等。

(三)手足徐动症

手足徐动症指肢体远端游走性的肌张力增高或减低的动作,如先有腕部过屈、手指过伸,之后手指缓慢逐个相继屈曲,继而上肢表现为缓慢的如蚯蚓爬行样的扭转样蠕动。由于过多的自发动作使受累部位不能维持在某一姿势或位置,随意运动严重扭曲,出现奇怪的姿势和动作,可伴有异常舌运动的怪相、发音含糊等。可见于多种神经系统变性疾病,常见为 Huntington 舞蹈症、肝豆状核变性等,也可见于肝性脑病、某些神经安定剂的不良反应;偏侧手足徐动症多见于中风患者。

(四)偏身投掷运动

偏身投掷运动以大幅度的无规律的跨越和投掷样运动为特点,肢体近端受累为主。偏身投掷运动是由对侧丘脑底核及与其联系的苍白球外侧部急性病损,如梗死或小量出血所致。

(五)肌张力障碍

肌张力障碍是肌肉异常收缩引起的缓慢扭转样不自主运动或姿势异常。扭转痉挛又称为扭转性肌张力障碍,是因身体某一部位主动肌和拮抗肌同时收缩造成的特殊姿势,主要表现为以躯干为轴的扭转,可伴手过伸或过屈、足内翻、头侧屈后伸、眼睛紧闭及固定的怪异表情,导致患者难以站立和行走。急性发病者常见于一些神经安定剂加量过快导致的不良反应,也见于原发性遗传性疾病,如早期 Huntington 舞蹈症、肝豆状核变性、Hallervorden-Spatz 病等,或继发于产伤、胆红素脑病(核黄疸)、脑炎等;最严重的一种类型是少见的遗传性变形性肌张力障碍。痉挛性斜颈被认为是扭转性肌张力障碍变异型,或称为局限性肌张力障碍,表现颈部肌肉痉挛性收缩,使头部缓慢的不自主地转动。

(刘继鹏)

第五节 步 态 异 常

行走能力是人类一种基本的运动技能,完成行走动作几乎要涉及所有的脊髓节段、全身大部分肌肉及中枢神经系统的许多功能,因此任何这些部位的轻微改变均有可能反映出步态的改变。有些疾病在早期,步态异常可以是唯一表现。任何年龄,步态的变化都可能是神经系统疾病的一种表现。

行走障碍在老年人较常见,也是使其丧失独立生活能力和造成跌倒性损伤的重要原因。临床上,步态和平衡障碍有时难于诊断。它可能涉及多种疾病,特别在老年人,往往是多因素共同造成的。客观地讲,每一个行走困难的患者均有一个可探明的原因。

一、正常行走的解剖生理基础

正常的行走可分解为两个基本动作:①保持平衡,即首先使人体在直立状态下保持平衡。②行走动作,即能启动并维持节律性的步伐。两者为完全不同但又相互有联系。

(一)平衡的维持

1.直立反射

直立是人类完成行走的第一步,它依赖于全身一系列肌肉的协同收缩,带动躯干、肢体的移动,使人体从坐卧爬方式改为垂直站立。直立反射弧传入部分由前庭、触觉系统器官、本体感觉系统及视觉系统共同组成的。

2.支撑反射

一旦直立的姿势建立后,体内与抗重力相关的肌群立即协同工作,以保持直立身体的平衡,同时纠正体内、外的各种非平衡因素。它还依赖灵活的韧带、肌腱、肌肉以维持下肢足、踝、膝、髋关节的稳定性。

3.调整反射

姿势的调整反射是躯体一组多突触类型的反射,当牵拉、抬举站立者的肢体时,会使人体重心发生轻微的偏移,人体会依据感觉系统所感知的重心移动程度及既往经验,调整其躯干及下肢为主的远隔部位肌肉收缩,从而建立新的平衡。

4.挽救性反射

如果上述调整反射失败,人体会启动挽救反射,带动上、下肢体运动来维持平衡。即平衡被打乱后,人体可向不同方向跨出一步或多步,以改变重心,对应外力。而当人体认为迈步不能时(如面临悬崖),则可使用挥动双臂的方法,此反射是随意的。

5.保护性反射

当挽救性反射也失败,人体不能纠正偏差的重心,从而面临跌倒时,保护性反射被启动,以使双手能拉住某物,阻止或减慢人体的倾倒,或在触地之前用肢体保护颜面、头颅等重要部位免受伤害。

总之,平衡是由前庭、本体感觉及视觉传入经支撑反射弧所产生的反射性肌肉收缩,结合既往的经验而共同维持的。

（二）行走的动作

1.行走的启动

在行走前,必须有起步的信号启动肢体及躯干运动。下列一组动作是启动步伐所必须完成的:①重心移向一侧以使另一侧可迈出。②躯体前移使重心移至前方的一足。许多临床步态异常均影响起步及步伐。

2.节律性迈步

启动后行走的进行即依赖于躯干肌及肢体的协同运动产生交替的步伐,走的动作受肢体、躯干的骨、关节、肌肉力量及中枢神经系统行走中枢的调节。

正常步态分析:步行周期从某足跟触地开始,而以该足跟再次触地结束,其中,一侧肢体约60％时间为支撑时间(与地面接触),40％为移动时间(不与地面接触)。而双腿支撑时间(即同时触地)应少于20％,肌电图连续记录可以发现,在移动时间里,主要是屈肌兴奋及收缩,而在支撑时间里,则是伸肌兴奋及收缩为主。

（三）影响行走的解剖结构

1.周围神经系统

周围神经系统包括体感神经、前庭神经及视觉传入及广泛分布的运动神经和肌肉,它们构成了行走的最低级结构。

由于双足直立的人类行走方式与四足动物有很大区别,故行走的生理及解剖学研究很难借助动物实验的结果,只能依靠在四足动物基础上结合临床观察及推测而得。

2.脊髓

游离脊髓是所有脊椎动物的行走基本中枢,在横断脊髓后,猫的四肢均可随转轮转动而产生节律性步伐。此结果说明,离断脊髓虽不能保持体位,但在部分哺乳动物却是动作发生器,但随进化程度越高,行走越依赖于上级中枢的调控。在人类,离断的脊髓除产生一些复杂的防御反射外,既不能保持平衡也不能产生其他行为,患者只能通过人造支撑物,结合损伤部位以上的躯干及肢体的提拉牵动瘫痪肢体的移动。四肢瘫痪者不能保持任何形式的平衡也不能行走,因此,人的脊髓在只是行走的基本中枢之一,完成行走必须有上级中枢的参与和调控。

3.脑干

脑干是维持姿势的所有反射的基本中枢,在去大脑强直的动物,伸肌张力普遍升高,可使动物能尽量保持站立体位。去大脑后,位于脑桥被盖部的直立反射中枢完整保存,当电刺激背侧脑桥被盖区时,可使站立的猫蹲下,然后躺倒。当刺激腹侧脑桥被盖部时,可使躺下的猫站起,并开始行走。脑干结构的排列方式也与损伤后平衡功能障碍的表现形式有关,对于猴,脑干侧面的损伤以锥体束损伤为主,主要是四肢远端肌肉瘫痪,不出现平衡障碍,而脑干中央的损伤可累及网状脊髓束、前庭脊髓束及顶盖脊髓束,运动障碍以躯干及近端肢体肌肉受累较明显,合并严重的平衡障碍。而临床上对神经系统检查时,对运动障碍的检查主要以肢体远端肌肉为主,近端肌力及躯干运动障碍与平衡紊乱常被忽略。

脑干也是行走动作产生的中枢,包括猴在内的哺乳动物,电刺激丘脑底部、中脑尾部或脑桥网状结构等均可诱导动物产生行走动作。最轻度刺激仅导致对侧后肢的短暂轻微运动,最强的刺激可造成动物奔跑。它们对脊髓运动中枢有控制作用,也参与行走的启动。人体这种也应存在调节区域,只是更加依赖于皮质及皮质下的控制。

4.基底节

双侧电损猴苍白球并不影响行走节律,但明显影响姿势及相关的反射。灵长类多巴胺能神经元与起步及姿势的维持有关,严重帕金森病猴多呈现屈曲姿势,姿势反射消失,僵硬。

5.小脑

小脑是一个平衡有关的结构,但其基本原理还不清。去小脑犬可完整保存直立反射、挽救反射和保护性反射。

6.大脑皮质

在动物实验中证实,皮质在平衡维持中只是起调节作用,在随意性行走过程必须依赖丘脑、纹状体,但皮质并非必不可少的,犬的皮质完整但额叶损伤时,可出现非对称性转圈运动。同样猴 brodmann 区 8 区单侧性损伤在早期可造成同侧头和眼的歪斜,一段时间后症状可减轻,但兴奋时可出现向同侧的旋转。皮质对于调节脚的较为精细的活动尤为重要,如过较窄的平衡木等。猴的皮质损伤后,许多平衡及姿势性反射均消失,提示皮质对灵长类的平衡及姿势性反射较猫及犬等有重要的调控作用。

二、病因及分类

临床上,对步态异常的病因及分类常按其损伤部位及临床表现。近年来,随着对行走的解剖基础及生理基础与病理生理的深入了解,逐渐过渡为按受损伤结构水平分析其病因及分类。

三、诊断方法

(一)病史

起病及病情发展的趋势对诊断有重要帮助。绝大多数老年患者步态异常是逐渐发生的,且进展缓慢,病程多为数月或数年,而几天内急性发生的步态异常多为脑脊髓血管性疾病。一般,患者均因为跌倒才意识到平衡障碍的存在。脑及脊髓疾病变患者除步态异常外,常可有头痛、腰背痛、感觉障碍、肌力减退等神经系统其他表现。尿急、排尿不连续提示脑特别是额叶皮质下病变或脊髓病变。应查清患者对乙醇及其他影响平衡运动的药物的使用情况及既往健康状况,有无肝、肾功能障碍及呼吸系统疾病的病史。对跛行者还应注意有无骨、关节疾病与损伤史。如有步态异常家族史者应考虑遗传性肌病、遗传性共济失调等的可能。视力障碍与眩晕发作病史可提示视觉及前庭病变。

(二)神经系统检查

严格的神经系统检查可帮助定位,由于躯干及肢体近端肌力对行走的影响更大,故应成为神经系统检查的重点。除常规的神经系统检查外,应着重对步态进行分析,必须认真进行下列针对行走异常的检查。

(1)嘱患者从就座的椅子上站立起来。

(2)维持站立姿势。

(3)承受各个方向(向前、向后及向两侧)的推动。

(4)观察起步,有无僵硬、迟疑。

(5)行走的动作,步基的宽度,步幅的长度,双足立地时间长短,抬脚力度,节律,双臂摆动的情况。

(6)转弯。

（7）观察患者在失衡状态下自主性的挽救及保护反射。

通过上述检查可进一步与患者建立良好的沟通,增加对病状的进一步了解,从而提高诊断正确率。

（三）特殊检查

尽早施行 MRI 检查对诊断有较大的帮助,它可以清晰显示脑干及小脑的病变,MRI 检查还可进行屏幕测试以确诊脑积水,对白质异常的表现较为敏感,但应注意,在临床上,T_2 相含水增多的表现是非特异性的,应结合其他的表现来诊断白质疏松症等病变。在许多不明原因的老年性行走异常者,MRI 检查常可发现脑室旁及半卵圆中心的多发性腔隙性梗死。最后可考虑使用诊断试验包括平台位置图、肌电图连续记录,以进行步态分析。

对步态异常的观察需一定的识别能力,有的颇具特征性如帕金森病的慌张步态,脊髓疾病所致痉挛性下肢轻瘫步态、僵硬、环行运动和触地反弹,小脑病变则躯干向两侧晃动、双足控制不良、特别是当患者在较窄的环境中行走时调节不良尤为明显,而临床上往往见到的是这些特征性表现被许多非特征性代偿及防御性反应所掩盖,如步基加宽、步幅变小、双足同时支撑时间（一般少于 20%）延长等。还要注意患者因焦虑和对跌倒的恐惧常使表现变得复杂而多样,应仔细评价。

四、鉴别诊断

（一）"低层次"姿势及步态异常

凡周围神经及骨、关节、肌肉病变所产生的平衡及步态障碍划归此类较容易诊断。如果此时中枢神经系统保持完整,该类步态异常是较容易被适应而逐渐得到改善,如失明、义肢、本体感觉障碍等所造成的行走障碍。

1.感觉性共济失调步态及平衡障碍

平衡是依靠从视觉系统、前庭系统及本体感觉传入中获得的高质量的信息而维持,当此种信息来源受损,则需要其他系统的代偿,但这种代偿又常不完全,则站立平衡系统不能维持而出现步态不稳。故临床上许多患者的慢性进行性平衡障碍是由于感觉传入系统的疾病所致,当患者已察觉到平衡有障碍时必然会试图调整而呈现谨慎步态。或成为感觉性共济失调,步态不稳,因而常易跌倒。体感性共济失调步态与小脑共济失调步态相比其步基更窄,举足过高,踏地过重（跨阈步态）,但迈步节律基本正常,其步行的调节更依赖于视力,可反复跌倒,患者不能在狭窄的空间站立,昂伯氏征阳性。典型表现常出现在脊髓痨或亚急性脊髓联合变性患者,也可见于累及大纤维传入的周围神经病,有可能不出现其他感觉障碍而单独累及步态和平衡功能。部分双侧前庭损伤的患者可不出现眩晕,也仅表现为严重的平衡障碍。此类患者确诊需借助平衡功能的检查。

2.神经肌肉病变及肌病性步态异常

神经肌肉病及肌病患者均有不典型的步态异常,周围神经病所致远端肌无力者,常出现抬脚过高以矫正双足下沉,脚跟落地很重,另外这类患者常伴感觉缺失。肌病及肌萎缩导致肢体近端肌无力者,常因不能站起而无法行走,下肢肢带肌无力患者行走时常表现出特殊的骨盆晃动,呈典型的"鸭步"。

（二）"中等层次"步态异常

"中等层次"步态异常往往导致正常体位、步态及协同行为的变形,即中枢神经系统的正常行走及命令在执行中被歪曲,从而表现为步态异常,如小脑性共济失调者虽保存支持及保护反射,可以行走,但其体姿及动作均不协调。"中等层次"行走异常包括痉挛性、共济失调性、肌张力不全性及舞蹈性步态。早期帕金森病步态属于此类,但进展一段时间后则出现平衡失调及起步困难,则属于"高层次"步态异常。

1.痉挛性步态

痉挛性步态是脊髓损害所表现的特殊步态异常,以躯干及双下肢僵硬,下肢触地反弹,划圈样动作及脚步拖曳为特点,在严重时双侧内收肌过度收缩,肌张力升高,形成剪刀步态,痉挛是上运动神经元损伤表现之一,多数源于脊髓,也可由脑部疾病所致。

多数老年人出现这种步态是由于颈关节强直所致,它常被内科及骨科医师所忽略,直到出现神经系统症状,随年龄增长颈关节囊增生,韧带肥厚,造成椎管狭窄,使脊髓受到压迫,同时也挤压了脊髓血管,出现脊髓供血不足,最常见表现为下肢轻瘫,伴站立不稳及膀胱功能障碍(尿急、尿频),常可无颈痛及神经根痛,部分可诉说手麻及活动不灵活,典型时可出现下肢痉挛性共济失调步态,还可因跌伤而加重病情。该病诊断除以临床脊髓压迫的表现外,MRI 检查还可发现颈椎增生性改变、椎管狭窄及脊髓早期受压的证据。此病的病程因人而异,多可相对静止,部分可呈进行性加重。

脊髓外伤及脱髓鞘疾病是年轻人痉挛性步态的常见原因,多发性硬化可通过 MRI 及脑脊液检查而诊断。同时应注意排除脑膜及脊髓血管的先天性异常。

少数痉挛性瘫痪可由于脑部损伤所致及大脑性瘫痪(脑瘫),可波及上肢,并出现失语等症状,成年患者多由于脑血管病及脱髓鞘性疾病,而婴幼儿则与产伤及宫内窒息有关,表现为轻度双侧瘫痪及智能发育迟滞。

2.锥体外系步态

帕金森病是老年常见神经系统疾病,危及 15% 的 65 岁人群。具有特征性的前倾姿势和慌张步态。老年患者有时仅表现僵硬和步态异常,并不出现上肢震颤和动作迟缓,近 1/4 运动迟缓性强直综合征后来被证实为非特发性帕金森病。其诊断包括进行性核上性麻痹、纹状体-黑质变性、皮质-基底节变性等均应考虑到,特别是在患者出现姿势保持困难及对左旋多巴不敏感时更应考虑。

亨廷顿病患者的步态异常主要表现为突发性舞蹈样动作,而肌张力不全及肌肉痉挛患者则表现为肢体僵硬、固定,躯干常呈屈曲(脊柱前凸、侧屈)样,慢性抗神经疾病药物所致步态异常以迟发性运动障碍为主。而部分患者用地西泮后可因损害平衡支撑反射而致频繁跌倒,此现象在停药后数天才可恢复。

3.小脑性步态

小脑性步态是最具特点的行走异常,以步伐缓慢及蹒跚,步基加宽为主,在狭窄的地面行走时其躯干不稳更明显,不能完成足跟接足尖直线行走,但患者平衡代偿反射均完好,故在日常生活中并不常跌倒。

成年患者的慢性进行性小脑性步态异常诊断较困难,应首先排除小脑脱髓鞘病及后颅窝占位病变的可能,各种遗传性及获得性小脑变性也应考虑,如橄榄-脑桥-小脑萎缩症,均发病较迟。而以躯干共济失调伴小脑蚓部变性者多与慢性酒精中毒有关。副肿瘤性小脑变性及苯妥英钠中毒也可出现小脑性共济失调步态,但后者为急性表现。

4.其他表现

中毒性及代谢性脑病的运动障碍通常是可以治疗的,近年来发病逐渐增多,有的代谢性脑病患者常表现为不稳定步态,且常向后跌倒,最典型的为尿毒症及肝衰竭,其扑翼样震颤可影响姿势的维持。镇静药物尤其是长效苯二氮䓬类可影响姿势反射,从而增加跌倒的危险。

个别老年患者表现步态异常是因为颅内占位性疾病、原发性中枢神经系统肿瘤及代谢性疾病,症状呈亚急性进展且伴跌倒史的患者应排除慢性硬膜下血肿。

(三)"高层次"平衡及步态异常

"高层次"的感觉、运动中枢与在不同环境下选择行走及维持平衡的方式有关。在排除骨关节疾病及脊髓、小脑及锥体外系病变后,步态及平衡的异常常与大脑皮质对体位、运动的协调出现差错有关。"高层次"平衡及步态异常的分类依据下列特性:①平衡障碍的代偿性反应及其障碍。②表现突出的失衡或姿势控制能力障碍。③有无起步困难及行走的行为过程有无障碍。④伴随症状。

1.谨慎步态

谨慎步态的特点是正常或中度增宽的步基、步幅变小、行走变慢、转弯困难、双足同时立地的时间延长、双上肢的协同运动减少等,但起步不迟疑、步伐无拖曳、不僵硬、基本保持正常的步伐节奏,如果推动患者,可发现轻度的平衡障碍,难于保持单腿支撑的姿势,由于患者已意识到平衡有障碍,故主观上加倍小心迈步以防跌倒。此方式的行走异常属于非特异性,正常人在特殊环境下也可出现,如在冰上行走等,但主要还是见于老年人,既往曾被称作老年步态综合征,后来发现该步态在许多青年患者也可出现,特别是在疾病早期,包括多发性腔隙性脑梗死、正常颅内压脑积水、阿尔茨海默征及许多周围神经病等,在疾病特征性表现还未出现时往往以无特征性谨慎步态为主,如正常颅内压脑积水等。

谨慎步态是多因素造成的:①老年人骨、关节系统的灵活性减弱,对肌肉收缩所产生的反应欠灵敏,关节活动幅度减小。②肌收缩强度减弱。③运动系统的调节精确度下降,这可能是由于本体、平衡、视觉等感觉系统传入的轻度异常。④中枢神经系统对上述感觉传入的分析处理有错误。谨慎步态还应与癔症性谨慎步态鉴别,后者缺乏神经系统症状及体征而对跌倒的恐惧非常突出。

2.额叶性共济失调性步态

(1)皮质下平衡障碍:其特点为明显的平衡失调伴姿势调节反射缺失或无效。表现为逐渐发生的似木桩样的倾倒,患者肌力感觉常保持完整,但站立时常向后或病变对侧倾倒,平衡障碍也影响了行走动作的完成,造成行走困难或行走不能,同时不出现任何姿势调节反射及保护反射(尽管肌电图等显示这些反射均存在)。急性发病者的症状在起病后几天至几周内可更明显。常见的伴随症状为眼肌麻痹(垂直凝视麻痹、瞳孔改变)、构音障碍及锥体外系表现。多见于进行性核上性麻痹及多发性腔隙性脑梗死累及丘脑腹侧核时。另外,一侧壳核、苍白球和中脑损害后也偶然发生皮质下平衡障碍。

(2)额叶性平衡障碍:常指由于额叶占位性病变所造成的严重的平衡障碍,从而使者无法独立站立或行走。其特点也是以平衡障碍为突出表现,伴姿势反射及动作不当或错位。如患者不能站起(或坐下)、站不稳或根本无法调动躯干及肢体以完成站立的动作。如欲站立时则使躯干向后仰而非正常时的向前倾,在重心以下难以抬起肢体,也根本不能迈动双腿,躯干及肢体运动笨拙、僵硬、可呈类肌强直。伴随症状有智力障碍,额叶释放表现如强握反射、类肌强直、排尿障碍、假性延髓性麻痹、腱反射亢进、病理反射阳性。常见病因有肿瘤、脓肿、梗死或出血及广泛白质病变、脑积水等累及额叶或额叶-脑桥、小脑联系中断。

皮质下平衡障碍与额叶性平衡障碍两者均是以平衡及姿势反射的严重障碍,导致行走动作不能完成,两者的区别在于当患者能够迈出脚步,则倾向于皮质下平衡障碍;相反,当额叶性平衡障碍时,迈腿的运动往往无法完成。许多学者也不同意将额叶性平衡障碍等同于运动不能。首先,额叶性平衡障碍是以平衡及保护反射的倒错、变异为主要表现,运动障碍是次要的。其次,部分坐立运动障碍者可具备正常行走的功能。相反,部分躯干及步态有异常者并无肢体运动不能。

(3)单纯性起步不能:其特点为明显的起步困难,伴动作持续异常(如转身缓慢、僵硬),患者无明显的平衡异常,无认知障碍、无肢体运动不能或帕金森病。启动行走后初期,步幅短、抬脚低,形成拖曳,然而当行走一段时间后,步幅延长、抬脚正常、双臂摆动也正常,当分散注意力及穿过较窄的通道及较急的转弯时,重新出现拖曳步态,而数步或试图跨过沟渠等方法可改善其起步困难。患者平衡功能正常,姿势反射、步基均正常,极少跌倒。单纯性起步不能也常发生于脑血管病及脑积水等损伤了额叶白质及其联系纤维及基底节部分结构损伤。

由于单纯性起步不能除明显起步及转身障碍外还有拖曳步态、步幅缩短及行进中逐渐好转可与谨慎步态相鉴别。另外,它没有平衡功能障碍,姿势反射及保护反射正常,也无额叶释放的表现,可以鉴别额叶性平衡障碍。

(4)额叶性步态异常:其特点为步基变宽,行走缓慢伴双脚似埋植土中一样难以抬起,故步幅变短、拖曳、起步及转身均迟疑,同时伴有中等程度的平衡障碍。常由于脑血管病造成的双侧额叶白质的多发性病变或双侧半球联系中断所造成的步态异常,如多发性腔隙性脑梗死、脑动脉硬化粥样化所致宾斯旺格病及正常颅内压脑积水等。该步态异常常伴认知功能障碍,假性延髓性麻痹性构音障碍、额叶释放症状、锥体束征及排尿障碍。

额叶性步态异常的鉴别诊断:由于存在起步及转身迟疑、僵硬及姿势反射的异常,可与谨慎步态鉴别,但后者是非特异性表现,可随疾病的发展而逐渐转变为前者。另外,由于其平衡障碍较轻,尚能行走,可与额叶性平衡障碍鉴别,但可能由于其平衡障碍的加重而转变为额叶性平衡障碍,而单纯性起步不能则不存在平衡障碍。

额叶性步态异常与进展阶段的帕金森病性步态及其他运动不能性僵硬的鉴别比较困难,由于两者都有起步困难、僵硬、步幅变小,但如果步基变宽,则不支持帕金森病。另外,患者行走时躯干无前倾、上臂摆动正常是与额性步态异常相吻合。慌张步态行走时前倾或后仰伴四肢体僵硬则倾向于帕金森病。

应该注意,许多疾病的表现在不同时期是截然不同的,当进行到一定程度后还会出现互相交叉,最终发展成相似的最后状态,如记忆障碍在早期可明确分为额叶性、顶叶性及皮质下性,但在晚期均出现全面性智能障碍。同样,早期的谨慎步态可进一步发展为额叶性步态异常,继而当平衡障碍加重后则属于额叶性平衡障碍。

3.精神性步态异常

精神性步态异常是神经科最常见的步态异常之一,如无原因的立行不能,症状呈波动性,多见于癔症,暗示治疗常有戏剧性效果。焦虑症患者有跌倒恐惧时呈夸张的谨慎步态,行走如履薄冰或紧扶墙壁,以防止跌倒;忧郁症患者显示精神运动性迟缓,缺乏迈步动力而拒绝行走。

(四)无明确原因步态异常

事实上,临床上所见许多步态异常往往是由多种因素共同形成的,如脑血管病、颅内肿瘤及颅内转移瘤,很难确定其表现的步态异常是属于哪一层次的另外,临床上约有15%的步态异常不能找到明确的原因,尽管它们并非属于同一种疾病,多数学者称为"原发性老年性步态"。

五、治疗

临床已发现20%~25%的老年性慢性进行性步态异常是由可治疗的疾病所致,如帕金森病、脑积水、额叶肿瘤及脓肿等,而绝大多数的精神性步态异常均可在施行适当的心理治疗后痊愈;当原发性疾病不明或治疗效果不佳时,还可借助各种有效的康复手段以促进平衡及运动功能的恢复,如对抗阻力的力量训练可帮助身体虚弱者和甚至是80岁以上的老年人恢复肌力,从而在一定程度上提高步行的速度及稳定性。感觉性平衡重复训练对前庭及本体性感觉障碍所致谨慎步态有特别的疗效,另外对有平衡障碍的患者应采取有效措施防止跌倒及摔伤,居室的墙上应安装扶手,脚步拖曳者应选择穿适当的鞋子,移动时可借助拐杖等辅助设施,还应请教专业人员视察生活及工作环境,以发现及排除可能的危险因素。

(李　琳)

第六节　肌 肉 萎 缩

肌肉萎缩是由于肌肉营养不良导致骨骼肌体积的缩小,肌纤维变细或数目减少,是许多神经肌肉疾病的重要症状和体征。两侧肢体相同部位周长相差1 cm以上,在排除皮肤和皮下脂肪影响后,可怀疑肌肉萎缩。

一、临床分类及特点

目前肌肉萎缩尚无统一分类,结合病因分类如下。

(一)神经源性肌萎缩

神经源性肌萎缩主要由脊髓和下运动神经元病变引起。前角细胞及脑干运动神经核损害时肌萎缩呈节段性分布,以肢体远端多见,可对称或不对称,伴肌力减低、腱反射减弱和肌束颤动,不伴感觉障碍,肌力和腱反射程度与损害程度有关。延髓运动核病变则可引起延髓麻痹、舌肌萎缩与束颤。肌电图见肌纤维震颤位或高波幅运动单位电位。活检见肌肉萎缩变薄。镜下呈束性萎缩改变。神经根、神经丛、神经干及周围神经病变时,肌萎缩常伴有支配区腱反射消失、感觉障碍,肌电图和神经传导速度出现相应的改变。

(二)肌源性肌萎缩

萎缩不按神经分布,常为近端型骨盆带及肩胛带对称性肌萎缩,少数为远端型。伴肌力减退,无肌纤维震颤和感觉障碍。血清肌酸磷酸激酶、乳酸脱氢酶、天冬氨酸氨基转移酶、磷酸葡萄糖变位酶、醛缩酶等均不同程度升高,肌醛磷酸激酶最为敏感。肌电图特征性改变为出现短时限多相电位。

(三)失用性肌萎缩

上运动神经元病变是由肌肉长期不运动引起,且多为可逆性。其特点为远端明显,上肢突出。全身消耗性疾病如甲状腺功能亢进、恶性肿瘤、自身免疫病等。

(四)其他原因肌萎缩

如恶病质性肌萎缩、交感性肌营养不良等。

二、肌肉萎缩的定位诊断

(一)周围神经病变

周围神经病变时,该神经支配的肌肉出现肌萎缩,但无肌纤维颤动,早期腱反射可以亢进。若肌萎缩历时较久后,肌腱反射可减低或消失。在肌肉萎缩的相应分布区可伴有感觉障碍及其他营养障碍等。见于多发性肌炎、中毒、外伤、肿瘤压迫等病变。

(二)脊髓病变

其特点主要有以下几点。

(1)常在肢体远端产生肌萎缩,近端较轻,可呈对称性或非对称性分布。

(2)有肌纤维颤动,当脊髓前角有病变时可见肌纤维颤动。

(3)肌固有反射与腱反射,脊髓病变时,肌固有反射亢进,肌萎缩严重时则减低或消失。腱反射的改变,主要根据锥体束损害的情况而定,如果以下运动神经元损害为主时,则腱反射减低或消失。脊髓病变可见于急性脊髓前角灰质炎、外伤或脊髓软化等。

(三)脑部病变引起的肌萎缩

一般伴反射亢进或病理反射。可见于脑血管病引起的偏瘫,经长时间偏瘫可出现失用性肌萎缩,顶叶病变时其所支配的部位出现肌萎缩,多呈半身性。见于脑血管病变、肿瘤等。

(四)肌肉本身病变

肌源性肌萎缩一般多分布在四肢近端,肌病引起的肌萎缩无肌纤维颤动,肌固有反射减低或消失,与肌萎缩的程度平行。可见于肌营养不良症、多发性肌炎等。

三、临床意义

(一)急性脊髓前角灰质炎

儿童患病率高,一侧上肢或下肢受累多见。起病时有发热,肌肉瘫痪为阶段性,无感觉障碍,脑脊液蛋白质及细胞均增多。出现肌肉萎缩较快,由于患病者以儿童多见,多伴有骨骼肌发育异常。一般发病后几小时至几天可出现受累肌肉的瘫痪,几天至几周出现肌肉萎缩,萎缩肌肉远端较明显。

(二)肌营养不良症

肌营养不良症是一组由遗传因素所致的肌肉变性疾病。表现为不同程度分布和进行性的骨骼肌无力及萎缩。

1.Duchenne 型

最主要特点为好发于男性,婴幼儿起病,3～6 岁症状明显,逐渐加重,表现为躯干四肢近端无力、跑步、上楼困难、行走鸭步步态,有肌肉萎缩和假性肥大、肌力低下,早期肌肉萎缩明显,假性肥大不明显,数年后才出现假性肥大,以腓肠肌明显,骨盆带肌、椎旁肌和腹肌无力、萎缩明显,行走时骨盆不能固定,双侧摇摆,脊柱前凸,形似鸭步。自仰卧位立起时,必须先转向俯卧位,然后双手支撑着足背依次向上攀扶,才能立起,称 Gowers 征现象。病情逐渐发展上肢肌无力和萎缩,使举臂无力。前锯肌和斜方肌无力和萎缩不能固定肩胛内缘,使两肩胛骨竖起呈翼状肩胛。多数患者腓肠肌有假性肥大,假性肥大也可见于臀肌、股四头肌、冈下肌、三角肌等。假性肥大使肌肉体积肥大而肌力减退,随着病情的发展,病情更加严重,多数在 15～20 岁不能行走,肢体挛缩畸形,呼吸肌受累时出现呼吸困难,脑神经支配的肌肉一般不受影响,部分患者可累及心肌。

常因呼吸衰竭、肺炎、心肌损害而死亡。

2.Becker 型

多在 5～25 岁发病,早期开始出现骨盆带肌和下肢肌的无力和萎缩,走路缓慢,跑步困难,进展缓慢,逐渐累及肩胛带肌和上肢肌群,使上肢活动无力和肌肉萎缩。常在病后 15～20 年不能行走,肢体挛缩和畸形。也常有腓肠肌的肥大。

3.肢带型

各年龄均可发病,以 10～30 岁多见,早期骨盆带肌或肩胛带肌的无力和萎缩,下肢或上肢的活动障碍,双侧常不对称,进展较慢,常至中年才发展到严重程度,少数患者有假性肥大。

4.面-肩-肱型

发病年龄儿童至中年不等,青年期多见,面肌无力与萎缩,患者闭眼无力,吹气困难,明显者表现肌病面容,上睑稍下垂,额纹和鼻唇沟消失,表情运动困难。常有口轮匝肌的假性肥大。肩胛带肌、上肢肌的无力与萎缩,出现上肢活动障碍,严重者呈翼状肩胛。胸大肌的无力与萎缩,使胸前平坦,锁骨和第 1 肋骨显得突出。病情发展非常缓慢,常经过很长的时间影响骨盆带肌和下肢肌,多不引起严重的活动障碍,部分患者呈顿挫型,病情并不发展。偶见腓肠肌和三角肌的假性肥大。

(三)运动神经元病

临床表现为中年后起病,男性多于女性,起病缓慢。主要表现为肌萎缩、肌无力、肌束颤动或锥体束受累的表现,而感觉系统正常。引起肌肉萎缩的疾病,有以下 3 种类型。

1.进行性肌萎缩症

主要病理表现为脊髓前角细胞发生变性,临床上首先出现双手小肌肉萎缩无力,以后累及前臂及肩胛部伴有肌束颤动、肌无力及腱反射减低、锥体束征阴性等下位运动神经元受损的特征。

2.肌萎缩侧索硬化

病变侵及脊髓前角及皮质脊髓束,表现为上、下运动神经元同时受损,出现肌萎缩、肌无力、肌束颤动、腱反射亢进、病理征阳性。

3.进行性延髓性麻痹(球麻痹)

发病年龄较晚、病变侵及脑桥与延髓运动神经核。表现为构音不清、饮水发呛、吞咽困难、咀嚼无力、舌肌萎缩伴肌束颤动,唇肌及咽喉肌萎缩,咽反射消失。本病多见于中年后发病,进行性加重,病变限于运动神经元,无感觉障碍等,不难作出诊断。本病应与颈椎病、椎管狭窄、颈髓肿瘤和脊髓空洞症鉴别。

(四)多发性肌炎

该病是一组以骨骼肌弥漫性炎症为特征的疾病,临床主要表现为四肢近端、颈部、咽部的肌肉无力和压痛,随着时间的推移逐渐出现肌肉萎缩,伴有皮肤炎症者称皮肌炎。伴有红斑狼疮、硬皮病、类风湿关节炎等其他免疫性疾病者称多发性肌炎重叠综合征;有的合并恶性肿瘤,如鼻咽癌、支气管肺癌、肝癌、乳腺癌等。主要表现为骨骼肌的疼痛、无力和萎缩。近端受累较重而且较早,如骨盆带肌肉受累,出现起蹲困难,上楼费力;肩胛带受累,两臂上举困难。病变发展可累及全身肌肉,颈部肌肉受累出现抬头费力,咽部肌肉受累出现吞咽困难和构音障碍。少数患者可出现呼吸困难。急性期受累肌肉常有疼痛,晚期常有肌肉萎缩。有的患者可有心律失常和心脏传导阻滞。

(五)低钾性周期性麻痹

20～40 岁男性多见,常在饱餐、激动、剧烈运动后、夜间醒后或清晨起床时等情况下发病。

出现四肢和躯干肌的无力或瘫痪,一般不影响脑神经支配的肌肉。开始常表现为腰背部和双下肢的近端无力,再向下肢的远端发展,少数可累及上肢。一般1~2小时,少数1~2天达到高峰。检查可见肌张力降低,腱反射减弱或消失,没有感觉障碍,但可有肌肉的疼痛。严重者可有呼吸肌麻痹,或有心律失常,如心动过速、室性期前收缩(早搏)等。发作初期可有多汗、口干少尿、便秘等。每次发作持续的时间为数小时、数天,长则1周左右。发作次数,多者几乎每晚发病,少数一生发作一次。常在20多岁发病,40岁以后逐渐减少。一般不引起肌肉萎缩,发作频繁者,在晚期可有肢体力弱,甚至轻度萎缩。

(六)吉兰-巴雷综合征

病前1~4周有感染史,急性或亚急性起病,四肢对称性弛缓性瘫痪,脑神经损害,脑脊液蛋白-细胞分离现象。一般3~4周后部分患者可逐渐出现不同程度肌肉萎缩。

(尚成镇)

第七节　瘫　痪

一、诊断思路

(一)病史

除详细询问现病史外,尚须收集生育史、生活史及职业等。尤其要注意起病的形式,有无先兆与诱因,伴随症状,以及瘫痪的部位和进展过程等。如血管性及急性炎症性病变,大多数为急骤发病,在短时间内达高峰;而占位性或压迫性、退行性病变,则呈缓慢出现,进行性加重。伴有肌痛者见于肌炎,重症肌无力呈晨轻暮重现象。全身性疾病如高血压、动脉粥样硬化、心脏病、糖尿病、内分泌病、血液病、风湿性疾病等,对神经系统疾病,尤其是脑血管病尤其重要。过去史尤其是治疗史应询问清楚,如长期用激素所致的肌病,鞘内注射的脊髓蛛网膜炎,放射治疗后的脑脊髓病等。出生时产伤史、窒息史、黄疸史等对大脑性瘫痪有重要意义。

(二)体检

1.一般体检

应注意观察一些具有特征性的异常体征,如疱疹病毒性脑炎的单纯或带状疱疹;面部的血管瘤或血管痣;脑囊虫病有皮下结节,神经纤维瘤的咖啡斑或皮下结节;平底颅、颈椎融合畸形的短颈;脊柱裂的臀部皮肤呈涡状凹陷或覆有毛发,或囊性膨出。

2.神经系统检查

应注意意识和精神状态的改变。颅脑神经受损的征象,运动、感觉、反射系统及自主功能的变化,必须反复对比观察,才能发现轻度异常。临床上,准确判断瘫痪的程度,将肌力评定分为6级。①0级:无肌肉收缩。②Ⅰ级:能触及或见到肌肉收缩,但无关节运动。③Ⅱ级:肢体能在床面移动,但不能克服重力,做抬举动作。④Ⅲ级:肢体可克服重力,做抬举动作,但不能克服抵抗力。⑤Ⅳ级:肢体能抗一般阻力,但较正常为差。⑥Ⅴ级:正常肌力。

有时为了判明肢体有无瘫痪而做肢体轻瘫试验。①上肢:双上肢向前平举,瘫肢旋前,缓慢下落,低于健侧。②下肢:患者仰卧,双侧髋、膝关节屈曲并抬起小腿,瘫侧小腿缓慢下落,低于健侧;俯卧时,双小腿抬举约 45°角并保持该姿势,瘫侧小腿缓慢下落,低于健侧。在轻微的运动麻痹中,尤其是上运动神经元损害所致者,应仔细观察面部肌力减弱的一侧眼裂变大,鼻唇沟变浅,闭目缓慢和不紧,睫毛征(用力闭眼,短时间后,瘫侧睫毛慢慢显露出来)。

(三)辅助检查

各种辅助检查有助于病变的部位性质和病因的判断,应依据临床的不同情况选择相应的特异方法。如 CT、MRI 检查对中枢神经系统的病变具有极高的诊断价值;脑脊液的常规、生化及细胞学检查,对出血性、炎症性疾病,有较大价值,对寄生虫病、肿瘤等的判断也有帮助;肌电图主要用于肌病、神经肌肉传递障碍、周围神经病、运动神经元病等;肌肉活检、组织化学分析,则对肌病有特殊意义。

二、病因分类

从发出随意运动冲动的大脑皮质运动区到骨骼肌的整个运动神经传导通路上,任何部位的病变都可导致瘫痪。根据瘫痪的程度,分为完全性瘫痪和不完全性瘫痪,前者为肌力完全丧失,又称全瘫;后者则呈某种程度的肌力减弱。根据肢体瘫痪的表达式,可分为偏瘫——呈一侧上下的瘫痪;交叉性瘫痪——因一侧颅神经周围性损害,对侧偏瘫;四肢瘫——双侧上下肢的瘫痪,或称双侧偏瘫;截瘫——双下肢的瘫痪;单瘫——为一个肢体或肢体的某一部分瘫痪。按瘫痪肌张力的高低,分为弛缓性瘫痪和痉挛性瘫痪,前者呈肌张力明显低下,被动运动时阻力小,腱反射减弱或消失;后者为肌张力显著增高,被动运动时阻力大,并有僵硬感,腱反射亢进。

依据瘫痪的病变部位和性质,可分为以下两大类。

(一)神经源性瘫痪

神经源性瘫痪是由于运动神经传导通路受损所致。其中,上运动神经元损害出现的瘫痪,称为上运动神经元瘫痪或中枢性瘫痪;下运动神经元损害出现的瘫痪,称为下运动神经元瘫痪或周围性瘫痪。

(二)非神经源性瘫痪

非神经源性瘫痪包括神经肌肉接头处及骨骼肌本身的病变两方面,前者名为神经肌肉接头处瘫痪或神经肌肉传递障碍性瘫痪;后者名为肌肉源性瘫痪。

1.神经肌肉接头处瘫痪

主要是突触间传递功能障碍,典型疾病为重症肌无力。其特征如下:①骨骼肌易于疲劳,不按神经分布范围。②肌肉无萎缩或疼痛。③休息后或给予药物(抗胆碱酯酶药)有一定程度的恢复。④症状可缓解,复发。⑤血清中有抗乙酰胆碱受体抗体。⑥肌电图呈现肌疲劳现象,即在一定时间的强力收缩后,逐渐出现振幅降低现象。

2.肌肉源性瘫痪

由肌肉本身损害所致,常见有进行性肌营养不良和多发性肌炎,特征如下:①肌无力或强直。②肌肉萎缩或有可能假性肥大。③肌肉可有疼痛。④无力、萎缩、疼痛均不按神经分布范围,多以近端损害较严重,常呈对称性。⑤肌张力和腱反射较正常降低,不伴感觉障碍。⑥血清肌酸磷酸酶、天冬氨基转移酶、乳酸脱氢酶、醛缩酶等在疾病进展期明显增高。⑦肌电图呈低电位、多相运动单位。⑧肌肉活检有肌纤维横纹的溶解、肌浆中空泡形成,间质中大量脂肪沉积等。

三、临床特征与急诊处理

(一)上运动神经元瘫痪的定位诊断

1.皮质型

大脑皮质运动区的范围较广,故病变仅损及其中的一部分,引起对侧中枢性单瘫。由于人体在运动区的功能位置是以倒置形状排列,病变在运动区的上部引起对侧下肢瘫痪,病变在下部则引起对侧上肢及面部瘫痪。若病变为刺激性时则出现局限性癫痫,像从大拇指、示指、口角或跗趾之一开始的单肢痉挛发作。如癫痫的兴奋波逐渐扩散,可由某一肢体的局限性癫痫发展为半身或全身性癫痫发作,称杰克逊癫痫。

2.皮质下型(放射冠)

通过放射冠的锥体束纤维向内囊聚集,病损时则出现对侧不完全性偏瘫;如果丘脑皮质束受损害,可伴有对侧半身感觉障碍;若视放射损害,可伴有对侧同向性偏盲。

3.内囊型

内囊区域狭窄,锥体束、丘脑皮质束和视放射的纤维聚集紧凑,病损时出现对侧完全性偏瘫,如同时损害内囊后肢后部的丘脑皮质束及视放射时,可伴有对侧半身感觉障碍和对侧同向性偏盲,称为三偏综合征。

4.脑干型

一侧脑干病变,由于损害同侧颅脑神经核及尚未交叉的皮质脑干束和皮质脊髓束,引起病灶同侧周围性颅神经瘫痪和对侧中枢性瘫痪,称为交叉性瘫痪,是脑干病变的一个特征。

(1)延髓损害:一侧延髓损害主要是引起病灶同侧的舌咽、迷走、副、舌下神经及部分三叉神经受损的征象,对侧肢体的中枢性偏瘫和感觉障碍。

(2)脑桥损害:一侧脑桥下部腹侧损害时,可产生病灶侧面神经、展神经瘫痪及对侧中枢性偏瘫和感觉障碍,称为 Millard-Gubler 综合征。

(3)中脑损害:一侧中脑的大脑脚损害时,可产生病灶侧动眼神经瘫痪,对侧面部、舌及上、下肢中枢性瘫痪和感觉障碍,称为 Weber 综合征。

5.脊髓型

当脊髓半侧病损时,则出现脊髓半切综合征,即病变以下深感觉障碍及中枢性瘫痪,对侧痛觉、温觉障碍;若脊髓横贯性病损时,则出现病变以下感觉障碍、瘫痪(中枢性或周围性)及括约肌功能障碍。

(二)下运动神经元瘫痪的定位诊断

下运动神经元瘫痪的特点是腱反射减弱或消失、肌张力减低及肌萎缩等。各个部位病变的特点如下。

1.前角损害

该部位病变出现节段性、弛缓性瘫痪,肌张力低、肌萎缩、腱反射减弱或消失,可有肌纤维震颤,无感觉障碍。前角细胞对肌肉的支配呈节段性分布,即一定节段的前角细胞有其支配的肌群。前角大部分细胞聚合成分界清楚的细胞群,每群各支配某些功能相关的肌肉,故前角病变产生的弛缓性瘫痪呈节段性。

2.前根损害

前根损害与前角损害相似,但常与后根同时受损害出现根性疼痛和感觉障碍。当前根受刺激时,常出现纤维束性震颤。

3.神经丛损害

神经丛由多条神经干组成,损害时具有多条神经干受损的征象,表现为多组肌群有弛缓性瘫痪、多片(常融合为大片以致一个肢体)感觉障碍及自主神经障碍。

4.周围神经损害

大多数周围神经为混合神经,病变时出现弛缓性瘫痪、疼痛、感觉障碍及自主神经功能障碍,与周围神经的支配区是一致的。多数周围神经末梢受损时,出现对称性四肢远端肌无力、肌肉萎缩,伴有末梢型感觉障碍。

四、治疗

(一)病因治疗

既要针对病变的不同性质(如血管性、炎性、占位性、退行性变)采取针对性强的相应的措施,更要依据病因进行有效的处理,如细菌、病毒、寄生虫等抗病原的药物治疗,及血管疾病的改善循环、代谢等治疗。

(二)防治并发症

瘫痪加上常伴有感觉和自主神经(大小便)障碍,容易有并发症。因此,加强护理,防治并发症是极其重要的。防治内容包括预防压疮、防治肺炎、泌尿系统感染等。

(三)对症支持治疗

加强对症支持治疗,维持水、电解质平衡,应用抗生素防治感染,给予大剂量维生素及细胞代谢活化剂如辅酶 A(CoA)、ATP 等。

(四)加强瘫痪肢体的功能锻炼

早期注意保持瘫痪肢全位于功能位,适当进行被动活动;恢复期更应强调主动和被动的功能锻炼,配合针灸、理疗等,以防止关节僵硬、肢体挛缩,促进功能早日恢复。

(尚成镇)

第八节 抽 搐

抽搐是指全身或局部骨骼肌的不自主收缩。伴有意识丧失的抽搐则称为惊厥。

一、发生机制

抽搐的发生机制极其复杂,依据引起肌肉异常收缩的电兴奋信号的来源不同,基本上可分为两种情况。

(一)大脑功能障碍性抽搐

这是脑内神经元过度同步化放电的结果,当异常的电兴奋信号传至肌肉时,则引起广泛肌群的强烈收缩而形成抽搐。在正常情况下,脑内对神经元的过度放电及由此形成过度同步化,均有一定控制作用,即构成所谓抽搐阈。许多脑部病变或全身性疾病可通过破坏脑的控制作用,使抽搐阈下降,导致抽搐的发生。

1.神经元的兴奋阈下降(即兴奋性增高)

神经元的膜电位取决于膜内外离子的极性分布(细胞内高钾、细胞外高钠)。颅内外许多疾病,可直接引起膜电位降低(如低钠血症、高钾血症),使神经元更易去极化产生动作电位(兴奋阈下降);间接通过影响能量代谢(如缺血、缺氧、低血糖、低血镁、洋地黄中毒)或能量缺乏(高热使葡萄糖、三磷酸腺苷等的过度消耗),导致膜电位下降;神经元膜的通透性增高(各种脑部感染或颅外感染的毒素直接损伤神经元膜,血钙离子降低使细胞对钠离子通透性增高),使细胞外钠流入细胞内,使细胞内钾外流,而使膜电位及兴奋阈降低。

2.神经介质的改变

中枢神经系统有多种传递介质,某些神经元的轴突于突触点释放抑制性介质,对神经元的过度放电及同步化起控制作用。当兴奋性神经介质过多,如有机磷中毒时,抑制胆碱酯酶的活性,使兴奋性递质的乙酰胆碱积聚过多,即可发生抽搐。抑制性神经递质过少,如维生素 B_6 缺乏时,由于谷氨酸脱羧酶辅酶的缺乏,使谷氨酸转化成抑制性介质的 γ-氨基丁酸减少;或肝性脑病早期,因脑组织对氨的解毒需要谷氨酸,致使以由谷氨酸生成的 γ-氨基丁酸减少,也可导致抽搐。

3.抑制系统通路受阻

脑内有些神经组成广泛抑制系统,有控制神经元过度放电的作用。脑部病变(如出血、肿瘤、挫伤或各种原因所致局部胶质增生和瘢痕形成),除了直接损害神经元膜或影响脑血液供应外,也可能阻断抑制系统,使神经元容易过度兴奋。

4.网状结构的促去同步化系统功能降低

脑干神经元放电同步化系统与网状结构的促去同化系统之间的平衡,对控制神经元的过度放电及同步化起相当重要的作用。一旦网状结构的促去同化系统功能降低,脑干神经元放电同步化系统就相对亢进,可使较多的神经元同时放电而发生抽搐。

(二)非大脑功能障碍性抽搐

有些引起肌肉异常收缩的电兴奋信号,不是源于大脑,而是源于下运动神经元,主要是脊髓前角的运动神经元。如破伤风杆菌外毒素选择性作用于中枢神经系统(主要是脊髓、脑干的下运动神经元)的突触,使其肿胀而发生功能障碍。士的宁中毒系引起脊髓前角细胞过度兴奋,发生类似破伤风的抽搐。各种原因(缺钙、维生素 D 缺乏、碱中毒、甲状旁腺功能低下)引起的低钙血症,除了使神经元膜通透性增高外,也常由于下运动神经元的轴突(周围神经)和肌膜对钠离子的通透性增加而兴奋性升高,引起手足搐搦。

二、诊断

抽搐并不是一种疾病,它常常是疾病严重的临床表现,或是某些疾病(如癫痫、低钙血症)的主要征象。在诊断过程中,应综合分析各方面资料,才能明确其发生的原因。

(一)诊断方法

1.病史

不同疾病所致的抽搐,其临床表现不尽相同,详细收集病史非常重要。

(1)抽搐的类型:由于病因的不同,抽搐的形式也可不一样。临床常见有下列几种。①全身性抽搐:最常见为癫痫大发作,典型者先是全身骨骼肌持续性强直收缩,随即转为阵挛性收缩,每次阵挛后都有一短暂间歇;破伤风则是持续性强直性痉挛,伴肌肉剧烈的疼痛。②局限性抽搐:为躯体某一局部的连续性抽动,大多见于口角、眼睑、手、足等,有时自一处开始,按大脑皮质运动区的排列形式逐渐扩展,如以一侧拇指,渐延及腕、臂、肩部,多见于局灶性癫痫;手足搐搦症则呈间歇性双侧强直性肌痉挛,以上肢手部最显著,典型的呈"助产手";面肌痉挛为局限于一侧面肌的间歇性抽动。

(2)抽搐的伴随症状:临床上可引起抽搐的疾病颇多,临床表现各有特点,发病规律也并非一致,所伴发的不同症状,对诊断具有相当意义。例如,癫痫大发作常伴意识障碍和大小便失禁;破伤风有角弓反张、苦笑面容、牙关紧闭;急性中毒所致抽搐,有一系列中毒症状;大脑病变常有意识障碍、精神症状、颅内高压症等;心血管、肾脏病变、内分泌及代谢紊乱等均有相应的临床征象。

(3)过去史:既往的病史对诊断有重要参考价值,反复发作常提示癫痫,而外伤、感染,以及内脏器官的疾病情况,有助于寻找引起抽搐的原发病。

2.体征

由于导致抽搐的病因众多,常涉及临床各科,因此详细的体格检查十分重要,通常包括内科和神经系统检查。

(1)内科检查:几乎体内各重要内脏器官的疾病均可引起抽搐,在抽搐发作时必须按系统进行检查。例如,心源性抽搐可有心音及脉搏消失,血压下降或测不到,或心律紊乱;肾性抽搐则存在尿毒症的临床征象;低钙血症的常见体征有 Chvostek 征(即面神经征,以指尖或叩诊锤叩击耳颧下方的面神经,同侧上唇及眼睑肌肉迅速收缩)和 Trousseau 征(即手搐搦征,以血压计袖带包扎上臂,加压使桡动脉搏动暂停2～3分钟后出现手搐搦征)阳性。

(2)神经系统检查:神经系统许多不同性质的病变均可引起抽搐,通过仔细的神经系统检查,有助于判断引起抽搐的病变部位。当存在局灶体征,如偏瘫、偏盲、失语等时,对脑损害的定位更有价值。精神状态的检查,对功能性抽搐的确定有参考作用。

3.实验室检查

根据病史、体格检查所提供的线索,来选择实验室检查项目。

(1)内科方面:当临床上提示抽搐是全身性疾病引发的,应根据提供的线索,选择相应的检查。除了血尿常规外,还有心电图、血液生化(血糖、肝肾功能、电解质等)、血气分析、内分泌检查及毒物分析等。

(2)神经系统方面:一旦怀疑神经系统病变,根据临床提示的病变部位及性质,进行相应的辅助检查,如脑电图、头颅 X 线摄片、CT 或磁共振成像、脑脊液、肌电图、神经传导速度等,对神经系统损害的部位、性质及可能的原因具有较大的参考价值。

在临床上,面对一个抽搐发作的患者,必须将病史、体格检查及必要的辅助检查资料进行综合分析。首先要鉴别抽搐是大脑功能障碍抑或非大脑功能障碍所致;其次若确定为大脑功能障碍引起的抽搐,则应分清是原发于脑内的疾病,或是继发于颅外的全身性疾病,对前者必须判断抽搐发作是器质性还是功能性(癔症性抽搐);最后才能进一步寻找分析引起抽搐的可能病因。

(二)鉴别诊断

临床常见的抽搐常由不同疾病所致,其临床表现不尽相同,因而认识常见疾病的抽搐特点,有助于鉴别诊断。

1.癫痫

原发性癫痫儿童期起病,多为全身性发作,脑电图有相应的改变,从病史、体检及辅助检查中均未发现病因。继发性癫痫常见的病因有颅内感染、颅脑外伤、急性脑血管病等,抽搐仅仅是其临床表现之一;同时具有脑部局灶或弥散损害的证据,如头痛、呕吐、精神异常、偏瘫、失语、昏迷,大多数抽搐发作同病变的严重程度平行。随着脑部病变的加剧抽搐可增多,甚至发展为癫痫持续状态,脑电图、脑脊液及神经影像学检查有明显的异常发现。

2.手足搐搦症

表现为间歇性双侧强直性肌痉挛,上肢重于下肢,尤其是在手部肌肉,最典型的呈"助产士手",即指间关节伸直,拇指对掌内收,掌指关节和腕部屈曲;常有肘伸直和外旋。下肢受累时,呈现足趾和踝部屈曲,膝伸直。严重时可有口和眼轮匝肌的痉挛。发作时意识清楚,Chvostek 征和 Trousseau 征阳性。

3.全身型破伤风

呈间歇性骨骼肌强直性痉挛,在抽搐间隙,肌肉也难以放松,外界轻微刺激即可诱发,每次历时数秒,伴有剧烈疼痛,常造成角弓反张和苦笑面容,但意识清楚,脑电图无痫性放电,病前有外伤史。

4.晕厥

晕厥是一种暂时性脑缺血,原因很多,一般以血管运动失调性为多见,发作时有头晕、眼花、恶心、呕吐、出汗、面色苍白、脉率加快,血压短暂下降,平卧后即改善,意识可清醒或短暂丧失,无抽搐。

5.热性惊厥

发病多在 6 个月~6 岁,以 1~2 岁为多见。最常见于上呼吸道感染、扁桃腺炎,少数见于消化道感染或出疹性疾病,约一半患儿有同样发作的家族史,提示与遗传因素有关。惊厥的发生多在体温迅速上升达 39 ℃以上(多在 24 小时内),发作形式为全身性强直、阵挛性发作,持续时间在 30 秒以内,一般不超过10 分钟,脑电图常有节律变慢或枕区高幅慢波,在退热后 1 周内消失。多为单次发作,也可能数次同样发作,及时降温可以预防。但若无脑损害征象,并不导致癫痫。

6.中毒性抽搐

最常见于急性中毒。其发生抽搐的主要机制如下。

(1)直接作用于脑或脊髓,使神经元的兴奋性增高而发生抽搐,大多是药物的过量,如贝美格(美解眠)、戊四氮、回苏灵、咖啡碱、肾上腺素、肾上腺皮质激素等。

(2)中毒后缺氧或毒物作用,引起脑代谢及血循环障碍,形成脑水肿,见于各种重金属、有机化合物、某些药物和食物的急性重度中毒,临床多呈全身性肌强直阵挛性发作,少数也可呈局限性抽搐,有的可发展为癫痫持续状态。中毒所导致的抽搐常合并其他中毒症状,如一氧化碳中毒的面色潮红,口唇樱桃红色,多汗、心率快、呼吸促、血压下降等;有机磷中毒的呼吸及呕吐物呈蒜味,尚有毒蕈碱样及烟碱样症状;铅中毒先有神经衰弱综合征、牙龈铅线、腹痛、贫血等;各种严重中毒,抽搐同时有昏迷及颅内高压症等表现。

7.阿-斯综合征

阿-斯综合征是指各种原因引起心排血量锐减或心脏停搏,使脑供血短期内急剧下降所致的突然意识丧失及抽搐。常见于严重心律失常、心排血受阻的心脏病或某些先天性心脏病、心肌缺血、颈动脉窦过敏、直立性低血压等。其抽搐时间更短,一般仅数秒,最多数十秒,先有强直,躯体后仰,双手握拳,随即双上肢及面部阵挛性痉挛,伴有意识丧失、瞳孔散大、流涎,偶有大小便失禁。发作时心音及脉搏消失,血压明显下降或测不到。脑电图在抽搐时呈电位低平,其后为慢波,随意识恢复后逐渐正常。

8.代谢、内分泌异常所致的抽搐

一些代谢、内分泌疾病,除了代谢、内分泌异常的临床表现外,还常因能量供应障碍、水电解质和酸碱平衡紊乱等,干扰了神经细胞膜的稳定性而出现抽搐。

(1)低钙血症常可引起手足搐搦症,严重时可使神经元细胞膜通透性增高,导致膜电位下降,而出现癫痫样发作。

(2)低钠血症、低镁血症、碱中毒也可影响神经元膜的通透性,改变膜内外离子分布,引起抽搐发作。

(3)低血糖常表现为心慌、无力、饥饿感、出冷汗、脉速,甚至昏迷,当血糖降低至 2.8 mmol/L 以下,即可发生抽搐;常见于糖尿病患者使用降糖药物期间未按时进餐,也可见于胰岛 β 细胞病变(腺瘤、腺癌或增生)、产生类胰岛素物质的胰外肿瘤、垂体前叶或肾上腺皮质功能减退或胰岛素过量等。

(4)在高渗性非酮症性糖尿病昏迷,常先有多饮、多尿,之后逐渐出现意识蒙眬、幻觉、定向障碍等,即进入谵妄状态,可伴有抽搐发作。

(5)尿毒症的毒素可能损害细胞膜通透性,阻滞钠离子自细胞内向外释放,使细胞内高钠;同时电解质和酸碱平衡失调也可促使脑病发生,出现尿毒症性抽搐。

(6)甲状腺功能减退(黏液性水肿)、甲状旁腺功能过低、肾上腺危象、子痫、急性卟啉病、肝衰竭等,均可在疾病严重时伴发抽搐。

9.癔症性抽搐

大多在精神刺激下发作,表现为突然倒下,全身僵直、双目紧闭(检查者拨开其眼睑时有违拗现象,可见眼球转动、瞳孔无改变),双手握拳或不规则的手足舞动,常伴有面色潮红、捶胸顿足、哭笑叫骂等情感反应,发作持续数分钟至数小时,有人围观时持续时间更长。肌收缩不符合强直与阵挛的规律,发作时无意识丧失(事后对发作过程可回忆),无舌咬伤、尿失禁及摔伤,暗示或强刺激可以中断其发作。

10.严重呼吸屏息发作

好发在婴幼儿,常在情绪影响下,剧哭后突然呼吸屏息,继而出现青紫、肢体抽动、角弓反张,脑电图正常。

(田　鸽)

第二章

神经系统疾病的临床体格检查

第一节 一般检查

一、意识状态

意识状态是反映病情轻重的重要指标,应进行详细的观察和检查。

(一)清醒

患者意识清楚。

(二)嗜睡

嗜睡是指精神倦怠或持续睡眠,但唤醒后可正确回答问题。

(三)意识模糊或朦胧

反应迟钝,思维和语言不连贯,回答问题不正确,不能配合检查,但自己可在床上翻身。

(四)半昏迷或浅昏迷

意识大部分丧失,但对强烈痛刺激有痛苦表情,或有些防御性动作,角膜、瞳孔和咽反射等可引出或较迟缓,腱反射情况不定。

(五)昏迷

意识完全丧失,无大脑皮质功能。角膜、瞳孔对光反射、咽反射和咳嗽反射等大多消失或明显减弱,腱反射和病理反射可以存在,但深度昏迷时也均消失。

二、生命体征

(一)呼吸

应严密观察患者呼吸的节律和深度,如潮式呼吸、叹息样双吸气呼吸或呼吸暂停等呼吸节律不整,常为深昏迷患者的晚期或是脑干中枢性呼吸衰竭的一种表现。呼吸深而慢同时伴有脉搏徐缓有力和血压升高,为颅内压增高的表现。如有呼吸困难,其原因可能是黏液痰坠积、呕吐物堵塞或深昏迷患者舌后坠等引起呼吸道梗阻所致,亦可能为严重肺部感染、肺不张和继发性肺水肿等引起。

(二)脉搏

脉搏徐缓有力常见于颅内压增高者,脉速则常见于脑疝前期、脑室或脑干出血、继发感染、癫痫、缺氧等。

(三)血压

颅内压增高常引起血压增高,而外周循环衰竭、严重的酸中毒、脑干或下丘脑受损或疾病恶化等常引起血压下降。

(四)瞳孔

参阅动眼神经、滑车神经和展神经检查。

(五)体温

下丘脑体温调节中枢受损可引起中枢性高热或体温不升。躯干及四肢汗腺分泌和散热功能受损(如高颈段病变)或感染等亦可引起高热。患者衰竭或临终时,其体温下降或不升。

三、智力

(一)理解力

询问患者姓名、年龄及工作、学历、生活等情况,观察其理解和回答情况,了解其分析和判断能力。

(二)记忆力

如患者遗忘很早发生的事和物,称为远记忆丧失;对近几天或几小时发生的情况不能记住,称为近记忆丧失;如颅脑损伤患者不能记忆起负伤前一段时间和负伤当时的情况,称逆行性健忘。

(三)定向力

对人物、时间和地点不能识别,称为定向力障碍。

(四)计算力

根据患者的文化程度,给一些数字令其进行加、减、乘、除计算,判断其计算能力。

检查中,若发现患者智力与年龄、文化程度很不相称,为智力障碍;若讲话幼稚,上述能力均有明显或严重障碍,则为痴呆。

四、语言

观察患者回答问题是否流利。若优势半球的语言中枢受损,则患者言语困难;若小脑和锥体外系受损,则患者语言讷吃。

五、精神状态

检查患者有无幻觉、错觉、妄想、猜疑、欣快、易激动、稚气、淡漠、缄默不语和强迫哭笑等。

六、身体各部位检查

身体各部位检查与一般内科检查相同,但应特别注意脑膜刺激征的检查,亦应注意头颅大小、头面部瘢痕、杂音,小儿前囟门大小和张力、面部形状、表情动作,耳鼻有无流液、流血,颈动脉搏动情况及四肢有无畸形等。

(陶晓杰)

第二节 感觉功能检查

感觉障碍是神经系统常见的临床症状,对神经系统受损的水平提供了有价值的线索。通过细致检查,不仅可以了解支配病变区的皮神经,而且可以确定其所属脊髓节段。检查结果一般分为正常、过敏、减退、消失或异常。

一、检查方法

(一)触觉

令患者闭目,用棉絮或毛笔轻触其皮肤,并询问是否觉察及其灵敏程度。每次轻触皮肤时应注意在一个脊神经分布区,不能划过两个脊神经分布区。

(二)痛觉

令患者闭目,以针尖轻刺其皮肤,并询问有无痛感及疼痛程度。若发现有感觉障碍区,检查应由感觉障碍区向正常区方向进行,并测定其范围。对于意识不清的患者,应根据针刺时肢体回缩、面部表情等反应来判断。

(三)温度觉

以分别盛冷水(0~10 ℃)和温水(45 ℃左右)的试管,紧贴患者皮肤,询问其是否有冷热感及其程度。

(四)运动觉和位置觉

嘱患者闭目,轻轻移动其指、趾、踝、腕,甚至整个肢体,令其回答是否觉察移动及方向。

(五)震动觉

将震动的音叉置于体表骨骼浅面或突起部位(如足的内踝、胫骨前面、髂前上棘和桡骨茎突等),询问是否有震动感及程度。

(六)实体觉

令患者闭目后,用手辨别物体形状(立方、长方、三角、圆柱形等)、大小、硬度、质地(粗糙、平滑)和材料(绸子、布)等。

(七)两点辨别觉

以两脚规的尖端接触身体不同部位,测定患者两点分辨的能力。其正常值为:手指掌面1.1 mm,手掌6.7 mm,手背31.5 mm,前臂和小腿40.5 mm,面颊11.2 mm,上臂和大腿67.7 mm。

(八)图形觉

在患者皮肤上写数字或画十字、圆形等简单图形,让其在闭目的情况下予以辨识。

二、临床意义

(一)感觉障碍的性质

1.感觉过敏

轻微的刺激引起强烈的感觉,为神经末梢和神经干的刺激症状。

2.自发性疼痛

未受外界刺激而发生的疼痛。

(1)局部性疼痛:疼痛感觉的区域与病变位置相符,如多发性末梢神经炎,在肢体末端出现局部性疼痛。

(2)放射性疼痛:疼痛沿神经受刺激部位的远端放射,如腰椎间盘突出压迫坐骨神经根,疼痛放射到腿和足的外侧部。

(3)扩散性疼痛:疼痛从病变神经分布区扩散到邻近神经分布区,如三叉神经痛可从一支分布区扩散到另一支分布区。

(4)牵涉性疼痛:又称感应性痛,内脏患病时,脏器疼痛冲动可扩散到脊髓后角,引起躯体相应区域疼痛,如心绞痛引起左上肢痛。

3.感觉减退或消失

为周围和中枢神经损伤不同程度的症状。如神经分布区内所有感觉的缺失,为完全性感觉障碍;一种感觉正常而另一种感觉缺失,为分离性感觉障碍。

4.感觉异常

为感觉神经或脊髓受刺激的一种表现,如麻木感、蚁行感等。

5.压痛

为压迫病变表浅部位或其邻近的骨性突起而引起的疼痛,如椎间盘突出患者的椎旁压痛。

6.神经牵拉痛

牵拉病变神经时引起的疼痛,如脑膜炎行克氏征检查时引起的神经根牵拉痛。

7.感觉倒错

对刺激产生的错误感觉,如把触觉误认为是疼痛等。

(二)感觉障碍的定位诊断

1.周围神经损害

在其相应分布区有综合性的感觉障碍,并常伴有下运动神经元麻痹,见于神经炎和周围神经损伤等。

2.脊神经节损害

有其相应的根分布区,患病初期有疼痛和带状疱疹,见于脊神经节炎。

3.脊神经后根损害

有按节段分布的感觉缺失、减退或过敏,常伴有放射性疼痛,亦可引起深部组织的自发性疼痛。由于相邻神经根的重叠分布,故在一个后根受损时,其感觉障碍不易查出,如小的脊髓外肿瘤、椎间盘突出等。

4.脊髓后角损害

引起同侧节段性分离性感觉障碍,即节段内痛、温觉消失,而触觉仍存在,因为脊神经后根进入脊髓后,只有痛、温觉纤维进入后角,而触觉和关节运动觉纤维则进入后索上行。

5.脊髓中央部损害

引起双侧对称性、相应节段性分离性感觉障碍,因为仅痛、温觉纤维在前白质连合交叉,见于脊髓空洞症、脊髓内肿瘤或出血等。

6.脊髓横断性损害

(1)半侧损害:患侧损伤部位以下深感觉和识别觉障碍,并伴有患侧痉挛性截瘫,腱反射亢

41

进,病理反射阳性,健侧痛、温觉障碍,而触觉无明显障碍,见于脊髓刺伤。

(2)后索损害:损伤部位以下深感觉消失而痛、温觉正常,临床表现为感觉性共济失调步态,走路不知深浅,昂伯征阳性,见于梅毒或该部肿瘤

(3)完全横断性损害:损伤平面以下各种感觉均消失,并伴有痉挛性截瘫。

7.脑干损害

一侧损害引起交叉性感觉障碍,即病灶同侧面部和对侧躯体的感觉减退或消失。根据该侧脑干损害完全与否,可产生分离性或完全性感觉障碍,见于该部血栓形成、肿瘤等。

8.内囊损害

对侧半身感觉障碍;并伴有偏瘫和偏盲等,见于该部出血、血栓形成等。

9.丘脑损害

对侧半身感觉障碍,并伴有对侧自发性疼痛、感觉过度、共济失调、不自主运动和一过性轻偏瘫,称丘脑综合征,见于丘脑血栓形成和肿瘤等。

10.大脑皮质中央后回损害

一般,产生部分性对侧偏身麻木,深部感觉和实体感觉障碍较重,而浅感觉障碍较轻。其分布多不完整,可为一肢体或半侧身体,亦可有单瘫,局灶性感觉性或运动性癫痫,见于血栓形成、肿瘤和外伤等。

(陶晓杰)

第三节　运动功能检查

一、检查方法

(一)肌体积
观察肢体肌肉有无萎缩或肥大,并将两侧肌肉互相比较,必要时测量肢体周径,并记录之。

(二)肌张力
肌张力是指肌肉为随时准备实现收缩运动而在静止状态下维持的一定程度的紧张度。检查时,嘱患者放松肢体,检查者用手触摸其肌肉,观察其肌肉硬度和肢体在被动运动时的阻力强弱。一般以肌张力正常、增强(齿轮状或铅管状、折刀状抵抗)和减低来表示。

(三)肌力
观察各关节自主运动的力量、幅度和速度,以及抵抗阻力的力量和握力的大小等。对于肌力轻度减弱的患者,可用下述方法检查。①分指试验:令患者伸直双臂,两手掌相对而不接触,用力伸开五指,肌力减弱侧指间隙较小;②Barre 征:令患者平举双臂,肌力减退侧下垂;或令患者俯卧屈腿呈直角,肌力减弱侧小腿下垂或摇摆不定,即阳性;③Magazini 征:令患者仰卧,并抬腿使膝、髋关节均屈呈直角,肌力减弱侧下肢逐渐下垂或摇摆不定,即阳性。

对于昏迷患者,则给予刺激,观察其肢体活动情况。

肢体瘫痪程度一般分为 6 级:0 级,肌肉完全不能收缩;1 级,可见肌肉收缩,但无肢体运动;2 级,在床面上可自主移动,但不能作抵抗重力运动;3 级,能克服重力做自主运动;4 级,能抵抗

外加阻力而自主运动,但较正常肌力减弱;5级,正常肌力。

(四)不自主运动

不自主运动是指不受主观意志支配的动作。

1.震颤

震颤为肢体的一部分或全部迅速而有节律的颤动,又可分为静止性震颤和运动(意向)性震颤两种。前者特点是在肢体休息时出现,情绪激动时加重,运动时减轻或消失,入睡时消失;后者则在肢体运动时出现,越接近目标,震颤越重,静止时减轻或消失。检查时,注意观察震颤的节律性、幅度、部位及其变化情况。

2.肌纤维震颤和肌纤维束颤

肌纤维震颤是单个或一组(比肌束小)肌纤维的连续细小的颤动样收缩,一般要肌电图检查才可以发现。肌纤维束颤是脊髓前角细胞和脑神经核所支配的肌束细而快地收缩,可在皮肤表面观察到。

3.痉挛

痉挛为一种阵发性、有节律、不自主的肌肉收缩。检查时,注意其为局限性还是全身性,是阵挛性还是强直性。

4.抽搐

抽搐为一组肌群的刻板样而重复地急促抽动,其产生和某些周围刺激有关。检查时应注意其部位、范围及伴随的症状等。

5.舞蹈动作

舞蹈动作为某一或某些肌群的一种快速抽动,引起身体的某部位不自主、无节律性地急速跳动,在受刺激或激动时加重。

6.手足徐动症

手足徐动症为肢体一种间歇性、缓慢而不规则的蠕动样动作。检查时,应注意其发生部位、波及范围、肌张力的变化等。

(五)伴随运动

伴随运动又称联合运动,是指患者在走动时伴随的动作,如走路时两手前后摆动和姿势的维持等。检查时,应注意伴随动作是否适当、协调。

(六)共济运动

共济运动是指在完成某一动作时,肢体的主动肌、拮抗肌和辅助肌的配合与协调。如有障碍则称共济失调。

1.运动性共济运动

(1)指鼻试验:令患者用手指指鼻尖,若动作笨拙、不准,则为共济失调。

(2)对指试验:令患者两手示指互相对指,或一手指与检查者手指对指,动作不准确为共济失调。

(3)轮替试验:令患者两手做迅速地旋前、旋后的交替动作,两手动作笨拙、快慢不一为共济失调。

(4)跟膝胫试验:令患者仰卧,抬高一侧下肢,将一足跟置于另一侧膝上,然后沿胫前下滑,抬腿过高或下滑不稳、不准,为共济失调。

(5)精细动作检查:令患者扣衣扣或系鞋带等,若动作笨拙、困难,则为共济失调。

2.平衡性共济运动

令患者闭目直立,双足并拢,双臂平伸,若身体摇摆且向一侧倾倒即为昂白试验阳性;或令患者沿直线行走,若足迹向一侧偏斜,则表示平衡有障碍。

(七)姿势与步态

观察患者行、立、坐、卧时的姿势及行走的步态。根据病变和临床表现的不同,可分为蹒跚(醉汉)步态、偏瘫步态、剪刀步态、慌张步态、肌无力步态和拖拽步态等。

二、临床意义

(一)肌体积异常

1.肌萎缩

见于下运动神经元或周围神经损害,上运动神经元损害或肢体长期不活动引起的失用性肌萎缩。

2.假性肌肥大

见于进行性肌营养不良。

(二)肌张力异常

1.肌张力减低

见于下运动神经元损伤、小脑疾病、休克或深昏迷时及深层感觉障碍等。

2.肌张力增高

见于锥体束或锥体外系受损害。前者多呈"折刀样"增高,即刚开始活动时阻力较大,至一定程度后则阻力突然消失,这种肌张力增高在上肢屈肌和下肢伸肌表现明显。后者多呈齿轮状肌张力增高,在屈伸关节时有如扳动齿轮的顿挫感,伸肌和屈肌均较明显。

(三)瘫痪

按肌力障碍程度可分为完全性和不完全性瘫痪,按照其损害部位的不同,又可分为上运动神经元瘫痪和下运动神经元瘫痪。按瘫痪范围和部位的不同,可分为以下6种类型。

1.单肢瘫

见于大脑皮质运动区的局限性损害。

2.偏瘫

常见于一侧大脑半球运动区或内囊的损害。

3.交叉性瘫痪

见于一侧脑干病变,引起病灶侧脑神经周围性瘫痪及对侧上、下肢的上运动神经元性瘫痪。

4.截瘫

多见于脊髓横贯性损害,亦可见于矢状窦中1/3的损害。

5.二肢瘫

可见于矢状窦中 1/3 损害。

6.四肢瘫

多见于颈段脊髓损害,亦可见于矢状窦中 1/3 损害。

(四)不自主运动

不自主运动包括以下症状。①肌纤维震颤:见于失神经支配的肌肉;②肌纤维束震颤:为脊髓前角细胞和脑干运动核受刺激的表现,见于脊髓内肿瘤、脊髓空洞症和脊髓前角灰白质炎等;

③震颤:静止性震颤见于纹状体、苍白球损害,如帕金森病;运动性震颤常见于小脑病变;④痉挛:见于大脑皮质运动区受刺激时,亦可见于癫痫等;⑤抽搐:见于某些脑部器质性病变,低血钙等亦可引起手足抽搐;⑥舞蹈动作:见于纹状体为主的基底核损害;⑦手足徐动症:见于尾状核为主的纹状体损害。

(五)共济失调

1.小脑性共济失调

由于小脑及其传入、传出纤维损害所致。小脑蚓部病变主要引起躯干(平衡性)共济失调;小脑半球病变则主要引起同侧肢体运动性共济失调。该共济失调还常伴有蹒跚步态,眼球震颤,言语滞涩、忽高忽低,肌张力降低等。

2.大脑性共济失调

由大脑半球病变引起额叶脑桥小脑束和颞叶脑桥小脑束受损所致。其表现与对侧小脑半球病变引起的失调相似,主要为对侧肢体运动性共济失调。其区别在于大脑性共济失调表现在病变对侧肢体,且伴有肌张力增高和病理反射阳性,而小脑性共济失调则表现在病变同侧肢体,且伴有肌张力减低和病理反射阴性。

3.前庭、迷路性共济失调

由前庭、迷路系统受损所致。主要表现为平衡障碍、眩晕、眼球震颤,且睁眼时减轻,闭眼时加重。

4.脊髓性共济失调

由脊髓后根、后索及脑干内侧丘系受损引起深感觉系统传导障碍所致。患者不能了解肢体的确切位置及运动方向,故走路抬脚高,落脚重,睁眼时平衡性和肢体运动性共济动作尚正常,而闭眼时则难以完成。

(六)姿势及步态异常

1.蹒跚(醉汉)步态

见于小脑损害。

2.偏瘫步态

走路时,偏瘫侧上肢屈曲内旋,下肢僵直,迈步抬腿困难,膝关节不能屈曲,下肢向内划圈,见于颅脑损伤、脑血管意外等引起的一侧上运动神经元受损而偏瘫的患者。

3.剪刀步态

剪刀步态又称截瘫步态。行走时两腿交替地向内划圈,两侧膝关节前后交叉呈剪刀状,见于脊髓病变和先天性脑性瘫痪等所致双腿上运动神经元瘫痪者。

4.慌张步态

慌张步态又称帕金森病性步态,行走时躯干稍前倾,双臂不动,小步疾速向前,难于立刻止步,见于帕金森综合征等。

5.肌无力步态

肌无力步态又称"鸭步"。因两腿肌无力,肌张力减低,难以持重,故行走时迈步困难,两腿分开,髋关节和躯干左右摇晃,见于马尾神经损伤、肌营养不良等。

6.拖拽步态

行走时,患脚举足无力,足尖下垂,拖拽前进,见于腓神经损伤。

深感觉障碍引起的步态改变见脊髓性共济失调。

(陶晓杰)

45

第四节　脑神经功能检查

一、嗅神经

(一)检查方法

在患者清醒、鼻腔无阻塞的情况下,用樟脑丸、香水等刺激性较小的挥发性物质分别测试两侧鼻孔的嗅觉。

(二)临床意义

嗅觉减退或消失,表明嗅觉通路受损,多见于鼻黏膜病变、颅前窝骨折、颅底脑膜炎、额叶底部肿瘤、鞍上肿瘤、癔症等。钩回和海马回刺激性病变可引起幻嗅(钩回发作),多为癫痫发作的先兆。

二、视神经

(一)检查方法

1.视力

根据视力障碍程度不同,分别以视力表、手指数、指动和光感依次检查而定。

2.视野

用手试法或视野计检查,后者较准确。以白色视标测定时,正常视野颞侧90°,鼻侧60°,上方60°,下方70°。色视野:白色＞蓝色＞红黄色＞绿色。

3.眼底

用眼底镜检查,应注意视盘颜色、形状、边界、生理凹陷及突出度,血管的充盈度、弹性、反光强度,静脉搏动,动静脉比例(正常2:3),视网膜色素、渗出物、结节和出血等情况。

4.视反射

患者不备时,试者突然将手指置于患者眼前,可见立即闭目和躲避现象。

(二)临床意义

1.全盲

多示病变直接侵犯神经,见于球后视神经炎、视神经损伤、视神经肿瘤和蝶鞍附近肿瘤等。

2.双颞侧偏盲

提示病变侵犯视交叉中部,见于垂体肿瘤和鞍上肿瘤。

3.双鼻侧偏盲

提示病变侵犯视交叉两外侧非交叉纤维,少见,但可见于两侧颈内动脉瘤或颈内动脉硬化。

4.同侧偏盲

有完全半侧性和不全的1/4(象限性)盲,提示病变累及视束或视辐射,多见于视束、颞叶、顶叶或枕叶病变,如脑血管病或肿瘤等。视束和视辐射病变,其黄斑视野(中心视野)不保留。枕叶视皮质病变有黄斑回避(中心视野保留)现象。

5.向心性视野缩小

见于视神经萎缩、多发性硬化和癔症。

6.视盘水肿

见于颅内肿瘤、脑脓肿、脑出血等引起颅内压增高的疾病。

7.视神经萎缩

见于垂体或视交叉肿瘤、视神经损伤、脱髓鞘疾病等。

8.Foster-Kennedy综合征

即病变侧为原发性视神经萎缩,而对侧为视盘水肿,见于额叶底部、蝶骨嵴内1/3的肿瘤。

9.动脉粥样硬化

视网膜动脉狭窄变细,光反射增强,动脉横过静脉处有交叉征。

10.视反射消失

见于反射通路损害。外侧膝状体水平以上的颞叶、顶叶、枕叶病变不影响瞳孔对光反射,但有视野缺损。

三、动眼神经、滑车神经和展神经

(一)检查方法

1.眼裂

注意两侧眼裂是否对称、等大,局部有无瘢痕、外伤和炎症等。

2.眼球运动

令患者正视前方,注意有无斜视,然后嘱患者随检查者手指向上、下、左、右各方向注视,观察其眼球运动有无受限和受限的方向及程度,询问其有无复视。

3.检查眼球

有无外突和内陷。

4.眼球震颤

用肉眼或眼震图观察,如有眼震,请注意其方向、幅度、频率与形式(水平、垂直、旋转),以快相为准。

5.瞳孔

注意大小、形状、位置、边缘及两侧的对称性。检查瞳孔反射。

(1)光反射:用电筒照射一侧瞳孔,观察同侧(直接反应)和对侧(间接反应)瞳孔的收缩情况。

(2)调节和集合反射:请患者先向远处平视,然后注视距眼数厘米处的近物,正常时两眼内聚(集合运动),双侧瞳孔缩小(调节反射)。

(3)睫脊反射:即抓捏下颌部或颈外侧皮肤时引起瞳孔扩大。其传入神经为三叉神经下颌支或第2～3颈神经支,传出神经为颈交感神经。

(二)临床意义

1.眼裂改变

眼裂变窄或眼睑下垂,有真性和假性之分。前者为提上睑肌麻痹,由动眼神经受累引起,常伴有其他眼肌麻痹和瞳孔散大;后者是睑板肌麻痹,为交感神经麻痹所致,常伴有瞳孔缩小,称Horner综合征,亦可见于重症肌无力。眼裂变宽可见于面神经麻痹,亦可见于甲状腺功能亢进,常伴有眼球突出,多为双侧性。

2.眼外肌麻痹

眼外肌由动眼神经、滑车神经和展神经支配。

(1)动眼神经损害:患侧眼球向外下斜视与向上、向下和向内运动受限,双眼向健侧注视时出现复视,同时伴有上睑下垂、眼裂变小、瞳孔散大和对光反射消失。

(2)展神经损害:患侧眼球内斜,外展受限,双眼向患侧注视时出现复视。

(3)滑车神经损害:少见,且不易查出。

(4)动眼神经、展神经、滑车神经同时受损则出现全眼麻痹,其表现为眼睑下垂、瞳孔散大、光反射和调节反射消失、眼球固定不动,可见于脑底、眶上裂及眶内的感染、外伤、肿瘤及血管性疾病等。

(5)核上性损害可产生眼球同向运动障碍,如一侧皮质刺激性病变引起双眼向健侧凝视,而皮质毁坏性病变引起双眼向患侧凝视。松果体肿瘤等四叠体附近的病变可引起两眼向上同向运动障碍。

(6)动眼神经核损害仅一部分该神经支配的眼肌发生麻痹,可见于脑干肿瘤、弥散性脑炎等。

(7)展神经核损害常伴有面神经麻痹,见于脑干肿瘤、脑炎和延髓空洞症等。

(8)眼球突出见于眶内或眶上裂附近肿瘤、海绵窦血栓形成、颈动脉海绵窦瘘和颅内压增高等,眼球内陷则见于交感神经麻痹。

3.瞳孔改变

(1)瞳孔扩大:一侧瞳孔扩大多为动眼神经麻痹的表现,可见于颅脑损伤、肿瘤、脑疝、颅底感染和动脉瘤等。双侧瞳孔扩大多见于双目失明、深昏迷、缺氧性脑病、颠茄药物中毒和癫痫大发作等。

(2)瞳孔缩小:一侧瞳孔缩小见于同侧脑干、颈交感神经损伤或封闭后所致的交感神经麻痹,并伴有同侧眼裂变小,面部少汗或无汗,时有结合膜充血,即 Horner 综合征。双侧针尖样瞳孔缩小见于脑桥损伤、出血、肿瘤或脑室出血,亦可见于吗啡、哌替啶或冬眠药物中毒等。

(3)光反射消失:一侧视神经损害引起同侧直接光反射和对侧间接光反射消失;一侧动眼神经损害引起同侧直接和间接光反射消失,但对侧的间接光反射存在。光反射消失,调节反射存在,瞳孔缩小且不规则,称 Argyll-Robertson 瞳孔,由神经梅毒、脑炎和肿瘤等引起的中脑被盖中间神经元受损所致。

四、三叉神经

(一)检查方法

1.感觉

在三叉神经分布区内以棉丝轻触试触觉,以针轻刺试痛觉,以金属或玻璃试管盛冷水(5～10 ℃)、热水(40 ℃)试温度觉。如有障碍,应注意其分布情况、性质及程度。

2.运动

令患者咀嚼,检查者用手触颞肌及咀嚼肌以测试其肌力,观察颞肌与咀嚼肌有无萎缩。令患者张口,观察其下颌有无偏斜。

3.反射

(1)角膜反射:以棉丝从侧方轻触角膜,观察同侧(直接反应)及对侧(间接反应)眼睛的闭合运动。该反射传入支为三叉神经眼支,传出支为面神经的一小分支。

（2）下颌反射：令患者微张口，检查者将拇指置于其颏部，用叩诊锤轻叩拇指，正常可引起下颌轻微闭合。

（二）临床意义

（1）三叉神经任何一支或数支发生感觉过敏或自发性疼痛，并常有激发点，见于三叉神经痛、半月节与小脑脑桥角肿瘤及上颌窦疾病等。

（2）三叉神经周围性损害：该神经任何一支损害，可引起同侧颜面部及口腔黏膜相应区域感觉减退或消失，眼支损害还可见角膜反射减退或消失，见于颅中窝或颅后窝肿瘤、外伤、海绵窦和眶上裂病变及脑膜炎等。

（3）三叉神经脊束核损害：引起面部分离性感觉改变，即痛、温觉丧失而触觉保留。此核下部腹外侧受损仅可引起同侧眼支分布区的感觉改变；核的中部受损则引起眼支与上颌支分布区的感觉改变；损害再向上则引起所有 3 支分布区的感觉改变，见于小脑后下动脉血栓形成、脑干肿瘤和延髓空洞症等。

（4）三叉神经运动根损害：患侧颞肌萎缩，咀嚼肌肌力减弱，张口时下颌向患侧倾斜，见于颅底肿瘤、颅中窝骨折或半月节手术损伤等。下颌支受刺激可引起下颌强直性收缩或咀嚼肌痉挛，见于脑桥或颅后窝炎症、破伤风等。

（5）反射消失：角膜反射消失见于该反射通路受损，如三叉神经眼支的损伤或面神经麻痹，亦见于深昏迷。下颌反射消失见于三叉神经下颌支或脑桥运动核损害，该反射亢进则常见于假性延髓麻痹等的双侧锥体束损害。

五、面神经

（一）检查方法

1.面肌运动

观察患者两侧鼻唇沟及前额皱纹深浅，两侧眼裂大小是否对称，鼻及口角有无㖞斜，注意患者皱额、挤眉、闭眼、鼓颊、吹气、露齿、笑等动作时双侧是否对称。

2.味觉

以棉签蘸有味（酸、甜、咸、苦）试液少许分别测试舌两侧前 2/3 味觉。

（二）临床意义

1.周围性面瘫

上、下两组面肌均出现瘫痪，表现为患侧鼻唇沟变浅或消失、眼裂变宽、额纹变浅或消失、闭眼无力或不能、嘴歪向健侧。

（1）面神经核性损害：常与同侧展神经麻痹并发，可见于脑桥肿瘤及血管性疾病等。

（2）小脑脑桥角损害：常与三叉神经和听神经损害并存，并伴有患侧舌前 2/3 味觉障碍，见于小脑脑桥角病变及蛛网膜炎等。

（3）内耳孔处的损害：因与听神经同时受损，故可伴有耳鸣、耳聋、前庭功能减退等，也可引起泪腺、唾液腺分泌障碍。

（4）膝状神经节损害：伴有舌前 2/3 味觉及泪腺分泌障碍，见于膝状神经节炎或疱疹性面神经炎。

（5）面神经管损害：伴有舌前 2/3 味觉障碍、唾液腺分泌缺乏等，见于面神经炎及中耳炎等。

2.中枢性面瘫

因面神经核上部接受两侧锥体束支配,面神经核下部接受对侧锥体束支配,故一侧锥体束受损时,仅出现对侧下组面肌瘫痪,无萎缩、无电变性反应,见于大脑半球及内囊部血管疾病、肿瘤和外伤等。双侧锥体束损害则引起双侧面肌瘫痪、表情呆板,故又称面具脸,为假性延髓麻痹的症状之一。

六、听神经

(一)检查方法

1.听力检查

可用音叉、电听力计等方法测试。

(1)Rinne 试验:比较一侧骨导与气导的时间。将振动的音叉置于患者一侧乳突处,待听不到声音时,再立即置于其耳前测气导,如能听到,则气导大于骨导为阳性,表示正常;听不到为阴性,表示气导障碍。

(2)Weber 试验:比较两侧骨导的强度。将振动的音叉置于患者前额部中央,正常人两耳声响大小相等,称为试验居中。如两耳声响大小不等,称为试验偏向一侧,表示有听力障碍。在传导性耳聋时患侧声响强,神经性耳聋时健侧声响强。

(3)Schwabach 试验:比较患者与检查者听力的差别。以震动的音叉置于患者的乳突部,待其听不到声响时即刻置于检查者乳突部,与检查者的正常骨导相比较。传导性耳聋骨导较正常人长,神经性耳聋则骨导比正常人短。

(4)听力计检查:应用电流振荡发生不同频率和强度的纯音,更精确进行的一种听力检查。检查时,依照患者听到的最低强度做记录,将每一频率所得的单位(dB)记录在表格上,所得结果成曲线,即听力曲线。如曲线靠近零度线,则听力正常,距离零度线越远,表示听力损失越大。传导性耳聋,听力损失为低频音的气导;神经性耳聋,听力下降为高频音气导和骨导。

2.前庭功能检查

应询问患者有无眩晕,观察有无眼球震颤及身体倾倒,必要时可做下列前庭功能试验检查。

(1)旋转试验:患者坐旋转椅内,闭目,头前倾30°,在20秒内转10圈,然后突然停止,睁眼后观察患者有无眼球震颤、倾倒和自主神经反应等,并询问患者有无眩晕。该试验因同时检查两侧水平或后半规管(检查时头前倾120°或后仰60°),且幕上病变可诱发癫痫,故神经外科少用。

(2)冷热水试验:冷水 30 ℃,热水 44 ℃(均与体温相差 7 ℃)。盛水的吊筒距离耳的高度为70 cm,患者仰卧,头高30°,两眼注视屋顶或对面墙上顶点,以导管或注射针头向外耳道内注入冷水250~300 mL,40秒后出现眼球震颤。冷水试完后休息 5 分钟再试热水。进行正常冷水试验时,眼球震颤持续 2 分钟,热水时持续100 秒,如不出现眼球震颤,即说明前庭功能障碍。

(二)临床意义

1.耳鸣

耳鸣为内耳听神经的刺激症状,见于听神经损害的早期,如听神经瘤、梅尼埃综合征、椎-底动脉供血不足及神经官能症、疲劳和药物中毒等。

2.耳聋

神经性耳聋见于听神经瘤、小脑脑桥角蛛网膜炎、颅内压增高、颅中窝骨折、药物中毒、迷路炎等。传导性耳聋见于中耳炎、耳硬化症及外耳道堵塞等。混合性耳聋兼有两者的临床特点。

3.眩晕

为前庭神经刺激症状,患者自觉周围景物或自身旋转不稳,常伴有呕吐、耳鸣、耳聋、颜面苍白、出汗等,见于脑干肿瘤、炎症、外伤或延髓空洞症、药物中毒及梅尼埃综合征等。

4.眼球震颤

为眼球不自主、有节律地往复运动,依据眼球运动方向,可分为水平性、垂直性、旋转性、斜向或混合性眼球震颤。往复速度可相同,亦可不同(即快、慢相),不同时则以快相的方向表示眼球震颤的方向。

(1)眼性眼球震颤:见于屈光不正或先天性眼病,其临床特点多为钟摆样,无快、慢相之分,不伴旋转性眩晕,但可觉外环境来回摆动,闭眼时可消失。

(2)前庭性眼球震颤:多为水平-旋转性眼球震颤,幅度较大,常伴有眩晕或听力减退,闭眼时眩晕不减轻,见于迷路炎、迷路水肿与外伤等。

七、舌咽神经和迷走神经

(一)检查方法

注意患者发音有无鼻音或声音嘶哑,了解其有无吞咽困难或饮水呛咳。让患者张口,用压舌板压舌,观察静止和发"啊"音时,软腭上举是否有力,腭垂是否居中,腭弓两侧是否对称等。咽反射:用棉签或压舌板分别轻触两侧咽后壁。正常可引起作呕反应。必要时应检查舌后1/3的味觉和一般感觉。注意呼吸、脉搏和肠蠕动情况。

(二)临床意义

1.核及核下损害

一侧损害引起腭垂偏向健侧,患侧腭弓下垂、声音嘶哑、吞咽呛咳及咽反射消失等,因内脏为双侧支配,故无内脏障碍,见于颅底肿瘤、小脑脑桥角肿瘤、脑底脑膜炎等;双侧受损引起真性延髓麻痹,患者严重吞咽呛咳、发音困难、咽反射消失,见于脑干肿瘤、延髓出血、延髓空洞症和脑底脑膜炎等。

2.核上损害

因疑核受双侧锥体束支配,故一侧锥体束或皮质受损不引起症状。双侧损害引起假性延髓麻痹,患者双侧软腭麻痹,发音及吞咽不能,但有较迟钝的咽反射,可伴有双侧面肌及四肢瘫痪、精神症状及脑干病理反射(掌颏反射、吸吮反射)等,见于脑血管病、脑炎、颅脑损伤等。

八、副神经

(一)检查方法

检查者以手抚摸两侧的胸锁乳突肌和斜方肌,再令患者做转头和耸肩动作,并用手抵抗之,比较两侧是否对称,肌力是否相等。

(二)临床意义

一侧副神经或其脊髓核受损时,同侧胸锁乳突肌和斜方肌瘫痪、萎缩,下颏转向患侧,用力向对侧转头时无力,患侧肩下垂,耸肩不能,见于脊髓肿瘤、脊髓空洞症及肌萎缩性侧索硬化症等。双侧受损时,患者头向后仰,并常伴迷走神经与舌咽神经受损,见于颅后窝或枕大孔区肿瘤、颅脑损伤及炎症等。

九、舌下神经

(一)检查方法

令患者将舌伸出并向左、右和向上运动,观察有无偏斜,舌肌有无萎缩或纤维震颤。亦可令患者以舌尖抵住一侧颊部,检查者用手指在颊部外按压,以试其肌力。

(二)临床意义

1.核及核下损害

一侧损害引起患侧舌肌萎缩,有时见肌纤维震颤(核性)或肌束震颤(核下性),伸舌偏向患侧;双侧损害时,则舌无运动,进食及构音困难,并可引起呼吸困难。因面神经的口轮匝肌运动纤维系由舌下神经核发出,故该核受损时可出现口唇变薄、不能吹口哨等,见于枕骨大孔区肿瘤或炎症及延髓空洞症等。

2.核上损害

一侧锥体束受损,伸舌偏向健侧,无舌肌萎缩和纤维震颤,多伴有中枢性面瘫。双侧锥体束受损时舌全瘫、伸出困难、舌肌萎缩,见于脑血管病、脑干肿瘤及感染等。

(尚成镇)

第三章

神经系统疾病的影像学检查

第一节 X 线 检 查

尽管 CT 与 MRI 检查对神经精神疾病的诊断有其独到之处,但其价格昂贵,多数基层医院尚难以开展,况且其也有一定的局限性,比如空间分辨率远远不如 X 线检查,尤其是对头颅骨、脊椎疾病的诊断,CT 与 MRI 远不如 X 线检查直观。相当多数 CT 片与 MRI 片又必须以 X 线检查为基础进行对照分析。因此,X 线检查仍不失为神经精神疾病诊断的最基本和重要的检查手段之一。

一、头颅 X 线检查

(一)正侧位片
正侧位片是最规范的头颅 X 射线摄片。

1.后前位片

标准前后位像上岩骨与眼眶重叠,矢状缝应成一条直线与蝶骨嵴垂直,居颅骨之正中。可观察头颅之大小、形状及颅盖骨,并可通过眼眶观察岩骨及内听道。

2.侧位片

侧位像上,蝶鞍之前床突两侧应重叠,下颌关节也应彼此重合。可观察头颅大小及形状,清楚地显示蝶鞍形态;还能看到前、中、后颅窝的关系,颅缝、血管压迹、脑回压迹及钙化松果体的位置。

3.头颅正侧位片的适应证

(1)颅脑先天发育和后天因素所致头颅的大小与外形异常。儿童头颅的增大可见于各种脑积水征,儿童佝偻病、婴儿慢性硬膜下血肿等。成人的头颅增大多见于垂体嗜酸细胞腺瘤,常伴有该病的其他特征,如蝶鞍的扩大、鼻旁窦扩大、颅骨增厚、枕外粗隆肥大和下颌前突等。头颅的狭小则多见于大脑发育障碍、狭颅症等。由于涉及的颅缝不同可形成各种头颅的畸形,如舟状头、尖头、短头和偏头等。

(2)颅内压力增高。颅缝分裂与囟门增宽是幼儿、儿童颅内压增高的表现。成人颅内压增高引起蝶鞍的骨质吸收和扩大。骨质变化开始于后床突和鞍背,表现为骨质疏松模糊。进一步加重时,鞍底亦萎缩吸收,鞍背和后床突可完全破坏消失,蝶鞍扩大类似鞍内肿瘤所引起的改变,但鞍背并不向后竖起,前床突和鞍结节的形态保持正常。

(3)颅内病理性钙化。脑寄生虫病、脑膜及脑的结核、脑肿瘤及某些脑部退行性病变(结节性硬化)可出现病理性钙化灶。

(4)局限性骨质破坏和增生。颅骨的破坏缺损常见开放性颅脑损伤、先天性颅骨裂、多发性神经纤维瘤病、颅内上皮样囊肿、颅脑手术后及某些溶骨性的颅骨病变,如颅骨结核、炎症、转移瘤和肉芽肿等。颅骨的局限性增厚见于颅骨瘤、颅骨纤维结构不良及某些成骨性的肿瘤,如颅骨血管瘤、颅骨成骨肉瘤等。

(5)颅颈交界的畸形。如扁平颅底和颅底凹陷症时,齿状突高过腭枕线 3 mm 以上。

(二)颅底片

颅底片用来观察颅底中颅窝的情况,一些后颅窝的结构如颅底的卵圆孔、棘孔、破裂孔、翼内外板和岩骨及中耳乳突均可清楚显示。内听道也经常显示较好。鼻咽癌常有颅底骨破坏。

(三)内听道片

内听道片用来观察后颅窝的情况,尤其是内听道、岩椎、枕大孔和枕骨。正常人内听道管径为 4～7 mm,两侧常不完全等大,但相差不应超过 2 mm,超过此限度应提示病变存在。听神经瘤可引起病变侧内听道扩大。

(四)蝶鞍侧位片

蝶鞍侧位片用于观察蝶鞍。蝶鞍的大小因人而异,用径线测量其前后径为 8～16 mm,平均 11.5 mm,深度为 7～14 mm,平均 9.5 mm。老年骨萎缩时,蝶鞍的轮廓因骨质稀疏而欠明显。鞍内肿瘤引起蝶鞍骨壁的压迫而使之呈球状扩大,严重时可有骨质结构的吸收破坏。鞍旁肿瘤常使一侧鞍背侵蚀而缩短,蝶鞍呈蝶形,上口较宽,前后径加大,亦可伴骨质吸收破坏。

(五)视神经孔片

投射时要求患者俯卧于摄影台上,肘部弯曲。两手放于胸旁,头部转向对侧,被检侧眼眶放于暗盒中心。颧骨、鼻尖和下颌隆凸部三点紧靠暗盒,使头部矢状面与暗盒成 53°角,听鼻线与暗盒垂直。视神经孔在眼眶下方显影。视神经孔扩大见于视神经和视神经鞘的原发性或继发性肿瘤。

气脑造影和脑室造影是向脑室及蛛网膜下腔注气或碘油使之显影,然后摄前后、后前及左右侧位片等,观察脑室系统及蛛网膜下腔,根据其大小、闭塞、变形、移位及充盈缺损等,判断有无脑萎缩、畸形蛛网膜粘连、脑占位性病变、脑积水等。

二、脊柱 X 线检查

各椎骨的椎孔相连成为椎管,脊椎由其内通过,椎管前为椎体及椎间盘,后为椎板及黄韧带,两侧为椎弓根。椎管两侧相邻椎骨的椎弓切迹形成椎间孔,脊神经由此穿出。椎骨骨折、椎间盘突出、骨质增生及骨质退行性变时,常引起脊髓和脊神经损伤。脊柱前后位平片用来观察椎管的形态及椎骨骨质结构;侧位片用来观察椎管间隙和椎管的情况;斜位片用来观察椎间孔,椎间孔扩大和破坏是神经根肿瘤常见的征象。在腰椎并可观察椎弓有否断裂。

脊椎 X 线检查,主要观察脊柱的生理弯曲,椎体有无发育异常、骨质破坏、骨折、脱位、变形或骨质增生,椎弓根的形态及弓根间距有无变化,椎间孔有无扩大、椎间隙有无狭窄,椎板及棘突有无破裂或脊柱裂,脊椎横突有无破坏,椎旁有无软组织阴影。

椎管内肿瘤的 X 射线表现为:①正位片表现为椎弓根距离增大;侧位片显示椎管前后径增

宽,其增大的范围和肿瘤的大小密切相关;②椎体和附件的骨质改变,椎体的变形或破坏最易出现于它的后缘,呈弧形向前凹陷;附件的改变最常见于椎弓根和椎板,亦可延及其他结构,表现为椎弓根变形、变薄甚至消失,椎板的吸收腐蚀等;③椎间孔的改变。表现为椎间孔的扩大或破坏,是神经根肿瘤常见征象;④椎管内异常钙化,见于少数脊膜瘤和血管网状细胞瘤,表现为斑片状钙化影;⑤椎旁软组织块影,是肿瘤通过椎间孔向外生长所致。

椎体或附件的病变累及脊髓,引起脊髓压迫症。常见的 X 射线表现如下:①脊椎外伤性骨折或脱位:脊椎骨折多见为椎体压缩或楔形变,可表现为椎体或附件的断裂,脱位为椎体之间位置排列的异常,可向前后或左右移位;②脊柱结核:显示椎间隙狭窄,伴相邻椎体骨质缺损,严重者可累及数个锥体,成后凸畸形、椎旁常有梭形软组织肿胀;③脊柱先天畸形:常见的有脊柱裂、椎体分节不全和半椎体畸形;④脊柱肿瘤:以转移瘤、脊索瘤、血管瘤等多见,可出现骨质破坏和增生。良性肿瘤的破坏边界清楚、边缘常有硬化;恶性肿瘤的骨质破坏边界模糊、形态不规则,一般都不累及椎间盘;⑤脊柱退行性骨关节病及椎间盘病变:可见椎体、附件和关节等有增生肥大,关节面及椎体边缘有硬化增生和骨刺形成。椎间盘突出病变包括变性或突出。椎间隙狭窄是椎间盘突出常见征象。

颈椎病时,X 射线上常常显示颈椎前凸消失或呈反曲线,椎间隙变窄、骨质增生,斜位片有时可见骨刺,使椎间孔变小,颈脊神经根、椎动脉或颈髓受压而产生上肢麻木、疼痛、椎动脉供血不足及颈髓受压症状。

腰椎病时,正侧位显示腰椎侧凸,侧位片可见腰椎生理性前凸消失,病变椎间隙变窄,相邻椎体边缘有骨赘增生,使腰脊神经根受压产生下肢麻、痛等症状。

(刘继鹏)

第二节　脑电图检查

脑电图(EEG)是指将脑多数神经细胞活动电位或突触电位的电生理现象进行总和,导出、记录两个电极间的电位差。一般经头皮上设置的电极导出,即表面脑电图(一般所说的脑电图);亦可直接由大脑皮质和脑深部所设置的电极记录电活动,分别称皮质脑电图和深部脑电图。

一、脑电图记录法

脑多数神经细胞电现象总和在两个电极间的电位差以 $1\sim100\ \mu V$ 的振幅记录下来。电位变动的记录方法有一定的方式。

脑电图导出的方法有单极导程和双极导程两种。前者以耳垂为无关电极,显示与头皮上各处所放置的相关电极间的电位差;后者显示在头皮上的各电极间的电位差。因此,一般来说,单极导程所记录的脑电图波振幅较高。

在阅读脑电图时,要注意记录纸输送的速度及电位单位。一般,记录纸以 3 cm/s 的速度输送。电位的表示有 5 mm=50 μV 或 7 mm=50 μV。这些标志在描绘开始及终了时都要明确地记录下来。

二、脑电图分类

脑电图的电位差以振幅表示,可分为高振幅、中振幅、低振幅及平坦波。以周波数分为 α 波(8～14 Hz),β 波(14 Hz 以上),θ 波(4～8 Hz),δ 波(4 Hz 以下)。β 波又称速波,θ 波、δ 波又称慢波。其他波形还命名有棘波、尖波、棘慢波综合及突发的活动波。

棘波持续时间在 80 毫秒以内呈尖锐的波形;尖波持续在 80 毫秒以上,亦呈尖锐的波形,但较棘波的振幅稍高。

三、正常脑电图

(一)正常成人脑电图

在诊断脑电图时首先要明确被检者是成人(临床脑电图定为 14 岁以上)或是小儿,因为两者在正常脑电图上有很大的差异。

正常成人脑电图 α 波(10/s × 50 μV)与速波相混,α 波主要见于顶、枕部,速波的振幅为 10～20 μV,如呈 50～100 μV 则为异常。在描记脑电图时,于睁眼时记入的 α 波突然消失,而于闭眼时 α 波又出现,此现象被称 α 波抑制,为正常的反应。这种现象不仅见于 α 波,亦可见于速波,特别是老年人常见,称此为低振幅速波,为正常范围脑电图。

(二)正常小儿脑电图

总的来看,小儿脑电图周波数慢、振幅高。随着年龄增长慢波向 α 波转化,即婴幼儿以 δ、θ 波,幼儿期以慢 α 波,学龄期以 α、θ 波为优势,到青春期(14 岁)出现成人脑电图波形。

(三)正常成人睡眠脑电图

正常成人睡眠脑电图与觉醒时脑电图不同,如果不认识睡眠脑电图,则将造成诊断上的很大误解。根据入睡深度的不同脑电图有不同的表现。刚刚入睡时脑电图出现小的细波;随着睡眠的深入,波变快,出现 α、θ 100 μV 以上的大波,多见于顶部,称此为瘤波;继而于全导程出现 14/s 的速波,呈纺锤形排列,称此为纺锤波;当睡眠更加深时则出现非常慢的波形,称之为丘波。

(四)正常小儿睡眠脑电图

与成人脑电图相比最大的差异是,在刚入睡时即出现高振幅、慢波,而成人则相反出现细波。此外,于轻睡眠初期的瘤波振幅在 2～4 岁时才明显出现,轻睡眠期只见明显的纺锤波,中等度或深度睡眠时与成人无大差异。

四、脑电图诱发法

安静闭眼状态描记不出现异常脑电图,而当给予种种刺激时才出现异常脑电图,这些刺激方法即诱发法。

(一)过呼吸诱发法

过呼吸时血中 PCO_2 低下,脑血管收缩,引起可逆性脑缺血症状。如有病灶存在则出现一过性异常波。主要见于小儿及一部分成人,称"增大"。此现象以额、顶部明显,呈高振幅,以 α、θ 波速度一过性但连续出现。在正常状态下过呼吸终止后 30 秒以内消失,但如持续出现 30 秒以上则认为是病态。

(二)睡眠诱发法

睡眠诱发法有自然睡眠及药物诱发睡眠法两种,后者常用于小儿。睡眠诱发的出现率为

82%,较觉醒时出现的异常(36%)明显增高。

其他诱发法还有闪光刺激诱发法、戊四氮和贝美格法。

五、异常脑电图

异常脑电图系指正常应该描记出的脑电图不出现,及正常描计时所见不到的脑电图。前者称基础波异常、非突发性异常,后者称突发性异常。

(一)异常脑电图的分类

1.非突发性脑电图异常

周波数、振幅和持续时间与正常脑电图的基础波形相异的脑电图称非突发性脑电图。主要有下述 4 种改变,即节律变化、慢波化、速波化和振幅低下。

(1)节律变化:α 波振幅的递增或递减消失。振幅增大,部位差亦消失称弥散性 α 节律。

(2)慢波化:α 波周波数减少,向慢波移行称慢波化,其原因为脑功能低下。θ 波持续延长,局限于特定部位时或呈明确的非对称性,则意味病态。δ 波的出现常被认为是异常的。

(3)速波化:α 波的周波数增加称速波化,表示脑功能亢进。可是单纯速波化并不能就判定是异常,只在伴有振幅的增加时才是异常。

(4)振幅低下:α 波的振幅为 50 μV,电位下降到 20 μV 以下时称振幅低下。其极限为平坦化脑电图(flat EEG)。

2.突发性脑电图异常

正常脑电图不出现的棘波、高振幅慢波,如在基础节律中出现时称突发性脑电图异常。

(1)棘波与尖波:棘波是指持续 20~80 毫秒短的尖锐波形,尖波指持续 80~200 毫秒较长的尖锐波形。两者的差异只是神经细胞放电周期同期化的程度不同而出现的波形,其本质为同一机制。

(2)高振幅慢波:高振幅慢波见于种种病态,呈高振幅 2~7 Hz 的慢波 1~3 秒群化出现。其特异的是 1~4 Hz 慢波群规则地出现于额、枕部,呈间歇的节律慢波,显示脑基底部障碍。

(二)异常脑电图出现的部位及其意义

对异常脑电图要明确下述各点:①是否经常在特定部位局灶性出现(焦点性、局限性);②是否全脑底广泛出现(泛发性);③局限性时为两侧性或一侧性;④是否左右对称;⑤是否同期性或非同期性;⑥诱发后位相是否逆转等。

(三)不同疾病的脑电图所见

除癫痫病外其他疾病无特异性脑电图,但可根据其疾病的特征推断出原因疾病。

1.癫痫

癫痫的脑电图特征为以棘波为主的突发性异常脑电图。依癫痫的局限、分布样式所出现的异常波,在某种程度上有规律性。癫痫的临床分类与脑电图的所见有对应性。

2.全面性癫痫

全面性癫痫发作时左右两半球出现对称性同期性发作波,相当于临床发作型的大发作及小发作。在发作的间歇期可出现散发性慢波或尖波,但亦可为正常脑电图。

3.大发作

大发作发作开始前全导联出现持续几秒钟的低电压速波,继而呈高振幅的脑电图。当大发作开始时,出现与强直性痉挛一致的 15~16 Hz 规律棘波,见于全导联,继而周波数下降振幅增大,痉挛向阵挛性移行。在阵挛性痉挛的脑电图,还混有节律性慢波,有时亦可为棘慢波样,但逐渐周波数减少。痉挛发作终止时呈平坦的脑电图,其后出现慢波化,再恢复到间歇期脑电图。

4.小发作

小发作有 3 种发作型,即纯粹小发作、肌阵挛及失张力发作。纯粹小发作时突然出现 2～15 秒的意识丧失,此时的脑电图呈现 3 Hz 的棘慢波综合,见于全部导联。此发作易被过呼吸或睡眠诱发,间歇期多呈正常脑电图(60％)。

5.精神运动发作

精神运动发作亦称颞叶癫痫,有 3 种发作类型,自动性发作、主观性发作及强直性焦点发作。主观发作还包括精神发作、梦幻状态发作及钩回发作。这些类型的脑电图于间歇期在颞叶前部可见棘波存在,觉醒时有 30％存在,睡眠时有 88％出现,因而一定要做睡眠脑电图检查。于发作时脑电图可见规则的或不规则的慢波及平坦波形。

6.焦点发作

焦点发作是指由于外伤或占位性病变,使皮质出现局限性、表在性障碍的焦点。其中,包括反射性癫痫或光源性癫痫,亦有 Jacksonian 癫痫,这些都显示有病灶部位。

7.自主神经性发作

自主神经性发作多合并大发作,通常有自主性先兆。在临床上有自主神经的症状,如因胃痉挛而发生的剧痛。脑电图以在睡眠纺锤期出现 14 c/s 阳性棘波为特征。但是,多数学者认为,这种改变完全是正常的波形;亦有学者认为,是视丘性视丘下部癫痫,提示在间脑有病灶。

(四)脑神经外科领域所见的异常脑电图

脑神经外科领域所见的异常脑电图主要出现大的慢波及棘尖波这两种改变。慢波主要见于肿瘤或慢性全脑功能低下时,皆为脑器质性病变;而突发性出现的棘尖波则代表癫痫类的功能障碍。成为颞叶癫痫原因的小星形细胞瘤即可出现棘波改变。

1.病变的定位

为了使病灶定位得更清楚,要注意以下 4 点。①位相逆转:易见于双极导联,即病灶部所放置的电极为共有的导联,脑波形对着的方向恰恰相反的状态,故于逆转导联,电极共有的部分为病灶。②左右差:虽然与病灶部位的深浅有关,但周期、振幅的左右差,对定位的决定是有意义的。当然,左右差最明显的部位是与病灶一致的。病灶位于脑表面时,在肿瘤部所导出的脑电图为平坦脑电图,肿瘤周围脑水肿区的脑电图为慢波。位于深部的肿瘤,慢波可向两侧半球投射,故可见无左右差的慢波。③懒活动:由于病变轻微,较对侧健部的周波数慢,或正常状态该出现的波形不出现的状态称懒活动,如睡眠脑电图的纺锤波不出现。④局限的异常波:病灶浅表且有皮质破坏时,多形性 S 波连续地见于睡眠时。远隔性病灶(脑底部、脑干部)有时于额部或枕部出现单一节律性慢波。

2.病变所致脑障碍的程度

高度脑障碍时脑电图呈平坦化,脑死亡时脑电图完全平坦。可是,平坦脑电图并非都是脑死亡。脑障碍中度时出现慢波,轻度时出现棘波。

(五)脑血管病脑电图

慢性期脑血管病的脑电图仅仅表现慢波振幅轻度低下,亦可有棘波,但多数为正常脑电图。多发性脑梗死时可见 8/s 振幅大的 α 波呈泛发性。

(六)头部外伤脑电图

头部外伤急性期于挫伤一致的部位出现慢波或全部导联慢波。经 2 周到 1 个月后急性期脑电图变化消失。依外伤的部位及程度,脑电图可为完全正常,亦可出现慢波、电位差及棘波。

六、脑电图的阅读及记录

(一)记录觉醒时基础节律的性状

脑电图的记录首先由基础节律开始(背景脑电图)。要记录有无最标准的 α 波、周波数、振幅、出现频度、连续性、睁闭眼对 α 波抑制是否良好。进而要记录对速波、慢波及基础节律全体的规则性、左右差的有无。

(二)对异常波及诱发法效果的记录

要记录异常波的种类、出现样式(散发性、律动性、持续性)及局在部位(泛发性、局限性)。要记录所使用的各种诱发方法及其结果。

(三)综合判定

综合判定分 3 个等级,即正常、境界和异常(轻度、中度和高度)。

七、脑死亡

脑的功能全部丧失时称脑死亡。脑电图呈平坦化,完全看不到脑波。可是,在通常头皮脑电图上即使呈平坦化,有时对判定其为可逆性或非可逆性会发生困难,只有判定其为非可逆性平坦化脑电图才能判定其为脑死亡。因此,要反复多次描记来观察,同时要用 2~4 倍的增幅度来描记,最后来判定其为非可逆性。

(刘继鹏)

第三节 肌电图检查

广义的肌电图(electromyography,EMG)包括神经传导、神经重复电刺激、各种反射、单纤维肌电图和巨肌电图等;狭义的肌电图是指针电极肌电图。

一、肌电图检查的临床意义

肌电图是神经系统检查的一种延伸,它依据一般的神经系统解剖学原则来对周围运动和感觉神经障碍进行定位,它为临床检查的进一步深入提供详细的客观依据。不仅能协助临床疾病的诊断,还能对神经损伤程度、范围进行判断,从而为临床及康复治疗、预后判断提供参考依据。肌电图有助于鉴别周围性损害和中枢性损害;肌电图有助于周围神经肌肉病变的定位,即病变的部位是周围神经、神经肌肉接头或者肌肉。肌电图能够准确判断是否存在神经损害及损害范围,并能早期发现无症状的失神经支配;肌电图可明确判断神经损害程度是完全性损伤还是部分性损伤、损伤类型是运动纤维受累还是运动纤维和感觉纤维均受累;通过神经传导检查和针剂肌电图能明确神经损伤的病理特征,是脱髓鞘或轴突变性或两者均有,从而指导临床诊断和治疗。

二、神经传导检查

（一）运动神经传导

运动神经传导研究的是运动单位的功能和整合性。通过对运动传导的研究可以评估运动神经轴索、神经-肌肉接头以及肌肉的功能状态，并为进一步针电极肌电图检查提供准确的信息。

1.复合肌肉动作电位指标

（1）潜伏期：是指从刺激伪迹开始到肌肉动作电位负相波（向上的波）偏离基线起点之间的时间。潜伏期通常用毫秒来表示，它反映了神经轴索中快传导纤维到达肌肉的时间。通常把远端刺激点到引起混合肌肉动作电位之间的时间称为末端潜伏期，这在临床上对于脱髓鞘疾病的判断非常重要。

（2）波幅：是指从基线到负相波波幅间的距离。波幅一般用毫伏来表示，它反映了参与混合神经肌肉动作电位的肌纤维的数量。当肌肉萎缩明显时或轴索丢失时会出现波幅减低，但有些低波幅也和脱髓鞘引起的传导阻滞以及神经-肌肉接头病变和肌源性损害有关。当远近端刺激肌肉动作电位波幅下降超过50％时，说明此两点之间有神经传导阻滞。

（3）面积：是指从基线开始到负相波区域的面积，它同样反映了参与肌肉动作电位肌纤维的数量。

（4）时程：通常是指从肌肉动作电位偏离基线开始到再次回到基线的时间，它反映了每个单个肌纤维能否在同一时间内几乎同时放电。脱髓鞘疾病时，由于神经干内每个神经纤维传导速度不一样，导致每个肌纤维不能在同一时间内被兴奋，会出现时程延长。

（5）传导速度：传导速度反映的是神经干中快和粗的神经纤维的生理状态，而参与混合肌肉动作电位的面积和波幅的慢传导纤维并没有反映在传导速度和潜伏期里。采用近端潜伏期减去远端潜伏期，再测量出两个刺激点之间的距离，就可以计算出神经传导速度，应注意两个刺激点之间的距离最好不要<10 cm。计算公式为：近、远端刺激点距离/近、远端潜伏期时差，用 m/s 来表示。

2.临床应用

运动神经传导是通过研究混合肌肉动作电位来评价周围神经的功能状态，由于神经传导速度反映的是神经干中快和粗的神经纤维的功能状态，对于周围神经的临床诊断和损伤程度的评价非常重要。对有些神经病变在其临床表现尚未明显之前即可以发现其亚临床改变，如遗传性周围神经病、糖尿病早期神经病变。对于缺血、嵌压引起的周围神经局部损害，可以通过运动神经传导检查寻找局部节段性脱髓鞘来明确损害部位。此外，运动神经传导检查可以鉴别周围神经病变、神经-肌肉接头病变和肌肉病变。

通常情况下，神经脱髓鞘和轴索损伤经常是重叠的，在神经传导速度测定的结果上，主要有以下 3 种情况：①波幅明显下降而潜伏期正常或接近正常；②波幅正常而有明显的潜伏期延长；③无反应。

（1）脱髓鞘病变：髓鞘是神经传导的基本物质，髓鞘脱失，就会出现神经传导减慢、波形离散或传导阻滞。脱髓鞘病变的典型运动神经传导改变为末端潜伏期延长、神经传导阻滞和神经传导速度减慢，尤其是当神经传导速度减慢非常明显时，如上肢传导速度<35 m/s，下肢传导速度<30 m/s，提示可能存在遗传性周围神经病。事实上，如果波幅保持正常的一半以上，而传导速度下降到不足正常均值的 50％～60％，提示是脱髓鞘病变。运动传导的减慢也可因脊髓前角细

胞受损所致,运动传导速度下降到正常平均值的 70%,而波幅则下降到不足正常值的 10%。然而,不管波幅如何,如果传导速度下降到不足正常平均值的 60%,就提示存在周围神经病变。

(2)轴索病变:在神经传导检查中最常见。轴索病变的典型运动神经传导的改变则表现为肌肉动作电位波幅明显降低,传导速度和末端潜伏期正常或稍微延长。当损伤很严重时,才会出现传导速度的下降,但不低于正常值下限的 75%;末端潜伏期可以轻度延长,但不高于正常值上限的 130%。如果波幅下降到正常值的一半以上,即使传导速度下降到正常值的 70%～80%,也可以没有脱髓鞘。

(3)传导阻滞:运动神经传导检查时,如果近端刺激的复合肌肉动作电位的波幅和面积较远端刺激下降>50%,并且远端刺激复合肌肉动作电位的波幅大于正常值下限的 20% 和 1 mV,同时近端刺激较远端刺激的复合肌肉动作电位的时程延长不超过 30%,这种现象被称为神经传导阻滞(图 3-1)。传导阻滞的存在提示近端刺激点和远端刺激点之间存在脱髓鞘病变。

(4)无反应:如果绝大多数神经纤维都不能通过病灶进行传导,就没有反应。这时应小心鉴别究竟是神经失用还是神经完全断伤,这对于处理和判断预后均十分重要。在受伤后的第 4～7 天,有可能两者远端的传导都还是正常的,但在受损第 2 周就不相同了。神经完全断伤的远端再也不能引起神经传导兴奋,这是顺向变性的结果,在神经失用时,连续追踪测定可以看到肌肉动作电位波幅的逐渐提高,这是日益修复的结果。

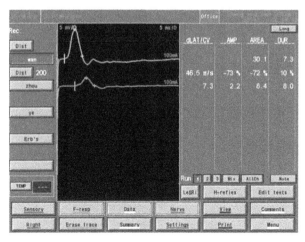

图 3-1　正中神经传导阻滞

(二)感觉神经传导

感觉神经传导反映了冲动在神经干上的传导过程,它研究的是后根神经节和其后周围神经的功能状态。

1.感觉神经电位指标

(1)潜伏期:起始潜伏期是指从刺激伪迹处开始到电位偏离基线之间的时间,它代表了神经传导从刺激点到记录电极之间的传导时间。

(2)波幅:波幅是指从基线到负相波波峰之间的距离,反映的是去极化感觉纤维的数量。感觉神经电位波幅通常很小,多为 5～50 μV。

(3)传导速度:同运动神经传导速度不同,由于没有神经-肌肉接头的影响,所以感觉神经速度可以直接由刺激点到记录点之间的距离和潜伏期来计算,故感觉神经传导速度的测定只需要一个刺激点,即刺激点到记录点之间的距离除以潜伏期。感觉神经传导速度反映了快传导,有髓鞘感觉神经纤维传导速度比运动神经纤维传导速度快,并且其变化范围也比运动神经传导要大。

2.临床应用

(1)后根神经节病变。周围感觉神经来源于后根神经节,节内含双极细胞,其中枢支形成了感觉神经根,周围支形成了周围感觉神经。感觉神经根损害即使很严重,由于它位于后根神经节近端,所以仅影响中枢支,而后根神经节和周围感觉支则完好无损,感觉电位仍然正常。所以,后根神经节近端任何部位损害均不影响感觉神经电位,而后根神经节以下及其远端周围神经任何部位损害均会产生异常感觉神经电位。因此,感觉神经电位对于鉴别后根神经节前和节后病变非常重要。

(2)发现早期的周围神经病变。对于早期比较轻微的远端轴索损害或轻度混合神经损害,感觉神经电位异常可能是神经电生理检查的唯一发现,如早期的腕管综合征。

(3)由于感觉神经纤维没有参与运动单位,所以可以用来鉴别周围神经病变、神经-肌肉接头病变以及肌肉本身的病变。

(三)神经传导速度的影响因素

1.温度

感觉和运动神经传导速度均明显地受体温的影响。在 $29\sim38$ ℃,每上升 1 ℃,感觉传导速度可以增加 2.4 m/s,周围神经的潜伏期也会相应地缩短。因此,传导速度的测定必须在温暖的实验室中进行,室温保持在 $29\sim30$ ℃。

2.不同神经和不同节段

不论感觉神经还是运动神经传导速度,下肢比上肢慢 $7\sim10$ m/s,远端比近端传导也慢。

3.年龄

到 $3\sim5$ 岁时,神经传导速度就完全发育到成人水平。到了 60 岁时,传导速度下降10%。

三、重复神经电刺激检查

重复神经电刺激(repetitive nerve stimulation,RNS)是目前用来评价神经和肌肉接头之间功能状态的一项较有价值的神经电生理检查。

(一)结果分析

结果分析主要观察第 1 个波和第 4 个波的波幅或面积比,观察其增减变化趋势。

1.低频重复电刺激

在检查神经和肌肉接头病变时最常用,主要是对怀疑突触后膜病变(如重症肌无力)的患者,刺激频率 $1\sim5$ Hz,连续刺激 7 次。在观察波形时,主要看基线是否稳定、波形是否一致和具有重复性。重症肌无力患者通常第 3 个或第 4 个波的波幅最低,波幅降低超过 15%,到第 5 个和第 6 个波时波幅降低减慢,形成 V 字形改变(图 3-2)。正常肌肉在低频刺激时可出现波幅递减,但一般不超过 $5\%\sim8\%$。波幅降低在 $10\%\sim15\%$ 之间时,存在可疑的突触后膜病变。低频刺激不仅在重症肌无力产生递减反应,而且在许多其他疾病也存在,如肌无力综合征、多发性硬化、肉毒中毒、运动神经元病以及再生的神经。

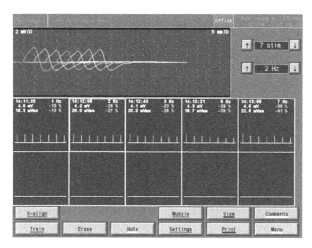

图 3-2　重症肌无力低频重复电刺激波幅衰减

2.高频重复电刺激

高频刺激对 Lambert-Eaton 综合征的诊断非常重要,可以说是目前唯一的诊断性检查手段;在鉴别突触后膜和突触前膜异常时,起着决定性作用。刺激频率为 20~50 Hz,当刺激 20~50 次后,动作电位波幅明显增高,异常者可增高达基线的 200%。由于高频刺激的刺激频率很高,多数患者不能耐受,多选用远端肌肉,如小指展肌。高频递增反应是 Lambert-Eaton 综合征和肉毒毒素中毒的特征性电生理表现(图 3-3)。

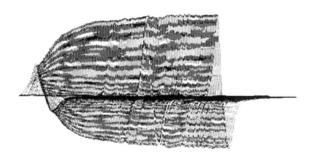

图 3-3　Lambert-Eaton 综合征的高频重复电刺激

(二)检查注意事项

1.药物的影响

胆碱酯酶抑制剂可以影响 RNS 的结果,故在检查前 8 小时(最好 24 小时)停用胆碱酯酶药物。

2.温度

温度对神经-肌肉传递阻滞有重要作用。在皮肤温度较低时,低频刺激可能出现假阴性。因此,在做 RNS 检查时,最好将皮肤温度控制在 33 ℃左右。

3.波形

选择基线稳定、波形一致并且重复性好的波来判断结果,这样的结果比较可靠。

4.肌肉

尽量选择功能正常的神经所支配的肌肉。

四、各种反射检查

(一)F波反射检查

传统的神经传导技术应用于远端神经的研究,而F波则有助于对近端节段神经的运动传导进行评价。

1.F波的来源

周围神经接受超强刺激后,引出一个大的顺行传导的复合肌肉动作电位,称为M波。随后又出现一个小的肌肉反应电位,称为F波。F波的电兴奋是先离开肌肉记录电极而朝向脊髓,然后由脊髓前角细胞返回到远端记录肌肉上来。F波实际上是一个小的肌肉动作电位,它的环路不论是传入还是传出都是纯运动的。

2.临床应用

对大多数周围神经病来说,F波潜伏期可能正常或轻度延长。但在以神经根损害为主的病变时,F波潜伏期明显延长。如 Guillain-Barré 综合征的早期,常规神经传导检查完全正常时,就会出现F波潜伏期延长或F波消失。如果神经根病变以感觉根损害为主,F波不会出现异常。F波正常不能除外神经根性或神经丛性损害的存在。但是,一旦出现远端运动传导正常而F波有肯定的延长,则表明有近端损害,单侧病变者左右对比更为可靠。

(二)H反射反射检查

1.H反射的来源

H反射是一个真正的反射。和F波一样,它反映了周围神经近端的功能状态,但两者的传导通路完全不同。电生理方法刺激胫神经后,由Ⅰa类感觉神经传入,经过突触,再由胫神经运动纤维传出。H反射是脊髓的单突触反射。

2.H反射的正常值

腓肠肌H反射潜伏期的正常值上限为30～35毫秒,潜伏期侧间差异一般在1.5毫秒以内。如果H反射的潜伏期延长大于平均值+2.58SD、侧间差异大于平均值+2.58SD 或者 H 反射未引出均为异常(图3-4)。

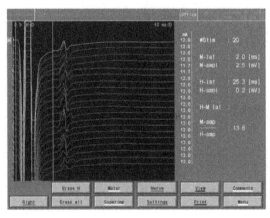

图 3-4　H 反射

3.临床应用

在近端胫神经、坐骨神经、腰骶神经丛病和骶神经根病变时,都可以出现 H 反射潜伏期延长。在糖尿病以及酒精性、尿毒症性和其他各种原因导致的多发性神经病中,H 反射表现为潜伏期延长。H 反射异常可能是 Guillain-Barré 综合征早期的唯一所见。

(三)瞬目反射检查

瞬目反射(blink reflex,BR)又称眼轮匝肌反射,是由轻叩或轻触面部、角膜受声、光等多种刺激而引起眼睛闭合的防御反射,起着保护眼球的作用。瞬目反射对三叉神经、面神经和脑干病变的早期诊断具有重要的临床价值。

1.正常值

正常值主要是判定反应的振幅和潜伏期。由于个体差异和检查误差,要反复检查并比较左右侧反应,最后取最高值。潜伏期正常值 R1 是 13 毫秒以内,两侧相差 1.2～1.8 毫秒;R2 是 40 毫秒以内,两侧相差不超过 5 毫秒。振幅的左右差也很重要,但其绝对值对诊断的意义不大。R2 反射的改变犹如瞳孔对光反射的改变。若一侧刺激时 R2'异常,表示传出路病变。一侧刺激时 R2、R2'异常,表示传入路病变。瞬目反射改变不符合传入或传出型时表示三叉神经及面神经都有损害或脑干有范围较广泛的病变。

2.临床应用

瞬目反射主要用于两个方面:①评估各种神经系统疾病的脑干功能障碍;②作为三叉神经、面神经功能障碍的检查方法。

三叉神经是瞬目反射弧的传入通路,当一侧三叉神经完全损害时,刺激健侧反射正常;当刺激患侧时,R1、R2 和 R2'均消失。当三叉神经损失不完全时,则患侧 R1、R2 和 R2'潜伏期均延长,伴有波幅降低。只要是影响脑干的病变,理论上均可以影响瞬目反射。当然,瞬目反射改变可因脑干病变的部位、范围不同而有很大差异。通过分析瞬目反射的改变,可为临床提供脑干损害范围的佐证,对定位诊断有重要意义。瞬目反射可以反映面神经的全长,所以在面神经受损时,无论刺激患侧还是健侧,均出现患侧瞬目反射障碍。受损严重时,因缺乏神经支配,反应电位可以完全消失。轻度受损和处于恢复过程中者,可见到潜伏期延长和振幅减小。

五、针电极肌电图

狭义的肌电图(electromyography,EMG)是指以同心圆针插入肌肉中,收集针电极附近一组肌纤维的动作电位,以及在插入过程中、肌肉处于静息状态下,肌肉做不同程度随意收缩时的电活动。针电极肌电图(以下简称肌电图)和神经传导速度检查相结合,是对周围神经和肌肉病变的最主要的检查手段。神经传导速度研究的是运动和感觉神经的兴奋性,而肌电图研究的是运动单位的整合性,即检查整个运动系统,主要是下运动神经元,即周围神经、神经-肌肉接头和肌肉本身的功能状态。

(一)肌电图检查的适应证和禁忌证

1.适应证

脊髓前角细胞及前角细胞以下的病变均为 EMG 检测的适应证,即下运动神经元病变。

2.禁忌证

(1)有出血倾向者,如患血友病或血小板明显低下或出凝血时间不正常者等。

(2)对一过性菌血症患者进行 EMG 测定有可能在心脏瓣膜患者中造成细菌性心内膜炎。

(3)如果乙肝表面抗体原阳性和人免疫缺陷病毒感染者,应使用一次性同心圆针极。

(4)晕针者。

(5)安装心脏起搏器者。

(二)观察指标的临床意义

1.插入电位

当针插入电位时,正常会引起一阵短暂的电位发放,多在针停止移动后持续时间不超过300毫秒。当插入电活动持续时间＞300毫秒时,则为插入电位延长,可见于神经源性和肌源性损害。在有些情况下,插入电位减少,多见于严重的肌肉萎缩或肌肉纤维化而导致肌纤维数量明显减少,也可见于周期性瘫痪的发作期。

2.自发电位

肌肉在放松时所出现的自发电活动,称为自发电位。检查者在观察自发电位时要重点观察它的形状、稳定性、发放频率,并且一定要注意听其特有的声音。

(1)正常自发电位。来自终板区的电位属于正常的自发电位,又叫终板电位。终板区通常在肌肉肌腹部位,如果在终板区针尖刺激到肌肉内的神经末梢时,将会出现低波幅终板噪音和高波幅终板棘波,两者可同时出现,也可单独出现。

(2)异常自发电位。在肌电图检查时,除外发生在终板区的自发电位,几乎所有的自发电位都属于异常电位。这些自发电活动可以出现于针插入肌肉时或针移动时,在肌肉非终板区找到两个以上的自发电位是肌电图检查最有价值的发现,一般见于失神经支配大约2周后的肌肉或肌源性损害。常见的肌纤维自发电位包括纤颤电位、正锐波、肌强直电位、复合重复发放和肌纤维颤搐。

3.运动单位电位

当观察肌肉放松时自发电位后,就需要让肌肉做轻收缩来观察肌肉轻收缩时运动单位电位的变化。分析运动单位变化时常用的参数有时程、波幅、上升时间、位相、转折、卫星电位以及运动单位电位募集和发放类型。

(三)临床应用

1.宽时限、高波幅 MUAPs

宽时限、高波幅 MUAPs 一般于轴索损伤后数月才可以出现,与神经纤维对失神经支配的肌纤维进行再生支配,导致单个运动单位的范围增大有关,是神经源性损害的典型表现。募集相往往较差,可出现单纯相。

2.短时限、低波幅 MUAPs

短时限、低波幅 MUAPs 是肌源性损害的典型表现,其时限短、波幅低的原因与肌纤维坏死后运动单位内有功能的肌纤维减少,运动单位变小有关。此时,募集时出现早期募集现象,表现为病理干扰相。

（罗　建）

第四节　磁共振成像检查

磁共振成像(magnetic resonance imaging,MRI)是一种新的生物磁学核自旋成像技术,它于 20 世纪 70 年代中期发明,80 年代技术得到完善,成为医学影像诊断的重要工具。MRI 能显示人体任意断面的解剖结构,还可通过发射核的弛豫时间 T_1 及 T_2、血流扩散率和磷等反映受检器官代谢功能,生理生化信息的空间分布,对疾病的早期诊断开发了新的领域,因而发展十分迅速。

一、磁共振成像的基本原理

含单数核子的原子核如 ^1H、^7Li、^{13}C、^{19}F 和 ^{23}Na 等,置于均匀强磁场中,用特定频率的无线电波使之激发,然后它们将吸收的能量释放出来,形成射电信号。这种现象就是磁共振。磁共振成像就是在磁场中的射频辐射来产生人体的断层图像。MRI 没有特定的射线束或特别排列的探测器,对哪个剖面感兴趣,就可收集哪一剖面的数据,通过调节磁场可获得冠状面、矢状面和横断面的各种图像,使三维立体成像成为可能。

MRI 主要包括 3 个系统,即磁场、射频场和电子计算机图像重建系统,后者与 CT 类似,而射频场也比较简单,技术关键是主磁场系统。目前,产生主磁场有 3 种方式:①永久磁铁;②电磁铁;③超导电磁铁。超导电磁铁可产生很高的磁场强度,从而作为人体多核信号成像,进行多功能诊断。

二、人体磁共振成像

人体内有大量氢原子核(质子),各组织的质子密度是不同的。正常组织的质子密度与病变组织也不同,不同质子密度可产生不同的共振信号,通过成像系统可测得人体组织的密度图像。人体器官图像的灰阶特点是:脂肪信号最强、最亮,呈白色;脑、脊髓和肌肉次之,为灰色;流动血流无信号,呈黑色;空气信号强度最低,呈黑色。

大量质子磁矩受外磁场影响,偏离平衡状态以后,由于与周围原子的相互作用及各种热运动,逐渐恢复到平衡状态,这个过程叫"弛豫过程"。完成此过程所需时间称"弛豫时间"。纵向弛豫时间为 T_1,横向弛豫时间为 T_2。人体各组织 T_1 和 T_2 值有较大差别;正常组织与病变组织的 T_1 和 T_2 也不相同;在肿瘤不同阶段,T_1 和 T_2 也有明显差异;这些都有助于诊断。

颅腔内的血管有血液不断流动,血液中被射频场激发的质子在其释放 MR 信号时,由于流动超出了接收线圈的接收范围即成像区域,未能收到 MR 信号,因此 MRI 显示为黑色。流空现象产生的重要因素是流速,如果流速较慢,或被激发的质子又随静脉回流到成像区,均可表现血管结构的高强度信号,例如动脉瘤中的湍流现象及上矢状窦中常见的高强度信号。

三、磁共振的弥散与灌注成像

$$PI = \frac{Vs-Vd}{Vm} \qquad RI = \frac{Vs-Vd}{Vs}$$

传统的磁共振技术以静态图像为主,而弥散成像与灌注成像是磁共振的功能成像,而功能成像是目前临床影像、神经病学及心理学研究的热点。

弥散成像在神经系统中有广泛的临床应用:可用于神经束的定位研究;判断神经髓鞘的成熟程度及病理变化;在缺血性脑血管病中,可超早期发现病灶;对癫痫病灶的研究也有潜在的用途。

灌注成像技术在脑功能成像方面应用广泛。急性脑梗死的灌注成像诊断附和率远远高于常规磁共振成像。灌注成像脑血流定位图也可用于组织活检的定位和放射治疗的随访。

四、神经系统疾病的 MRI 诊断基础

(一)脑内血肿

脑内血肿急性期无显著信号强度差异，T_2 加权图像可显示血肿信号强度降低，有占位效应。亚急性和慢性期血肿信号强度增高。

(二)脑外血肿

硬膜下血肿及硬膜外血肿在不同阶段出现不同的异常信号，急性硬膜下血肿在 T_2 加权图像呈现低信号强度区，慢性阶段为高信号强度区。硬膜外血肿的表现相似，但因有硬膜相隔，界限更清楚。

(三)脑缺血

脑梗死数小时之后就可因水肿而引起信号的变化，因此 MRI 显示脑梗死优于 CT，早期缺血呈现低信号于 T_1 加权图像上，T_2 加权图像为高信号。随时间的发展，梗死软化灶呈现 T_1 和 T_2 延长。

(四)脑肿瘤

其信号强度特征与肿瘤的含水量有关，凡 T_1 和 T_2 时间延长者，在 T_1 和 T_2 加权图像上分别显示为低和高信号区，但瘤内和瘤周的出血、水肿、坏死、囊变、钙化等改变，均可影响肿瘤的信号强度和特征。

(五)颅内动脉瘤和血管畸形

MRI 显示均良好，因流动血流呈现为暗黑色无信号区，故 MRI 对动脉瘤的诊断优于 CT，但肿瘤直径<1 cm 者易漏诊。MRI 不仅可显示血管畸形的部位和大小，有时还能显示其供应动脉及引流静脉。

(六)磁共振血管造影(magnetic resonance angiography, MRA)

磁共振血管造影对颅内血管、颈部大斑管病变的价值与常规血管造影相似，但对极慢血流的病变可能漏掉，空间分辨低于目前常规血管造影。

(七)颅内感染

MRI 诊断脑膜炎急性期可见脑膜及脑皮质条状信号增强，脑组织广泛水肿，脑沟裂及脑室变小；经过一段时间，可见皮质及皮质下脑梗死及硬膜下积脓，脑室周围出现间质性水肿；慢性期可见交通性脑积水、脑室扩大、硬膜下积液及脑萎缩。

(八)椎管和脊髓病变

MRI 是目前检查椎管和脊髓的最佳手段。在矢状面 MRI 图像上，可直接地观察椎骨骨质、椎间盘、韧带和脊髓。对椎间盘后突、椎管狭窄、椎管内肿瘤或脊髓空洞症等疾病，可一目了然。颈段脊柱斜位图像可直接看到从椎间孔发出的神经根。脊柱骨折和脱位，及感染也可在 MRI 图像上发现。一般认为，除价格昂贵的缺点外，椎管病变的 MRI 是最佳诊断方法。

(张根平)

第五节　脑血管造影检查

无论出血性或闭塞性脑卒中，实施最有效处理的基础是搞清楚此次发病的原因。因为任何盲目的治疗都有可能加重患者的病情或丧失最佳的治疗时机。而全面的脑血管造影就是明确诊

断的最佳选择,它不仅提供直观的颈部和脑血管实时影像,而且可以充分显示从动脉到静脉整个循环过程的周期、形态、分布与走行等动态变化,使临床医师全面了解和判断脑卒中的可能原因、发病部位和病变程度,以便选择最佳的治疗方式,这也是保证查清病源不误诊和尽全力救治患者的基础。

一、脑血管造影的基础知识

(一)脑血管造影的价值

在神经介入血管内的诊断和治疗中,数字减影脑血管造影(DSA)是最基本的基础操作,也是最常用的诊疗技术。目前,所用的血管造影机都是在计算机数字减影基础上发展起来的,所以在进行脑血管造影的同时,可以观察和准确判断造影录像中的每一个系列和每一帧图像以便从中获取有价值的信息,帮助医师进行脑血管病的鉴别和分类诊断,从而达到充分应用数字减影技术为临床服务的目的。

对于以脑梗死为代表的闭塞性脑卒中,急诊脑血管造影更有助于明确诊断,明确造成脑梗死的栓子来源部位。例如,究竟是从近端动脉脱落而来的,还是原位动脉硬化所致的,还可以排除Moyanoya病的可能。更重要的是,通过全脑血管造影,可以了解有无并发脑动脉瘤或动静脉畸形等高危出血性病变。如果在不了解颅内病变特点的情况下,盲目按常规进行抗凝和溶栓治疗,势必增加了继发医源性颅内出血的机会,从而增加本来可以避免的麻烦。

(二)适应证

凡是考虑到可能存在脑血管病变,均可行脑血管造影。目前,也有利用磁共振血管成像技术(MRA)进行诊断的,但由于脑颅底骨质的伪影干扰,以及 MRA 本身成像的分辨率因素,使其准确程度受到一定限制。

由于脑血管病通常均为急性发作,而且无论是出血性或闭塞性病变,都有可能在短期内重复发作,这将进一步加剧脑神经组织的损害。对于病情较重的患者,拖延时间也可能丧失接受有效治疗的机会。所以有学者建议,只要患者的生命体征平稳,医院的相关设备和技术条件成熟并能够运行,患者或家属接受并理解存在的风险,就应尽快地实施全脑血管造影检查。其相对禁忌证为:严重的动脉硬化、心肺功能低下、重度高血压和糖尿病等。

(三)造影的时机

过去的经验认为,在脑出血的情况下,颅内压升高,病情变化大,容易在手术操作过程中发生意外,因此总是希望将病情控制在稳定阶段后再行脑血管造影,认为这样比较安全。但恰恰当颅内压持续升高后,使得脑血管内外的压力差趋于暂时平衡,虽然在某种程度上减缓了继续出血的可能性,但很快由于局部血栓的溶解、机化、吸收或压力失去平衡而发生再次出血。因此,在控制好全身动脉血压的情况下,积极通过 DSA 寻查病因或给予紧急血管内治疗,应该是积极有效的措施。

还有的学者认为,单纯的蛛网膜下腔出血后,只要将出血控制好,病情恢复即为治愈。这种认识极为危险,因为脑或脊髓的蛛网膜下腔出血仅仅是脑血管病变的共同临床表现之一,并不是一种病,症状控制了并不能说明把出血的病根去除了。虽然病情可能进入了稳定期,但极有可能很快发生致命性的再次出血。

所以说,对脑卒中来讲,最佳的血管造影时机应该是越快越好,只要患者的生命体征稳定,就可以进行。

(四)急诊造影的并发症

有学者报道,在出血性脑卒中后的急性阶段行脑血管造影,其再次出血的发生率与不行脑血管造影出血的发生率比较,没有统计学的意义。就是说,不会因为脑血管造影而加大患者再次出血的概率。对于脑梗死的患者来讲,脑血管造影可能会因为术中加压注射含有抗凝成分的对比剂而改善脑的循环,有利于缓解病情。有学者认为,只要操作技术得当,对维持患者生命体征给予足够的重视,急诊脑血管造影是安全的。除了通常可能存在的并发症风险如对比剂的毒性或变态反应、穿刺点局部的血肿和穿刺动脉的继发性狭窄外,尚未遇到过特殊的意外情况。

(五)禁忌证

(1)呼吸、心率、体温和血压等生命体征难以维持。

(2)严重的动脉硬化、糖尿病、心脏或肾衰竭。

(3)Hunt-Hess 分级进入 V 级。

(4)GCSs(Glasgow Coma Scale Score)计分在 8 分以下。

二、脑血管造影的方法与技巧

脑血管造影穿刺置管的部位有双侧的股动脉和颈动脉、桡动脉等。由于应用全脑血管造影最普遍,所以通常选择一侧或双侧的股动脉为穿刺点。

(一)麻醉

1.局部麻醉

局部麻醉适合于意识清楚,基本能够进行合作的患者。常用 $1\frac{1}{2}\% \sim 2\%$ 的利多卡因 5 mL 进行局部麻醉,选择穿刺点后先在皮下注射 1 mL,再退至皮内注射 0.5 mL,后将剩余的利多卡因注入股动脉的外侧和背侧。

2.全身麻醉

全身麻醉适于意识不清、躁动而不能配合检查的患者

(二)置鞘管和设定对比剂应用参数

依照 Edinger's 技术,常安放 4~5F 导鞘,先用猪尾造影导管在导丝辅助下,将导管头部置入主动脉弓行主动脉弓的造影,后改用普通造影管行选择性颈动脉和椎动脉造影。

严格采用非离子型对比剂,如碘普罗胺或碘海醇等。造影所用参数为以下几项。①主动脉弓:15 mL/s,总量 30 mL,压力 500 psi;②颈动脉:4~6 mL/s,总量 6~8 mL,压力 300 psi;③椎动脉:2~4 mL/s,总量 4~6 mL,压力 300 psi。均使用高压注射器注入。

(三)造影的顺序

造影的顺序先行主动脉弓造影。主动脉弓造影的目的是了解双侧的颈动脉和椎动脉起始有无狭窄或闭塞,也可以明确颈动脉和椎动脉的位置有无变异,为进一步选择性插管造影提供方便。

然后更换单弯椎动脉造影管(在主动脉弓硬化、纤曲明显时改换用 Simmon 造影管),分别置入双侧的颈总动脉,投照头颅的正位和侧位像,并将投照中心对准下颌角位置,投照颈动脉分叉部的侧位像,如果有狭窄或其他问题,再补照分叉部的正位像。

完成颈动脉系统的血管像投照后,分别将造影管置入双侧的椎动脉内,投照正侧位,以了解椎动脉和基底动脉系统的血管分布和形态。

(四)造影中的特殊补充方法

在相当多的病例中,若选择性插入椎动脉比较困难,可以将导管置入锁骨下动脉内,先将同侧上臂用血压计的袖带捆扎,在压力保持在收缩压水平以上的同时做造影,可以较容易的得到椎基底动脉系统的影像。

还可以从桡动脉穿刺,直接置入 4F 或 5F 的造影管,在导丝的引导下插入椎动脉内造影。当颈动脉置管困难时,可以直接从同侧的颈总动脉穿刺进行造影。

造影结束后,逐步撤出造影导管和导鞘,局部压迫止血 15 分钟后加压包扎。术后平卧24 小时。

(五)造影注意事项

(1)术前常规静脉内滴入地塞米松 5~10 mg,有消化道溃疡病史者例外。

(2)用于利多卡因麻醉的注射器应及时弃除,以避免误将残余的利多卡因注入颅内而引发癫痫大发作。

(3)在投照中调整角度和置管时可能会耽误一些时间,注意及时从造影管内回抽血液并冲洗管腔,防止误将导管头端的血栓在重复造影时随着对比剂冲入脑内,造成不必要的栓塞。

(4)在老年病例中,由于全身的动脉硬化和血管狭窄,直接插造影管较为困难,最好在导丝的辅助下,通过透视监测插管,以避免误将导管送入沿途的肾动脉或肝动脉内,而可能导致的不必要脏器损伤。同样,在撤出各种造影导管,特别是撤出猪尾造影管时,需要先将导丝送出造影管的顶端,然后自穿刺点拔出导管,以防止导管的头端划伤血管内膜。

(5)在压迫止血时,最好不要用掌根或肘部压迫,因为这种动作压迫范围过大,容易造成局部的动脉狭窄,特别是在儿童病例中更须引起重视。有学者建议,应该用示指和中指准确的压迫导管进入股动脉的部位,同时触摸并保证足背动脉搏动不受影响。

(刘继鹏)

第六节 经颅多普勒超声检查

经颅多普勒超声(transcranial doppler,TCD)是利用超声波的多普勒效应来研究脑底大血管及其分支的血流动力学的一门新技术。国外于 1982 年由挪威 Aaslid 等首推,国内 1988 年陆续引进。由于 TCD 能无创伤性地穿透颅骨,直接获得颅内动脉,包括颅底 Willis 环的血流动态信息,在诊断脑血管病、研究脑循环有独特的使用价值。

一、TCD 的应用范围

(1)诊断脑底大血管狭窄、闭塞性病变及治疗前后随访对照。

(2)诊断脑血管痉挛发生的时间、部位和程度,指导治疗。

(3)诊断脑动脉硬化,了解其程度,评价脑供血。

(4)诊断颅内动静脉畸形、颈内动脉海绵窦瘘的部位,供养血管、手术前后的评价等。

(5)诊断颅内大动脉瘤,判定病变部位。

(6)诊断脑血管功能性疾病,如偏头痛、眩晕和血管性头痛等。

(7)诊断缺血性脑血管疾病及各种疾病引起的脑供血不足。

(8)诊断锁骨下动脉盗血综合征。

(9)诊断颅内压增高及脑死亡。

(10)脑血管外科手术前后的评价。

(11)对任何可能影响脑血流的治疗方法进行监测。

(12)栓子监测。

(13)脑血管的自动调节功能评价。

(14)了解 Willis 环是否完整及其代偿功能。

(15)病理生理的研究：观察和研究不同生理和病理条件下血压、二氧化碳分压、氧分压和颅压等对脑血流的影响。

二、对 TCD 技术的评价

TCD 技术在国内的应用已 10 余年，由于它具有简便、快速、无创伤、易重复及可监测等特点而迅速发展，不论是用于临床诊断，还是用于科学研究，都有较高的实用价值。它可与数字减影斑管造影(DSA)、磁共振血管成像(MRA)和 CT 血管造影(CTA)相辅相成，相互弥补。它可以提供这些影像学检查所不能得到的重要的血流动力学资料。当然，TCD 技术也还存在许多有待解决的问题，TCD 主要检测指标之一是血流速度，而缺乏相应的管径，因此，不能计算出局部血流量。另外，影响脑血流的因素很多，如心脏，主动脉，颈内动脉，脑底大动脉，脑内的中、小动脉及全身情况，因此，必须密切结合临床分析其结果，做出综合性评价。

三、脑血管解剖

(一)脑动脉的构成

脑动脉由两大动脉系，即颈内动脉系和椎-基底动脉系构成。两个系统的供血范围大致划分为：以小脑幕为界，幕上部分基本由颈内动脉系统供血，幕下部分基本由椎-基底动脉系统供血；或以顶枕裂为界，脑前 3/5 即大脑前都及部分间脑由颈内动脉系统供血，脑后 2/5，包括颞叶和间脑一部分、枕叶、小脑和脑干由椎-基底动脉供血。左颈总动脉发自主动脉弓，右颈总动脉发自无名动脉，两条椎动脉分别起源于左右锁骨下动脉。脑底动脉环(Willis)由双侧颈内动脉与椎-基底动脉及其主干分支所构成。脑底动脉的中膜内含有大量的平滑肌，在一定程度上可根据生理需要适当地调节血液供应，TCD 技术所能探测到的颅内动脉主要是这些动脉及其分支。

(二)颈动脉系

1.颈动脉颈段

颈动脉颈段约在第 4 颈椎水平、下颌角下方和甲状软骨上缘处，颈总动脉分为颈内和颈外动脉。这一分叉位置的高度可有一定变异，根据颈内动脉的行程，可将其看作是颈总动脉的直接延续，颈内动脉初居颈外动脉后外方，继而转到其后内侧，沿咽侧壁上升至颅底，这部分颈内动脉称颈内动脉颈段，此段动脉无分叉，起始都呈棱形膨大称颈动脉窦。

颈外动脉与颈内动脉不同，自颈总动脉分出后，发出甲状腺上动脉、面动脉、舌动脉、咽升动脉、耳后动脉、枕动脉和颞浅动脉等。颈内动脉闭塞后，颈外动脉可成为脑部侧支循环来源之一。

2.颈内动脉颅内段

颈内动脉达颅底进入颞骨岩部颈动脉管后移行为颅内部分，按其行走分为 4 段，即岩骨段、海绵窦段、床突上段和终末段,其海绵窦段和床突上段又称虹吸段。颈内动脉颅内段与颈段行程不同点在于各段行程弯曲,具有分支。因此,TCD 探测时可出现双向或多向血流频谱。

3.颈内动脉主要分支

(1)眼动脉:一般自颈内动脉内侧面发出,与视神经伴行经视神经孔入眶。颈内动脉闭塞时,颈外动脉也可通过眼动脉提供侧支血流。

(2)后交通动脉:起始于颈内动脉床突上段后壁,向后连于椎-基底动脉系的大脑后动脉。后交通动脉的血流方向主要取决于大脑后动脉和颈内动脉的压力。

(3)大脑前动脉:在视交叉外侧由颈内动脉发出,左右大脑前动脉由一横支交通,为侧支血流的重要途径。

(4)大脑中动脉:是颈内动脉的直接延续,自发出后以水平方向在外侧裂内沿脑岛表面往后行,然后再折向外侧至皮质表面,沿途发出分支。

(三)椎-基底动脉系

两侧椎动脉起自锁骨下动脉,发出后不久即穿经第 6 至第 1 颈椎横突孔向上行走,绕寰椎上关节突后方,向前内突穿过硬膜,经枕骨大孔进入颅后窝,然后于延髓腹侧面向前内行走。至脑桥下缘,左右椎动脉汇合成一条基底动脉。椎动脉颅内段主要分支有:脑膜支,脊髓前、后动脉,小脑后下动脉。基底动脉位于脑干的脑桥基底沟内,主要分支有脑桥支、内听动脉、小脑前下动脉、小脑上动脉和大脑后动脉。椎-基底动脉系的变异较多见,应予以重视。

(四)Willis 环及侧支循环

在正常情况下,来自两侧颈内动脉和椎动脉的血液各有其供血区,互不相混,当供应脑的4 支动脉中的一支慢慢发生闭塞时,而动脉环又发育良好时,则血液可通过此环而重新分配,建立新的平衡。动脉环有许多变异、发育不全等,异常率较高,且最常发生在动脉环的后部。

其他脑动脉侧支循环有:颈内动脉与颈外动脉间的吻合,椎-基底动脉与颈外动脉间的吻合及脑与脑膜动脉间的吻合等。

四、检查方法

(一)颈总动脉和颈内、外动脉近端

患者仰卧,头置正位,在锁骨上缘、胸锁乳突肌下内侧触及颈总动脉搏动,沿其走行方向,用4 MHz 探头,尽可能将超声束与血管走行方向保持 45°的位置进行探测,正常情况下对颈总动脉及颈内、外动脉检测识别不困难,因其频谱形态和声频有明显区别。

(二)颅内血管

1.颞窗

颞窗为探测脑底动脉的主要窗口,探测时患者取仰卧或侧卧,用 2 MHz 探头,置于颧弓之上,耳屏和眶外缘之间,成人通常将起始深度调至 50 mm,寻找大脑中动脉,小儿酌减。经颞窗可探测到大脑中动脉(MCA),大脑前动脉(ACA),大脑后动脉(PCA)的交通前、后段及颈内动脉终末段。颞窗的检出率与年龄、性别等因素有关,老年、女性肥胖者较难检测。

2.枕骨大孔窗

枕骨大孔窗为天然的颅孔,探测时患者取坐位或侧卧位,头前倾,颈屈曲,探头置于颈项中线,声束对准枕骨大孔区,经枕窗可探测椎动脉(VA)颅内段、小脑后下动脉(PICA)和基底动脉(BA)。此窗检出率为 99%～100%。

3.眶窗

受检者取仰卧位,两眼闭合,探头轻置于眼睑上,声束对准眶后视神经孔,眶上裂,与矢状面夹角<15°,可探测同侧眼动脉(OA)、颈内动脉虹吸段(CS),此窗检出率达100%。

此外,有额上窗和前囟窗,主要适用于新生儿和1岁以下小儿。

脑底动脉的识别在很大程度上取决于操作者丰富的脑血管解剖知识和实践经验。一般,根据超声探头位置、声束角度、取样深度、血流方向、信号的音频特点和颈总动脉压迫试验,区别多普勒来自哪条血管并不困难,但不能忽略某些血管的变异和病变时的侧支通道。

五、TCD 的检测指标

(一)频谱形态

血流频谱的波动与心动周期基本一致。在心动周期开始时,首先出现一陡直上升的曲线称上升支,达顶点形成频谱图中的最高峰称收缩峰1(SP1),高峰后以较缓斜度下降的曲线称下降支。约在下降支的上2/3处常有一向上凸曲线称收缩峰2(SP2),当下降支出现第3个明显的回升切迹时称之为舒张峰(DP)。正常健康成人SP1>SP2>DP,三峰清晰,外层包络线光整,上升支陡直,可见频窗存在。某些病变情况下,SP1和SP2触合,或SP2>SP1,频窗消失,出现湍流或涡流。上升支时间延长,外层包络线毛糙,为动脉壁顺应性减退或血管狭窄等病变引起。

(二)血流速度(V)

血流速度随年龄变化各异,5~6岁时血流速度达一生中最高值,之后随年龄增高而逐渐下降,16岁左右基本接近成人,血流速度分收缩期流速(Vs),舒张期流速(Vd),或平均流速(Vm),一般成人MCA Vm在50~90 cm/s,ACA Vm 45~85 cm/s,PCA Vm 30~60 cm/s,BA、VA Vm 30~55 cm/s,ICA Vm 25~55 cm/s,血流速度降低多见于血管狭窄的前后段、脑梗死、脑动脉硬化症、各种原因引起的脑供血不足、频发早搏、脑内盗血和各种脑病等。血流速度增高则见于狭窄段血管、代偿性流速增高、血管痉挛、缺氧后血管麻痹、过度灌注、血管收缩状态、动静脉畸形、感染、甲状腺功能亢进和贫血等。

(三)脉动指数和阻力指数(PI,RI)

上述两种指数均是反应血管顺应性的指标,也就是血管阻力的大小和弹性扩张的程度。当外周阻力增大、动脉弹性减弱和血流量减少时,PI值和RI值增高。正常PI值为0.56~0.96。小孩、新生儿和>60岁的老年人,PI值呈生理性增高。病理性PI值增高主要见于脑动脉硬化、颅内压增高和动脉瘤等,而PI值降低则多见于动静脉畸形、颈内动脉海绵窦瘘、重度血管狭窄或狭窄后血流、过度灌注和大动脉炎等。

(四)血流方向

血液沿一定路径流动,当血流朝向探头时呈正向频移,否则为负向频移。如MCA主干应为正向频移,ACA为负向频移。当血流方向改变时,提示有血管狭窄或闭塞、侧支循环或脑内盗血现象。

(五)音频信号

正常血液以层流形式流动,其音频信号呈平滑哨笛样声音,由于某种原因造成血管腔径较大改变时,会使血流紊乱,产生粗糙杂音。

(六)脑底动脉血流速度排列

按动脉流速的高低,正常排列为MCA>ACA>PCA>BA>VA>ICA>OA。当排列顺序颠倒时,除了考虑血流速度不对称和先天血管变异外,还应注意探测对侧是否有狭窄的血管存在,排除代偿性流速增高。

(七)左右两侧相应动脉的对称性

一般左右两侧相应动脉流速非对称值应<20 cm/s。颈内动脉颅外段和椎动脉<15 cm/s,不对称多见于偏头痛和血管狭窄性病变。

(八)其他比值

(1)MCA：ICA 正常比值为 2.5：1,如>3：1 应视为异常,如>6：1 多为血管痉挛或血管狭窄等病变引起。

(2)S：D 即收缩峰值比舒张峰值,正常为 3：2 或 2：1,>3：2 或<2：1 均为异常。

六、TCD 的功能试验

(一)颈总动脉压迫试验

(1)用于进一步区分脑底动脉,了解生理或病理状态下 Willis 环的侧支循环功能。

(2)了解脑血管的自动调节功能。

(3)有助于动静脉畸形、动脉瘤等病变血管的识别。

(4)为颈动脉系手术效果的评价提供客观依据。

(二)转颈试验

(1)用于椎-基底动脉疾病及颈椎病的辅助诊断。

(2)评价脑血管的代偿能力。

(三)过度换气和二氧化碳吸入试验

(1)评价脑血管舒缩反应能力。

(2)区分脑动静脉畸形的供养血管。

七、TCD 的临床应用

(一)脑底动脉狭窄和闭塞

引起脑底动脉狭窄和闭塞的病因很复杂,最常见的原因是脑动脉粥样硬化、脑血栓形成和脑栓塞,其他原因有脑动脉炎、先天性血管畸形、外伤、肿瘤、手术损伤、结缔组织病等。TCD 对脑底动脉狭窄和闭塞的诊断率较高,其特征有以下几点。

(1)狭窄段的血流速度异常增高,PI 值降低。

(2)狭窄近端和远端的流速较狭窄段减低。

(3)当狭窄程度>90%时,流速减慢消失。

(4)侧支循环效应,表现为血流方向逆转。

(5)频谱异常,出现频谱充填、湍流和涡流。

(6)可闻及血管杂音。

(二)脑血管痉挛

脑血管痉挛常见的病因有脑蛛网膜下腔出血、脑出血、高血压脑病、重症颅脑损伤后、颅内感染、头面部感染、偏头痛及颅脑手术后等。由于血管管腔截面积与血流速度呈反比,故用 TCD 技术测量血流速度,可间接测定血管痉挛的范围及其程度,TCD 表现有以下几点。

(1)血流速度增高,多表现为多支血管流速增高,呈非节段性。轻度痉挛 Vm 90～

140 cm/s,中度痉挛 Vm 140～200 cm/s,重度痉挛 Vm＞200 cm/s。

(2)频谱异常,可出现湍流现象。

(3)MCA：ICA 比值＞3：1。

(4)PI 值降低。

(5)当病因控制后,血流速度可恢复正常。

(三)脑动静脉畸形

由于动静脉直接短路、供血动脉管腔内压力降低、血流阻力降低、流速增快,TCD 表现为以下几点。

(1)供血动脉流速增快。

(2)供血动脉搏动指数明显降低。

(3)呈低阻力型频谱,似静脉样伴频谱充填。

(4)二氧化碳分压反应试验和压颈试验血管反应性降低或消失。

(5)脑内盗血现象由于畸形血管阻力降低,导致供应正常脑组织区域的血液向畸形血管中灌注,可出现流速增高和血流方向逆转。

(四)颈内动脉海绵窦瘘(CCF)

CCF 是指颈内动脉和海绵窦之间形成异常的动脉海绵窦沟通,TCD 诊断为以下几点。

(1)病侧颈内动脉及瘘口下端流速明显增快,而瘘口上端流速降低。

(2)搏动指数明显降低。

(3)频谱波形紊乱,波峰融合,包络线不清晰,呈毛刺样。

(4)可闻及血管杂音。

(5)压迫同侧颈总动脉,紊乱的频谱及杂音均消失,压迫对侧颈总动脉则无变化。

(6)经眼眶可测及粗大眼上静脉。

(五)动脉瘤

动脉瘤是颅内动脉壁上异常膨出部分,瘤体大多很小,直径在 1 cm 以下,TCD 检测阳性率较低,若巨大动脉瘤时典型 TCD 改变为以下几点。

(1)瘤体内呈高阻力低流速频谱。

(2)PI 值明显增高。

(3)收缩峰呈锯齿样改变。

(4)可闻及水泡样血管杂音。

(六)偏头痛

偏头痛为周期性发作性神经-血管功能障碍,以反复发作的偏侧或双侧头痛为特征,间歇期正常,TCD 表现为以下几点。

(1)多见于两侧或单侧大脑中动脉或前动脉流速轻到中度增高,或全脑流速轻度增高。

(2)两侧流速可不对称,差值＞20 cm/s。

(3)PI 值及频谱形态均正常。

(七)脑动脉硬化症

脑动脉硬化症是指供应脑组织血液的小动脉内皮下平滑肌纤维发生玻璃样变性,或小动脉内皮下出现纤维素样变性,动脉内膜增厚致血管管腔变窄,血管阻力增大,血流量减少,从而引起慢性缺血性脑功能障碍。TCD 特征为以下几点。

(1)频谱波形异常：可表现为转折波，波峰融合呈平顶状，波幅降低。亦可呈陡直的高阻力波形。

(2)PI值增高：当血管弹性严重减退和外周阻力极度增加时，PI值明显增高。

(3)血流速度下降：动脉硬化晚期，血管阻力增大，脑灌注减少，血流速度降低。

(4)对二氧化碳的反应性降低。

(八)颅内压增高

颅内压增高常见的病因有颅内占位性病变、炎性病变、血管性病变、外伤性疾病、全身性疾病等。由于颅内压增高的程度不同，TCD频谱改变也不同，主要表现为以下几点。

(1)高阻力型频谱，因颅内压增高、血管外周阻力增大，收缩期流速及舒张期流速均降低，以后者明显。S∶D＞2∶1。

(2)PI值明显增高。

(3)平均血流速度降低。

(4)无血流：当颅内压高于动脉压时，收缩期及舒张期血流信号均消失。

(九)脑死亡

快速、准确地判断脑循环停止和脑死亡的全过程，TCD有肯定价值。

(1)平均流速降低，以舒张期流速降低明显，Vm为 20 cm/s 以下。

(2)呈极高阻力频谱，收缩期为正向，舒张峰为负向，即震荡血流、来去血流。当颅内压进一步增高，收缩期波形呈钉尖状，舒张期血流信号消失。

(3)PI值极高或因无舒张期血流而不显示。

(4)无血流信号，频谱图零位线上、下均无血流信号。

(李　琳)

临床篇

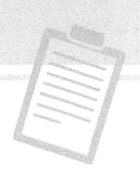

第四章

神经系统疾病的临床护理

第一节　癫痫的护理

一、概念和特点

癫痫是由不同病因导致脑部神经元高度同步化异常放电所引起的,以短暂性中枢神经系统功能失常为特征的慢性脑部疾病,是发作性意识丧失的常见原因。因异常放电神经元的位置和异常放电波及的范围不同,患者可表现为感觉、运动、意识、精神、行为、自主神经功能障碍。每次发作或每种发作的过程称为痫性发作。

癫痫是一种常见病,流行病学调查显示其发病率为 5‰～7‰,全国有650万～910万患者。癫痫可见于各个年龄组,青少年和老年是癫痫发病的两个高峰人群。

二、病理生理

癫痫的病理改变呈现多样化,我们通常将癫痫病理改变分为两类,即引起癫痫发作的病理改变和癫痫发作引起的病理改变,这对于明确癫痫的致病机制及寻求外科手术治疗具有十分重要的意义。

海马硬化肉眼可见海马萎缩、坚硬,组织学表现为双侧海马硬化病变多呈现不对称性,往往发病一侧有明显的海马硬化表现,而另一侧海马仅有轻度的神经元脱失。镜下典型表现是神经元脱失和胶质细胞增生,且神经元的脱失在癫痫易损区更为明显。

三、发病机制

神经系统具有复杂的调节兴奋和抑制的机制,通过反馈活动,使任何一组神经元的放电频率不会过高,也不会无限制地影响其他部位,以维持神经细胞膜电位的稳定。无论是何种原因引起的癫痫,其电生理改变是一致的,即发作时大脑神经元出现异常的、过度的同步性放电。其原因为兴奋过程的过盛、抑制过程的衰减和/或神经膜本身的变化。脑内最重要的兴奋性递质为谷氨酸和天门冬氨酸,其作用是使钠离子和钙离子进入神经元,发作前,病灶中这两种递质显著增加。不同类型癫痫的发作机制可能与异常放电的传播有关:异常放电被局限于某一脑区,表现为局灶性发作;异常放电波及双侧脑部,则出现全面性癫痫;异常放电在边缘系统扩散,引起复杂部分性发作,异常放电传至丘脑神经元被抑制,则出现失神发作。

四、病因与诱因

癫痫根据其发病原因的不同通常分原发性(也称特发性)癫痫、继发性(也称症状性)癫痫及隐源性癫痫。

原发性癫痫指病因不清楚的癫痫,目前临床上倾向于由基因突变和某些先天因素所致,有明显遗传倾向。继发性癫痫是由多种脑部器质性病变或代谢障碍所致,这种癫痫比较常见。

(一)年龄

特发性癫痫与年龄密切相关。婴儿痉挛症在 1 岁内起病,6～7 岁为儿童失神发作的发病高峰期,肌阵挛在青春期前后发作。

(二)遗传因素

在特发性和症状性癫痫的近亲中,癫痫的患病率分别为 1％～6％和 1.5％,高于普通人群。

(三)睡眠

癫痫发作与睡眠-觉醒周期关系密切,全面强直-阵挛发作常发生于晨醒后,婴儿痉挛症多于醒后和睡前发作。

(四)环境因素

睡眠不足、疲劳、饥饿、便秘、饮酒、情绪激动等均可诱发癫痫发作,内分泌失调、电解质紊乱和代谢异常均可影响神经元放电阈值而导致癫痫发作。

五、临床表现

(一)共性

所有癫痫发作都有的共同特征,包括发作性、短暂性、重复性、刻板性。

(二)个性

不同类型癫痫所具有的特征,如全身强直-阵挛性发作的特征是意识丧失、全身强直性收缩后有阵挛的序列活动;失神发作的特征是突然发生、迅速终止的意识丧失;自动症的特征是伴有意识障碍,看似有目的,实际无目的的行动,发作后遗忘是自动症的重要特征。

评估癫痫的临床表现时,需了解癫痫整个发作过程如发作方式、发作频率、发作持续时间,包括当时环境,发作时姿态、面色、声音、有无阵挛性抽搐和喷沫,有无自主神经症状、自动症或行为、精神失常及发作持续时间等。

癫痫每次发作及每种发作的短暂过程称为痫性发作。依据发作时的临床表现和脑电图特征可将痫性发作分为不同临床类型(表 4-1)。

表 4-1 国际抗癫痫联盟癫痫发作分类

分类	发作形式
部分性发作	单纯部分性:无意识障碍
	复杂部分性:有意识障碍
	部分性继发全身发作:部分性发作起始发展为全面性发作

续表

分类	发作形式
全面性发作	失神发作
	强直性发作
	阵挛性发作
	强直性阵挛性发作
	肌阵挛发作
	失张力发作
不能分类的发作	起源不明

1.部分性发作

部分性发作包括单纯部分性发作、复杂部分性发作、部分性继发全身性发作 3 类。

(1)单纯部分性发作:除具有癫痫的共性外,发作时意识始终存在,发作后能复述发作的生动细节是单纯部分性发作的主要特征。①运动性发作:身体某一局部发生不自主抽搐,多见于一侧眼睑、口角、手指或足趾也可波及一侧面部肢体。②感觉性发作:一侧肢体麻木感和针刺感,多发生于口角、手指、足趾等部位,特殊感觉性发作可表现为视觉性(闪光、黑蒙)、听觉性、嗅觉性和味觉性发作。③自主神经性发作:全身潮红、多汗、呕吐、腹痛、面色苍白、瞳孔散大等。④精神性发作:各种类型的记忆障碍(似曾相识、强迫思维)、情感障碍(无名恐惧、忧郁、愤怒等)、错觉(视物变形、声音变强或变弱)、复杂幻觉等。

(2)复杂部分性发作:占成人癫痫发作的 50% 以上,有意识障碍,发作时对外界刺激无反应,以精神症状及自动症为特征,病灶多在颞叶,故又称颞叶癫痫。①自动症:指在癫痫发作过程中或发作后意识模糊状态下出现的具有一定协调性和适应性的无意识活动。自动症均在意识障碍的基础上发生,表现为反复咀嚼、舔唇、反复搓手、不断穿衣、解衣扣,也可表现为游走、奔跑、乘车、上船,还可以出现自言自语、唱歌或机械重复原来的动作。②仅有意识障碍。③先有单纯部分性发作,继之出现意识障碍。④先有单纯部分性发作,后出现自动症。

(3)部分性继发全身性发作:先出现部分性发作,随之出现全身性发作。

2.全面性发作

最初的症状学和脑电图提示发作起源于双侧脑部者,这种类型的发作多在发作初期就有意识丧失。

(1)强直-阵挛发作:意识丧失和全身抽搐为特征,表现为全身骨骼肌持续性收缩、四肢强烈伸直、眼球上翻、呼吸暂停、喉部痉挛、发出叫声、牙关紧闭及意识丧失。持续 10～20 秒后出现细微的震颤,继而出现连续、短促、猛烈的全身屈曲性痉挛,阵挛的频率达到高峰后逐渐减慢至停止,一般持续 30 秒左右。阵挛停止后有 5～8 秒的肌肉弛缓期,呼吸先恢复,心率、血压、瞳孔等后恢复正常,可发现大小便失禁,5～10 分钟后意识才完全恢复。

(2)强直性发作:为与强直-阵挛性发作中强直期相同的表现,常伴有明显的自主神经症状如面色苍白等。

(3)阵挛性发作:类似全身强直-阵挛性发作中阵挛期的表现。

(4)失神发作:儿童期起病,青春期前停止发作。发作时患者意识短暂丧失,停止正在进行的活动,呼之不应,两眼凝视不动,可伴咀嚼、吞咽等简单的不自主动作,或伴失张力如手中持物坠落等。发作过程持续 5～10 秒,清醒后无明显不适,继续原来的活动,对发作无记忆。每天发作数次至数百次不等。

(5)肌阵挛发作:是由于头、颈、躯干和四肢突然短暂单次或反复肌肉抽搐,累及一侧或两侧肢体的某一肌肉的一部分或整块肌肉,甚至肌群。发作常不伴有意识障碍,睡眠初醒或入睡过程易犯,还可呈成串发作。累及全身时常突然倒地或从椅子中弹出。

(6)失张力发作:部分或全身肌肉张力突然降低导致垂颈、张口、肢体下垂和跌倒。持续数秒至 1 分钟。

六、辅助检查

脑电图、脑电地形图、动态脑电图监测:可见明确病理波、棘波、尖波、棘-慢波或尖-慢波。如为继发性癫痫应进一步行头颅 CT、头颅 MRI、MRA、DSA 等检查评估,发现相应的病灶。

脑电生理检查是诊断癫痫的首选检查,脑电图检查(EEG)是将脑细胞微弱的电活动放大 10^6 倍而记录下来,癫痫波常为高波幅的尖波、棘波、尖-慢波或棘-慢波。

应用视频脑电图系统可进行较长时间的脑电图记录和患者的临床状态记录,使医师能直接观察到脑电图上棘波发放的情况及患者临床发作的情况,可记录到多次睡眠 EEG,尤其是在浅睡状态下发现异常波较清醒状态可提高 80%,为癫痫的诊断、致痫灶的定位及癫痫的分型提供可靠的依据。

影像学检查是癫痫定位诊断的最佳手段。CT 和 MRI 检查可以了解脑组织形态结构的变化,进而作出病变部位和性质的诊断。

七、治疗

(一)治疗原则
药物治疗为主,达到控制发作或最大限度地减少发作次数;没有或只有轻微的不良反应;尽可能不影响患者的生活质量。

(二)病因治疗
有明确病因者首先进行病因治疗,如手术切除颅内肿瘤、药物治疗寄生虫感染、纠正低血糖、低血钙等。

(三)发作时治疗
立即让患者就地平卧;保持呼吸道通畅,吸氧;防止外伤及其他并发症;应用地西泮或苯妥英钠预防再次发生。

(四)发作间歇期治疗
服用抗癫痫药物。

八、护理评估

(一)一般评估
1.生命体征

癫痫发作时心率增快,血压升高。由于患者意识障碍,牙关紧闭,呼吸道分泌物增多等因素影响,很可能导致呼吸减慢甚至暂停,引起缺氧。

2.患者主诉

(1)诱因:发病前有无疲劳、饥饿、便秘、经期、饮酒、感情冲动、一过性代谢紊乱和变态反应等因素影响;过去患者有无重要疾病,如颅脑外伤、脑炎、脑膜炎、心脏疾病;家族成员是否有癫痫患者或与之相关疾病患者。

（2）发作症状:发作时有无意识障碍、时间和地点的定向障碍、记忆丧失、身体或局部的不自主抽搐程度及持续时间。

（3）发病形式:发作的频率,持续时间及复发的时间,症状的部位、范围、性质、严重程度等。

（4）既往检查、治疗经过及效果,是否有遵医嘱治疗。目前情况包括使用药物的名称、剂量、用法和有无不良反应。

3.相关记录

患者年龄、性别、体重、体位、饮食、睡眠、皮肤、液体出入量、NIHSS评分、GCS评分、Norton评分、吞咽功能障碍评定及癫痫发作评估表等记录结果。

（二）身体评估

1.头颈部

患者意识是否清楚,是否存在感觉异常和幻觉现象。眼睑是否抬起,眼球是否上窜或向一侧偏转,两侧瞳孔是否散大,瞳孔对光反射是否消失,角膜反射是否正常。面部表情是否淡漠、颜色是否发绀,有无面肌抽搐。有无牙关紧闭、口舌咬伤、吞咽困难、饮水呛咳,有无声音嘶哑或其他语言障碍。咽反射是否存在。

2.胸部

肺部听诊是否异常,防止舌后缀或口鼻分泌物阻塞呼吸道。

3.腹部

患者有无腹胀,有无大、小便失禁,并观察大小便的颜色、量和性质,听诊肠鸣音有无减弱。

4.四肢

四肢有无震颤、抽搐、肌阵挛等不自主运动或瘫痪,四肢有无外伤等。四肢肌力及肌张力,痛刺激有无反应。抽搐后肢体有无脱白。

（三）心理-社会评估

癫痫是一种慢性疾病,且顽固性癫痫长期反复发作,严重影响日常工作学习,降低生活质量,加之担心随时可能发作,患者不但忍受着躯体的痛苦,还受着家庭的歧视、社会的偏见,而这一切深深地影响患者的身心健康。患者有时会感到恐惧、焦虑、紧张等,因此需对癫痫患者进行社会-心理评估,进行思想上的疏导,使其生活在一个良好的生活环境里,从而保持愉快的心情、良好的情绪以积极的态度面对疾病。

目前癫痫患者社会-心理评估主要包括语言能力测试、记忆能力测试、智力水平测试及生活质量评估。

（四）用药评估

癫痫患者用药评估:用药依从性(包括漏服情况和按时用药情况)、对药品知识的知晓程度、患者用药的合理性(包括平均用药品种数和按等间隔用药情况);癫痫症状的控制情况,以治疗前3个月内患者的各种发作类型发作频率记录为基线,与治疗后6个月的发作频率进行比较,以发作频率减少50%为有效标准;患者用药的安全性(包括出现药品不良反应和血药浓度监测)情况、患者的复诊率及对用药教育的满意度。

九、主要护理诊断/问题

(一)有窒息的危险
与癫痫发作时意识丧失、喉痉挛、口腔和气道分泌物增多有关。

(二)有受伤的危险
与癫痫发作时意识突然丧失,判断力失常有关。

(三)知识缺乏
缺乏长期、正确服药的知识。

(四)气体交换受损
癫痫持续状态、喉头痉挛所致呼吸困难或肺部感染有关。

(五)潜在并发症
脑水肿、酸中毒、水电解质紊乱。

十、护理措施

(一)保持呼吸道通畅
置患者于头低侧卧位或平卧位头偏向一侧;松开领带和衣扣,解开腰带;取下活动性义齿,及时清除口腔和鼻腔分泌物;立即放置压舌板,必要时用舌钳将舌拖出,防止舌后坠阻塞呼吸道;癫痫持续状态者插胃管进行鼻饲,防止误吸,必要时备好床旁吸引器和气管切开包。

(二)病情观察
密切观察患者的生命体征及意识、瞳孔变化,注意发作过程中有无心率增快、血压升高、呼吸减慢或暂停、瞳孔散大、牙关紧闭、大小便失禁等;观察并记录发作的类型、发作频率与发作持续时间;观察发作停止后患者意识完全恢复的时间,有无头痛、疲乏及行为异常。

(三)发作期安全护理
告知患者有前驱症状时立即平卧;活动状态时发作,陪伴者应立即将患者缓慢置于平卧位,防止外伤,切忌用力按压患者抽搐的肢体,以防骨折和脱臼;将压舌板或筷子、纱布、手绢、小布卷等置于患者口腔一侧上下白齿之间,防止舌、口唇和颊部咬伤;用棉垫或软垫对跌倒时易擦伤的关节加以保护;癫痫持续状态、极度躁动或发作停止后意识恢复过程中有短时躁动的患者,应由专人守护,加保护性床栏,必要时用约束带适当约束。遵医嘱立即缓慢静脉注射地西泮,快速静脉滴注甘露醇,注意观察用药效果和有无出现呼吸抑制、肾脏损害等不良反应。

(四)发作间期安全护理
给患者创造安全、安静的休息环境,保持室内光线柔和,无刺激;床两侧均安装带床栏套的床栏;床旁桌上不放置热水瓶,玻璃杯等危险物品。对于有癫痫发作病史并有外伤病史的患者,在室内显著位置放置"谨防跌倒,小心舌咬伤"的警示牌,随时提醒患者、家属及医护人员做好防止发生意外的准备。

(五)心理护理
对癫痫患者心理问题疏导应从其原因入手,建立良好的沟通技巧,通过鼓励、疏导的方式解除其精神负担,进行情感交流,提高自尊和自信,以积极配合治疗。同时消除患者家属的偏见和歧视,使患者得到家庭的支持,以提高治疗效果。

(六)健康教育

1.服药指导

讲解按医嘱规范用药的重要意义,特别强调按期限、按时间、按用量服药对病情控制的重要性,擅自停、换药物和私自减量对机体的危害,使患者或家属重视疾病及规范服药,积极配合治疗,如有漏服,一般在下一次服药时补上。定期检测血药浓度,并调整药物剂量。

2.生活指导

对患者和家属进行癫痫知识的宣教,如疾病的病因、发病机制、症状、治疗等,宣教中与患者建立良好的护患关系,进行全程健康教育、个体化教育。癫痫患者生活中要注意生活规律、注意休息、保持充足的睡眠、适当运动、增强机体抵抗力、避免剧烈运动,尽量避免疲劳和减少参加带电磁辐射的娱乐活动。不宜从事高空作业、水上作业、驾驶等带有危险性的工作。饮食宜清淡,不吃辛辣刺激性食物和兴奋性食品如可乐、浓茶等,戒烟、酒,保持大便通畅。告知患者外出时随身携带写有姓名、年龄、所患疾病、住址、家人联系方式的信息卡。在病情未得到良好控制时,室外活动或外出就诊时应有家属陪伴,佩戴安全帽。特发性癫痫且有家族史的女患者,婚后不宜生育,双方均有癫痫,或一方有癫痫,另一方有家族史者不宜结婚。

3.就诊指标

患者出现意识障碍,精神障碍,某一局部如眼睑、口唇、面部甚至四肢肌肉不自主抽搐,口吐白沫等症状时应立即就诊;服药期间应定期复诊,查血常规、肝功能和血药浓度,监控药物疗效及不良反应,调整用药。

十一、护理效果评估

(1)患者呼吸道通畅,无窒息发生。

(2)患者无跌倒、无损伤发生。

(3)患者癫痫控制良好,且无药物不良反应发生。

(田　鸽)

第二节　脑梗死的护理

一、概念和特点

脑梗死又称缺血性脑卒中,是由于脑组织局部供血动脉血流的突然减少或停止,造成该血管供血区的脑组织缺血、缺氧导致脑组织坏死、软化,并伴有相应部位的临床症状和体征,如偏瘫、失语等神经功能缺失的证候。

脑梗死的发病率、患病率和病死率随年龄增加,45岁后均呈明显增加,65岁以上人群增加最明显,75岁以上者发病率是45～54岁组的5～8倍。男性发病率高于女性,男:女为(1.3～1.7):1。

二、病理生理

动脉内膜损伤、破裂，随后胆固醇沉积于内膜下，形成粥样斑块，管壁变性增厚，使管腔狭窄，动脉变硬弯曲，最终动脉完全闭塞，导致供血区形成缺血性梗死。梗死区伴有脑水肿及毛细血管周围点状出血，后期病变组织萎缩，坏死组织被小胶质细胞清除，留下瘢痕组织及空腔，通常称为缺血性坏死。脑栓塞引起的梗死发生快，可产生出血性梗死或贫血性或混合性梗死。出血性梗死，常由较大栓子阻塞血管所引起，在梗死基础上导致梗死区血管破裂和脑内出血。大脑的神经细胞对缺血的耐受性最低，3~4分钟的缺血即引起梗死。

三、病因与诱因

脑血管病是神经科最常见的疾病，病因复杂，受多种因素的影响，一般根据病因把脑血管病分为血管壁病变、血液成分改变和血流动力学改变。

流行病学研究证实，高血脂和高血压是动脉粥样硬化的两个主要危险因素，吸烟、饮酒、糖尿病、肥胖、高密度脂蛋白胆固醇降低、甘油三酯增高、血清脂蛋白增高均为脑血管病的危险因素，尤其是缺血性脑血管病的危险因素。

四、临床表现

临床表现因梗死的部位和梗死面积不同而有所不同，常见的临床表现如下。

(1)起病突然，常于安静休息或睡眠时发病。起病在数小时或1~2天内达到高峰。

(2)头痛、眩晕、耳鸣，偏瘫可以是单个肢体或一侧肢体，也可以是上肢比下肢重或下肢比上肢重，并出现吞咽困难，说话不清，伴有恶心、呕吐等多种情况，严重者很快昏迷不醒。

(3)腔隙性脑梗死患者可以无症状或症状轻微，因其他病而行脑CT检查发现此病，有的已属于陈旧性病灶。这种情况以老年人多见，患者常伴有高血压病、动脉硬化、高脂血症、冠心病、糖尿病等慢性病。腔隙性脑梗死可以反复发作，有的患者最终发展为有症状的脑梗死，有的患者病情稳定，多年不变。故对老年人"无症状性脑卒中"应引起重视，在预防上持积极态度。

五、治疗

(一)急性期治疗

(1)溶栓治疗：发病后6小时之内，常用药物有尿激酶、链激酶、重组组织型纤溶酶原激活剂等。

(2)脱水剂：对较大面积的梗死应及时应用脱水治疗。

(3)抗血小板聚集药：低分子右旋糖苷，有心、肾疾病患者慎用。此外，可口服小剂量阿司匹林，有出血倾向或溃疡患者禁用。

(4)钙通道阻滞剂：可选用桂利嗪、盐酸氟桂利嗪。

(5)血管扩张剂。

(二)恢复期治疗

继续口服抗血小板聚集药、钙通道阻滞剂等，但主要应加强功能锻炼，进行康复治疗，经过3~6个月即可生活自理。

（三）手术治疗

大面积梗死引起急性颅内压增高,除用脱水药以外,必要时可进行外科手术减压,以缓解症状。

（四）中医、中药、针灸、按摩方法

中医、中药、针灸、按摩方法对本病防治和康复有较好疗效,一般应辨证施治,使用具有活血化瘀、通络等功效的方药治疗,针灸、按摩对功能恢复十分有利。

六、护理评估

（一）一般评估

1.生命体征

监测患者的血压、脉搏、呼吸、体温有无异常。脑梗死的患者一般会出现血压升高。

2.患者主诉

询问患者发病时间及发病前有无头晕、头痛、恶心、呕吐等症状出现。

3.相关记录

体重、身高、上臂围、皮肤、饮食、NIHSS 评分、GCS 评分、BI 等记录结果。

（二）身体评估

1.头颈部

脑梗死的患者一般都会出现不同程度的意识障碍,要注意观察患者意识障碍的类型;注意有无眼球运动受限、结膜有无水肿及眼睑是否闭合不全;观察瞳孔的大小及对光反射情况;观察有无口角㖞斜及鼻唇沟有无变浅,评估患者吞咽功能(洼田饮水试验)。

2.胸部

评估患者肺部呼吸音情况(肺部感染是脑梗死患者一个重要并发症)。

3.腹部

上腹部有无疼痛、饱胀,肠鸣音是否正常。有无大、小便失禁,并观察大小便的颜色、量和性质。

4.四肢

评估患者四肢肌力,腱反射情况,以及有无出现病例反射(如巴宾斯基征)、脑膜刺激征(如颈强直、凯尔尼格征和布鲁津斯基征)。

（三）心理-社会评估

评估患者及其照顾者对疾病的认知程度,心理反应与需求,家庭及社会支持情况,正确引导患者及家属配合治疗与护理。

（四）辅助检查评估

(1)血液检查:血脂、血糖、血流动力学和凝血功能有无异常。

(2)头部 CT 及 MRI 有无异常。

(3)DSA、MRA 及 TCD 检查结果有无异常。

七、主要护理诊断/问题

（一）脑血流灌注不足

与脑血流不足、颅内压增高、组织缺血缺氧有关。

(二)躯体移动障碍

与意识障碍、肌力异常有关。

(三)言语沟通障碍

与意识障碍或相应言语功能区受损有关。

(四)焦虑

与担心疾病预后差有关。

(五)有发生压疮的可能

与长期卧床有关。

(六)有误吸的危险

与吞咽功能差有关。

(七)潜在并发症

肺部感染、泌尿系统感染。

八、护理措施

(一)一般护理

(1)严密观察病情,监测生命体征。备齐各种急救药品、仪器。

(2)保持呼吸道通畅,及时吸痰,防止窒息。

(3)多功能监护,氧气吸入。

(4)躁动的患者给予安全措施,必要时用约束带。

(5)保证呼吸机正常工作,观察血氧、血气结果,遵医嘱对症处理。

(6)保持各种管道通畅,并妥善固定,观察引流液的色、量、性状,做好记录。

(7)做好鼻饲喂养的护理。口腔护理 2 次/天。

(8)尿管护理 2 次/天。

(9)保持肢体功能位,按时翻身,叩背,预防压疮发生。

(10)准确测量 24 小时液体出入量并记录。

(11)护理记录客观、及时、准确、真实、完整。严格按计划实施护理措施。

(12)患者病情变化时,及时报告医师。

(13)脑血管造影术后,穿刺侧肢体制动,观察足背动脉、血压,有病情变化及时报告医师。

(14)做好晨晚间护理,做到"两短六洁"。

(二)健康教育

1.疾病知识指导

脑梗死患者康复时间比较长,患者出院后要教会患者及家属必要的护理方法。告知患者药物的名称、用法、疗效及不良反应。介绍脑梗死的症状及体征。并与患者及其家属共同制订包括饮食、锻炼在内的康复计划,告知其危险因素。

2.就诊指标

出现肢体麻木、无力、头痛、头晕、视物模糊等症状及时就诊,定期门诊复查,积极治疗高血压、高血脂、糖尿病等疾病。

九、护理效果评估

(1)患者脑血流得到改善。

(2)患者呼吸顺畅,无误吸发生。

(3)患者躯体活动得到显著提高。

(4)患者言语功能恢复或部分恢复。

(5)患者无压疮发生。

(6)患者生活基本能够自理。

(7)患者无肺部及泌尿系统感染或发生感染后得到及时处理。

(田　鸽)

第三节　面神经炎的护理

一、概念和特点

面神经炎是由茎乳孔内面神经非特异性炎症所致的周围性面瘫,又称为特发性面神经麻痹,或称贝尔麻痹,是一种最常见的面神经瘫痪疾病。

二、病理生理

其早期病理改变主要为神经水肿和脱髓鞘,严重者可出现轴突变性,以茎乳孔和面神经管内病变尤为显著。

三、病因与诱因

面神经炎的病因尚未完全阐明。受凉、感染、中耳炎、茎乳孔周围水肿及面神经在面神经管出口处受压、缺血、水肿等均可引起发病。

四、临床表现

(1)本病任何年龄、任何季节均可发病,男性比女性略多。一般为急性发病,常于数小时或1～3天内症状达到高峰。

(2)主要表现为一侧面部表情肌瘫痪,额纹消失,不能皱额蹙眉;眼裂闭合不能或闭合不完全;患侧鼻唇沟变浅,口角歪向健侧(露齿时更明显);吹口哨及鼓腮不能等。

(3)病初可有侧耳后麻痹或下颌角后疼痛。少数人可有茎乳孔附近及乳突压痛。面神经病变在中耳鼓室段者可出现说话时回响过度和患侧舌前 2/3 味觉缺失。影响膝状神经节者,除上述表现外,还出现患侧乳突部疼痛,耳郭与外耳道感觉减退,外耳道或鼓膜出现疱疹,称为Hunt综合征。

五、辅助检查

面神经传导检查对早期(起病5～7天)完全瘫痪者的预后判断是一项有用的检查方法,肌电图检查表现为患侧诱发的肌电动作电位 M 波波幅明显减低,如为对侧正常的 30％ 或以上者,则可望在 2 个月内完全恢复。如为 10％～29％ 者则需要 2～8 个月才能恢复,且有一定程度的并发症;如仅为 10％以下者则需要6～12 个月才有可能恢复,并常伴有并发症(面肌痉挛等);如病后 10 天内出现失神经电位,恢复时间将延长。

六、治疗

改善局部血液循环,减轻面部神经水肿,促使功能恢复。

(1)急性期应尽早使用糖皮质激素,可用泼尼松 30 mg 口服,1 次/天,或地塞米松静脉滴注 10 mg/d,疗程 1 周左右,并用大剂量维生素 B$_1$、B$_{12}$肌内注射,还可以采用红外线照射或超短波透热疗法。若为带状疱疹引起者,可口服阿昔洛韦 7～10 天。眼裂不能闭合,可根据情况使用眼膏、眼罩,或缝合眼睑以保护角膜。

(2)恢复期可进行面肌的被动或主动运动训练,也可采用碘离子透入理疗、针灸、高压氧等治疗。

(3)2～3 个月后,对自愈较差的高危患者可行面神经减压手术,以争取恢复的机会。发病后 1 年以上仍未恢复者,可考虑整容手术或面-舌下神经或面-副神经吻合术。

七、护理评估

(一)一般评估

1.生命体征

一般无特殊,体温升高常见于感染。

2.患者的主诉

(1)诱因:发病前有无受凉、感染、中耳炎。

(2)发作症状:发作时有无侧耳后麻痹或下颌角后疼痛,一侧面部表情肌瘫痪,额纹消失,不能皱额蹙眉;眼裂闭合不能或闭合不完全;患侧鼻唇沟变浅,口角歪向健侧(露齿时更明显);不能吹口哨及鼓腮。

(3)发病形式:是否为急性发病,持续时间,发病的部位、范围、性质、严重程度等。

(4)既往检查、治疗经过及效果,是否有遵医嘱治疗。目前情况包括使用药物的名称、剂量、用法和有无不良反应。

3.其他

体重与身高[体质指数(BMI)]、体位、皮肤黏膜、饮食状况及排便情况的评估和/或记录结果。口腔卫生评估:评估患者的口腔卫生清洁程度,患侧脸颊是否留有食物残渣。疼痛的评估:使用口诉言词评分法、数字等级评定量表、面部表情测量图对疼痛程度、疼痛控制及疼痛不良作用的评估。

(二)身体评估

1.头颈部

(1)外观评估:患侧额皱纹是否变浅,眼裂是否增宽。鼻唇沟是否变浅,口角是否低,口是否向健侧㖞斜。

(2)运动评估:让患者做皱额、闭眼、吹哨、露齿、鼓气动作,比较两侧是否相等。

(3)味觉评估:让患者伸舌,检查者以棉签或毛笔蘸少许试液(醋、盐、糖等),轻擦于舌前部,如有味觉可用手指预定符号表示,不能伸舌和讲话。先试可疑一侧再试健侧。每种味觉试验完毕时,需用温水漱口,一般舌尖对甜、咸味最敏感,舌后对酸味最敏感。

2.胸部

无特殊。

3.腹部

无特殊。

4.四肢

无特殊。

（三）心理-社会评估

（1）了解患者对疾病知识特别是预后的了解。

（2）观察患者有无心理异常的表现，患者面部肌肉出现瘫痪，自身形象改变，容易导致其焦虑和急躁的情绪。

（3）了解患者家庭经济状况，家属及社会支持程度。

（四）辅助检查结果的评估

1.常规检查

一般无特殊，注意监测体温、血常规有无异常。

2.面神经传导检查

有无异常。

（五）常用药物治疗效果的评估

以糖皮质激素为主要用药。

1.服用药物的具体情况

是否餐后服用，主要剂型、剂量与持续用药时间。

2.胃肠道反应评估

这是口服糖皮质激素最常见的不良反应，主要表现为上腹痛、恶心及呕吐等。

3.出血评估

糖皮质激素可诱发或加剧胃十二指肠溃疡的发生，严重时引起出血甚至穿孔。患者服药期间，应定期检测血常规和异常出血的情况。

4.体温变化及其相关感染灶的表现

糖皮质激素对机体免疫反应有多个环节的抑制作用，削弱机体的抵抗力。与容易诱发各种感染有关，尤其是上呼吸道、泌尿道、皮肤（含肛周）的感染。

5.神经精神症状的评估

小剂量糖皮质激素可引起精神欣快感，而大剂量则出现兴奋、多语、烦躁不安、失眠、注意力不集中和易激动等精神症状，少数尚可出现幻觉、幻想谵妄、昏睡等症状，也有企图自杀者，这种精神失常可迅速恶化。

八、主要护理诊断/问题

（一）身体意象紊乱

与面神经麻痹所致口角口㖞斜等有关。

（二）疼痛

下颌角或乳突部疼痛，与面神经病变累及膝状神经节有关。

九、护理措施

（一）心理护理

患者突然出现面部肌肉瘫痪，自身形象改变，害怕遇见熟人，不敢出现在公共场所。容易导致焦虑、急躁情绪。应观察有无心理异常的表现,鼓励患者表达对面部形象改变后的心理感受和对疾病预后担心的真实想法;告诉患者本病大多预后良好,并介绍治愈病例,指导克服焦躁情绪和害羞心理,正确对待疾病,积极配合治疗;同时护士在与患者谈话时应语言柔和、态度和蔼亲切,避免任何伤害患者自尊的言行。

(二)休息与修饰指导

急性期注意休息,防风、防寒,尤其患侧耳后茎乳孔周围应予以保护,预防诱发疾病。外出时可戴口罩,系围巾,或使用其他改善自身形象的恰当修饰。

(三)饮食护理

选择清淡饮食,避免粗糙、干硬、辛辣食物,有味觉障碍的患者应注意食物的冷热度,以防烫伤口腔黏膜;指导患者饭后及时漱口,清除口腔患侧滞留食物,保持口腔清洁,预防口腔感染。

(四)预防眼部并发症

眼睑不能闭合或闭合不全者予以眼罩、眼镜遮挡及点眼药水等保护,防止角膜炎、溃疡。

(五)功能训练

指导患者尽早开始面肌的主动与被动运动。只要患侧面部能运动,就应进行面肌功能训练,可对着镜子做皱眉、举额、闭眼、露齿、鼓腮和吹口哨等运动,每天数次,每次5～15分钟,并辅以面肌按摩,以促进早日康复。

(六)就诊指标

受凉、感染、中耳炎后出现一侧面部表情肌瘫痪,额纹消失,不能皱额蹙眉;眼裂闭合不能或闭合不完全;患侧鼻唇沟变浅,口角歪向健侧(露齿时更明显);不能吹口哨和鼓腮及侧耳后麻痹或下颌角后疼痛,应及时就医。

十、护理效果评价

(1)患者能够正确对待疾病,积极配合治疗。

(2)患者能够掌握相关疾病知识,做好外出时自我防护。

(3)患者口腔清洁舒适,无口腔异物、异味及口臭,无烫伤。

(4)患者无角膜炎、溃疡的发生。

(5)患者积极参与康复锻炼,坚持自主面肌功能训练。

(6)患者对治疗效果满意。

(田　鸽)

第四节　三叉神经痛的护理

一、概念和特点

三叉神经痛是一种原因未明的三叉神经分布区内闪电样反复发作的剧痛,不伴三叉神经功能破坏的症状,又称为原发性三叉神经痛。

二、病理生理

三叉神经感觉根切断术活检可见神经节消失、炎症细胞浸润,神经鞘膜不规则增厚、髓鞘瓦解,轴索节段性蜕变、裸露、扭曲、变形等。

三、病因与诱因

原发性三叉神经痛病因尚未完全明了,周围学说认为病变位于三叉神经节到脑桥间部分,是由于多种原因引起的压迫所致;中枢学说认为三叉神经痛为一种感觉性癫痫样发作,异常放电部位可能在三叉神经脊束核或脑干。

发病机制迄今仍在探讨之中。较多学者认为是各种原因引起三叉神经局部脱髓鞘产生异位冲动,相邻轴索纤维伪突触形成或产生短路,轻微痛觉刺激通过短路传入中枢,中枢传出冲动亦通过短路传入,如此叠加造成三叉神经痛发作。

四、临床表现

(1)70%~80%的病例发生在40岁以上,女性稍多于男性,多为一侧发病。

(2)以面部三叉神经分布区内突发的剧痛为特点,似触电、刀割、火烫样疼痛,以面颊部、上下颌或舌疼痛最明显;口角、鼻翼、颊部和舌等处最敏感,轻触、轻叩即可诱发,故有"触发点"或"扳机点"之称。严重者洗牙、刷牙、谈话、咀嚼都可以诱发,以致不敢做这些动作。发作时患者常常双手紧握拳或握物,或用力按压痛部,或用手擦痛部,以减轻疼痛。因此,患者多出现面部皮肤粗糙,色素沉着、眉毛脱落等现象。

(3)每次发作从数秒至2分钟。其发作来去突然,间歇期完全正常。

(4)疼痛可固定累及三叉神经的某一分支,尤以第2、第3支多见,也可以同时累及2支,同时3支受累者少见。

(5)病程可呈周期性,开始发作次数较少,间歇期长,随着病程进展使发作逐渐频繁,间歇期缩短,甚至整日疼痛不止。本病可以缓解,但极少自愈。

(6)原发性三叉神经痛者神经系统检查无阳性体征。继发性三叉神经疼痛,多伴有其他脑神经及脑干受损的症状及体征。

五、辅助检查

(一)螺旋CT检查

螺旋CT检查能更好地显示颅底三孔区正常和病理的颅脑组织结构和骨质结构。对于发现和鉴别继发性三叉神经痛的原因及病变范围尤为有效。

(二)MRI综合成像

快速梯度回波加时间飞跃法即TOF技术。它可以同时兼得三叉神经和其周围血管的影像,已作为MRI对于三叉神经痛诊断和鉴别诊断的首选检查。

六、治疗

(一)药物治疗

卡马西平首选,开始为0.1g,2次/天,以后每天增加0.1g,最大剂量不超过1.0g/d。直到疼痛消失,然后再逐渐减量,最小有效维持剂量常为 0.6～0.8 g/d。如卡马西平无效可考虑苯妥英钠 0.1 g 口服 3 次/天。如两药无效时可试用氯硝西泮 6～8 mg/d 口服。40％～50％的患者可有效控制发作,25％疼痛明显缓解。可同时服用大剂量维生素 B_{12},1 000～2 000 μg,肌内注射,2～3 次/周,4～8 周为 1 个疗程,部分患者可缓解疼痛。

(二)经皮半月神经节射频电凝治疗法

采用射频电凝治疗对大多数患者有效,可缓解疼痛数月至数年。但可致面部感觉异常、角膜炎、复视、咀嚼无力等并发症。

(三)封闭治疗

药物治疗无效者可行三叉神经纯乙醇或甘油封闭治疗。

(四)手术治疗

以上治疗长达数年无效且又能耐受开颅手术者可考虑三叉神经终末支或三叉神经节内感觉支切断术,或行微血管减压术。手术治疗虽然止痛效果良好,但也有可能失败,或产生严重的并发症,术后复发,甚至有生命危险等。因此,只有经过上述几种治疗后仍无效且剧痛难忍者才考虑手术治疗。

七、护理评估

(一)一般评估

1.生命体征

一般无特殊。

2.患者的主诉

有无三叉神经痛的临床表现。

3.相关记录

患者神志、年龄、性别、体重、体位、饮食、睡眠及皮肤等记录结果。尤其对疼痛的评估包括对疼痛程度、疼痛控制及疼痛不良作用的评估。主要包括以下三方面。

(1)疼痛强度的单维测量。

(2)疼痛分成感觉强度和不愉快两个维度来测量。

(3)对疼痛经历的感觉、情感及认知评估方面的多维评估。

(二)身体评估

1.头颈部

(1)角膜反射:患者向一侧注视,用捻成细束的棉絮由外向内轻触角膜,反射动作为双侧直接和间接的闭眼活动。角膜反射可以受多种病变的影响。如一侧三叉神经受损造成角膜麻木时,刺激患侧角膜则双侧均无反应,而在做健侧角膜反射时,仍可引起双侧反应。

(2)腭反射:用探针或棉签轻刺软腭弓、咽腭弓边缘,正常时可引起腭帆上提,伴恶心或呕吐反应。当一侧反射消失,表明检查侧三叉神经、舌咽神经和迷走神经损伤。

(3)眉间反射:用叩诊锤轻轻叩击两眉之间的部位,可出现两眼轮匝肌收缩和两眼睑闭合。一侧三叉神经及面神经损伤,均可使该侧眉间反射减弱或消失。

(4)运动功能的评估:检查时,首先应注意观察患者两侧颞部及颌部是否对称,有无肌萎缩,然后让患者用力反复咬住磨牙,检查时双手掌按触两侧咬肌和颞肌,如肌肉无收缩,或一侧有明显肌收缩减弱,即有判断价值。另外,可嘱患者张大口,观察下颌骨是否有偏斜,如有偏斜证明三叉神经运动支受损。

(5)感觉功能的评估:检查时,可用探针轻划(测触感)与轻刺(测痛感)患侧的三叉神经各分布区的皮肤与黏膜,并与健侧相比较。如果痛觉丧失时,需再做温度觉检查,以试管盛冷热水试之。可用两支玻璃管分盛 0～10 ℃的冷水和40～50 ℃温水交替地接触患者的皮肤,请其报出"冷"和"热"。

2.胸部

无特殊。

3.腹部

无特殊。

4.四肢

无特殊。

(三)心理-社会评估

1.疾病知识

患者对疾病的性质、过程、防治及预后知识的了解程度。

2.心理状况

了解疾病对其日常生活、学习和工作的影响,患者能否面对现实、适应角色转变,有无人格改变、反应迟钝、记忆力及计算力下降或丧失等精神症状。

3.社会支持系统

了解家庭的组成、经济状况、文化教育背景;家属对患者的关心、支持及对患者所患疾病的认识程度;了解患者的工作单位或医疗保险机构所能承担的帮助和支持情况;患者出院后的继续就医条件,居住地的社区保健资源或继续康复治疗的可能性。

(四)辅助检查结果的评估

1.常规检查

一般无特殊,注意监测肝肾功能有无异常。

2.头颅 CT

颅底三孔区的颅脑组织结构和骨质结构有无异常。

3.MRI 综合成像

三叉神经和其周围血管的影像有无异常。

(五)常用药物治疗效果的评估

1.卡马西平

(1)用药剂量、时间、方法的评估与记录。

(2)不良反应的评估:头晕、嗜睡、口干、恶心、消化不良等,多可消失。出现皮疹、共济失调、昏迷、肝功能受损、心绞痛、精神症状时,需立即停药。

(3)血液系统毒性反应的评估:血液系统毒性反应为本药最严重的不良反应,但较少见,可产生持续性白细胞计数减少、单纯血小板计数减少及再生障碍性贫血。

2.苯妥英钠

(1)服用药物的具体情况:是否餐后服用,主要剂型、剂量与持续用药时间。

(2)不良反应的评估:本品不良反应小,长期服药后常见眩晕、嗜睡、头晕、恶心、呕吐、厌食、失眠、便秘及皮疹等反应,亦可有变态反应。有时有牙龈增生(儿童多见,并用钙盐可减轻),偶有共济失调、白细胞计数减少、巨细胞贫血、神经性震颤;严重时有视力障碍及精神错乱、紫癜等。长期服用可引起骨质疏松,孕妇服用有可能致胎儿畸形。

3.氯硝西泮

(1)服用药物的具体情况:是否按时服用,主要剂型、剂量与持续用药时间。

(2)不良反应的评估:最常见的不良反应为嗜睡和步态不稳及行为紊乱,老年患者偶见短暂性精神错乱,停药后消失。偶有一过性头晕、全身瘙痒、复视等不良反应。对孕妇及闭角性青光眼患者禁用。对肝肾功能有一定的损害,故对肝肾功能不全者应慎用或禁用。

八、主要的护理诊断/问题

(一)疼痛

面颊、上下颌及舌疼痛与三叉神经受损(发作性放电)有关。

(二)焦虑

与疼痛反复、频繁发作有关。

九、护理措施

(一)避免发作诱因

由于本病为突然、反复发作的阵发性剧痛,患者非常痛苦,加之咀嚼、哈欠和讲话均可能诱发,患者常不敢洗脸、刷牙、进食和大声说话等,故表现为面色憔悴、精神抑郁和情绪低落,应指导患者保持心情愉快,生活规律、合理休息、适度娱乐;选择清淡、无刺激的饮食,严重者可进食流质;帮助患者尽可能减少刺激因素,如保持周围环境安静、室内光线柔和,避免因周围环境刺激而产生焦虑情绪,以致诱发或加重疼痛。

(二)疼痛护理

观察患者疼痛的部位、性质,了解疼痛的原因与诱因;与患者讨论减轻疼痛的方法与技巧,鼓励患者运用指导式想象、听轻音乐、阅读报纸杂志等分散注意力,以达到精神放松、减轻疼痛的目的。

(三)用药护理

指导患者遵医嘱正确服用止痛药,并告知药物可能出现的不良反应,如服用卡马西平应先行血常规检查以了解患者的基本情况,用药2个月内应每2周检查血常规1次。如无异常情况,以后每3个月检查血常规1次。

(四)就诊指标

出现头晕、嗜睡、口干、恶心、步态不稳、肝功能损害、皮疹和白细胞计数减少时应及时就医;患者不要随意更换药物或自行停药。

十、护理效果评价

(1)患者疼痛程度得到有效控制,达到预定疼痛控制目标。

(2)患者能正确认识疼痛并主动参与疼痛治疗护理。

(3)患者不舒适被及时发现,并予以相应处理。

(4)患者掌握相关疾病知识,遵医行为好。

(5)患者对治疗效果满意。

(田　鸽)

第五节 病毒性脑膜炎的护理

病毒性脑膜炎是一组由各种病毒感染引起的脑膜急性炎症性疾病,临床以发热、头痛和脑膜刺激征为主要表现。本病大多呈良性过程。

一、病因及发病机制

多数的病毒性脑膜炎由肠道病毒引起。该病毒属于微小核糖核酸病毒科,有60多个不同亚型,包括脊髓灰质炎病毒、柯萨奇病毒A和B、埃可病毒等,其次为流行性腮腺炎、单纯疱疹病毒和腺病毒。

肠道病毒主要经粪-口途径传播,少数通过呼吸道分泌物传播;大部分病毒在下消化道发生最初的感染,肠道细胞上有与肠道病毒结合的特殊受体,病毒经肠道入血,产生病毒血症,再经脉络丛侵犯脑膜,引发脑膜炎症改变。

二、临床表现

(1)本病以夏秋季为高发季节,在热带和亚热带地区可终年发病。儿童多见,成人也可罹患。多为急性起病,出现病毒感染的全身中毒症状如发热、头痛、畏光、肌痛、恶心、呕吐、食欲缺乏、腹泻和全身乏力等,并可有脑膜刺激征。病程在儿童常超过1周,成人病程可持续2周或更长时间。

(2)临床表现可因患者的年龄、免疫状态和病毒种类不同而异,如幼儿可出现发热、呕吐、皮疹等症状,而脑膜刺激征轻微甚至阙如;手-足-口综合征常发生于肠道病毒71型脑膜炎,非特异性皮疹常见于埃可病毒9型脑膜炎。

三、辅助检查

脑脊液压力正常或增高,白细胞数正常或增高,可达$(10\sim100)\times10^6/L$,早期可以多形核细胞为主,8~48小时后以淋巴细胞为主。蛋白质含量可轻度增高,糖和氯化物含量正常。

四、治疗

本病是一种自限性疾病,主要是对症治疗、支持治疗和防治并发症。对症治疗:如头痛严重者可用止痛药,癫痫发作可选用卡马西平或苯妥英钠等,脑水肿在病毒性脑膜炎不常见,可适当应用甘露醇。对于疱疹病毒引起的脑膜炎,应用阿昔洛韦抗病毒治疗可明显缩短病程和缓解症状,目前针对肠道病毒感染临床上使用或试验性使用的药物有人免疫球蛋白和抗微小核糖核酸病毒药物普来可那立。

五、护理评估

(一)健康史
发病前有无发热及感染史(呼吸道、消化道)。

（二）症状

发热、头痛、呕吐、食欲缺乏、腹泻、乏力、皮疹等。

（三）身体状况

（1）生命体征及意识，尤其是体温及意识状态。

（2）头痛：头痛部位、性质、有无逐渐加重及突然加重，脑膜刺激征是否阳性。

（3）呕吐：呕吐物性质、量、频率，是否为喷射样呕吐。

（4）其他症状：有无人格改变、共济失调、偏瘫、偏盲、皮疹。

（四）心理状况

（1）有无焦虑、恐惧等情绪。

（2）疾病对生活、工作有无影响。

六、护理诊断/问题

（一）体温过高

与感染的病原有关。

（二）意识障碍

与高热、颅内压升高引起的脑膜刺激征及脑疝形成有关。

（三）有误吸的危险

与脑部病变引起的脑膜刺激征及吞咽困难有关。

（四）有受伤的危险

与脑部皮质损伤引起的癫痫发作有关。

（五）营养失调，低于机体需要量

与高热、吞咽困难、脑膜刺激征所致的入量不足有关。

（六）生活自理能力缺陷

与昏迷有关。

（七）有皮肤完整性受损的危险

与昏迷抽搐有关。

（八）语言沟通障碍

与脑部病变引起的失语、精神障碍有关。

（九）思维过程改变

与脑部损伤所致的智能改变、精神障碍有关。

七、护理措施

（一）高热的护理

（1）注意观察患者发热的热型及相伴的全身中毒症状的程度，根据体温高低定时监测其变化，并给予相应的护理。

（2）患者在寒战期及时给予增加衣被保暖；在高热期则给予减少衣被，增加其散热。患者的内衣以棉制品为宜，且不宜过紧，应勤洗勤换。

（3）在患者头、颈、腋窝、腹股沟等大血管走行处放置冰袋，及时给予物理降温，30分钟后测量降温后的效果。

（4）当物理降温无效、患者持续高热时,遵医嘱给予降温药物。给予药物降温后特别是有昏迷的患者,要观察其神志、瞳孔、呼吸、血压的变化。

（5）做好基础护理,使患者身体舒适;做好皮肤护理,防止降温后大量出汗带来的不适;给予患者口腔护理,以减少高热导致口腔分泌物减少引起的口唇干裂、口干、舌苔,以及呕吐、口腔残留食物引起的口臭带来的不适感及舌尖、牙龈炎等感染;给予会阴部护理,保持其清洁,防止卧床所致的泌尿系统感染;床单位清洁、干燥、无异味。

（6）患者的饮食应以清淡为宜,给予细软、易消化、高热量、高维生素、高蛋白、低脂肪饮食。鼓励患者多饮水、多吃水果和蔬菜。意识障碍不能经口进食者及时给予鼻饲,并计算患者每公斤体重所需的热量,配置合适的鼻饲饮食。

（7）保持病室安静舒适,空气清新,室温 18～22 ℃,湿度 50％～60％适宜。避免噪声,以免加重患者因发热引起的躁动不安、头痛及精神方面的不适感。降低室内光线亮度或给患者戴眼罩,减轻因光线刺激引起的燥热感。

（二）病情观察

（1）严密观察患者的意识状态,维持患者的最佳意识水平。严密观察病情变化,包括意识、瞳孔、血压、呼吸、体温等生命体征的变化,结合其伴随症状,正确判断、准确识别因智能障碍引起的表情呆滞、反应迟钝,或因失语造成的不能应答,或因高热引起的精神萎靡,或因颅内压增高所致脑疝引起的嗜睡、昏睡、昏迷,应及时并准确地反馈给医师,以利于患者得到恰当的救治。

（2）按时给予脱水降颅压的药物,以减轻脑水肿引起的头痛、恶心、呕吐等脑膜刺激征,防止脑疝的发生。

（3）注意补充液体,准确记录 24 小时出入量,防止低血容量性休克而加重脑缺氧。

（4）定时翻身、叩背、吸痰,及时清理口鼻呼吸道分泌物,保持呼吸道通畅,防止肺部感染。

（5）给予鼻导管吸氧或储氧面罩吸氧,保证脑组织氧的供给,降低脑组织氧代谢。

（6）避免噪声、强光刺激,减少癫痫发作,减少脑组织损伤,维护患者意识的最佳状态。

（7）癫痫发作及癫痫持续状态的护理详见癫痫患者的护理。

（三）精神症状的护理

（1）密切观察患者的行为,每天主动与患者交谈,关心其情绪,及时发现有无暴力行为和自杀倾向。

（2）减少环境刺激,避免引起患者恐惧。

（3）注意与患者沟通交流和护理操作技巧,减少不良语言和护理行为的刺激,避免患者意外事件的发生:①在与患者接触时保持安全距离,以防有暴力行为患者的伤害。②在与患者交流时注意表情,声音要低,语速要慢,避免使患者感到恐惧,从而增加患者对护士的信任。③运用顺应性语言劝解患者接受治疗护理,当患者焦虑或拒绝时,除特殊情况外,可等其情绪稳定后再处理。④每天集中进行护理操作,避免反复的操作引起患者的反感或激惹患者的情绪。⑤当遇到患者有暴力行为的倾向时,要保持沉着、冷静的态度,切勿大叫,以免使患者受到惊吓后产生恐惧,引发攻击行为而伤害他人。

（4）当患者烦躁不安或暴力行为不可控时,及时给予适当约束,以协助患者缓和情绪,减轻或避免意外事件的发生。约束患者时应注意以下几点:①约束患者前一定要向患者家属讲明约束的必要性,医师病程和护理记录要详细记录,必要时签知情同意书,在患者情绪稳定的情况下也应向家属讲明约束原因。②约束带应固定在患者手不可触及的地方。约束时注意患者肢体的姿势,维持肢体功能性位置,约束带松紧度适宜,注意观察被约束肢体的肤色和活动度。③长时间约束至少每 2 小时松解约束 5 分钟。必要时改变患者体位,协助肢体被动运动。若患者情况不允许,则每隔一段时间轮流松绑肢体。④患者在约束期间家属或专人陪伴,定时巡视病房,并保证患者在护理人员的视线之内。

(四)用药护理

(1)遵医嘱使用抗病毒药物,静脉给药注意保持静脉通路通畅,做好药物不良反应宣教,注意观察患者有无谵妄、震颤、皮疹、血尿,定期抽血监测肝肾功能。

(2)使用甘露醇等脱水降颅压的药物,应保证输液快速滴注,并观察皮肤情况,药液有无外渗,准确记录出入量。

(3)使用镇静、抗癫痫药物,要观察药效及药物不良反应,定期抽血,监测血药浓度。

(4)使用退热药物,注意及时补充水分,观察血压情况,预防休克。

(五)心理护理

(1)要做好患者心理护理,介绍有关疾病知识,鼓励患者配合医护人员的治疗,树立战胜疾病的信心,减轻恐惧、焦虑、抑郁等不良情绪,以促进疾病康复。

(2)对有精神症状的患者,给予家属帮助,做好患者生活护理,减少家属的焦虑。

(六)健康教育

(1)指导患者和家属养成良好的卫生习惯。

(2)加强体质锻炼,增强抵抗疾病的能力。

(3)注意休息,避免感冒,定期复查。

(4)指导患者服药。

(田　鸽)

第六节　肝豆状核变性的护理

肝豆状核变性(hepatolenticular degeneration,HLD)亦称 Wilson 病(WD),是一种遗传性铜代谢障碍所致的肝硬化和以基底节为主的脑部变性疾病。临床上表现为进行性加重的锥体外系症状、肝硬化、精神症状、肾功能损害及角膜色素环(Kayser-Fleischer ring,K-F 环)。

一、护理评估

(一)病因及发病机制分析

正常人每天从饮食中摄入铜 2~5 mg,从肠道吸收进入血液的铜大部分先与血清蛋白疏松结合,然后进入肝脏。在肝细胞中,铜与 α2 球蛋白紧密结合成铜蓝蛋白,后者具有氧化酶的活性,因呈深蓝色而得名。每天摄入铜的 1% 从尿中排出,正常血清中铜蓝蛋白的含量为 0.20~0.35 g/L,铜氧化酶活力在 0.2~0.5 光密度之间。由于血清铜氧化酶活力降低,血清中结合铜的含量下降,游离铜含量增加,尿铜排泄增加。铜在各脏器中更易形成各种特异的铜-蛋白结合体。剩余的铜通过胆汁、尿和汗液排出。

肝豆状核变性为常染色体隐性遗传性疾病,致病因子造成铜蓝蛋白的合成障碍,并影响铜在胆道中的排泄。循环中的铜 90%～95% 结合在铜蓝蛋白上,当铜-蛋白结合体减少以及正常含铜酶的缺乏使肠道摄取的铜量增加,而铜蓝蛋白低,首先造成的是铜在肝脏中大量沉积,引起小叶性肝硬化,直至肝细胞中溶酶体无法容纳时,通过血液使铜向各个器官散布和沉积。基底核的神经细胞和正常酶的转运对无机铜的毒性特别敏感,大脑皮质和小脑齿状核对铜的沉积也产生症状,但神经系统损害的主要部位是基底核。急性期患者壳核和苍白球先呈棕褐色,然后形成空洞,神经元、胶质细胞消失。慢性进展的病例,豆状核萎缩但无空洞形成,神经元萎缩变性,少胶质细胞增生。脑室扩大,脑沟增宽。大脑皮质尤其是额叶,接近皮质的白质,小脑齿状核以及脑桥等部位,均可见到神经元减少和脱髓鞘改变。铜在角膜弹力层的沉积产生角膜色素环(Kayser-Fleischering,K-F 环)。

评估患者时主要了解患者有无家族史,家系同胞一代或隔代有无患此病者。

(二)临床观察

本病多在 40 岁以前发病,以 10～20 岁多见,男女均可发生,一个家族中可有数名成员患病,缓慢起病。

1.神经精神症状

多数患者因手抖、流涎、动作不协调而就诊。常为一侧或双侧肢体不规则震颤,或以舞蹈、手足徐动和张力不全为主,躯干扭转,张口以及头后仰或歪斜等很不规则的不自主运动。常有不自主哭笑、表情淡漠与构音不清等现象。可有注意力不集中,记忆力减退,学习能力下降,情绪不稳。也可出现冲动行为,后期可出现痴呆。

2.肝脏症状

80% 左右的患者发生肝脏症状。表现为倦怠、无力、食欲缺乏、肝区疼痛、肝大或肝缩小、黄疸、腹水甚至出现肝性脑病等。极少数患者以急性肝衰竭和急性溶血性血液病,可能为肝细胞内的铜向溶酶体转移过快,产生溶酶体损害,导致肝细胞大量坏死,大量铜从坏死肝细胞中释放,进入血液,从而出现溶血性贫血。此种情况多于短期内死亡。

3.眼部症状

角膜色素环是本病最重要的体征。95% 以上的患者有此环出现,为铜沉积于角膜后弹力层所致,绝大多数为双眼,但也可见于单眼。此环位于角膜和巩膜交界处,在角膜的内表面上,出现绿褐色或金褐色,当光线斜照角膜时最清楚,但通常须用裂隙灯检查才能明确发现。

(三)辅助检查

(1)肝脏超声波检查可为弥漫性肝损害或肝硬化。

(2)头部 CT 及 MRI 异常率高达 85%,最多见为脑萎缩、基底节低密度灶,特别是双侧肝豆核区低密度灶最具有特征性。

(3)血清铜蓝蛋白<0.2 g/L,血清铜氧化酶活性<0.2 光密度,24 小时尿铜>100 μg。

(4)裂隙灯检查:裂隙灯下可见 K-F 环。

二、常见护理问题

(一)肝衰竭

由于铜代谢障碍在肝脏大量沉积,引起的肝小叶硬化所致。

(二)神经系统症状

由于铜代谢障碍在肝脏大量沉积,当肝细胞中溶酶无法容纳时,通过血液使铜向各个器官散布和沉积,神经系统受损后产生相应的症状如运动障碍、吞咽困难和精神异常。

三、护理目标

(1)患者及家属学会合理饮食。
(2)护士密切观察病情变化,配合急救。

四、护理措施

(一)饮食护理

告知患者及家属饮食治疗的原则与意义,指导患者避免食用含铜量多的食物。

1.饮食治疗原则

低铜、高蛋白、高热量、高维生素、低脂、易消化饮食。限制摄入可以减少铜在肝脏中的沉积,减慢和减轻肝细胞的损害程度。

2.避免食用含铜多的食物

如豌豆、蚕豆、玉米、坚果类、薯类、软体动物类(鱿鱼、牡蛎、乌贼)、贝壳类、螺类、甲壳类动物、各种动物的肝和血、巧克力、可可等。

3.其他

避免使用铜制食具和炊具。

(二)病情监测

观察肝功能损害的表现有无加重,如黄疸是否加深,有无肝区痛、肝大、脾大、腹水、水肿;有无皮下出血、牙龈出血、鼻出血或消化道出血;有无血清电解质与尿铜的变化;防止急性肝衰竭或肝性脑病发生。

(三)晚期患者的生活护理

多巡视患者,主动了解患者的需要,协助做好日常生活护理。对于肢体抖动厉害,步行不稳或精神智能障碍者,要加强防护,确保安全。避免单独行走或外出,防止烫伤、跌伤或走失。协助进食、洗漱、大小便料理、口腔、皮肤护理以及个人修饰。

(四)用药指导

指导患者及家属遵医嘱服药,并告知药物不良反应与服药注意事项。服用 D-青霉胺治疗前要做青霉素皮试,皮肤阴性者方可使用。当出现发热、皮疹、血白细胞减少等变态反应时,告诉医师暂时停药;少数患者服药早期可出现症状加重,尤其是神经系统症状,继续服药可逐渐改善。D-青霉胺常见的不良反应:胃肠道反应,如恶心、呕吐、上腹不适,皮肤变脆易损伤;长期服用可出现自身免疫性疾病,如肾病、溶血性贫血、再生障碍性贫血等;宜同时补充维生素 B_6,避免并发视神经炎。使用二巯丙醇治疗时,易导致局部疼痛、硬结或脓肿,应注意深部肌内注射。

(五)健康指导

(1)限制铜的摄入,给予低铜饮食和避免使用含铜的餐具和炊具,避免使用含铜药物。
(2)按医嘱长期不间断正确服药,并定期检测尿铜和肝、肾功能。
(3)保持平衡心态,避免焦虑、悲观等不良心理;生活有规律,坚持适当运动和锻炼。

（田　鸽）

第七节　吉兰-巴雷综合征的护理

吉兰-巴雷综合征,是以周围神经和神经根的脱髓鞘、小血管周围淋巴细胞及巨噬细胞的炎性反应为病理特点的自身免疫性疾病,是临床常见的也是多发的周围神经疾病。临床表现为:急性或亚急性发病,以四肢弛缓性瘫痪、脑脊液蛋白-细胞分离为特征,且呈进行性上升性对称性麻痹以及不同程度的感觉障碍,多数可完全恢复,少数严重者累及自主神经系统可引起致死性呼吸肌麻痹、心律失常,多发生于男性。临床主要采取病因治疗,包括血浆置换,应用免疫球蛋白、糖皮质激素、免疫抑制剂及调节剂等,同时对症治疗。发病率为(0.6～2.4)/10万,男性略多,白种人的发病率高于黑种人。

一、诊断要点

(1)任何年龄、任何季节均可发病。

(2)急性起病,进行性加重,多在2周左右达高峰。病前1～2周常有呼吸道感染、胃肠道感染症状,或疫苗接种病史。

(3)弛缓性肢体肌肉无力是AIDP的核心症状。多为对称性,从双下肢向上肢发展,数天内逐渐加重,少数病初呈非对称性;肌张力可正常或降低,腱反射减低或消失,而且经常在肌力仍保留较好的情况下,腱反射已明显减低或消失,无病理反射。部分患者可有不同程度的脑神经麻痹,以面部或延髓部肌肉无力常见。严重病例可累及肋间肌和膈肌致呼吸肌麻痹。

(4)部分患者伴有肢体感觉异常,常呈手套、袜套样分布;部分患者可有下肢酸痛,神经干压痛和牵拉痛。

(5)部分患者有自主神经损害,如皮肤潮红、出汗多、心动过速或过缓、严重心脏传导阻滞、直立性低血压等。

(6)多为单相病程,有自限性,一般进展到2～4周逐渐恢复,预后较好。

(7)实验室检查。①脑脊液检查:CSF蛋白-细胞分离为本病特征性表现之一,病后2～4周最为明显,但较少超过1.0 g/L;白细胞计数一般$<10\times10^{6}$/L;部分患者可见寡克隆区带(oligo-clonal bands,OB)。②肌电图:提示远端运动神经传导潜伏期延长、传导速度减慢、F波异常、传导阻滞、异常波形离散等。③腓肠神经活检:可见炎性细胞浸润及神经脱髓鞘,轴索变性少见,可见再生神经丛(在确定诊断中一般不需要神经活检)。

出现以下表现一般不支持GBS诊断:①显著、持久的不对称性肢体肌无力。②以膀胱及直肠功能障碍为首发症状或持久的膀胱和直肠功能障碍。③脑脊液单核细胞数超过50×10^{6}/L。④脑脊液出现分叶核白细胞。⑤存在明确的感觉平面。

二、鉴别诊断

(一)低钾性周期性瘫痪

呈发作性四肢弛缓性瘫,无感觉障碍,脑神经、呼吸肌一般不受累。脑脊液检查正常,血清钾低,补钾治疗有效,可有反复发作。

(二)急性脊髓炎

本病发病前 1～2 周有发热病史,急性起病,呈脊髓横贯性损害,脑神经不受累。

(三)脊髓灰质炎

本病起病多有发热,肢体瘫痪常局限于一侧下肢,无感觉障碍。

三、治疗原则

(一)免疫球蛋白静脉注射(IVIg)

临床表明大剂量免疫球蛋白治疗 AIDP 有效,成人剂量 0.4 g/(kg·d),连用 5 天;少数患者在 1 个疗程后,病情仍然无好转或仍在进展,或恢复过程中再次加重者,可以延长治疗时间或增加 1 个疗程。免疫球蛋白过敏或先天性 IgA 缺乏的患者禁用。

(二)血浆交换(plasma exchange,PE)

急性重症患者可以选用,对起病 2 周内的患者使用效果更好,每周做 2～4 次,每次交换 40 mL/kg 体重。禁忌证包括严重感染、心功能不全和凝血功能障碍。

(三)肾上腺皮质激素应用

目前各家意见不一,近年来临床研究多认为皮质类固醇治疗 GBS 无明显疗效,但也不加重病情,糖皮质激素和 IVIg 联合治疗与单独应用 IVIg 治疗的效果也无显著差异,甚至比单独使用免疫球蛋白的效果差,因此国外的 GBS 指南均不推荐应用糖皮质激素治疗。但对无条件应用免疫球蛋白和血浆交换治疗的患者,可短期试用,甲泼尼龙 500 mg/d 或地塞米松 10 mg/d,5 天后减为半量,7～10 天为 1 个疗程。

(四)神经营养剂

可给予 B 族维生素药物及神经妥乐平等。

(五)辅助呼吸

重症 GBS 患者可累及呼吸肌致呼吸衰竭,应密切观察患者的呼吸情况,观测的主要的指标有:碳酸过多(动脉二氧化碳分压>6.4 kPa(48 mmHg)),低氧血症(当患者呼吸自然空气时,动脉氧分压<7.5 kPa(56 mmHg)),肺活量<15 mL/kg;次要的指标有:无效的咳嗽,吞咽功能受损,肺不张。当患者存在 1 个主要指标或 2 个次要指标时,即使没有呼吸困难,仍然需要机械通气。定时翻身拍背,及时抽吸呼吸道分泌物,保持呼吸道通畅,积极预防感染。

(六)对症治疗及预防并发症

重症患者需心电监护,观察心律变化及传导阻滞;延髓麻痹不能吞咽的患者,应尽早鼻饲,以免误吸入气管导致窒息;尿潴留可加压按摩下腹部,无效时可留置导尿管;应用抗生素预防和控制坠积性肺炎及尿路感染;重症卧床患者皮下注射低分子肝素和使用弹力袜,以预防深静脉血栓形成;对于感觉迟钝性的肌肉痛、根性痛、关节痛及脑膜炎性疼痛者,可使用阿片类、加巴喷丁、卡马西平缓解疼痛。

四、护理

(一)一般护理

(1)执行内科一般护理常规。

(2)做好患者安全评估及自理能力评估,保证患者安全,并给予生活照护。

(3)保持呼吸道通畅,有胸闷、气短、呼吸费力时,加大氧流量,协助患者取半坐位,鼓励患者深呼吸有效咳痰,及时清理口腔、鼻腔分泌物,必要时吸痰。备好抢救物品。

(二)饮食指导

(1)在保证有足够热量供给的基础上,可给予患者高碳水化合物、高蛋白、高维生素 B 以及高纤维素的流质饮食,喂食速度要缓慢,以免呛咳。

(2)若患者吞咽困难,早期可给予鼻饲饮食,进食时及进食后 30 分钟抬高床头 30°～45°,防止误吸。

(三)用药护理

(1)按医嘱正确给药。①血浆置换:可直接去除血浆中的致病因子,一般每次交换以 40 mL/kg 或 1～1.5 倍血浆容量计算,每周做 2～4 次。②应用免疫球蛋白:应用大剂量静脉滴注治疗急性病例,可获得与血浆置换治疗相接近的效果,而且安全。成人剂量 0.4 g/(kg·d),连用 5 天。③糖皮质激素:甲泼尼龙0.5～1 g/d,静脉滴注,连续 3 天,之后口服甲泼尼龙片或泼尼松递减;或采用地塞米松 10～20 mg/d,静脉滴注,连续 5～7 天,以后口服泼尼松递减。总疗程 2 周左右。

(2)应用免疫球蛋白应注意注射速度,观察有无输液反应。免疫球蛋白常导致发热面红,减慢输液速度可减轻症状。

(3)使用糖皮质激素时密切监测血压、血糖变化,遵医嘱给予补钾、补钙治疗。还有可能出现应激性溃疡导致消化道出血,应观察有无胃部疼痛不适和柏油样大便等,留置胃管的患者应定时回抽胃液,注意胃液的颜色、性质。

(4)某些镇静安眠类药物可产生呼吸抑制,不能轻易使用,以免掩盖或加重病情。

(四)并发症护理

(1)肺感染:严密观察呼吸困难的程度,确保呼吸道通畅。吸痰时要严格执行无菌操作,使用一次性吸痰管,操作前后洗手,防止医院感染。对已气管切开使用人工呼吸机的患者应采取保护性隔离。气管切开的伤口要定时换药,防止感染。气管内定时滴药,加强翻身拍背,促进痰液排出,预防发生肺不张及肺感染。减少探视。

(2)深静脉血栓形成:抬高下肢,使用抗栓泵或低分子肝素治疗,给予患者被动运动或穿弹力长袜等措施,监测双腿腿围及早发现血栓形成。

(3)患者出现面肌无力或双侧面瘫,暴露的角膜易于发生角膜炎,应进行防护性治疗。

(4)疾病早期可出现四肢或全身肌肉疼痛及皮肤痛觉过敏,可适当应用镇静药或抗抑郁药,短期试用大剂量激素可能有效。

(5)保持床单位清洁平整,定时翻身以防止压疮。肢体早期被动活动防止挛缩。瘫痪严重者注意肢体功能位,经常被动活动。肌力开始恢复后主动与被动活动相结合,进行按摩、针灸、理疗等神经功能康复治疗。

(6)尿潴留患者可行下腹部按摩,无效时可留置导尿管,预防尿路感染。便秘可做顺时针腹部按摩,遵医嘱给予缓泻剂和润肠剂。出现肠梗阻迹象时应立即禁食,给予肠动力药。

(五)病情观察

(1)密切观察患者的意识变化,及时评估呼吸及运动、感觉障碍情况。出现呼吸肌无力、呼吸困难、咳痰无力、烦躁不安及口唇发绀等缺氧症状应及时给予吸氧。必要时进行气管插管、气管切开,使用人工呼吸机辅助通气,加强气道管理。

(2)密切观察有无消化道出血、营养失调、压疮、下肢深静脉血栓形成、尿潴留、便秘等并发症发生,当患者出现胃部不适、腹痛、柏油样大便、肢体肿胀疼痛以及咳嗽、咳痰、发热等症状时应予重视。

(六)健康指导

(1)帮助患者及家属掌握疾病相关知识及自我护理方法;保持情绪稳定和健康心态。

(2)鼓励患者做肢体被动和主动活动,加强肢体功能锻炼和日常生活活动训练。运动锻炼过程中应有家属陪同,防止跌倒、受伤。

(3)注意营养均衡,增强体质和机体抵抗力,避免淋雨、受凉、疲劳和创伤等诱因。

(4)指导患者自我评估及监测病情,告知消化道出血、营养失调、压疮、下肢深静脉血栓形成的表现以及预防窒息的方法,当患者出现胃部不适、腹痛、柏油样大便、肢体肿胀疼痛以及咳嗽、咳痰、发热、外伤等情况时及时就诊。

(田　鸽)

第五章

神经系统疾病的中西医结合治疗

第一节 帕金森病的中西医结合治疗

帕金森病(PD)又称震颤麻痹,是中老年较常见的中枢神经系统变性疾病。临床表现以运动减少、肌张力增高、震颤和体位不稳为主。多在 40 岁以后发病,60 岁以上人群患病率达 1%。

本病相当于中医学"颤证""颤病"等病证。

一、病因病机

(一)西医病因

对 PD 病因,过去单一地认为与多巴胺神经系统受损有关,近年渐认为很可能是由于多因性的、相对选择性的系统的神经结构的病变所致。

1.年龄因素

PD 的患病与年龄相关,60 岁以上老人可有多巴胺(DA)、去甲肾上腺素(NE)等神经递质减少,酶类代谢异常,黑质和蓝斑中色素神经细胞脱失,而 PD 患者约 80% 多巴胺神经元死亡,Lewy 小体较正常老人增多且广泛分布。

2.遗传因素

流行病学调查发现,有阳性家族史或有某种素质的人易患本病,同卵或异卵双生子的同患率较高。PD 的遗传类型认为是常染色体显性遗传。近年日本学者提出 PD 与潜在神经毒代谢有关,设想 PD 患者可能存在 N-甲基化酶或单胺氧化酶等代谢基因的异常。

3.神经毒学说

近年研究发现 1-甲基-1、1-甲基-3、6-四氢吡啶(MPTP)物质是 PD 发病的重要因素。MPTP 经氧化后成为对黑质细胞有特异性毒性的 MPP^+ 根,在胶质细胞内短期或长期蓄留后,作用于黑质细胞的线粒体,使自由基过度生成,导致神经元死亡。

4.感染因素

PD 患者的脑脊液中疱疹Ⅰ型病毒抗体效价增高,血清中发现抗人交感神经节的细胞抗体,认为 PD 可能与某些病毒感染有关。

5.免疫因素

PD 患者细胞免疫功能低下,而体液免疫改变不明显。

因此认为 PD 的病因是中毒、感染、免疫紊乱和非生物因素所致的亚临床损害,当这些损害发生在某些易感染素质的人时则可促进 PD 的发生。此外,去甲肾上腺素、5-羟色胺、γ-氨基丁酸(gABA)、乙酰胆碱等也参与了发病过程。

(二)病理病机

1.西医病理

病理发现:黑质致密区中含黑色素的神经元严重缺失,残余细胞发生变性,细胞质中出现玻璃体同心形包涵体——Lewy 小体。类似变化也见于蓝斑、迷走神经背核、下丘脑、中缝核、交感神经节。影响脑部多巴胺能神经通路纤维变性,导致居于纹状体上神经末梢处多巴胺(DA)不足或丧失,乙酰胆碱(Ach)含量相对增加,使纹状体中这一对神经递质的平衡破坏,而出现 PD 的症状。黑质-纹状体、中脑皮质边缘及下丘脑弓状核垂体漏斗系统的 DA 神经元广泛而严重的变性及 PD 的特征,此系统 DA 功能丧失分别导致运动、精神、内分泌障碍。

2.中医病因病机

(1)年老体衰:中年以后阴气自半,肝肾自虚,兼加劳顿、色欲之消耗,而致阴精虚少、形体衰败,出现筋脉失濡,肌肉拘挛,发为震颤、僵直。肝木本虚,肝失疏泄,气机不畅,气滞血瘀,更加重病情。

(2)情志因素:五志过极化火,木火太盛,克伐脾土,脾为四肢之本,故见四肢摇动;木火上冲则见头摇。若木火克土而脾虚,水液运化失司,导致痰湿内生,阻滞经络发为颤证。

(3)劳倦、思虑过度,或饮食不调,导致心脾受损,以致气血不足,不能荣养四肢,血虚风动,出现震颤。

(4)久病及肾:高年多病重叠,致使肝肾交亏,精血俱耗,出现筋脉不舒,拘急时作。总之,PD 的主要的病理基础是肝肾阴虚、气血不足,在此基础上形成风、痰、火、瘀等病理改变,内外相互影响,导致本病出现复杂的兼夹之证。中医认为其病位在肝、肾、心、脾。肝肾不足,心脾两虚是本,风、痰、火、瘀是标。标本相互影响,从而出现震颤、僵直、行动徐缓等症状。

二、诊断要点

(一)临床表现

1.病史

临床发病年龄一般在 50～60 岁,男性多于女性。初起表现不明显。

2.症状

(1)运动减少:随意运动减少,始动困难和动作缓慢。语声单调、低沉。进食、饮水呛咳。偶然于起身时全身不动,呈"冻结"发作。

(2)震颤:典型震颤为静止性震颤,多自一侧上肢开始,可以波及四肢、下颌、唇、舌和颈部。每秒 4～6 次,波幅不定,精神紧张时加剧。

(3)强直:多自一侧上肢近端开始,逐渐蔓延至远端、对侧及全身。面肌强直使表情和瞬目动作减少,造成"面具脸"。行走时上肢协同摆动动作消失。

(4)体位不稳:行走时步距缩短,结合屈曲体态,出现碎步、前冲的慌张步态。晚期姿态反射进一步失常,故易倾跌。

(5)其他症状:①自主神经功能紊乱:出现唾液分泌增加,汗分泌增加或减少,大小便排泄困难,直立性低血压;②精神症状:忧郁和痴呆。

3.体征

四肢肌张力呈齿轮样或铅管样增高,联带运动减少,面具脸,前冲步态,路标手或搓丸样动作,自主神经系统功能紊乱的体征。

4.检验与检查

(1)脑脊液检查:少数患者脑脊液中蛋白质计数轻度升高,偶有白细胞数轻度增多,多巴胺代谢产物高香草酸以及 5-HT 代谢产物 5-HLAA 含量减低。

(2)脑电图:主要为广泛性至中度异常,呈弥漫性慢波活动。

(3)CT 检查:部分患者显示不同程度的脑萎缩,表现为蛛网膜下腔增宽,脑沟加深,脑室扩大。

(4)正电子发射型计算机断层扫描(PET):可见壳核内 D1 及 D2 受体与 11C-dopa、18F-dopa 结合力减低。

5.诊断标准

源于 1984 年 10 月全国锥体外系疾病讨论会制定的"帕金森病及帕金森综合征"中帕金森病的诊断标准。

诊断原发性帕金森病主要依靠临床观察,要考虑以下几点。

(1)至少要具备 4 个典型症状和体征(静止性震颤、少动、僵直和位置性反射障碍)中的 2 个。

(2)是否存在不支持诊断原发性帕金森病的不典型症状和体征,如锥体束征、失用性步态障碍、小脑症状、意向性震颤、凝视麻痹、严重的自主神经功能障碍、明显的痴呆伴有轻度锥体外系症状。

(3)脑脊液中高香草酸减少,对确诊早期帕金森病和与特发性震颤、药物性帕金森综合征与帕金森病的鉴别是有帮助的。一般而言,特发性震颤有时与早期原发性帕金森病很难鉴别,前者多表现为手和头部位置性和动作性震颤而无少动和肌张力增高。

6.临床分型

WHO 推荐的分类标准 I CD-NA 将 PD 分为 5 个亚型:①典型型;②少年型;③震颤型;④姿势不稳步态障碍型;⑤半身型。

1984 年 10 月全国锥体外系疾病讨论会制定的"帕金森病及帕金森综合征的分类"中将帕金森病从 3 个方面分类。

(1)按病程分型。①良性型:病程较长,平均可达 12 年,运动症状波动和精神症状出现较迟;②恶性型:病程较短,平均可达 4 年,运动症状波动和精神症状出现较早。

(2)按症状分型:①震颤型;②少动和强直型;③震颤或少动和强直型伴痴呆;④震颤或少动和强直型不伴痴呆。

(3)按遗传分型:①家族性帕金森病;②少年型帕金森病。

(二)常见并发症

罹患 10 年以上者,多因支气管肺炎而死亡。

三、治疗

帕金森病属于变性疾病,传统西医疗法多着眼于阻止乙酰胆碱释放,促进多巴胺释放以及补充左旋多巴以求得纹状体系统中乙酰胆碱和多巴胺的平衡,早期能获得可靠的疗效。但长期使用可产生不同程度的不良反应,尤其是左旋多巴类制剂可产生新的运动障碍、剂末与开关现象。中医学运用中药及针灸治疗,重在补肾养肝、益气养血、化痰通络,临床证实不仅可改善症状,而且有助于减少西药的剂量和不良反应。

(一)中医治疗

1.辨证论治

(1)气血两虚。

证候:神呆懒言,面色㿠白,肢体震颤,颈项僵直;或肢体拘痉,活动减少,步态不稳,气短乏力,皮脂外溢,舌质黯淡,苔薄白或白腻,脉细无力。

治法:益气养血,熄风通络。

方药:八珍汤合天麻钩藤饮加减。党参12 g,当归15 g,熟地黄15 g,黄芪15 g,白术9 g,茯苓15 g,天麻9 g,钩藤(后下)15 g,牛膝9 g,全蝎6 g,丹参15 g。

纳呆者,加炒谷麦芽各15 g、白豆蔻(后下)6 g醒脾健胃;便秘者,加瓜蒌仁9 g、枳壳9 g润肠通便。

(2)肝肾阴虚。

证候:表情呆板,肢体震颤幅度颇大,动作迟缓,肢体拘痉,活动笨拙,头晕目眩,耳鸣健忘,急躁易怒,面赤多汗,腰膝酸软,舌瘦质红,舌苔少,脉细数。

治法:补肾养阴,柔肝熄风。

方药:大定风珠加减。生地黄15 g,石斛12 g,杭白芍15 g,肉苁蓉9 g,川续断15 g,炙龟甲(先煎)30 g,炙鳖甲(先煎)30 g,钩藤(后下)30 g,五味子6 g,麦冬9 g。

震颤严重者,加珍珠母(先煎)30 g、天麻9 g镇肝熄风;肢体拘痉甚者,加地龙9 g、全蝎6 g通络止痉;阴虚火旺甚者,加知母9 g、黄檗6 g滋阴降火。

(3)风痰阻络。

证候:肢体震颤,四肢拘痉,动作不利,伴胸胁满闷,痰盛流涎,舌胖质淡,舌苔白腻,脉濡或弦滑。

治法:行气化痰,熄风通络。

方药:导痰汤加减。法半夏9 g,制南星9 g,枳实6 g,茯苓15 g,陈皮9 g,天麻9 g,钩藤(后下)30 g,僵蚕9 g,大贝母9 g,天竺黄9 g。

震颤甚者,加生龙牡(均先煎)各30 g、地龙9 g镇肝熄风;痰热便秘者,加大黄(后下)6 g、玄参9 g清热通腑。

(4)血瘀风动。

证候:表情呆板,面色灰黯,肢体僵直,屈伸不利,震颤,伴肩背疼痛,言语謇涩,舌紫黯或有瘀斑,脉弦涩。

治法:活血化瘀,熄风通络。

方药:补阳还五汤加味。黄芪30 g,桃仁9 g,红花9 g,当归15 g,赤芍9 g,川牛膝9 g,怀牛膝9 g,地龙9 g,钩藤(后下)15 g,川芎9 g,全蝎3 g。

言语不利,加菖蒲9 g、郁金9 g开窍利音;痰多者,加茯苓15 g、制半夏9 g、陈皮6 g健脾化痰;兼有痰热者,加竹沥水(兑冲)20 mL、胆南星9 g清化痰热。

2.辨病治疗

(1)六味地黄丸:用于肾阴不足者。浓缩丸,每次8粒,每天3次,口服。

(2)全天麻胶囊:用于阴虚风动所致行动迟缓和震颤者。每次2粒,每天3次,口服。

3.针灸治疗

(1)体针:主穴取悬颅、风池、风府、曲池、合谷、足三里、三阴交、太冲、丰隆。用平补平泻法,每天1次,留针30分钟。

(2)头针:主穴取舞蹈震颤控制区、运动区。一侧病变针对侧,两侧病变取双侧。手法:快速捻转,配合提插,留针 30 分钟,每天 1 次。

(二)西医治疗

1.药物治疗

(1)乙酰胆碱受体阻断药。①盐酸苯海索(安坦):从每天 1 mg 开始,逐日递增至维持量每天 4～6 mg,分 2～3 次口服。老人慎用。②丙环定(开马君):每天 3～6 mg 分 2～3 次口服。影响认知能力,可致尿潴留。老年人慎用。

(2)多巴胺释放促进剂。金刚烷胺:每天 100 mg 分 2～3 次口服,可延缓本病的进展,也可减少左旋多巴制剂的不良反应。

(3)补充多巴胺制剂。①复方苄丝肼(美多巴):为左旋多巴与苄丝肼(4∶1)的混合剂,从每天 0.125 g 开始渐增,维持量为每天 0.25～0.5 g,分 2～3 次口服。②复方左旋多巴(息宁):为左旋多巴与卡比多巴(4∶1)混合剂的控释剂。从每天 0.125 g 开始渐增,维持量为每天 0.25～0.5 g,分 2～3 次口服。

当患者服用复方左旋多巴类药物出现耐受而用量过大或增量过快时,可出现症状波动。①剂末现象:每次药物的作用时间逐渐缩短,表现为症状规律性地波动。可采用息宁控释片或合并多巴胺激动剂治疗。②开关现象:每天多次突然波动于严重运动减少和缓解而伴有异动症两种状态之间,可改用激动剂或试行移植疗法。

(4)减少多巴胺破坏制剂:司来吉兰(丙炔苯丙胺)每天 5～10 mg 分 2～3 次口服,用于其他药物无效者。

(5)多巴胺受体激动剂。①溴隐亭甲磺酸盐(溴隐亭):为 DA 受体直接激动剂,一般从 1.25～2.5 mg 每晚 1 次开始渐增,维持量 7.5～15 mg,最高剂量每天 30 mg,与食物同服,以减少胃肠道不良反应,孕妇禁用。用于 DA 治疗有运动波动或不能用足量者。②培高利特甲磺酸盐(协良行):最初两天剂量为每天 0.05 mg,在以后的 12 天内,每隔 2 天每天加 0.1～0.15 mg,分 3 次口服。③吡贝地尔(泰舒达)单用每天 150～250 mg,分 3～5 次服用;与多巴胺疗法合用每天 100～150 mg 分 2～3 次服用。禁用于循环衰竭患者、急性心肌梗死患者及对本品过敏者。

2.手术治疗

手术的目的在于试图减轻 PD 的症状,手术部位是症状对侧的丘脑腹外侧核、苍白球或其传出纤维,目前多采取立体定向的方法,但同药物替代疗法一样存有一定的局限性。近年来脑组织移植手术的研究受到了关注。

(徐兆华)

第二节　周期性麻痹的中西医结合治疗

周期性麻痹是一组与钾离子代谢有关的代谢性肌病。以反复发作骨骼肌弛缓性无力或瘫痪为主要临床表现。发病突然,持续数小时至数周后恢复。发作间歇期完全正常。

发作时大多伴有血钾降低,也可见血钾增高或正常者,在我国有家族史者不常见。依据发病时血钾的浓度,可分为低血钾、高血钾和正常血钾性三类。以低血钾性周期性麻痹最常见。伴发甲状腺功能亢进、肾衰竭和代谢性疾病等的发作性麻痹称为继发性周期性瘫痪。有遗传史者称为家族性遗传性周期性麻痹。

根据发病特点和临床表现,本病主要与中医学的"痿证"等病证相关。

一、病因病机

(一)西医病因
关于本病的发病原因目前尚不清楚,可能与钾离子代谢异常及遗传因素等有关。

(二)病理病机

1.西医病理

(1)钾离子代谢异常:普遍认为周期性麻痹是一种与钾离子代谢障碍有关的疾病。低钾性周期性麻痹发作时,肌细胞内 K^+ 增多,细胞外液 K^+ 减少,使细胞内外 K^+ 浓度差过大,致使细胞膜电位过度极化,膜电位下降,而引起肌无力或瘫痪;高钾性周期性麻痹发作时, K^+ 自细胞内到细胞外,而 Na^+ 代偿性进入肌细胞内,使细胞膜电位较间歇期低于正常的电位进一步降低。

(2)遗传因素:本组疾病除罕见的正常血钾性周期性麻痹尚未确定外,其余两者均为常染色体显性遗传性疾病。低血钾性周期性麻痹多为散发性,高血钾性周期性麻痹外显率高。

(3)其他学说:发生低血钾性周期性麻痹的可能因素如下。①胰岛素、肾上腺皮质激素分泌增加;②肌纤维膜的离子通透性异常;③间脑病变。高血钾性周期性麻痹可能与肌细胞膜电位降低,膜对钠的通透性增加及肌细胞内钾、钠转换能力的缺陷有关。

2.中医病因病机

(1)脾胃虚弱:脾为后天之本,主四肢肌肉,由于饮食不节,或过度劳累损伤脾胃,脾胃功能失调,致使津液及水谷精微来源不足,筋脉肌肉失养,以致肢体痿弱无力。

(2)肝肾不足:肾主骨,肝主筋。肾为先天之本,素体肾虚,致肾阴阳俱虚,阳不化气,致气血不足,筋脉失养,出现四肢瘫软无力。肝肾同源,肾阴不足,致肝血不足,血不养筋,亦可造成肢体酸软无力等症。

(3)外感湿邪:久居潮湿之地,或淋雨受凉,寒湿浸淫筋脉肌肤,致气血运行不畅,筋脉弛缓,肢体痿软不用;若感受湿热,或寒湿化热,湿热下注,经脉不利,也可致肢体痿弱无力。

二、诊断要点

(一)临床表现

1.病史

发病前常有疲劳、受凉、剧烈运动、精神刺激、酗酒、饱餐或饥饿等情况。

2.症状

反复发作性四肢软瘫,近端重于远端,下肢重于上肢,可以从下肢逐步累及上肢,严重者可引起呼吸肌麻痹。

3.体征

肌张力降低,腱反射减低或消失,无感觉障碍,严重时可出现心动过速、室性早搏。

4.检验与检查

(1)血液检查。①血钾:低血钾性周期性麻痹在发作期血清钾明显降低, <3.5 mmol/L,间歇期正常。高血钾性周期性麻痹发作期血清钾增高, >5.5 mmol/L。②血 T_3 、 T_4 检查:继发于甲亢者,血 T_3、T_4 增高,T_3>3.0 nmol/L,T_4>169 nmol/L。

(2)电生理检查。①心电图:低血钾性周期性麻痹表现为 P-R 间期和 Q-T 间期延长,QRS 波群增宽,ST 段降低,T 波低平或倒置,出现高大 U 波。高血钾性周期性麻痹表现为 T 波高尖。②肌电图:低血钾性周期性麻痹对电刺激反应降低或消失。静息膜电位低于正常。高血钾性周期性麻痹在发作时可出现肌强直或肌强直样放电。在发作高峰时呈电静息状态。

(3)影像学检查:肌肉 CT 显示少数患者发病多年后主要受累的肢带肌群发生缓慢进行性肌病,可出现肌肉萎缩,肌肉组织逐渐被结缔组织和脂肪取代,肌肉在扫描时可出现散在的低密度区。

5.诊断试验

必须在心电图监护下结合肌电图检查进行。

(1)药物诱发试验。有助于诊断低血钾性周期性麻痹。事前应取得患者及其家属的同意,并做好应付一切可能发生的意外(如呼吸肌麻痹、心律失常)的准备。方法:于 1 小时内静脉滴注葡萄糖注射液 100 g 及胰岛素 20 U。通常在滴注后 1 小时出现低血钾。在瘫痪发生前,可见到快速感应电刺激引起的肌肉动作电位幅度的节律性波动,继而潜伏期延长,动作电位间期增宽,波幅降低,甚至反应消失。瘫痪出现后应立即予氯化钾加入生理盐水中静脉滴注(每小时不超过 1 g),并同时予以口服以中止发作。

(2)钾负荷试验:即内服 4～5 g 氯化钾(成人量)以观察可否诱发肌无力。如为高血钾性周期性麻痹,服后 30～90 分钟内会出现肌无力,数分钟至 1 小时达高峰,持续 20 分钟至 1 天。如为低血钾性周期性麻痹,肌无力会有改善。若为正常血钾性周期性麻痹,肌无力会加重,但血钾正常。

(3)运动诱发试验:让患者蹬自行车,车上加有 400～750 kg 的阻力,持续蹬 30～60 分钟,停车后 30 分钟如诱发肌无力伴血钾升高,可诊断为高血钾性周期性麻痹。

(4)冷水诱发试验:将前臂浸于 11～13 ℃水中,如为高血钾性周期性麻痹患者,20～30 分钟可以诱发肌无力,停止浸冷水 10 分钟后可恢复。

6.分型诊断

(1)低血钾性周期性麻痹:此型在国内最常见,属常染色体显性遗传。在我国以散发病例为多,男性多于女性,多在 20～40 岁发病,发作时血清 K^+ 降低。随着年龄增长发作次数减少,程度减轻。多于清晨或夜间熟睡中突然发现肢体瘫痪,常自腰背部和双侧髋部开始,向下肢远端蔓延,也可发展到上肢。近端重于远端,下肢重于上肢,数小时至 1～2 天内发展到高峰。常伴有肌肉酸痛、重胀、麻木、针刺样或蚁走样感觉,有的患者可有激动、恐惧、口渴、出汗、关节疼痛等前驱症状。颈部以上肌肉通常不受影响。瘫痪发作时,肌张力降低,腱反射降低或消失,极严重的患者可发生呼吸肌麻痹和/或严重的心律失常而危及生命。每次发作可持续数小时或数天,然后逐渐恢复。发作早期如能做轻度的肢体被动活动可使发作减轻或停止。血清钾浓度降低。心电图 T 波降低,U 波出现,QRS 延长等低钾表现。伴发甲状腺功能亢进的周期性麻痹发作频率较高,每次持续时间较短,常在数小时至 1 天内。甲亢控制后,发作次数减少。

(2)高血钾性周期性麻痹:本型少见,属常染色体显性遗传。发病时血清钾较平时增高。多在 10 岁以前起病,男性多于女性且病情较重。一般日间发病,持续时间短,大多在数小时内症状消失。也可有与低血钾性周期性麻痹相似的前驱症状和麻痹症状,发作时麻痹也相似,但瘫痪程度较轻,肌无力程度与血钾不相平行。常伴有痛性肌痉挛和轻度肌强直。每次持续时间较短,进行轻度的体力活动或进食可能使发作推迟或顿挫。发作一般较低血钾性周期性麻痹频繁。大多在 30 岁后趋向好转,逐渐终止发作。个别患者有持久的心律不齐,如二联律或阵发性室性心动过速等。肾功能不全、肾上腺皮质功能减退、醛固酮缺乏症、服用肾上腺糖皮质激素或钾盐时易诱发本病。

(3)正常血钾性周期性麻痹:本型较少见,属常染色体显性遗传。发作时血清钾和尿钾均正常。多在 10 岁前发病。起病多在夜间,发作时除四肢麻痹外,常伴轻度面肌及咀嚼肌无力、吞咽困难和发音低弱等。有时某些肌群,如小腿肌或肩臂肌等可有选择性受累。每次发作持续时间较长,可 2 天至 3 周不等,大多在 10 天以上。部分患者平时极度嗜盐,限制食盐入量或给予钾盐可诱发本病。

(二)常见并发症

低血钾性周期性麻痹极严重者可发生呼吸肌麻痹,累及心脏可有心动过速、室性早搏和血压偏高。伴发甲状腺功能亢进症的患者周期性麻痹发作频率较高。

三、治疗

本病在临床上可用中医和西医两种方法进行治疗。一般认为,在急性期西药的作用迅速、高效;而中医药在缓解期的治疗,在改善症状、防止复发、减少西药毒副作用方面,有着良好的作用。

(一)中医治疗

1.辨证论治

(1)气血两虚。

证候:肢体酸软,麻木无力,甚至瘫痪、呼吸气急,面色欠华,口渴欲饮,心悸多汗,大便溏稀,舌质淡,舌苔薄,脉细或细数无力。

治法:益气养血。

方药:人参养荣汤加减。党参 12 g,炒白术 12 g,白芍药 12 g,怀牛膝 12 g,熟地黄 15 g,茯苓 15 g,丹参 15 g,当归 12 g,五味子 6 g,炙甘草 9 g。

若呼吸困难,加人参(另炖)9 g、山茱萸 30 g 大补元气,或予参麦注射液 30 mL 加入生理盐水 250~500 mL 中静脉滴注;口渴剧烈,加天花粉 12 g、沙参 15 g、麦门冬 12 g 生津止渴;恶心、呕吐,加竹茹 9 g、姜半夏 9 g 止呕;尿少或无尿,酌加肉桂 3 g、车前子 9 g、猪苓 15 g 温阳利尿。

(2)肝肾不足。

证候:肢体酸痛,麻木无力,四肢瘫痪,下肢较上肢重,腰膝酸软,头晕耳鸣,尿少或无尿,舌质偏红,苔薄黄或薄白,脉细数或无力。

治法:滋养肝肾,壮骨强筋。

方药:健步壮骨丸加减。炙龟甲(先煎)15 g,鹿角胶(烊化)9 g,制附子(先煎)9 g,川牛膝 12 g,熟地黄 12 g,炒白术 15 g,炒杜仲 12 g,桑寄生 15 g,当归 12 g,何首乌 12 g,太子参 15 g,木瓜 9 g。

若尿少或无尿,加肉桂 3 g、怀牛膝 12 g 温阳利尿;四肢无力明显,加炙黄芪 30 g、炙甘草 9 g,以加强补益中气之力;出现下焦湿热者,可酌加苍术 9 g、黄檗 6 g 燥湿清热。

(3)寒湿浸淫。

证候:突发肢体软弱无力,行动不便,呈进行性加重,甚则双下肢瘫痪,身体困重,形寒肢冷,舌质淡,舌苔白腻,脉缓或濡。

治法:祛寒除湿,舒筋通络。

方药:鸡鸣散加减。羌活9g,独活9g,萆薢12g,桔梗3g,木瓜15g,吴茱萸3g,槟榔9g,川牛膝15g,生薏苡仁30g,陈皮9g,紫苏叶9g,生姜6g。

若四肢无力重,加炙黄芪15g、党参12g、炒白术15g益气健脾。

(4)湿热下注。

证候:突发肢体软弱无力,呈进行性加重,甚则双下肢瘫痪,大便偏溏,小便色黄,舌质红,舌苔黄腻,脉濡数。

治法:清热利湿,强筋通络。

方药:四妙丸加味。苍术9g,白术12g,生薏苡仁30g,怀牛膝12g,黄檗6g,茯苓15g,泽泻30g,蚕砂(包煎)12g。

腹胀便溏者,加葛根30g、陈皮6g。

2.辨病治疗

(1)补中益气丸:适用于气血两虚证。每次1丸,每天2次,口服。

(2)人参归脾丸:适用于气血两虚证。每次1丸,每天2次,口服。

(3)十全大补丸:适用于气血两虚证。每次1丸,每天2次,口服。

(4)六味地黄丸:适用于肝肾阴虚证。每次1丸,每天2次,口服;或浓缩丸每次8粒,每天3次,口服。

(5)四妙丸:适用于下焦湿热证。每次6g,每天2次,口服;或浓缩丸每次8粒,每天3次,口服。

3.针刺疗法

(1)体针:主穴取中脘、足三里、脾俞、肾俞、肝俞、大椎等。上肢加肩髃、曲池、外关、合谷;下肢加环跳、伏兔、风市、阳陵泉、悬钟、太冲等。强刺激,或以频率120~200次/分、强度1.5mA的电针仪通电15分钟,肌力常在半小时内即有所改善。

(2)耳针:取脾、肝、肾、胃、内分泌、皮质下等相应耳穴。

(二)西医治疗

1.低血钾性周期性麻痹

伴发有甲状腺功能亢进症的患者,在对甲亢进行适当的治疗后常可中止发作或显著减轻。间歇期可服用:

(1)乙酰唑胺(醋氮酰胺):每次125mg,每天2~4次,口服。

(2)螺旋内酯:每次20mg,每天4次,口服。可预防发作。

(3)氯化钾:每次1~2g,每天3次,口服。可减少发作。

(4)补达秀:每次1~2g,每天3次,口服。可减少发作。

2.高血钾性周期性麻痹

间歇期可给予以下治疗。

(1)乙酰唑胺:每次250mg,每天2~4次,口服。

(2)氢氯噻嗪:每次25mg,每天2~3次,口服。

(3)二氯苯二磺胺:每天100mg,口服,可预防发作。

3.正常血钾性周期性麻痹

间歇期给予乙酰唑胺,每次250mg,每天2~4次,口服,可预防发作。在治疗过程中,要经常注意血清钾的变化。

四、急症处理

(一)低血钾性周期性麻痹

轻症可给予氯化钾每天 3～8 g 分次口服,重者给予氯化钾每天 2～3 g 加入液体中静脉滴注。

注意事项:氯化钾静脉滴注时每小时不宜超过 1 g,以免影响心脏功能。呼吸肌麻痹者应予辅助呼吸,严重心律失常者应积极纠正。

(二)高血钾性周期性麻痹

可静脉注射葡萄糖酸钙或氯化钙 1～2 g,也可静脉滴注 10% 葡萄糖注射液 500 mL 加胰岛素 10～20 U 以降低血钾。

(三)正常血钾性周期性麻痹

发作期给予大剂量生理盐水或高渗氯化钠注射液静脉滴注可使瘫痪好转。

(徐兆华)

第三节　脑动脉硬化病的中西医结合治疗

脑动脉硬化病是指脑部血管弥漫性硬化、管腔狭窄及小血管闭塞而使脑血流量减少,脑组织因长期缺血缺氧而引起脑实质内神经细胞萎缩、变性、坏死和胶质细胞增生,导致弥漫性进行性器质性脑功能衰退,产生一系列神经精神障碍的综合征。临床表现为神经衰弱综合征、动脉硬化性痴呆、假性延髓麻痹等慢性脑病表现。本病常发生于中老年人,起病缓慢。男性多于女性,比例约为 2∶1。

本病相当于中医学"健忘""眩晕""失眠""多寐""呆病"等病证。

一、病因病机

(一)西医病因

(1)脑血流量的改变　血管内膜反复受损,导致内膜增厚,当血管狭窄在 80%～90% 时,可影响脑血流量。

(2)高血压病。

(3)糖尿病。

(4)脑梗死。

(5)高脂血症。

(6)血液黏稠度高。

(7)吸烟。

(8)超体重、体力活动少。

(9)体内微量元素改变　如铬、铜、锰、锌、铁、镍、钒、硒等的含量改变。

(10)血清铁蛋白改变。

(二)病理病机

1.西医病理

脑动脉粥样硬化和全身性动脉粥样硬化的发病机制相同,主要改变是动脉内膜深层的脂肪变性和胆固醇沉积,形成粥样硬化斑块及各种继发病变,使管腔逐步狭窄直至闭塞。粥样硬化斑块本身并不会引起症状。如病变逐步发展,则内膜分裂、内膜下出血(动脉本身的营养血管破裂出血所致)和形成内膜溃疡,内膜溃疡处易于发生血栓形成,使管腔进一步狭窄或闭塞,动脉管腔变窄,血管弹性降低,因而增加了对血流的阻力,以致血液流量显著减少,使接受血液供应的脑组织长期处于慢性进行性缺血缺氧状态,引起脑细胞变性、软化、坏死或点状出血,最后可以形成瘢痕、囊肿或弥散性的脑萎缩。

大脑皮质下的白质中有由小动脉硬化缺血所引起的灶性软化区,称为皮质下脑病,基底节部可见许多小囊腔,系脑组织缺氧软化吸收的结果(腔隙状态)。弥漫性脑小动脉硬化时,动脉外膜变性增生而整个血管可呈纤维化,血管壁内弹力层增厚,而致内膜粗糙,并伴有附近脑组织的坏死和变性。微动脉中层的纤维化,管壁增厚导致管腔缩小或闭塞。脑组织中神经细胞数目减少,并有弥漫性的神经细胞缺氧性改变,细胞体变小、皱缩,染色变浓,轴突变细或断裂,直到神经细胞死亡等。此类改变逐渐增多,弥漫遍及整个皮质,就形成脑萎缩,脑体积减小,重量减轻,脑沟增宽,脑回狭窄,蛛网膜下腔及脑室系统扩大。

2.中医病因病机

中医学认为:本病是发生于中老年阶段的疾病。人到中年以后,体力渐衰,加上将息失宜、烦劳过度等因素,导致人体阴阳失调,肾精亏损,阴亏于下,阳亢于上,肝阳化风,上扰清窍;或元气不足,清阳不升,脑络失养,神明失用,遂作眩晕、健忘、不寐、多寐,直至痴呆等症。

(1)肝肾亏损:中年以后气血虚弱,精血不足,加之房事不节、耗气伤精,伤及肝肾,脑髓空虚,脑络失养,则见脑转耳鸣、健忘、神色呆钝;肝阴不足,筋脉失濡,虚风内动,则见肢体震颤、麻木。肾亏则失于固摄,故二便失控。

(2)饮食不节:饮酒饱食,嗜啖肥甘厚味,或因忧思恼怒,伤及肝脾。

(3)肝郁失疏,郁久化火,炼液成痰,痰火内结;或脾失健运,聚湿为痰;或忧思郁结日久不解,气滞不畅,气血瘀阻。

(4)元气虚弱:中年以后,元气渐虚,气虚运血无力,清阳不升,故头晕耳鸣,表情淡漠,反应迟钝,沉默寡言,嗜睡;气虚血行无力以致瘀血内生,血瘀阻碍气机运行则气滞,气滞又可加重血瘀,气行则水行,气虚则津液气化失司,失于布施,或气滞则血瘀,瘀从水化为湿,水停则湿聚为痰,痰湿、瘀血之间又互为因果,加重病情;痰浊困脾,健运不及,则神思困顿,纳谷不香;痰瘀闭阻脑窍,故神识呆滞,喃喃自语,性情孤僻,多疑固执,健忘;痰蒙心神,则失眠多梦。

二、诊断要点

(一)临床表现

1.病史

年龄多在50岁以上,有高血压病、糖尿病病史,伴有周围动脉、冠状动脉、肾动脉等粥样硬化者多见,经常饮酒、过度疲劳、精神过于高度紧张,均可促进本病发展。男性多于女性。

2.症状

表现为头昏、眩晕、头痛、疲劳、嗜睡或失眠、注意力不易集中、记忆力减退、情绪不稳,严重者出现痴呆,生活不能自理。

3.体征

眼底检查可见动脉变细,反光增强,重者可呈银丝状,动静脉可有明显的交叉压迫现象;血压常常高于正常值。

4.检验与检查

(1)血脂:可有总胆固醇、甘油三酯、低密度脂蛋白、载脂蛋白B升高以及高密度脂蛋白降低。

(2)脑电图:轻度弥漫性异常,两侧半球可有少量 θ 波或 δ 波,局限性损害时可有局灶性 δ 波。

(3)经颅多普勒(TCD):可发现脑底动脉环主要分支的流速、流向改变。

(4)头颅 CT、MRI 检查:可见脑萎缩、多发性腔隙性脑梗死、皮质下脑动脉硬化等表现。

(5)放射性核素脑血流量测定:可见脑血流速度变慢,血流量减少。

(二)诊断

源于 1981 年全国第三届神经精神科学术会议修订(试行草案)。

1.轻度脑动脉硬化病

(1)年龄在 45 岁以上。

(2)初发高级神经活动不稳定的症状及(或)脑弥漫性损害的症状。

(3)眼底动脉硬化Ⅱ级以上。

(4)主动脉增宽。

(5)颞动脉或桡动脉较硬等周围动脉硬化症,或有冠心病。

(6)神经系统阳性体征:如深反射不对称,掌颏反射阳性和/或吸吮反射阳性。

(7)血清胆固醇增高。

(8)排除其他疾病。

诊断判断:具备上述 8 项中的 5 项或 5 项以上。

2.中度脑动脉硬化病

(1)轻度脑动脉硬化病的诊断标准。

(2)由本病引起的下列症状(综合征)之一:痴呆、假性延髓麻痹、帕金森综合征、癫痫等。

中度脑动脉硬化病慢性型者应具备以上两项条件。

3.弥漫性脑动脉硬化病

弥漫性脑动脉硬化病为慢性重症脑动脉硬化病。应具有中等度脑动脉硬化病条件(也可伴小卒中),病情反复加重,病变广泛,生活难以自理。

三、治疗

本病在临床上可用中医和西医两种方法进行治疗。一般认为,西药在治疗本病方面重在改善血流动力学指标、调脂及稳定血压,而中医药的辨证施治却有良好的效果。

(一)中医治疗

本病辨治应以虚实为纲。虚证以肝肾阴精不足为基础,兼有气虚或阳虚,治疗分别以滋肾、养肝为主,兼以补气、温阳。实证以痰浊、瘀血阻窍为主,治疗分别予以化痰开窍、活血化瘀。因虚实每每互见,常需补虚与祛实同用,但总以扶正补虚为主。

1.辨证论治

(1)阴虚阳亢。

证候:头晕目眩,视物不清,健忘失眠,腰酸膝软,咽干口苦,肢体震颤或伴麻木,舌体歪斜,舌质红瘦,苔少而干,脉细或数。

治法:滋阴潜阳,平肝熄风。

方药:镇肝熄风汤加减。怀牛膝 12 g,生赭石(先煎)30 g,生龟甲(先煎)15 g,生白芍 15 g,天门冬9 g,川楝子9 g,生麦芽 15 g,甘草 3 g。

眩晕重者,加生牡蛎(先煎)30 g、天麻 12 g,以增强平肝熄风之力;视物昏花明显者,加枸杞子 12 g、石斛9 g 滋养肝阴;心中烦热者,加黄连 3 g、竹叶9 g 清泄心火;兼头胀头痛,加白蒺藜 12 g、川芎 12 g 熄风通络;兼黄痰量多者,加天竺黄9 g、胆南星9 以清化痰热;兼大便干结,加决明子 15 g 清热通便。

(2)肾精匮乏。

证候:多见高龄久病患者,头目眩晕,脑转耳鸣,健忘,视物昏花,语言謇涩,语声低微,表情呆板,走路不稳,行动缓慢,甚至筋脉拘急,四肢搐搦,聂聂而动,神倦痴呆,气短无力,或言语增多(欣快),夜寐不安。或有癫痫,二便失控,舌淡,苔薄白,脉沉细迟弱。

治法:益肾培元,填精补髓。

方药:左归丸。熟地黄 15 g,枸杞子 12 g,山茱萸 12 g,山药 15 g,怀牛膝 12 g,菟丝子 12 g,鹿角胶(烊化)12 g,龟甲胶(烊化)15 g。

若灵机失运明显,神呆、健忘显著者,加益智仁9 g、九节菖蒲9 g 益智开窍;肾虚心神失养明显,夜寐不安较甚者,加夜交藤 15 g、炒枣仁 10 g 养心安神;虚风内动,筋脉拘急,搐搦明显者,加白芍 15 g、钩藤(后下 15 g)柔肝熄风;若见癫痫发作者,加全蝎 3 g、蜈蚣 2 条熄风止痉;兼有瘀血,舌质黯紫,加丹参 15 g、红花 10 g 活血化瘀;见舌苔黄腻,舌红,脉数心烦,言语增多者,加黄连 3 g、胆南星9 g 清心化痰。

(3)气虚痰瘀。

证候:表情淡漠,性情孤僻,沉默寡言,或喃喃自语,神识呆滞,反应迟钝,多疑固执,健忘失眠,或嗜睡,头晕耳鸣,面色无华,体倦乏力,纳谷不香,四肢发麻,舌体胖,舌淡黯有紫气,或有瘀点瘀斑,苔薄白或腻,脉细弱或细涩。

治法:益气活血,化痰开窍。

方药:补阳还五汤合白金丸加减。黄芪 12~60 g,川芎 12 g,当归 12 g,地龙 12 g,桃仁9 g,红花9 g,矾郁金9 g。

气虚明显者,加党参 15 g、白术 12 g 健脾益气;痰浊阻窍明显者,加九节菖蒲6~9 g、炙远志9 g 开窍化痰;痰浊内蕴,症见失眠、食欲缺乏者,加茯苓 12 g、法半夏9 g 健脾化痰;肾精不足而腰酸者,加桑寄生 15 g、川牛膝 12 g 补肾强腰;肾虚肠失濡润,症见大便秘结者,加肉苁蓉 12 g、火麻仁9 g 温润通便;肝郁化火,症见心烦焦虑者,加醋柴胡6 g、丹参 15 g;痰浊日久化火,症见苔黄腻者,加胆南星9 g、天竺黄9 g 清热化痰。

2.辨病治疗

(1)绞股蓝总苷片:功效降血脂、抗动脉粥样硬化,适用于各型脑动脉硬化病。每次 40~60 mg,每天 3 次,口服。

(2)月见草油胶丸:含亚油酸。功效降脂抗栓,适用于脑动脉硬化病血脂增高者。每次 1.5~

2.0 g,每天 2 次,口服。

(3)藻酸双酯钠:功效降血脂、抗动脉粥样硬化。适用于脑动脉硬化病见有明显瘀血者。每次 50～100 mg,口服,每天 3 次。或以 1～3 mg/kg 体重计算其总量,加入生理盐水或 5％葡萄糖注射液 500～1000 mL 中缓慢静脉滴注,每天 1 次,10 天为 1 个疗程。

(4)川芎嗪:适用于脑动脉硬化病见有瘀血兼气滞表现者。每次 100 mg,每天 3 次,饭后服用,1 个月为 1 个疗程;或以其针剂 80～160 mg,加入生理盐水或 5％葡萄糖注射液 250～500 mL 中静脉滴注,每天 1 次,14 天为 1 个疗程。

(5)杜仲天麻丸:适用于脑动脉硬化病见肝肾不足证、血压偏高者。每次 6 g,每天 2～3 次,口服。

(6)银杏叶提取物:适用于脑动脉硬化病见瘀血证者。每次 1～2 粒,每天 3 次,口服。

(7)枕中健脑液:适用于早期脑动脉硬化病呈气血两虚证及肝肾不足证。每次 10 mL,早晚各 1 次,口服。

(8)精乌胶囊:由黄精、制首乌等组成。功效滋补肝肾,养心安神。适用于脑动脉硬化病见肝肾不足证者。每次 2 粒,每天 2～3 次,口服,2 周为 1 个疗程,每疗程间隔 3～5 天。

(9)心脑健胶囊(天力体保)为茶叶提取物:功效清利头目,醒神健脑,化浊降脂。可用于本病各型。每次 2 粒,每天 3 次,口服。

(10)脂必妥:适用于脑动脉硬化病见眩晕头痛,胸闷胸痛,肢体麻木,舌质紫黯或有瘀斑等。每次 3 片(每片含量 0.35 g),每天 3 次,口服。

3.针灸治疗

(1)体针:主穴选百会、人中、间使、丰隆、合谷、太冲、涌泉、内关、足三里等,每次选 4～5 个穴位。有幻听、幻觉者加翳风、听宫、听会;拒食加素髎、滑肉门;抑郁自悲,加足临泣、大敦;情绪激动加行间、合谷;头昏痛加太阳、攒竹、印堂、风池;健忘加心俞、肾俞、天府、太溪、照海;不寐加神门、三阴交、心俞;眩晕加肝俞、太溪、脾俞、肾俞。根据病情分别采用平补平泻法,或用补法,或加温灸。每次留针 20 分钟,10 天为 1 个疗程。

(2)耳针:主穴选内分泌、皮质下、神门、交感、心、肝、肾、脑、枕、内耳等。每次任选 2～3 个穴位,捻转手法,中、强刺激,留针 15～30 分钟,每天 1 次,或埋针,均 5～10 天为 1 个疗程。

(二)西医治疗

1.药物治疗

(1)维生素类。①维生素 C:每次 0.1 g,每天 3 次,口服;或静脉滴注,每次 1 g,加入 5％葡萄糖注射液 250～500 mL 中,每天 1 次。15 天为 1 个疗程。②维生素 B_6:每次 10 mg,每天 3 次,口服或肌内注射,每次 50～100 mg,每天 1 次。20 天为 1 个疗程。③维生素 B_{12}:肌内注射,每次 200～500 mg,每天 1 次,20 天为 1 个疗程。④维生素 E:每次 100 mg,每天 3 次,口服。⑤谷维素:每次 10～20 mg,每天 3 次,口服。⑥烟酸:每次 50 mg,每天 3 次,口服。

(2)脑血管扩张剂。①芦丁:每次 20 mg,每天 3 次,口服。或复方芦丁每次 1 片,每天 3 次,口服。②己酮可可碱:每次 0.1～0.2 g,每天 3 次,口服;或每次 0.1～0.4 g 加入 5％葡萄糖注射液或生理盐水250～500 mL 中静脉滴注,每天 1 次。③脑活素:每次 5～20 mL,加入生理盐水 250 mL 中缓慢静脉滴注,每天 1 次,10～15 天为 1 个疗程;或每次 1～2 mL,肌内注射 1 次,20～30 天为 1 个疗程。④盐酸倍他司汀(盐酸培他啶):每次 6～12 mg,每天 3 次,口服;或每次 4 mg,肌内注射,每天 2～3 次。⑤环扁桃酯:每次 100～200 mg,每天 4～5 次。症状改善后,减至每天 300～400 mg。⑥尼可占替诺(脉栓通):口服每次 150～450 mg,每天 3 次;肌内注射每次 300～900 mg,每天 3 次;静脉滴注每次 3000～6000 mg 加入 5% 葡萄糖注射液或生理盐水 500 mL,于 1～3 小时滴完。⑦长春胺:口服每次 5～20 mg,每天 2～3 次;肌内注射每次 5～15 mg,每天 2～3 次。⑧吡硫醇(脑复新):每次 0.1～0.2 g,每天 3 次,口服。

(3)钙通道阻滞剂。①桂利嗪(脑益嗪):每次 500 mg,每天 3 次,口服。②盐酸氟桂利嗪(西比灵):每次 5 mg,每晚 1 次,口服。③尼莫地平(或尼莫同):每次 20 mg,每天 4 次,口服。

(4)降脂药。①多烯康:每次 0.9～1.8 g,每天 3 次,口服。②烟酸肌醇酯:每次 0.2 g,每天 3 次,口服。③辛伐他汀(舒降之):每次 20 mg,每晚 1 次,口服。④非洛贝特(力平脂):每次 200 mg,每天 1 次,口服。3 个月～4 个月为 1 个疗程。⑤阿托伐他汀钙片(立普妥):每次 10 mg,每天 1 次,口服。

(5)抗血小板聚集剂。①肠溶阿司匹林:每晚 50～75 mg,口服。②双嘧达莫(潘生丁):每次 25～50 mg,每天 3 次,口服。③盐酸丁咯地尔(赛莱乐、意速):每次 150～200 mg,每天 2～3 次,口服;或 200 mg 加入 5% 葡萄糖注射液 250 mL 滴注,每天 1～2 次。④胰激肽释放酶(怡开):每片含量 120 U。每次 1～2 片,每天 3 次,饭前服。⑤培达:每次 50 mg,每天 1～2 次,口服。⑥噻氯匹定(抵克力得):每次 250 mg,每天 1 次,口服。⑦氯吡格雷(波立维):每次 75 mg,每天 1 次,口服。

(6)脑细胞活化剂。①阿扑长春胺酸乙酯(卡兰):口服,每次 5～10 mg,每天 3 次;静脉滴注或静脉注射,每次 10 mg,每天 3 次,同时以生理盐水稀释到 5 倍体积。②艾地苯醌(雅伴):每次 30 mg,每天 3 次,饭后服。③阿米三嗪和萝巴新(都可喜):每次 1 片,每天 1～2 次,口服。维持量:每天 1 片。④尼麦角林(思尔明、麦角溴烟酯):口服,每次 10～20 mg,每天 3 次;肌内注射,每次 2～4 mg,每天 2 次;静脉滴注,每次 4～8 mg 加入生理盐水或 5% 葡萄糖注射液 100 mL 中缓慢滴注。⑤二氢麦角碱甲磺酸盐(喜德镇、培磊能):口服,每次 1～2 mg,每天 3 次,3 个月为 1 个疗程;肌内注射或皮下注射,每次 0.3～0.6 mg,每天或隔天一次。⑥吡拉西坦(脑复康):每次 0.4～0.8 g,每天 3 次,口服。或静脉滴注,每天 4～8 g,10～14 天为 1 个疗程。⑦胞磷胆碱(胞二磷胆碱):每次 250 mg,肌内注射,每天 1～2 次。或 500～1000 mg 加入 5% 或 10% 葡萄糖注射液 500 mL 中静脉滴注,每天 1 次。

(徐兆华)

第六章

脑血管疾病的诊断与治疗

第一节　脑出血的诊断与治疗

脑出血(intracerebral hemorrhage,ICH)也称脑溢血,指原发性非外伤性脑实质内出血,故又称原发性或自发性脑出血。脑出血系脑内的血管病变破裂而引起的出血,绝大多数是高血压伴发小动脉微动脉瘤在血压骤升时破裂所致,称为高血压性脑出血。主要病理特点为局部脑血流变化、炎症反应,脑出血后脑血肿形成和血肿周边组织受压、水肿、神经细胞凋亡。80%的脑出血发生在大脑半球,20%发生在脑干和小脑。脑出血起病急骤,临床表现为头痛、呕吐、意识障碍、偏瘫、偏身感觉障碍等。在所有脑血管疾病患者中,脑出血占20%～30%,年发病率为60/10万～80/10万,急性期病死率为30%～40%,是病死率和致残率很高的常见疾病。该病常发生于40～70岁,其中>50岁的人群发病率最高,达93.6%,但近年来发病年龄有愈来愈年轻的趋势。

一、病因与发病机制

(一)病因

高血压及高血压合并小动脉硬化是 ICH 的最常见病因,约95%的 ICH 患者患有高血压。其他病因有先天性动静脉畸形、动脉瘤破裂、脑瘤出血、血液病并发脑内出血、烟雾病、脑淀粉样血管病变、出血性脑梗死、药物滥用、抗凝或溶栓治疗等。

(二)发病机制

发病机制尚不完全清楚,应与下列因素相关。

1.高血压

持续性高血压引起脑内小动脉或深穿支动脉壁脂质透明样变性和纤维蛋白样坏死,使小动脉变脆,血压持续升高,引起动脉壁疝或内膜破裂,导致微小动脉瘤或微夹层动脉瘤。血压骤然升高时血液自血管壁渗出,如果动脉瘤壁破裂,血液进入脑组织形成血肿。此外,高血压引起远端血管痉挛,导致小血管缺氧坏死、血栓形成、斑点状出血及脑水肿,继发脑出血,这可能是子痫时高血压脑出血的主要机制。脑动脉壁中层肌细胞薄弱,外膜结缔组织少且缺乏外层弹力层,豆纹动脉等穿动脉自大脑中动脉近端呈直角分出,受高血压血流冲击,易发生粟粒状动脉瘤,使穿支动脉成为脑出血的主要好发部位,故豆纹动脉外侧支称为出血动脉。

2.淀粉样脑血管病

它是老年人原发性非高血压性脑出血的常见病因,好发于脑叶,易反复发生,常表现为多发性脑出血。发病机制不清,可能为血管内皮异常导致渗透性增加,血浆成分侵入血管壁,形成纤维蛋白样坏死或变性,导致内膜透明样增厚,淀粉样蛋白沉积,使血管中膜、外膜被淀粉样蛋白取代,弹性膜及中膜平滑肌消失,形成蜘蛛状微血管瘤扩张,当情绪激动或活动诱发血压升高时血管瘤破裂而引起出血。

3.其他因素

血液病(如血友病、白血病、血小板减少性紫癜、红细胞增多症、镰状细胞病)可因凝血功能障碍引起大片状脑出血。肿瘤内异常新生血管破裂或侵蚀正常脑血管也可导致脑出血。维生素 B_1、维生素 C 缺乏或毒素(如砷)可引起脑血管内皮细胞坏死,导致脑出血,出血灶特点通常为斑点状而非融合成片。结节性多动脉炎、病毒性疾病和立克次体病等可引起血管床炎症,炎症导致血管内皮细胞坏死、血管破裂而发生脑出血。脑内小动脉、静脉畸形破裂可引起血肿,脑内静脉循环障碍和静脉破裂亦可导致出血。血液病、肿瘤、血管炎或静脉窦闭塞性疾病等所致的脑出血常表现为多发性脑出血。

(三)脑出血后脑水肿的发生机制

脑出血后机体和脑组织局部发生一系列病理生理反应,其中自发性脑出血后重要的继发性病理变化之一是脑水肿。血肿周围脑组织形成水肿带,继而引起神经细胞及其轴突的变性和坏死,成为患者病情恶化和死亡的主要原因。目前认为,脑出血后脑水肿与占位效应、血肿内血浆蛋白渗出和血凝块回缩、血肿周围继发缺血、血肿周围组织炎症反应、水通道蛋白-4(AQP-4)及自由基级联反应等有关。

1.占位效应

占位效应主要由机械性压力和颅内压升高引起。巨大血肿可立即产生占位效应,造成周围脑组织损害,并引起颅内压持续升高。早期主要为局灶性颅内压升高,随后发展为弥漫性颅内压升高,而颅内压的持续升高可引起血肿周围组织广泛性缺血,并加速缺血组织的血管通透性改变,引发脑水肿形成。同时,脑血流量降低、局部组织压力增加可促发血管活性物质从受损的脑组织中释放,破坏血-脑屏障,引发脑水肿形成。因此,血肿的占位效应虽不是脑水肿形成的直接原因,但可通过影响脑血流量、周围组织压力以及颅内压等因素,间接地在脑出血后脑水肿的形成机制中发挥作用。

2.血肿内血浆蛋白渗出和血凝块回缩

血肿内血液凝结是脑出血超急性期血肿周围组织脑水肿形成的首要条件。在正常情况下,脑组织细胞间隙中的血浆蛋白含量非常低,但在血肿周围组织细胞间隙中可见血浆蛋白和纤维蛋白聚积,这可导致细胞间隙胶体渗透压升高,使水分渗透到脑组织内形成水肿。此外,血肿形成后血凝块回缩,使血肿腔静水压降低,这会导致血液中的水分渗透到脑组织间隙形成水肿。凝血连锁反应激活、血凝块回缩以及纤维蛋白沉积等,在脑出血后血肿周围组织脑水肿形成中发挥着重要作用。血凝块形成是脑出血血肿周围组织脑水肿形成的必经阶段,而血浆蛋白则是脑水肿形成的关键因素。

3.血肿周围继发缺血

脑出血后血肿周围局部脑血流量显著降低,而脑血流量的异常降低可引起血肿周围组织缺血。一般脑出血后 6～8 小时,血红蛋白和凝血酶释出细胞毒性物质,兴奋性氨基酸释放增多,细胞内钠聚集,则引起细胞毒性水肿;出血后 4～12 小时,血-脑屏障开始被破坏,血浆成分进入细胞间液,则引起血管源性水肿。脑出血后形成的血肿在降解过程中产生的渗透性物质和缺血的代谢产物,也使组织间渗透压升高,促进或加重脑水肿,从而形成血肿周围的半暗带。

4.血肿周围组织炎症反应

脑出血后血肿周围的中性粒细胞、巨噬细胞和小胶质细胞活化,血凝块周围活化的小胶质细胞和神经元中白细胞介素-1(IL-1)、白细胞介素-6(IL-6)、细胞间黏附因子-1(ICAM-1)和肿瘤坏死因子-α(TNF-α)表达增加。临床研究采用双抗夹心酶联免疫吸附试验检测 41 例脑出血患者脑脊液 IL-1 和 S100 蛋白含量发现,急性患者脑脊液 IL-1 水平显著高于对照组,提示 IL-1 可能促进了脑水肿和脑损伤的发展。ICAM-1 在中枢神经系统中分布广泛。Gong 等的研究证明,脑出血后 12 小时神经细胞开始表达 ICAM-1,3 天达高峰,持续 10 天逐渐下降;脑出血后 1 天血管内皮开始表达 ICAM-1,7 天达高峰,持续 2 周。表达 ICAM-1 的白细胞活化后能产生大量蛋白水解酶,特别是基质金属蛋白酶(MMP),促使血-脑屏障通透性增加,血管源性脑水肿形成。

5.水通道蛋白-4(AQP-4)与脑水肿

过去一直认为水的跨膜转运是通过被动扩散实现的,而水通道蛋白(aquaporin,AQP)的发现完全改变了这种认识。现在认为,水的跨膜转运实际上是一个耗能的主动过程,是通过 AQP 实现的。AQP 在脑组织中广泛存在,可能是脑脊液重吸收、渗透压调节、脑水肿形成等生理、病理过程的分子生物学基础。迄今已发现的 AQP 至少存在 10 种亚型,其中 AQP-4 和 AQP-9 可能参与血肿周围脑组织水肿的形成。实验研究脑出血后不同时间点大鼠脑组织 AQP-4 的表达分布发现,对照组和实验组未出血侧 AQP-4 在各时间点的表达均为弱阳性,而水肿区从脑出血后 6 小时开始表达增强,3 天时达高峰,此后逐渐回落,1 周后仍明显高于正常组。另外,随着出血时间的推移,出血侧 AQP-4 表达范围不断扩大,表达强度不断增强,并且与脑水肿严重程度呈正相关。以上结果提示,脑出血能导致细胞内外水和电解质失衡,细胞内外渗透压发生改变,激活位于细胞膜上的 AQP-4,进而促进水和电解质通过 AQP-4 进入细胞内而导致细胞水肿。

6.自由基级联反应

脑出血后脑组织缺血、缺氧,发生一系列级联反应,造成自由基浓度增加。自由基通过攻击脑内细胞膜磷脂中多聚不饱和脂肪酸和脂肪酸的不饱和双键,直接造成脑损伤而发生脑水肿;同时引起脑血管通透性增加,亦加重脑水肿,从而加重病情。

二、病理

肉眼所见:对脑出血病例尸检时,于脑外观可见到明显动脉粥样硬化,出血侧半球膨隆肿胀,脑回宽、脑沟窄,有时可见少量蛛网膜下腔积血,颞叶海马与小脑扁桃体处常可见脑疝痕迹,出血直径一般为 2～8 cm,绝大多数为单灶,仅 1.8%～2.7% 为多灶。常见的出血部位为壳核,出血向内发展可损伤内囊,出血量大时可破入侧脑室。丘脑出血时,血液常穿破第三脑室或侧脑室,向外可损伤内囊。脑桥和小脑出血时,血液可穿破第四脑室,甚至可经中脑导水管逆行进入侧脑室。原发性脑室出血,出血量小时只侵及单个脑室或多个脑室的一部分;大量出血时全部脑室均可被血液充满,脑室扩张积血形成铸型。脑出血血肿周围脑组织受压,水肿明显,颅内压升高,脑组织可移位。幕上半球出血,血肿向下破坏或挤压丘脑下部和脑干,使其变形、移位和继发出血,并常出现小脑幕裂孔疝;如中线部位下移可形成中心疝;颅内压升高明显或小脑出血较重时均易发生枕骨大孔疝,这些都是导致患者死亡的直接原因。急性期后,血块溶解,含铁血黄素和破坏的脑组织被吞噬细胞清除,胶质增生,小出血灶形成胶质瘢痕,大出血灶形成囊腔,称为中风囊,腔内可见黄色液体。

显微镜观察可分为3期。①出血期:可见大片出血,红细胞多新鲜。出血灶边缘多出现坏死。软化的脑组织中,神经细胞消失或呈局部缺血改变,常有多形核白细胞浸润。②吸收期:出血24～36小时即可出现胶质细胞增生,小胶质细胞及来自血管外膜的细胞形成格子细胞,少数格子细胞有含铁血黄素。星形胶质细胞增生及肥胖变性。③修复期:血液及坏死组织逐渐被清除,组织缺损部分由胶质细胞、胶质纤维及胶原纤维代替,形成瘢痕。出血灶较小,可完全修复,出血灶较大则遗留囊腔。血红蛋白代谢产物长久残存于瘢痕组织中,呈现棕黄色。

三、临床表现

(一)症状与体征

1.意识障碍

多数患者发病时很快出现不同程度的意识障碍,轻者可嗜睡,重者可昏迷。

2.高颅压征

高颅压征表现为头痛、呕吐。头痛以病灶侧为重,可见意识朦胧或浅昏迷的患者用健侧手触摸病灶侧头部;呕吐多为喷射性,呕吐物为胃内容物,如合并消化道出血呕吐物可为咖啡样物。

3.偏瘫

病灶对侧肢体瘫痪。

4.偏身感觉障碍

病灶对侧肢体感觉障碍,主要是痛觉、温度觉减退。

5.脑膜刺激征

脑膜刺激征见于脑出血已破入脑室、蛛网膜下腔以及脑室原发性出血,可有颈项强直或强迫头位,克尼格征呈阳性。

6.失语症

优势半球出血者多伴有运动性失语症。

7.瞳孔与眼底异常

瞳孔可不等大,双瞳孔缩小或散大。眼底可有视网膜出血和视盘水肿。

8.其他症状

其他症状有心律不齐、呃逆、呼吸节律紊乱、体温迅速上升及心电图异常等。脉搏常有力或缓慢,血压多升高,可出现肢端发绀,偏瘫侧多汗,面色苍白或潮红。

(二)不同部位脑出血的临床表现

1.基底节区出血

其为脑出血中最多见者,占60%～70%。其中壳核出血最多,约占脑出血的60%,主要是豆纹动脉尤其是其外侧支破裂引起的;丘脑出血较少,约占10%,主要是丘脑穿动脉或丘脑膝状体动脉破裂引起的;尾状核及屏状核等出血少见。虽然各核出血有其特点,但出血较多时均可侵及内囊,出现一些共同症状。现将常见的症状分轻、重两型叙述如下。

(1)轻型:多属壳核出血,出血量一般为数毫升至30 mL,或为丘脑小量出血,出血量仅数毫升,出血限于丘脑或侵及内囊后肢。患者突然头痛、头晕、恶心呕吐、意识清楚或轻度障碍,出血灶对侧出现不同程度的偏瘫,亦可出现偏身感觉障碍及偏盲(三偏征),两眼可向病灶侧凝视,优势半球出血可有失语。

（2）重型：多属壳核大量出血，向内扩展或穿破脑室，出血量可达 30～160 mL；或丘脑较大量出血，血肿侵及内囊或破入脑室。发病突然，意识障碍重，鼾声明显，呕吐频繁，可吐咖啡样胃内容物（由胃部应激性溃疡所致）。丘脑出血病灶对侧常有偏身感觉障碍或偏瘫，肌张力低，可引出病理反射，平卧位时，患侧下肢呈外旋位。但感觉障碍常先于或重于运动障碍，部分病例病灶对侧可出现自发性疼痛。常有眼球运动障碍（眼球向上注视麻痹，呈下视内收状态）。瞳孔缩小或不等大，一般为出血侧散大，提示已有小脑幕裂孔疝形成；部分病例有丘脑性失语（言语缓慢而不清、重复言语、发音困难、复述差，朗读正常）或丘脑性痴呆（记忆力减退、计算力下降、情感障碍、人格改变等）。如病情发展，血液大量破入脑室或损伤丘脑下部及脑干，昏迷加深，出现去大脑强直或四肢弛缓，面色潮红或苍白，出冷汗，鼾声大作，中枢性高热或体温过低，甚至出现肺水肿、上消化道出血等内脏并发症，最后多发生枕骨大孔疝而死亡。

2.脑叶出血

该病又称皮质下白质出血。应用 CT 以后，发现脑叶出血约占脑出血的 15％，发病年龄为11～80 岁，40 岁以下占 30％。年轻人的脑叶出血多由血管畸形（包括隐匿性血管畸形）、烟雾病引起，老年人的脑叶出血常见于高血压动脉硬化及淀粉样血管病等。脑叶出血以顶叶最多见，还多见于颞叶、枕叶、额叶（按出现的概率），40％为跨叶出血。脑叶出血除意识障碍、颅内高压和抽搐等常见症状外，还有各脑叶的特异表现。

（1）额叶出血：常有一侧或双侧的前额痛、病灶对侧偏瘫。部分病例有精神行为异常、凝视麻痹、言语障碍和癫痫发作。

（2）顶叶出血：常有病灶侧颞部疼痛；病灶对侧的轻偏瘫或单瘫、深浅感觉障碍和复合感觉障碍；体象障碍，手指失认和结构失用症等，少数病例可出现下象限盲。

（3）颞叶出血：常有耳部或耳前部疼痛，病灶对侧偏瘫，但上肢瘫重于下肢瘫，中枢性面瘫、舌瘫可有对侧上象限盲；优势半球出血可出现感觉性失语或混合性失语；可有颞叶癫痫、幻嗅、幻视、兴奋躁动等精神症状。

（4）枕叶出血：可出现同侧眼部疼痛，同向性偏盲和黄斑回避现象，可有一过性黑蒙和视物变形。

3.脑干出血

（1）中脑出血：中脑出血少见，自 CT 应用于临床后，临床已可诊断。轻症患者表现为突然出现复视、眼睑下垂、一侧或两侧瞳孔扩大、眼球不同轴、水平或垂直眼震、同侧肢体共济失调，也可表现大脑脚综合征（韦伯综合征）或红核综合征（贝内迪克特综合征）。重者出现昏迷、四肢迟缓性瘫痪、去大脑强直，常迅速死亡。

（2）脑桥出血：占脑出血的 10％左右。病灶多位于脑桥中部的基底部与被盖部之间。患者表现突然头痛，同侧第 Ⅵ、Ⅶ、Ⅷ 对脑神经麻痹，对侧偏瘫（交叉性瘫痪）。出血量大或病情重者常有四肢瘫，很快进入意识障碍、针尖样瞳孔、去大脑强直、呼吸障碍，多迅速死亡。可伴中枢性高热、大汗和应激性溃疡等。一侧脑桥小量出血可表现为脑桥腹内侧综合征（福维尔综合征）、闭锁综合征和脑桥腹外侧综合征（米亚尔-居布勒综合征）。

（3）延髓出血：延髓出血更为少见，可出现突然意识障碍、血压下降、呼吸节律不规则，心律失常。轻症病例可呈延髓背外侧综合征（瓦伦贝格综合征），重症病例常因呼吸、心跳停止而死亡。

4.小脑出血

约占脑出血的 10%。多见于一侧半球的齿状核部位,小脑蚓部也可发生。发病突然,眩晕明显,频繁呕吐,枕部疼痛,病灶侧共济失调,可见眼球震颤、同侧周围性面瘫、颈项强直等,如不仔细检查,易误诊为蛛网膜下腔出血。当出血量不大时,主要表现为小脑症状,如病灶侧共济失调、眼球震颤、构音障碍和吟诗样语言,无偏瘫。出血量增加时,还可表现有脑桥受压体征,如展神经麻痹、侧视麻痹、肢体偏瘫和/或锥体束征。病情如继续加重,颅内压升高明显,昏迷加深,极易发生枕骨大孔疝而死亡。

5.脑室出血

脑室出血分原发性与继发性两种,继发性指脑实质出血破入脑室者;原发性指脉络丛血管出血及室管膜下动脉破裂出血,血液直流入脑室者。以前认为脑室出血罕见,现已证实其占脑出血的 3%~5%。55% 的脑室出血患者出血量较少,仅部分脑室有血,脑脊液呈血性,类似蛛网膜下腔出血。临床常表现为头痛、呕吐、项强、克尼格征呈阳性、意识清楚或一过性意识障碍,但常无偏瘫体征,脑脊液血性,酷似蛛网膜下腔出血,预后良好,可以完全恢复正常。出血量大,全部脑室均被血液充满者,其临床表现符合既往所谓脑室出血的症状,即发病后突然头痛、呕吐、昏迷、瞳孔缩小或时大时小,眼球浮动或分离性斜视,四肢肌张力升高,病理反射呈阳性,早期出现去大脑强直,严重者双侧瞳孔散大,呼吸深,鼾声明显,体温明显升高,面部充血多汗,预后极差,多迅速死亡。

四、辅助检查

(一)头颅 CT

发病后 CT 平扫可显示近圆形或卵圆形均匀、高密度的血肿病灶,边界清楚,可确定血肿部位、大小、形态及是否破入脑室,血肿周围有无低密度水肿带及占位效应(脑室受压、脑组织移位)和梗阻性脑积水等。早期可发现边界清楚、均匀的高密度灶,CT 值为 60~80 Hu,周围环绕低密度水肿带。血肿范围大时可见占位效应。根据 CT 影像估算出血量可采用简单易行的多田计算公式:出血量(mL)=0.5×最大面积长轴(cm)×最大面积短轴(mL)×层面数。出血后 3~7 天,血红蛋白破坏,纤维蛋白溶解,高密度区向心性缩小,边缘模糊,周围低密度区扩大。病后 2~4 周,形成等密度或低密度灶。病后 2 个月左右,血肿区形成囊腔,其密度与脑脊液近乎相等,两侧脑室扩大;增强扫描,可见血肿周围有环状高密度强化影,其大小、形状与原血肿相近。

(二)头颅 MRI/MRA

MRI 的表现主要取决于血肿所含血红蛋白量的变化。发病1天内,血肿呈 T_1 等信号或低信号,T_2 呈高信号或混合信号;第 2~7 天,T_1 为等信号或稍低信号,T_2 为低信号;第 2~4 周,T_1 和 T_2 均为高信号;4 周后,T_1 呈低信号,T_2 高信号。此外,MRA 可帮助发现脑血管畸形、肿瘤及血管瘤等病变。

(三)数字减影血管造影(DSA)

对脑叶出血、原因不明或怀疑脑血管畸形、血管瘤、烟雾病和血管炎等患者有意义,尤其血压正常的年轻患者应通过 DSA 查明病因。

(四)腰椎穿刺检查

在无条件做 CT 时,病情不重、无明显颅内高压的患者可进行腰椎穿刺检查。脑出血者脑脊液压力常升高,若出血破入脑室或蛛网膜下腔者脑脊液多呈均匀血性。有脑疝及小脑出血者应禁做腰椎穿刺检查。

（五）经颅多普勒超声（TCD）

由于 TCD 简单及无创性，可在床边进行检查，已成为监测脑出血患者的脑血流动力学变化的重要方法。①通过检测脑动脉血流速度，间接监测脑出血的脑血管痉挛范围及程度，脑血管痉挛时其血流速度升高；②测定血流速度、血流量和血管外周阻力可反映颅内压升高时脑血流灌注的情况，颅内压超过动脉压时，收缩期及舒张期血流信号消失，无血流灌注；③提供脑动静脉畸形、动脉瘤等病因诊断的线索。

（六）脑电图（脑电图）

可反映脑出血患者的脑功能状态。发生意识障碍时，可见两侧弥漫性慢活动，病灶侧明显；无意识障碍时，基底节和脑叶出血出现局灶性慢波，脑叶出血靠近皮质时可有局灶性棘波或尖波发放；小脑出血无意识障碍时脑电图多正常，部分患者同侧枕颞部出现慢活动；中脑出血多见两侧阵发性同步高波幅慢活动；脑桥出血患者昏迷时，可见 8～12 Hz α 波、低波幅 β 波、纺锤波或弥漫性慢波等。

（七）心电图

心电图可及时发现脑出血合并心律失常或心肌缺血，甚至心肌梗死。

（八）血液检查

重症脑出血患者在急性期白细胞数可增至 $(10～20)×10^9/L$，并可出现血糖含量升高、蛋白尿、尿糖、血尿素氮含量增加、血清肌酶含量升高等。但均为一过性，可随病情缓解而消退。

五、诊断与鉴别诊断

（一）诊断要点

1.一般性诊断要点

（1）急性起病，常有头痛、呕吐、意识障碍、血压升高和局灶性神经功能缺损症状，部分病例有眩晕或抽搐发作。饮酒、情绪激动、过度劳累是常见的发病诱因。

（2）常见的局灶性神经功能缺损症状和体征包括偏瘫、偏身感觉障碍、偏盲等，多于数分钟至数小时内达到高峰。

（3）头颅 CT 扫描可见病灶中心呈高密度改变，病灶周边常有低密度水肿带。头颅 MRI/MRA 有助于脑出血的病因学诊断和观察血肿的演变过程。

2.各部位脑出血的临床诊断要点

（1）壳核出血：①对侧肢体偏瘫，优势半球出血常出现失语；②对侧肢体感觉障碍，主要是痛觉、温度觉减退；③对侧偏盲；④凝视麻痹，呈双眼持续性向出血侧凝视；⑤尚可出现失用、体象障碍、记忆力和计算力障碍、意识障碍等。

（2）丘脑出血：①丘脑型感觉障碍。对侧半身深浅感觉减退、感觉过敏或自发性疼痛；②运动障碍。出血侵及内囊可出现对侧肢体瘫痪，多为下肢重于上肢；③丘脑性失语。言语缓慢而不清，重复言语，发音困难，复述差，朗读正常；④丘脑性痴呆。记忆力减退，计算力下降，出现情感障碍，人格改变；⑤眼球运动障碍。眼球向上注视麻痹，常向内下方凝视。

（3）脑干出血：①中脑出血。突然出现复视，眼睑下垂；一侧或两侧瞳孔扩大，眼球不同轴，水平或垂直眼震，同侧肢体共济失调，也可表现大脑脚综合征或红核综合征；严重者很快出现意识障碍，去大脑强直；②脑桥出血。出现突然头痛、呕吐、眩晕、复视、眼球不同轴、交叉性瘫痪或偏瘫、四肢瘫等。出血量较大时,患者很快进入意识障碍,呈针尖样瞳孔,去大脑强直,呼吸障碍,并可伴有高热、大汗、应激性溃疡等,多迅速死亡;出血量较少时可表现为一些典型的综合征,如脑桥腹内侧综合征、脑桥腹外侧综合征和闭锁综合征;③延髓出血:突然出现意识障碍,血压下降,呼吸节律不规则,心律失常,继而死亡。轻者可表现为不典型的延髓脊外侧综合征。

(4)小脑出血:①突发眩晕、呕吐、后头部疼痛,无偏瘫;②有眼震,站立和步态不稳,肢体共济失调,肌张力降低及颈项强直;③头颅 CT 扫描显示小脑半球或小脑蚓高密度影及第四脑室、脑干受压。

(5)脑叶出血:①额叶出血。前额痛、呕吐、癫痫发作较多见,有对侧偏瘫、共同偏视、精神障碍,优势半球出血时可出现运动性失语。②顶叶出血。偏瘫较轻,而偏侧感觉障碍显著;对侧下象限盲,优势半球出血时可出现混合性失语。③颞叶出血。表现为对侧中枢性面瘫、舌瘫及上肢为主的瘫痪,对侧上象限盲,优势半球出血时可有感觉性或混合性失语,可有颞叶癫痫、幻嗅、幻视。④枕叶出血。对侧同向性偏盲,并有黄斑回避现象,可有一过性黑蒙和视物变形;多无肢体瘫痪。

(6)脑室出血:①突然头痛、呕吐,迅速进入昏迷或昏迷逐渐加深;②双侧瞳孔缩小,四肢肌张力升高,病理反射呈阳性,早期出现去大脑强直,脑膜刺激征阳性;③常出现丘脑下部受损的症状及体征,如上消化道出血、中枢性高热、大汗、应激性溃疡、急性肺水肿、血糖升高、尿崩症;④脑脊液压力升高,呈血性;⑤轻者仅表现头痛、呕吐、脑膜刺激征阳性,无局限性神经体征。临床上易误诊为蛛网膜下腔出血,需通过头颅 CT 检查来确定诊断。

(二)鉴别诊断

1.脑梗死

发病较缓,或病情呈进行性加重;头痛、呕吐等颅内压升高症状不明显;典型病例一般不难鉴别;但脑出血与大面积脑梗死、少量脑出血与脑梗死临床症状相似,鉴别较困难,常需头颅 CT 鉴别。

2.脑栓塞

起病急骤,一般缺血范围较广,症状常较重,常伴有风湿性心脏病、心房颤动、细菌性心内膜炎、心肌梗死或其他容易产生栓子的疾病。

3.蛛网膜下腔出血

好发于年轻人,突发剧烈头痛,或呈爆裂样头痛,以颈枕部明显,有的可痛牵颈背、双下肢。呕吐较频繁,少数严重患者呈喷射状呕吐。约50%的患者可出现短暂、不同程度的意识障碍,在老年患者中多见。常见一侧动眼神经麻痹,其次为视神经、三叉神经和展神经麻痹,常见脑膜刺激征,无偏瘫等脑实质损害的体征,头颅 CT 可帮助鉴别。

4.外伤性脑出血

外伤性脑出血是闭合性头部外伤所致,发生于受冲击颅骨下或对冲部位,常见于额极和颞极。外伤史可提供诊断线索,CT 可显示血肿外形不整。

5.内科疾病导致的昏迷

(1)糖尿病昏迷:①多数糖尿病酮症酸中毒的患者在发生意识障碍前数天有多尿、烦渴多饮和乏力,随后出现食欲缺乏、恶心、呕吐,常伴头痛、嗜睡、烦躁、呼吸深快,呼气中有烂苹果味(由丙酮产生)。随着病情进一步发展,出现严重失水,尿量减少,皮肤弹性差,眼球下陷,脉搏细速,血压下降,晚期时各种反射迟钝甚至消失,嗜睡甚至昏迷。尿糖、尿酮体呈强阳性,血糖和血酮体均有升高。头部 CT 结果呈阴性。②高渗性非酮症糖尿病昏迷,起病时常先有多尿、多饮,但多食不明显,或反而食欲缺乏,以致常被忽视。失水随病程进展逐渐加重,出现神经精神症状,表现为嗜睡、幻觉、定向障碍、偏盲、上肢拍击样粗震颤、癫痫发作(多为局限性发作)等,最后陷入昏迷。尿糖强阳性,但无酮症或较轻,血尿素氮及肌酐升高。突出地表现为血糖常高至 33.3 mmol/L(600 mg/dL)以上,一般为 33.3~66.6 mmol/L(600~1200 mg/dL);血钠升高可达 155 mmol/L;血浆渗透压显著升高达 330~460 mmol/L,一般为 350 mmol/L 以上。头部 CT 结果呈阴性。

(2)肝性昏迷:有严重肝病和/或广泛门体侧支循环、精神紊乱、昏睡或昏迷、明显肝功能损害、血氨升高、扑翼样震颤和典型的脑电图改变(高波幅的 δ 波每秒少于 4 次)等,有助于诊断与鉴别诊断。

(3)尿毒症昏迷:少尿(<400 mL/d)或无尿(<50 mL/d),出现血尿、蛋白尿、管型尿、氮质血症、水电解质紊乱和酸碱失衡等。

(4)急性酒精中毒:①兴奋期。血乙醇浓度达到 11 mmol/L(50 mg/dL)即感头痛、欣快、兴奋。血乙醇浓度超过 16 mmol/L(75 mg/dL),健谈,饶舌,情绪不稳定,自负,易激怒,可有粗鲁行为或攻击行动,也可能沉默、孤僻;浓度达到 22 mmol/L(100 mg/dL)时,驾车易发生车祸。②共济失调期。血乙醇浓度达到 33 mmol/L(150 mg/dL)时,肌肉运动不协调,行动笨拙,言语含糊不清,眼球震颤,视力模糊,复视,步态不稳,出现明显共济失调。浓度达到 43 mmol/L(200 mg/dL)时,出现恶心、呕吐、困倦。③昏迷期。血乙醇浓度升至 54 mmol/L(250 mg/dL)时,患者进入昏迷期,表现出昏睡、瞳孔散大、体温降低。血乙醇浓度超过 87 mmol/L(400 mg/dL)时,患者陷入深昏迷,心率快,血压下降,呼吸慢而有鼾音,可出现呼吸、循环麻痹而危及生命。实验室检查可见血清乙醇浓度升高,呼出气中乙醇浓度与血清乙醇浓度相当;动脉血气分析可见轻度代谢性酸中毒;电解质失衡,可见低血钾、低血镁和低血钙;血糖可降低。

(5)低血糖昏迷:低血糖昏迷是指各种原因引起的重症的低血糖症。患者突然昏迷、抽搐,表现为局灶神经系统症状的低血糖易被误诊为脑出血。化验血糖低于 2.8 mmol/L,推注葡萄糖后症状迅速缓解,发病后 72 小时复查头部 CT 结果呈阴性。

(6)药物中毒:①镇静催眠药中毒。患者有服用大量镇静催眠药史,出现意识障碍和呼吸抑制及血压下降。胃液、血液、尿液中检出镇静催眠药。②阿片类药物中毒。患者有服用大量吗啡或哌替啶的阿片类药物史,或有吸毒史,除了出现昏迷、针尖样瞳孔(哌替啶急性中毒患者的瞳孔反而扩大)、呼吸抑制"三联征"等特点外,还可出现发绀、面色苍白、肌肉无力、惊厥、牙关紧闭、角弓反张,先浅而慢地呼吸,后叹息样或潮式呼吸,肺水肿,休克,瞳孔对光反射消失,患者最终会死于呼吸衰竭。血、尿阿片类毒物成分的定性试验呈阳性。使用纳洛酮可迅速逆转阿片类药物所致的昏迷、呼吸抑制、缩瞳等毒性作用。

(7)CO 中毒:①轻度中毒。血液碳氧血红蛋白(COHb)可高于 20%。患者有剧烈头痛,头晕,心悸,口唇黏膜呈樱桃红色,四肢无力,恶心,呕吐,嗜睡,意识模糊,视物不清,感觉迟钝,谵妄,出现幻觉,抽搐等。②中度中毒。血液 COHb 浓度可高达 30%~40%。患者出现呼吸困难、意识丧失、昏迷,对疼痛刺激可有反应,瞳孔对光反射和角膜反射可迟钝,腱反射减弱,呼吸、血压和脉搏可有改变。经治疗可恢复且无明显并发症。③重度中毒。血液 COHb 浓度可高于 50%。患者深昏迷,各种反射消失。患者可呈去大脑皮质状态(患者可以睁眼,但无意识,不语,不动,不主动进食或大小便,呼之不应,推之不动,肌张力增强),常有脑水肿、惊厥、呼吸衰竭、肺水肿、上消化道出血、休克和严重的心肌损害,出现心律失常,偶可发生心肌梗死。有时并发脑局灶损害,出现锥体系或锥体外系损害体征。监测血中 COHb 浓度可明确诊断。

应详细询问病史,内科疾病导致昏迷者有相应的内科疾病病史,仔细查体,局灶体征不明显;脑出血者则同向偏视,一侧瞳孔散大,一侧呈面部船帆现象,一侧上肢出现扬鞭现象,一侧下肢呈外旋位,血压升高。CT 检查可帮助鉴别。

六、治疗

急性期的主要治疗原则是保持安静,防止继续出血;积极抗脑水肿,降低颅内压;调整血压;改善循环;促进神经功能恢复;加强护理,防治并发症。

(一)一般治疗

1.保持安静

(1)卧床休息 3~4 周。脑出血发病后 24 小时内,特别是 6 小时内可有活动性出血或血肿继续扩大,应尽量减少搬运患者,就近治疗。对重症患者需严密观察体温、脉搏、呼吸、血压、瞳孔和意识状态等生命体征变化。

(2)保持呼吸道通畅,抬高头部,为 15°~30°角,切忌无枕仰卧;疑有脑疝时应把床脚抬高(45°角)。应把意识障碍患者的头歪向一侧,以利于口腔、气道分泌物及呕吐物流出;如痰稠不易吸出,则要行气管切开,必要时吸氧,以使动脉血氧饱和度维持在 90% 以上。

(3)意识障碍或消化道出血者宜禁食 24~48 小时。对发病后 3 天仍不能进食者,应鼻饲以确保营养。对过度烦躁不安的患者可适量用镇静药。

(4)注意患者的口腔护理,保持其大便通畅,对留置导尿管的患者应做膀胱冲洗以预防尿路感染。对患者加强护理,经常翻身,预防压疮,保持肢体功能位置。

(5)注意水、电解质平衡,加强营养。注意补钾,液体量应控制在 2 000 mL/d 左右,或以尿量加 500 mL 来估算。对不能进食者鼻饲各种营养品。对于频繁呕吐、胃肠道功能减弱或有严重的应激性溃疡者,应考虑给予肠外营养。如有高热、多汗、呕吐或腹泻者,可适当增加入液量,或以 10% 脂肪乳 500 mL 静脉滴注,每天 1 次。如需长期采用鼻饲,应考虑胃造瘘术。

(6)脑出血急性期血糖含量升高可以是原有糖尿病的表现或是应激反应。高血糖和低血糖都能加重脑损伤。当患者的血糖含量升高,超过 11.1 mmol/L 时,应立即给予胰岛素治疗,将血糖控制在 8.3 mmol/L 以下。同时应监测血糖,若发生低血糖,可用口服或注射葡萄糖纠正低血糖。

2.亚低温治疗

亚低温治疗能够减轻脑水肿,减少自由基的产生,促进神经功能缺损恢复,改善患者的预后。降温方法:立即行气管切开,静脉滴注冬眠肌松合剂(0.9% 氯化钠注射液 500 mL+氯丙嗪100 mg+异丙嗪 100 mg),同时以冰毯机降温。用床旁监护仪连续监测体温(T)、心率(HR)、血压(BP)、呼吸(R)、脉搏(P)、血氧饱和度(SPO$_2$)、颅内压。直肠温度(RT)维持在 34~36 ℃,持续 3~5 天。冬眠肌松合剂的用量和滴注速度根据患者的 T、HR、BP、肌张力等调节。保留自主呼吸,必要时应用同步呼吸机辅助呼吸,维持 SPO$_2$ 在 95% 以上,10~12 小时将 RT 降至34~36 ℃。当 ICP 降至正常后 72 小时,停止亚低温治疗。采用每天恢复 1~2 ℃,复温速度不超过 0.1 ℃/h。在 24~48 小时内,将患者 RT 复温至 36.5~37 ℃。局部亚低温治疗实施越早,效果越好,建议在脑出血发病 6 小时内使用,治疗时间最好持续 48~72 小时。

（二）调控血压和防止再出血

脑出血患者一般血压高,甚至比平时更高,这是因为颅内压升高时机体有保证脑组织供血的代偿性反应,当颅内压下降时血压亦随之下降,因此一般不应使用降血压药物,尤其是注射利血平等强有力降压剂。目前理想的血压控制水平还未确定,主张采取个体化原则,应根据患者的年龄、病前有无高血压、病后血压情况等确定适宜的血压水平。但血压过高时,容易增加再出血的危险性,则应及时控制高血压。一般来说,收缩压≥26.7 kPa(200 mmHg),舒张压≥15.3 kPa(115 mmHg)时,应降血压治疗,使血压控制于治疗前原有血压的水平或比原有血压略高的水平。收缩压≤24.0 kPa(180 mmHg)或舒张压≤15.3 kPa(115 mmHg)时,或平均动脉压≤17.3 kPa(130 mmHg)时可暂不使用降压药,但需密切观察。收缩压在24.0～30.7 kPa(180～230 mmHg)或舒张压在14.0～18.7 kPa(105～140 mmHg)宜口服卡托普利、美托洛尔等降压药,收缩压低于24.0 kPa(180 mmHg)或舒张压低于14.0 kPa(105 mmHg),可观察而不用降压药。急性期过后(约2周),血压仍持续过高时可系统使用降压药,急性期血压急骤下降表明病情严重,应给予升压药物以保证足够的脑供血量。

止血剂及凝血剂对脑出血并无效果,但如合并消化道出血或有凝血障碍时仍可使用。消化道出血时,还可经导管鼻饲药物。

（三）控制脑水肿

脑出血后48小时水肿达到高峰,维持3～5天或更长时间后逐渐消退。脑水肿可使颅内压升高和导致脑疝,是影响功能恢复的主要因素和导致早期死亡的主要死因。积极控制脑水肿、降低颅内压是脑出血急性期治疗的重要环节,必要时可行颅内压监测。治疗目标是使颅内压降至2.7 kPa(20 mmHg)以下,脑灌注压大于9.3 kPa(70 mmHg),应首先控制可加重脑水肿的因素,保持呼吸道通畅,适当给氧,维持有效脑灌注,限制液体和盐的输入量等。应用皮质类固醇减轻脑出血后脑水肿和降低颅内压,其有效证据不充分;脱水药只有短暂作用,常用20%甘露醇、利尿药(如呋塞米)。

1.20%甘露醇

甘露醇为渗透性脱水药,可在短时间内使血浆渗透压明显升高,形成血与脑组织间的渗透压差,使脑组织间液的水分向血管内转移,经肾脏排出。用药后20～30分钟开始起效,2～3小时作用达峰。常用剂量125～250 mL,6～8小时1次,疗程7～10天。如患者出现脑疝征象可快速加压经静脉或颈动脉推注,可暂时缓解症状,为术前准备赢得时间。冠心病、心肌梗死、心力衰竭和肾功能不全者慎用,注意用药不当可诱发肾衰竭和水、电解质失衡。因此,在应用甘露醇脱水时,一定要严密观察患者的尿量、血钾和心肾功能,一旦出现尿少、血尿、无尿,应立即停用。

2.利尿剂

呋塞米注射液较常用,其脱水作用不如甘露醇,但可抑制脑脊液产生,用于心肾功能不全不能用甘露醇的患者,常与甘露醇合用,减少甘露醇用量。每次20～40 mg,每天2～4次,静脉注射。

3.甘油果糖氯化钠注射液

该药为高渗制剂,通过高渗透性脱水,能使脑水分含量减少,降低颅内压。该药降低颅内压作用起效较缓,持续时间较长,可与甘露醇交替使用。推荐剂量为每次250～500 mL,每天1～2次,静脉滴注,连用7天左右。

4.10%人血清蛋白

该药通过提高血浆胶体渗透压发挥对脑组织的脱水降颅压作用,改善病灶局部脑组织水肿,作用持久,适用于低蛋白血症的脑水肿伴高颅压的患者。推荐剂量为每次 10~20 g,每天 1~2 次,静脉滴注。该药可增加心脏负担,心功能不全者慎用。

5.地塞米松

可防止脑组织内星形胶质细胞肿胀,降低毛细血管通透性,维持血-脑屏障功能。抗脑水肿作用起效慢,用药后 12~36 小时起效。剂量为每天 10~20 mg,静脉滴注。由于易并发感染或使感染扩散,可促进或加重应激性上消化道出血,影响血压和血糖控制等,临床不主张常规使用,病情危重、不伴上消化道出血者可早期短时间应用。

若药物的脱水、降颅压效果不明显,出现颅高压危象时可考虑转外科手术开颅减压。

(四)控制感染

发病早期或病情较轻时通常不需要使用抗生素。老年患者合并意识障碍易并发肺部感染,合并吞咽困难易发生吸入性肺炎,尿潴留或导尿易合并尿路感染,可根据痰液或尿液培养、药物敏感试验等选用抗生素治疗。

(五)维持水、电解质平衡

患者液体的输入量最好根据其中心静脉压(CVP)和肺毛细血管楔压(PCWP)来调整。CVP保持在 0.7~1.6 kPa(5~12 mmHg)或者 PCWP 维持在 1.3~1.9 kPa(10~14 mmHg)。无此条件时每天液体输入量可按前 1 天尿量+500 mL 估算。每天补钠 50~70 mmol/L,补钾 40~50 mmol/L,补糖类 13.5~18 g。使用的液体应以 0.9%氯化钠注射液或复方氯化钠注射液(林格液)为主,避免用高渗糖水,若用糖时可按每 4 g 糖加 1 U 胰岛素后再使用。由于患者使用大量脱水药、进食少、合并感染等原因,极易出现电解质紊乱和酸碱失衡,应加强监护和及时纠正,意识障碍患者可通过鼻饲管补充有足够热量的营养和液体。

(六)对症治疗

1.中枢性高热

宜先行物理降温,如在头部、腋下及腹股沟区放置冰袋,戴冰帽或睡冰毯等。效果不佳者可用多巴胺受体激动剂,如用溴隐亭 3.75 mg/d,逐渐加量至 7.5~15.0 mg/d,分次服用。

2.癫痫发作

可静脉缓慢推注(注意患者的呼吸)地西泮 10~20 mg,控制发作后可给予卡马西平片,每次 100 mg,每天 2 次。

3.应激性溃疡

丘脑、脑干出血患者常合并应激性溃疡和出现消化道出血,机制不明,可能是出血影响边缘系统、丘脑、丘脑下部及下行自主神经纤维,使肾上腺皮质激素和胃酸分泌大量增加,黏液分泌减少及屏障功能削弱。常在病后第 2~14 天突然发生,可反复出现,表现呕血及黑便,出血量大时常见烦躁不安、口渴、皮肤苍白、脉搏细速、血压下降、尿量减少等外周循环衰竭表现。可采取抑制胃酸分泌和加强胃黏膜保护的治疗,用 H_2 受体阻滞剂:①雷尼替丁,每次 150 mg,每天2 次,口服;②西咪替丁,0.4~0.8 g/d,加入 0.9%氯化钠注射液,静脉滴注;③注射用奥美拉唑钠,每次 40 mg,每 12 小时静脉注射 1 次,连用 3 天。还可用硫糖铝,每次 1 g,每天 4 次,口服;或氢氧化铝凝胶,每次 40~60 mL,每天 4 次,口服。若发生上消化道出血可用去甲肾上腺素 4~8 mg,加冰盐水 80~100 mL,每天 4~6 次,口服;云南白药,每次 0.5 g,每天 4 次,口服。保守治疗无效时可在胃镜下止血,须注意呕血引起窒息,注意补液或输血以维持血容量。

4.心律失常

心房颤动常见,多见于病后前3天。心电图复极改变常导致易损期延长,易损期出现的期前收缩可导致室性心动过速或心室颤动。这可能是脑出血患者易发生猝死的主要原因。心律失常影响心排血量,降低脑灌注压,可加重原发脑病变,影响预后。应注意改善冠心病患者的心肌供血,给予常规抗心律失常治疗,及时纠正电解质紊乱,可试用β受体阻滞剂和钙通道阻滞剂治疗,维护心脏功能。

5.大便秘结

脑出血患者由于卧床等原因,常会出现便秘,用力排便时腹压升高,从而使颅内压升高,可加重脑出血症状。便秘时腹胀不适,使患者烦躁不安,血压升高,亦可使病情加重,故对脑出血患者便秘的护理十分重要。可用甘油灌肠剂,让患者采取侧卧位,将甘油灌肠剂插入其肛门内6~10 cm,将60 mL药液缓慢注入直肠内,5~10分钟,患者即可排便。可用缓泻剂,如酚酞2片,每晚口服,亦可用中药番泻叶3~9 g,泡服。

6.稀释性低钠血症

该病又称血管升压素分泌异常综合征,10%的脑出血患者可发生。因血管升压素分泌减少,尿排钠增多,血钠降低,可加重脑水肿,每天应限制水摄入量,控制在800~1 000 mL,补钠9~12 g;宜缓慢纠正,以免导致脑桥中央髓鞘溶解症。另有脑性耗盐综合征,是心钠素分泌过高导致低钠血症,应输液补钠。

7.下肢深静脉血栓形成

急性脑卒中患者易并发下肢和瘫痪肢体深静脉血栓形成,患肢进行性水肿和发硬,肢体静脉血流图检查可确诊。勤翻身、被动活动或抬高瘫痪肢体可预防下肢深静脉血栓形成。治疗可用肝素钠5 000 U,静脉滴注,每天1次;或低分子量肝素,每次4 000 U,皮下注射,每天2次。

(七)外科治疗

可挽救重症患者的生命及促进神经功能恢复,手术宜在发病后6~24小时内进行,预后直接与术前意识水平有关,昏迷患者的手术效果通常不佳。

1.手术指征

(1)脑叶出血:对清醒、无神经障碍和小血肿(出血量<20 mL)的患者,不必手术,可密切观察和随访。患者意识障碍、大血肿和在CT片上有占位征,应手术。

(2)基底节和丘脑出血:大血肿、神经障碍者应手术。

(3)脑桥出血:原则上内科治疗。但对非高血压性脑桥出血(如海绵状血管瘤),可手术治疗。

(4)小脑出血:血肿直径≥2 cm者应手术,特别是合并脑积水、意识障碍、神经功能缺失和占位征者。

2.手术禁忌证

(1)深昏迷患者[格拉斯哥昏迷评分(GCS)3~5级]或去大脑强直。

(2)生命体征不稳定,如血压过高、高热、呼吸不规则或有严重系统器质病变。

(3)脑干出血。

(4)基底节或丘脑出血影响到脑干。

(5)病情发展急骤,发病数小时即深昏迷者。

3.常用手术方法

(1)小脑减压术:是高血压性小脑出血最重要的外科治疗,可挽救生命和逆转神经功能缺损,病程早期患者处于清醒状态时手术效果好。

(2)开颅血肿清除术:占位效应引起中线结构移位和初期脑疝时外科治疗可能有效。

(3)使用钻孔扩大骨窗血肿清除术。

(4)使用钻孔微创颅内血肿清除术。

(5)使用脑室引流术。

(八)早期康复治疗

原则上应尽早开始。在神经系统症状不再进展,没有严重精神、行为异常,生命体征稳定,没有严重的并发症时即可开始康复治疗的介入,但需注意康复方法的选择。早期康复治疗对恢复患者的神经功能、提高生活质量是十分有利的。早期对瘫痪肢体进行按摩及被动运动,开始有主动运动时即应根据康复要求按阶段进行训练,以促进神经功能恢复,避免出现关节挛缩、肌肉萎缩和骨质疏松;对失语患者需加强言语康复训练。

(九)加强护理,防治并发症

常见的并发症有肺部感染、上消化道出血、吞咽困难、水电解质紊乱、下肢静脉血栓形成、肺栓塞、肺水肿、冠状动脉性疾病、心肌梗死、心脏损伤等。脑出血预后与急性期护理有直接关系,合理的护理措施十分重要。

1.体位

把患者头部抬高$15°\sim30°$角,既能保持脑血流量,又能保持呼吸道通畅。切忌无枕仰卧。凡意识障碍患者宜采用侧卧位,头稍前屈,以利于口腔分泌物流出。

2.饮食与营养

营养不良是脑出血患者常见的易被忽视的并发症,应充分重视。重症意识障碍患者急性期应禁食$1\sim2$天,静脉补给足够的能量与维生素,发病48小时后若无活动性消化道出血,可鼻饲流质饮食,应考虑营养合理搭配与平衡。患者意识转清、咳嗽反射良好、能吞咽时可停止鼻饲,应注意喂食时宜取$45°$角半卧位,把食物做成糊状,应选用茶匙喂食流质饮料,喂食时,患者出现呛咳,可给患者拍背。

3.呼吸道护理

脑出血患者应保持呼吸道通畅和足够的通气量。对意识障碍或脑干功能障碍患者应行气管插管,指征是动脉血氧分压(PaO_2)<8.0 kPa(60 mmHg)、动脉血二氧化碳分压($PaCO_2$)>6.7 kPa(50 mmHg)或有误吸危险者。鼓励给患者勤翻身、拍背,鼓励患者尽量咳嗽,咳嗽无力、痰多时可采用超声雾化治疗,对呼吸困难、呼吸道痰液多、经鼻抽吸困难的患者可考虑切开气管。

4.压疮防治与护理

昏迷或完全性瘫痪患者易发生压疮,预防措施包括给患者定时翻身,保持皮肤干燥、清洁,在骶部、足跟及骨隆起处加垫气圈,经常按摩皮肤及活动瘫痪肢体以促进血液循环。若患者的皮肤发红,可用70%乙醇溶液或温水为患者轻柔擦拭,涂以3.5%安息香酊。

七、预后与预防

(一)预后

脑出血的预后与出血量、部位、病因及全身状况等有关。脑干、丘脑及大量脑室出血预后差。脑水肿、颅内压升高、脑疝、并发症及脑-内脏(脑-心、脑-肺、脑-肾、脑-胃肠)综合征是致死的主要原因。患者在脑出血早期多死于脑疝,在晚期多死于中枢性衰竭、肺炎和再出血等继发性并发症。影响本病的预后因素:①年龄较大;②昏迷时间长和程度深;③颅内压高,脑水肿重;④反复多次出血,出血量大;⑤小脑、脑干出血;⑥神经体征严重;⑦出血灶多,生命体征不稳定;⑧伴癫痫发作、去大脑皮质强直或去大脑强直;⑨伴有脑-内脏联合损害;⑩合并代谢性酸中毒、代谢障碍或电解质紊乱者,预后差。及时给予正确的中西医结合治疗和内外科治疗,可大大改善预后,减少病死率和致残率。

(二)预防

总的原则是定期体检,早发现、早预防、早治疗。脑出血是多危险因素所致的疾病。研究证明,高血压是最重要的独立危险因素,心脏病、糖尿病是肯定的危险因素。多种危险因素之间存在错综复杂的相关性,它们互相渗透、互相作用、互为因果,从而增加了脑出血的危险性,也给预防和治疗带来困难。目前,我国仍存在对高血压知晓率低、用药治疗率低和控制率低的“三低”现象。因此,加强高血压的防治宣传教育是非常必要的。在高血压的治疗中,轻型高血压可选用尼群地平和吲达帕胺,对其他类型的高血压则应根据病情选用钙通道阻滞剂、β受体阻滞剂、血管紧张素转化酶抑制剂(ACEI)、利尿剂等联合治疗。

有些危险因素是先天决定的,而且是难以改变甚至不能改变的(如年龄、性别);有些危险因素是环境造成的,很容易预防(如感染);有些危险因素是人们的生活方式,是完全可以控制的(如抽烟、酗酒);还有些疾病常常是可治疗的(如高血压)。虽然大部分高血压患者接受过降压治疗,但规范性、持续性差,这样非但没有起到降低血压、预防脑出血的作用,反而使血压忽高忽低,易于引发脑出血。所以控制血压除进一步普及治疗外,重点应放在正确的治疗方法上。预防工作不可简单、单一化,要采取突出重点、顾及全面的综合性预防措施,才能有效地降低脑出血的发病率、病死率和复发率。

除针对危险因素进行预防外,日常生活中须注意经常锻炼、戒烟、戒酒、合理饮食、调理情绪。饮食上提倡“五高三低”,即高蛋白质、高钾、高钙、高纤维素、高维生素及低盐、低糖、低脂。锻炼要因人而异,方法灵活多样,强度不宜过大,避免激烈运动。

(陶晓杰)

第二节　蛛网膜下腔出血的诊断与治疗

蛛网膜下腔出血(subarachnoid hemorrhage,SAH)是指脑表面或脑底部的血管自发破裂,血液流入蛛网膜下腔,伴或不伴颅内其他部位出血的一种急性脑血管疾病。该病可分为原发性、继发性和外伤性。原发性 SAH 是指脑表面或脑底部的血管破裂出血,血液直接流入蛛网膜下腔,称特发性蛛网膜下腔出血或自发性蛛网膜下腔出血(idiopathic subarachnoid hemorrhage,ISAH),约占急性脑血管疾病的 15%,是神经科常见急症之一;继发性 SAH 则为脑实质内、脑室、硬脑膜外或硬脑膜下的血管破裂出血,血液穿破脑组织进入脑室或蛛网膜下腔;外伤引起的 SAH 称外伤性 SAH,常伴发于脑挫裂伤。SAH 临床表现为急骤起病的剧烈头痛、呕吐、精神或意识障碍、脑膜刺激征和血性脑脊液。各国 SAH 的年发病率各不相同,中国约为 5/10 万,美国为 6/10 万~16/10 万,德国约为 10/10 万,芬兰约为 25/10 万,日本约为 25/10 万。

一、病因与发病机制

(一)病因

SAH 的病因很多,如脑血管畸形、结缔组织病、脑血管炎,以动脉瘤最为常见。动脉瘤包括先天性动脉瘤、高血压动脉硬化性动脉瘤、夹层动脉瘤和感染性动脉瘤等。75%～85%的非外伤性 SAH 患者为颅内动脉瘤破裂出血,其中,先天性动脉瘤发病多见于中青年;高血压动脉硬化性动脉瘤为梭形动脉瘤,约占 13%,多见于老年人。脑血管畸形占第 2 位,以动静脉畸形最常见,约占 15%,常见于青壮年。近年发现约 15%的 ISAH 患者病因不清,即使数字减影血管造影(DSA)检查也未能发现 SAH 的病因。

1.动脉瘤

近年来,对先天性动脉瘤与分子遗传学的多个研究支持 Ⅰ 型胶原蛋白 α_2 链基因($COLIA_2$)和弹力蛋白基因(FLN)是先天性动脉瘤大的候补基因。颅内动脉瘤好发于大脑动脉环(威利斯环)及其主要分支的血管分叉处,其中位于前循环颈内动脉系统者约占 85%,位于后循环基底动脉系统者约占 15%。对此类动脉瘤的研究证实,血管壁的最大压力来自沿血流方向的血管分叉处的尖部。随着年龄增长,在血压升高、动脉瘤增大、血流涡流冲击和各种危险因素的综合因素作用下,出血的可能性也随之增大。颅内动脉瘤的体积与有无蛛网膜下腔出血相关,动脉瘤的直径<3 mm,SAH 的风险小;动脉瘤的直径>7 mm,SAH 的风险高。对于未破裂的动脉瘤,每年发生动脉瘤破裂出血的危险性为 1%～2%。曾经破裂的动脉瘤有更高的再出血率。

2.脑血管畸形

脑血管畸形以动静脉畸形最常见,且 90%以上位于小脑幕上。脑血管畸形是胚胎发育异常形成的畸形血管团,血管壁薄,在有危险因素的条件下易诱发出血。

3.高血压动脉硬化性动脉瘤

长期高血压动脉粥样硬化导致脑血管弯曲多,侧支循环多,管径粗细不均,且脑内动脉缺乏外弹力层,在血压升高、血流涡流冲击等因素的影响下,管壁薄弱的部分逐渐向外膨胀形成囊状动脉瘤,极易破裂出血。

4.其他病因

动脉炎或颅内炎症可引起血管破裂出血,肿瘤可直接侵袭血管导致出血。烟雾病形成后可并发动脉瘤,一旦破裂出血可导致反复发生的脑实质内出血或 SAH。

(二)发病机制

蛛网膜下腔出血后,血液流入蛛网膜下腔淤积在破裂血管相应的脑沟和脑池中,并可下流至脊髓蛛网膜下腔,甚至逆流至第四脑室和侧脑室,引起一系列变化,主要包括:①颅内容积增加,血液流入蛛网膜下腔,使颅内容积增加,引起颅内压升高,血液流入量大者可诱发脑疝。②化学性脑膜炎,血液流入蛛网膜下腔直接刺激血管,使白细胞崩解,释放各种炎症介质。③血管活性物质释放,血液流入蛛网膜下腔后,血细胞破坏,产生各种血管活性物质(氧合血红蛋白、5-羟色胺、血栓烷 A_2、肾上腺素、去甲肾上腺素),刺激血管和脑膜,使脑血管发生痉挛和蛛网膜颗粒粘连。④脑积水,血液流入蛛网膜下腔,在颅底或逆流入脑室发生凝固,造成脑脊液回流受阻,引起急性阻塞性脑积水和颅内压升高;部分红细胞随脑脊液流入蛛网膜颗粒并溶解,使其阻塞,引起脑脊液吸收减慢,最后产生交通性脑积水。⑤下丘脑功能紊乱,血液及其代谢产物直接刺激下丘脑,引起神经内分泌紊乱,引起发热、血糖含量升高、应激性溃疡、肺水肿等。⑥脑-心综合征,急性高颅压或血液直接刺激下丘脑、脑干,导致自主神经功能亢进,引起急性心肌缺血、心律失常等。

二、病理

肉眼可见脑表面呈紫红色,覆盖有薄层血凝块;脑底部的脑池、脑桥小脑三角及小脑延髓池等处可见更明显的血块沉积,甚至可将颅底的血管、神经埋没。血液可穿破脑底面进入第三脑室和侧脑室。脑底大量积血或脑室内积血可影响脑脊液循环,出现脑积水。约5%的患者由于部分红细胞随脑脊液流入蛛网膜颗粒并使其堵塞,引起脑脊液吸收减慢而产生交通性脑积水。蛛网膜及软膜增厚,色素沉着,脑与神经、血管间发生粘连。脑脊液呈血性。血液在蛛网膜下腔的分布,以出血量和范围分为弥散型和局限型。前者出血量较多,穹隆面与基底面蛛网膜下腔均有血液沉积;后者血液则仅存于脑底池。40%~60%的脑标本并发脑内出血。出血的次数越多,并发脑内出血的比例越大。并发脑内出血的发生率第1次约为39.6%,第2次约为55%,第3次达100%。出血部位与动脉瘤的位置有关。动脉瘤好发于大脑动脉环的血管上,尤其是在动脉分叉处,可单发或多发。

三、临床表现

SAH可以发生于任何年龄,发病高峰多在30~60岁;50岁后,ISAH的危险性有随年龄的增加而升高的趋势。男、女在不同的年龄段发病不同,10岁前男性的发病率较高,男性患者与女性患者的发病率之比为4∶1;40~50岁时,男性患者与女性患者的发病率相等;70~80岁时,男性患者与女性患者的发病率之比为1∶10。临床主要表现为剧烈头痛、脑膜刺激征呈阳性、血性脑脊液。在严重病例中,患者可出现意识障碍,从嗜睡至昏迷不等。

(一)症状与体征

1.先兆及诱因

先兆通常是不典型头痛或颈部僵硬,部分患者有病侧眼眶痛、轻微头痛、动眼神经麻痹等表现,主要由少量出血造成;70%的患者存在上述症状数天或数周后出现严重出血,但绝大部分患者起病急骤,无明显先兆。常见诱因有过量饮酒、情绪激动、精神紧张、剧烈活动等,这些诱因均能增加ISAH的风险性。

2.一般表现

出血量大者,当天体温即可升高,可能与下丘脑受影响有关;多数患者于3天后体温升高,多属于吸收热;SAH后患者血压升高,1~2周病情趋于稳定后逐渐恢复病前血压。

3.神经系统表现

绝大部分患者有突发持续性剧烈头痛。头痛位于前额、枕部或全头,可扩散至颈部、腰背部;常伴有恶心、呕吐。呕吐可反复出现,是由颅内压急骤升高和血液直接刺激呕吐中枢所致。如呕吐物为咖啡样胃内容物则提示上消化道出血,预后不良。头痛部位各异,轻重不等,部分患者有类似眼肌麻痹型偏头痛。有48%~81%的患者可出现不同程度的意识障碍,轻者嗜睡,重者昏迷,多逐渐加深。意识障碍的程度、持续时间及意识恢复的可能性均与出血量、出血部位及有无再出血有关。

部分患者以精神症状为首发或主要的临床症状,常表现为兴奋、躁动不安、定向障碍,甚至谵妄和错乱;少数可出现迟钝、淡漠、抗拒等。精神症状可由大脑前动脉或前交通动脉附近的动脉瘤破裂引起,大多在病后1～5天出现,但多数在数周内自行恢复。癫痫发作较少见,多发生在出血时或出血后的急性期。在一项SAH的大宗病例报道中,大约有15%的动脉瘤性SAH表现为癫痫。癫痫可为局限性抽搐或全身强直-阵挛性发作,多见于脑血管畸形发作者,出血部位多在天幕上,多是血液刺激大脑皮质所致,患者有反复发作倾向。部分患者由于血液流入脊髓蛛网膜下腔,可出现神经根刺激症状,如腰背痛。

4.神经系统体征

(1)脑膜刺激征:为SAH的特征性体征,包括头痛、颈强直、克尼格征和布鲁津斯基征(Brudzinski征)呈阳性。常于起病后数小时至6天内出现,持续3～4周。颈强直的发生率最高(6%～100%)。另外,应当注意临床上有少数患者可无脑膜刺激征,如老年患者,可能因蛛网膜下腔扩大等老年性改变和痛觉不敏感等因素,脑膜刺激征不明显,但意识障碍仍较明显,老年人的意识障碍可达90%。

(2)脑神经损害:以第Ⅱ、Ⅲ对脑神经最常见,其次为第Ⅴ、Ⅵ、Ⅶ、Ⅷ对脑神经,主要由未破裂的动脉瘤压迫或破裂后渗血、颅内压升高等直接或间接损害引起。少数患者有一过性肢体单瘫、偏瘫、失语,早期出现者多由出血破入脑实质和脑水肿所致;晚期多由迟发性脑血管痉挛引起。

(3)眼症状:SAH的患者中,17%有玻璃体膜下出血,7%～35%有视盘水肿。视网膜下出血及玻璃体下出血是诊断SAH的特征性体征。

(4)局灶性神经功能缺失:如有局灶性神经功能缺失,有助于判断病变部位,如突发头痛伴眼睑下垂,应考虑载瘤动脉可能是后交通动脉或小脑上动脉。

(二)SAH并发症

1.再出血

在脑血管疾病中,最易发生再出血的疾病是SAH,国内文献报道再出血率为24%左右。再出血临床表现严重,病死率远远高于第1次出血。再出血一般发生在第1次出血后10～14天,2周内再发生率占再发病例的54%～80%。近期再出血病死率为41%～46%,甚至更高。再出血多由动脉瘤破裂所致,通常在病情稳定的情况下,患者突然头痛加剧、呕吐、癫痫发作,并迅速陷入深昏迷,瞳孔散大,对光反射消失,呼吸困难甚至停止。神经定位体征加重或脑膜刺激征明显加重。

2.脑血管痉挛

脑血管痉挛(CVS)是SAH发生后出现的迟发性大、小动脉的痉挛狭窄,以后者更多见。典型的血管痉挛发生在出血后3～5天,于5～10天达高峰,2～3周逐渐缓解。在大多数研究中,血管痉挛发生率为25%～30%。早期可逆性CVS多在蛛网膜下腔出血后30分钟内发生,表现为短暂的意识障碍和神经功能缺失。70%的CVS在蛛网膜下腔出血后1～2周发生,尽管及时干预治疗,但仍有约50%有症状的CVS患者将会进一步发展为脑梗死。因此,CVS的治疗关键在于预防。血管痉挛发作的临床表现通常是头痛加重或意识状态下降,除发热和脑膜刺激征外,也可表现局灶性的神经功能损害体征,但不常见。尽管导致血管痉挛的许多潜在危险因素已经确定,但CT扫描所见的蛛网膜下腔出血的数量和部位是最主要的危险因素。基底池内有厚层血块的患者比仅有少量出血的患者更容易发展为血管痉挛。虽然国内外均有大量的临床观察和实验数据,但是CVS的机制仍不确定。蛛网膜下腔出血本身或其降解产物中的一种或多种成分可能是导致CVS的原因。

CVS的检查常选择经颅多普勒超声(TCD)和数字减影血管造影(DSA)检查。TCD有助于血管痉挛的诊断。TCD 血液流速峰值＞200 cm/s 和/或平均流速＞120 cm/s 时能很好地与血管造影显示的严重血管痉挛相符。值得提出的是,TCD 只能测定颅内血管系统中特定深度的血管段。测得数值的准确性在一定程度上依赖于超声检查者的经验。动脉插管血管造影诊断 CVS 较 TCD 更为敏感。CVS 患者行血管造影的价值不仅在于诊断,还在于血管内治疗。动脉插管血管造影为有创检查,价格较昂贵。

3.脑积水

大约 25% 的动脉瘤性蛛网膜下腔出血患者出血量大、速度快,血液大量涌入第三脑室、第四脑室并凝固,使第四脑室的外侧孔和正中孔受阻,可引起急性梗阻性脑积水,导致颅内压急剧升高,甚至出现脑疝而死亡。急性脑积水常发生于起病数小时至 2 周,多数患者在 1～2 天出现意识障碍并呈进行性加重,神经症状迅速恶化,生命体征不稳定,瞳孔散大。颅脑 CT 检查可发现阻塞上方的脑室明显扩大,脑室系统有梗阻表现,此类患者应迅速进行脑室引流术。慢性脑积水是 SAH 后 3 周至 1 年发生的脑积水,原因可能为蛛网膜下腔出血刺激脑膜,引起无菌性炎症反应,形成粘连,阻塞蛛网膜下腔及蛛网膜绒毛而影响脑脊液的吸收与回流。发生蛛网膜增厚、纤维变性、室管膜破坏及脑室周围脱髓鞘改变。Johnston 认为脑脊液的吸收与蛛网膜下腔和上矢状窦的压力差以及蛛网膜绒毛颗粒的阻力有关。当脑外伤后颅内压升高时,上矢状窦的压力随之升高,使蛛网膜下腔和上矢状窦的压力差变小,从而使蛛网膜绒毛微小管系统受压甚至关闭,直接影响脑脊液的吸收。脑脊液的积蓄造成脑室内静水压升高,致使脑室进行性扩大。慢性脑积水的初期,患者的颅内压是高于正常值的,脑室扩大到一定程度之后,由于加大了吸收面,颅内压下降至正常范围,故临床上称之为正常颅压脑积水。但脑脊液的静水压已超过脑室壁所能承受的压力,使脑室不断继续扩大、脑萎缩加重而致进行性痴呆。

4.自主神经及内脏功能障碍

其常因下丘脑受出血、脑血管痉挛和颅内压升高的损伤所致,临床可并发心肌缺血或心肌梗死、急性肺水肿、应激性溃疡。这些并发症被认为是由交感神经过度活跃或迷走神经张力过高所致。

5.低钠血症

重症 SAH 常影响下丘脑功能,而导致有关水盐代谢激素的分泌异常。目前,关于低钠血症发生的病因有两种机制,即血管升压素分泌异常综合征(syndrome of inappropriate antidiuretic hormone,SIADH)和脑性耗盐综合征(cerebral salt-wasting syndrome,CSWS)。

SIADH 理论是 1957 年由 Bartter 等提出的,该理论认为,低钠血症产生的原因是各种创伤性刺激作用于下丘脑,引起血管升压素(ADH)分泌过多,或 ADH 渗透性调节异常,丧失了低渗对 ADH 分泌的抑制作用,而出现持续性 ADH 分泌。肾脏远曲小管和集合管重吸收水分的作用增强,引起水潴留、血钠被稀释及细胞外液增加等一系列病理生理变化。同时,促肾上腺皮质激素(ACTH)相对分泌不足,血浆 ACTH 降低,醛固酮分泌减少,肾小管的排钾保钠功能下降,尿钠排出增多。细胞外液增加和尿钠丢失的后果是血浆渗透压下降和稀释性低血钠,尿渗透压高于血渗透压,低钠而无脱水,中心静脉压升高。若进一步发展,将导致水分从细胞外向细胞内转移,细胞水肿,代谢功能异常。当血钠＜120 mmol/L 时,可出现恶心、呕吐、头痛;当血钠＜110 mmol/L 时可发生嗜睡、躁动、谵语、肌张力低下、腱反射减弱或消失甚至昏迷。

20 世纪 70 年代末以来,越来越多的学者发现,发生低钠血症时,患者多伴有尿量增多和尿钠排泄量增多,而血中 ADH 并无明显增加。这使得脑性耗盐综合征的概念逐渐被接受。SAH

时,CSWS 的发生可能与脑钠肽(BNP)的作用有关。下丘脑受损时可释放出 BNP,脑血管痉挛也可使 BNP 升高。BNP 的生物效应类似心房钠尿肽(ANP),有较强的利钠和利尿反应。CSWS 发生时可出现厌食、恶心、呕吐、无力、直立性低血压、皮肤无弹性、眼球内陷、心率增快等表现。诊断依据:细胞外液减少,负钠平衡,水的摄入率与排出率的比值<1,肺动脉楔压<1.1 kPa(8 mmHg),中央静脉压<0.8 kPa(6 mmHg),体质量减轻。Ogawasara 提出每天对 CSWS 患者定时测体质量和中央静脉压是诊断 CSWS 和鉴别 SIADH 最简单和实用的方法。

四、辅助检查

(一)脑脊液检查

目前,脑脊液检查尚不能被 CT 检查所完全取代。由于腰椎穿刺(LP)有诱发再出血和脑疝的风险,在无条件行 CT 检查和病情允许的情况下,或颅脑 CT 所见可疑时才可考虑谨慎施行 LP 检查。均匀一致的血性脑脊液是诊断 SAH 的标准。脑脊液压力升高,蛋白含量升高,糖和氯化物水平正常。起初脑脊液中红细胞与白细胞的比例与外周血基本一致(700:1),12 小时后脑脊液开始变黄,2~3 天因出现无菌性炎症反应,白细胞计数可增加。LP 检查阳性结果与穿刺损伤出血的鉴别很重要。通常是通过连续观察试管内红细胞计数逐渐减少的三管试验来证实,但对脑脊液离心,检查上清液黄变及匿血反应是更灵敏的诊断方法。脑脊液细胞学检查可见巨噬细胞内吞噬红细胞及其碎片,有助于鉴别。

(二)颅脑 CT 检查

CT 检查是诊断蛛网膜下腔出血的首选常规检查方法。急性期颅脑 CT 检查快速、敏感,不但可早期确诊,还可判定出血部位、出血量、血液分布范围,可动态观察病情进展和有无再出血迹象。急性期 CT 表现为脑池、脑沟及蛛网膜下腔呈高密度改变,尤以脑池局部积血有定位价值,但确定出血动脉及病变性质仍需借助于 DSA 检查。发病距 CT 检查的时间越短,显示蛛网膜下腔出血病灶部位的积血越清楚。Adams 观察患者发病当天,CT 检查显示阳性率为 95%,1 天后降至 90%,5 天后降至 80%,7 天后降至 50%。CT 显示蛛网膜下腔高密度出血征象,多见于大脑外侧裂池、前纵裂池、后纵裂池、鞍上池、环池等。CT 增强扫描可能显示大的动脉瘤和血管畸形。须注意 CT 呈阴性并不能绝对排除 SAH。

部分学者依据 CT 扫描并结合动脉瘤好发部位推测动脉瘤的发生部位,例如,蛛网膜下腔出血以鞍上池为中心呈不对称向外扩展,提示有颈内动脉瘤;外侧裂池基底部积血提示有大脑中动脉瘤;前纵裂池基底部积血提示有前交通动脉瘤;出血以脚间池为中心向前纵裂池和后纵裂池基底部扩散,提示有基底动脉瘤。CT 显示弥漫性出血或局限于前部的出血发生再出血的风险较大,应尽早行 DSA 检查以确定动脉瘤部位并早期手术。MRA 作为初筛工具具有无创、无风险的特点,但敏感性不如 DSA 检查。

(三)数字减影血管造影

确诊 SAH 后应尽早行 DSA 检查,以确定动脉瘤的部位、大小、形状、数量、侧支循环和脑血管痉挛等情况,并可协助排除其他病因,如动静脉畸形、烟雾病和炎性血管瘤。大且不规则、分成小腔(为责任动脉瘤典型的特点)的动脉瘤可能是出血的动脉瘤。如发病之初脑血管造影未发现病灶,应在发病 1 个月后复查脑血管造影,可能会有新发现。DSA 可显示 80% 的动脉瘤及接近 100% 的血管畸形,而且对发现继发性脑血管痉挛有帮助。脑动脉瘤大多数在 2~3 周再次破裂出血,尤以病后 6~8 天为高峰,因此对动脉瘤应早检查、早期手术治疗,如在发病后 2~3 天,脑水肿尚未达到高峰时进行手术,则手术并发症少。

(四)MRI 检查

MRI 对蛛网膜下腔出血的敏感性不及 CT。急性期 MRI 检查还可能诱发再出血。但 MRI 可检出脑干隐匿性血管畸形;对直径为 3～5 mm 的动脉瘤检出率可达 84%～100%,而由于空间分辨率较差,不能清晰显示动脉瘤颈和载瘤动脉,仍需行 DSA 检查。

(五)其他检查

心电图可显示 T 波倒置、QT 间期延长、出现高大 U 波等异常。血常规、凝血功能和肝功能检查可排除凝血功能异常方面的出血原因。

五、诊断与鉴别诊断

(一)诊断

根据以下临床特点,诊断 SAH 一般并不困难,如突然起病,主要症状为剧烈头痛,伴呕吐;可有不同程度的意识障碍和精神症状,脑膜刺激征明显,少数伴有脑神经及轻偏瘫等局灶症状;辅助检查 LP 为血性脑脊液,脑 CT 所显示的出血部位有助于判断动脉瘤。

临床分级:一般采用 Hunt-Hess 分级法(表 6-1)或世界神经外科联盟(WFNS)分级(表 6-2)。前者主要用于动脉瘤引起 SAH 的手术适应证及预后判断的参考,Ⅰ～Ⅲ级应尽早行 DSA,积极做术前准备,争取尽早手术;对Ⅳ～Ⅴ级先行血块清除术,待症状改善后再行动脉瘤手术。后者根据格拉斯哥昏迷评分(GCS)和有无运动障碍进行分级,即Ⅰ级的 SAH 患者很少发生局灶性神经功能缺损;GCS≤12 分(Ⅳ～Ⅴ级)的患者,不论是否存在局灶神经功能缺损,并不影响其预后判断;对于 GCS 13～14 分(Ⅱ～Ⅲ级)的患者,局灶神经功能缺损是判断预后的补充条件。

表 6-1　Hunt-Hess 分级法

分类	标准
0 级	未破裂动脉瘤
Ⅰ级	无症状或轻微头痛
Ⅱ级	中-重度头痛、脑膜刺激征、脑神经麻痹
Ⅲ级	嗜睡、意识混浊、轻度局灶性神经体征
Ⅳ级	昏迷、中或重度偏瘫,有早期去大脑强直或自主神经功能紊乱
Ⅴ级	深昏迷、去大脑强直,濒死状态

注:凡有高血压、糖尿病、高度动脉粥样硬化、慢性肺部疾病等全身性疾病,或 DSA 呈现高度脑血管痉挛的病例,则向恶化阶段提高 1 级。

表 6-2　WFNS 的 SAH 分级

分类	GCS	运动障碍
Ⅰ级	15	无
Ⅱ级	14～13	无
Ⅲ级	14～13	有局灶性体征
Ⅳ级	12～7	有或无
Ⅴ级	6～3	有或无

注:GCS 指格拉斯哥昏迷评分。

(二)鉴别诊断

1.脑出血

脑出血深昏迷与 SAH 不易鉴别,但脑出血多有局灶性神经功能缺失体征,如偏瘫、失语,患者多有高血压病史。仔细的神经系统检查及脑 CT 检查有助于鉴别诊断。

2.颅内感染

颅内感染发病较 SAH 缓慢。各类脑膜炎起病初均先有高热,脑脊液呈炎性改变而有别于 SAH。进一步脑影像学检查,脑沟、脑池无高密度升高影改变。脑炎的临床表现为发热、精神症状、抽搐和意识障碍,且脑脊液多正常或只有轻度白细胞数升高,只有脑膜出血时才表现为血性脑脊液;脑 CT 检查有助于鉴别诊断。

3.瘤卒中

依靠详细病史(如有慢性头痛、恶心、呕吐)、体征和脑 CT 检查可以鉴别。

六、治疗

主要治疗原则:①控制继续出血,预防及解除血管痉挛,去除病因,防治再出血,尽早采取措施预防、控制各种并发症;②掌握时机尽早行 DSA 检查,如发现动脉瘤及动静脉畸形,应尽早行血管介入、手术治疗。

(一)一般处理

对患者绝对卧床护理4~6周,让患者避免情绪激动和用力排便,防止剧烈咳嗽,患者烦躁不安时适当应用止咳剂、镇静剂;稳定血压,控制癫痫发作。对于血性脑脊液伴脑室扩大者,必要时可行脑室穿刺和体外引流,但引流速度要缓慢。患病发病后应密切观察其 GCS 评分,注意其心电图变化,动态观察局灶性神经体征变化和进行脑功能监测。

(二)防止再出血

二次出血是该病的常见现象,故积极进行药物干预对防治再出血十分必要。蛛网膜下腔出血急性期脑脊液纤维素溶解系统活性升高,第2周下降,第3周恢复正常。因此,选用抗纤维蛋白溶解药物抑制纤溶酶原的形成,具有防治再出血的作用。

1.6-氨基己酸

6-氨基己酸为纤维蛋白溶解抑制剂,可阻止动脉瘤破裂处凝血块的溶解,又可预防再破裂和缓解脑血管痉挛。每次将8~12 g 6-氨基己酸加入 500 mL 10%的葡萄糖盐水中静脉滴注,每天2次。

2.氨甲苯酸

其又称抗血纤溶芳酸,能抑制纤溶酶原的激活因子,每次 200~400 mg,溶于 20 mL 葡萄糖注射液或 0.9%的氯化钠注射液中,缓慢静脉注射,每天2次。

3.氨甲环酸

其为氨甲苯酸的衍化物,抗血纤维蛋白溶酶的效价强于前两种药物,每次 250~500 mg,加入 250~500 mL 5%的葡萄糖注射液中,静脉滴注,每天1~2次。

但近年的一些研究显示抗纤溶药虽有一定的防止再出血作用,但增加了缺血事件的发生,因此不推荐常规使用此类药物,除非凝血障碍所致出血时可考虑应用。

(三)降颅压治疗

蛛网膜下腔出血可引起颅内压升高、脑水肿,严重者可出现脑疝,应积极进行脱水降颅压治疗,主要选用 20%的甘露醇静脉滴注,每次 125~250 mL,2~4 次/天;呋塞米入小壶,每次 20~

80 mg,2～4 次/天;清蛋白 10～20 g/d,静脉滴注。药物治疗效果不佳或疑有早期脑疝时,可考虑脑室引流或颞肌下减压术。

(四)防治脑血管痉挛及迟发性缺血性神经功能缺损

目前认为脑血管痉挛引起迟发性缺血性神经功能缺损(delayed ischemic neurologic deficit,DIND)是动脉瘤性 SAH 最常见的死亡和致残原因。钙通道拮抗剂可选择性作用于脑血管平滑肌,减轻脑血管痉挛和 DIND。常用尼莫地平,每天 10 mg(50 mL),以每小时 2.5～5.0 mL 的速度泵入或缓慢静脉滴注,5～14 天为 1 个疗程;也可选择口服尼莫地平,每次 40 mg,每天 3 次。有报道称高血压-高血容量-血液稀释(hypertension-hypervolemia-hemodilution,3H)疗法可使大约 70% 患者的临床症状得到改善。有数个报道认为与以往相比,"3H"疗法能够明显改善患者预后。增加循环血容量、提高平均动脉压(MAP)、降低血细胞比容(HCT)至 30%～50%,被认为能够使脑灌注达到最优化。"3H"疗法必须排除已存在的脑梗死、高颅压,并在夹闭动脉瘤后才能应用。

(五)防治急性脑积水

急性脑积水常发生于病后 1 周内,发生率为 9%～27%。急性阻塞性脑积水患者脑 CT 显示脑室急速进行性扩大,意识障碍加重,有效的疗法是行脑室穿刺引流和冲洗。但应注意防止脑脊液引流过度,维持颅内压在 2.0～4.0 kPa(15～30 mmHg),因过度引流会突然发生再出血。长期脑室引流要注意继发感染(脑炎、脑膜炎),感染率为 5%～10%。同时常规应用抗生素防治感染。

(六)低钠血症的治疗

SIADH 的治疗原则主要是纠正低血钠和防止体液容量过多。可限制液体摄入量,1 天液体摄入量<500 mL,使体内水分处于负平衡以减少体液过多与尿钠丢失。注意应用利尿剂和高渗盐水,纠正低血钠与低渗血症。当血浆渗透压恢复,可给予 5% 的葡萄糖注射液维持,也可用抑制 ADH 药物,例如,地美环素 1～2 g/d,口服。

CSWS 的治疗主要是维持正常水盐平衡,给予补液治疗。可静脉或口服等渗或高渗盐液,根据低钠血症的严重程度和患者的耐受程度单独或联合应用。高渗盐液补液速度以每小时 0.7 mmol/L、24 小时补液速度<20 mmol/L 为宜。如果纠正低钠血症速度过快可导致脑桥脱髓鞘病,应予特别注意。

(七)外科治疗

经造影证实有动脉瘤或动静脉畸形者,应争取手术或介入治疗,根除病因防止再出血。

1.显微外科

夹闭颅内破裂的动脉瘤是消除病变并防止再出血的最好方法,而且动脉瘤被夹闭,继发性血管痉挛就能得到积极、有效的治疗。一般认为 Hunt-Hess 分级 Ⅰ～Ⅱ 级的患者应在发病后 48～72 小时早期手术。应用现代技术,早期手术已经不再困难。一些神经血管中心富有经验的医师已经建议给低评分的患者早期手术,只要患者的血流动力学稳定,颅内压得以控制即可手术。对于神经状况分级很差和/或伴有其他内科情况的患者,手术应该延期。对于病情不太稳定、不能承受早期手术的患者,可选择血管内治疗。

2.血管内治疗

选择适合的患者行血管内放置 Guglielmi 可脱式弹簧圈(Guglielmi detachable coils,GDCs),它已经被证实是一种安全的治疗手段。近年来,一般认为血管内治疗的指征为手术风险大或手术治疗困难的动脉瘤。

七、预后与预防

(一)预后

临床常采用 Hunt 和 Kosnik 于 1974 年报道的修改的 Botterell 的分级方案,对预后判断有帮助。Ⅰ~Ⅱ级患者预后佳,Ⅳ~Ⅴ级患者预后差,Ⅲ级患者预后介于前两者之间。

首次蛛网膜下腔出血的病死率为 10%~25%。病死率随着再出血递增。再出血和脑血管痉挛是导致死亡和致残的主要原因。蛛网膜下腔出血的预后与病因、年龄、动脉瘤的部位、瘤体大小、出血量、有无并发症、手术时机选择及处置是否及时、得当有关。

(二)预防

蛛网膜下腔出血病情常较危重,病死率较高,尽管不能从根本上达到预防目的,但对已知的病因应及早积极对因治疗,如控制血压,戒烟,限酒,尽量避免剧烈运动、情绪激动、过劳、用力排便、剧烈咳嗽;对于长期便秘的个体应采取辨证论治的思路长期用药(如麻仁润肠丸、芪蓉润肠口服液、香砂枳术丸、越鞠保和丸);情志因素常为 SAH 的诱发因素,对于已经存在脑动脉瘤、动脉血管夹层或烟雾病的患者,保持情绪稳定至关重要。

不少尸检材料证实,患者生前曾患动脉瘤但未曾破裂出血,说明存在危险因素并不一定会出血,预防动脉瘤破裂有着非常重要的意义。应当强调的是,蛛网膜下腔出血常在首次出血后 2 周再次发生出血且常常危及生命,故对已出血的患者积极采取有效措施、进行整体调节并及时给予恰当的对症治疗,对预防再次出血至关重要。

(陶晓杰)

第三节　血栓形成性脑梗死的诊断与治疗

血栓形成性脑梗死主要是脑动脉主干或皮质支动脉粥样硬化导致血管增厚、管腔狭窄闭塞和血栓形成,引起脑局部血流减少或供血中断,脑组织缺血、缺氧导致软化坏死,出现局灶性神经系统症状和体征,如偏瘫、偏身感觉障碍和偏盲。大面积脑梗死还有颅内高压症状,严重者可发生昏迷和脑疝。约 90% 的血栓形成性脑梗死是在动脉粥样硬化的基础上发生的,因此称动脉粥样硬化性血栓形成性脑梗死。

脑梗死的发病率约为 110/10 万,占全部脑卒中的60%~80%;其中血栓形成性脑梗死占脑梗死的 60%~80%。

一、病因与发病机制

(一)病因

1.动脉壁病变

血栓形成性脑梗死最常见的病因为动脉粥样硬化,常伴高血压,与动脉粥样硬化互为因果。其次为各种原因引起的动脉炎、血管异常(如夹层动脉瘤、先天性动脉瘤)等。

147

2.血液成分异常

血液成分异常以及真性红细胞增多症、血小板增多症、高脂血症等,都可使血液黏度升高,血液淤滞,引起血栓形成。如果没有血管壁的病变为基础,不会发生血栓。

3.血流动力学异常

在动脉粥样硬化的基础上,血压下降、血流缓慢、脱水、严重心律失常及心功能不全可导致灌注压下降,有利于血栓形成。

(二)发病机制

发病机制主要是动脉内膜深层的脂肪变性和胆固醇沉积,形成粥样硬化斑块及各种继发病变,使管腔狭窄甚至阻塞。病变逐渐发展,则内膜分裂,内膜下出血和形成内膜溃疡。内膜溃疡处易形成血栓,使管腔进一步狭窄或闭塞。因为动脉粥样硬化好发于大动脉的分叉处及拐弯处,所以脑血栓的好发部位为大脑中动脉、颈内动脉的虹吸部及起始部、椎动脉及基底动脉的中下段等。由于脑动脉有丰富的侧支循环,管腔狭窄需超过 80% 才会影响脑血流量。逐渐发生的动脉硬化斑块一般不会出现症状,当内膜损伤破裂形成溃疡后,血小板及纤维素等血中有形成分黏附、聚集、沉着而形成血栓。

病理生理学研究发现,脑的耗氧量约为人体总耗氧量的 20%,故脑组织缺血缺氧是以血栓形成性脑梗死为代表的缺血性脑血管疾病的核心发病机制。脑组织缺血缺氧会引起神经细胞肿胀、变性、坏死、凋亡以及胶质细胞肿胀、增生等一系列继发反应。脑血流阻断 1 分钟后神经元活动停止,缺血缺氧 4 分钟即可造成神经元死亡。脑缺血的程度不同,神经元损伤的程度也不同。脑神经元损伤导致局部脑组织及其功能的损害。缺血性脑血管疾病的发病是相当复杂的过程,脑缺血损害也是一个渐进的过程,神经功能障碍随缺血时间的延长而加重。目前的研究发现氧自由基损伤、钙离子超载、一氧化氮(NO)和一氧化氮合成酶的作用、兴奋性氨基酸毒性作用、炎症细胞因子损害、凋亡调控基因的激活、缺血半暗带功能障碍等参与了该病的发病机制。这些机制作用于多种生理、病理过程的不同环节,对脑功能演变和细胞凋亡给予调节,同时也受到多种基因的调节和制约,构成复杂的相互调节与制约的网络关系。

1.氧自由基损伤

脑缺血时氧供应下降和 ATP 减少,导致氧自由基过度产生,攻击膜结构和 DNA,破坏内皮细胞膜,使离子转运、生物能的产生和细胞器的功能发生一系列病理生理改变,导致神经细胞、胶质细胞和血管内皮细胞损伤,增加血-脑屏障的通透性。自由基损伤可加重脑缺血后的神经细胞损伤。

2.钙离子超载

研究认为,钙离子(Ca^{2+})超载及其一系列有害代谢反应是导致神经细胞死亡的最后共同通路。细胞内 Ca^{2+} 超载有多种原因:①在蛋白激酶 C 等的作用下,兴奋性氨基酸(EAA)、内皮素和 NO 等物质释放增加,导致受体依赖性钙通道开放使大量 Ca^{2+} 内流;②细胞内 Ca^{2+} 浓度升高可激活磷脂酶等物质,使细胞内储存的 Ca^{2+} 释放,导致 Ca^{2+} 超载;③ATP 合成减少,Na^+,K^+-ATP酶功能降低而不能维持正常的离子梯度,大量 Na^+ 内流和 K^+ 外流,细胞膜电位下降,产生去极化,导致电压依赖性钙通道开放,大量 Ca^{2+} 内流;④自由基使细胞膜发生脂质过氧化反应,细胞膜通透性发生改变和离子运转,引起 Ca^{2+} 内流,使神经细胞内 Ca^{2+} 浓度异常升高;⑤多巴胺、5-羟色胺和乙酰胆碱等水平升高,使 Ca^{2+} 内流和胞内 Ca^{2+} 释放。Ca^{2+} 内流进一步干扰了线粒体氧化磷酸化过程,且大量激活钙依赖性酶类,如磷脂酶、核酸酶及蛋白酶,再加上自由基形成、能量耗竭等一系列生化反应,最终导致细胞死亡。

3.一氧化氮(NO)和一氧化氮合成酶的作用

有研究发现,NO 作为生物体内重要的信使分子和效应分子,具有神经毒性和脑保护双重作用,即低浓度 NO 通过激活鸟苷酸环化酶使环鸟苷酸的水平升高,扩张血管,抑制血小板聚集、白细胞-内皮细胞的聚集和黏附,阻断 N-甲基-D-天冬氨酸受体,减弱其介导的神经毒性作用,起保护作用;而高浓度 NO 与超氧自由基作用,形成过氧亚硝酸盐或者氧化产生亚硝酸阴离子,加强脂质过氧化,使 ATP 酶的活性降低,细胞蛋白质损伤,且能使各种含铁、硫的酶失活,从而阻断 DNA 复制及靶细胞内的能量合成,亦可通过抑制线粒体呼吸功能实现其毒性作用而加重对缺血脑组织的损害。

4.兴奋性氨基酸毒性作用

兴奋性氨基酸(excitatory amino acid,EAA)是广泛存在于哺乳动物中枢神经系统的正常兴奋性神经递质,参与传递兴奋性信息,又是一种神经毒素,以谷氨酸(Glu)和天冬氨酸(Asp)为代表。脑缺血使物质转化(尤其是氧和葡萄糖)发生障碍,使维持离子梯度所必需的能量衰竭、有生成障碍。因为能量缺乏,膜电位消失,细胞外液中谷氨酸异常升高导致神经元、血管内皮细胞和神经胶质细胞持续去极化,并有谷氨酸从突触前神经末梢释放。胶质细胞和神经元对神经递质的再摄取一般均需耗能,神经末梢释放的谷氨酸发生转运和再摄取障碍,导致细胞间隙 EAA 异常堆积,产生神经毒性作用。EAA 的毒性可以直接导致急性细胞死亡,也可通过其他途径导致细胞凋亡。

5.炎症细胞因子损害

脑缺血后炎症级联反应是一种缺血区内各种细胞相互作用的动态过程,是造成脑缺血后的第 2 次损伤。在脑缺血后,缺氧及自由基增加可诱导相关转录因子合成,淋巴细胞、内皮细胞、多形核白细胞、巨噬细胞、小胶质细胞以及星形胶质细胞等一些具有免疫活性的细胞能产生细胞因子,如肿瘤坏死因子(tumor necrosis factor,TNF)、血小板活化因子(platelet activating factor,PAF)、白细胞介素(interleukin,IL)系列、转化生长因子(transforming growth factor,TGF)。细胞因子对白细胞有趋化作用,诱导内皮细胞表达细胞间黏附分子(intercellular adhesion molecule,ICAM)、P-选择素等。

6.凋亡调控基因的激活

细胞凋亡是由体内外某种信号触发细胞内预存的死亡程序而导致的以细胞 DNA 早期降解为特征的主动性自杀过程。细胞凋亡在形态学和生化特征上表现为细胞皱缩,细胞核染色质浓缩,DNA 片段化,而细胞的膜结构和细胞器仍完整。脑缺血后,神经元生存的内外环境均发生变化,多种因素(如过量的谷氨酸受体的激活、氧自由基释放和细胞内 Ca^{2+} 超载)通过激活与调控凋亡相关基因、启动细胞死亡信号转导通路,最终导致细胞凋亡。缺血性脑损伤所致的细胞凋亡可分 3 个阶段:信号传递阶段、中央调控阶段和结构改变阶段。

7.缺血半暗带功能障碍

缺血半暗带(ischemic penumbra,IP)是无灌注的中心(坏死区)和正常组织间的移行区。IP 是不完全梗死的,其组织结构存在,但有选择性神经元损伤。围绕脑梗死中心的缺血性脑组织的电活动中止,但保持正常的离子平衡和结构上的完整。假如再适当增加局部脑血流量,至少在急性阶段突触传递能完全恢复,即 IP 内缺血性脑组织的功能是可以恢复的。缺血半暗带是兴奋性细胞毒性、梗死周围去极化、炎症反应、细胞凋亡起作用的地方,这些作用可使该区迅速发展成梗死灶。缺血半暗带的最初损害表现为功能障碍,有独特的代谢紊乱,主要表现在葡萄糖代谢和脑氧代谢这两方面:①当血流速度下降时,蛋白质合成抑制,启动无氧糖酵解、神经递质释放和能量代谢紊乱;②发生急性脑缺血缺氧时,神经元和神经胶质细胞由于能量缺乏、K$^+$释放和谷氨酸在细胞外积聚而去极化,缺血中心区的细胞只去极化而不复极;而缺血半暗带的细胞以能量消耗为代价可复极,如果细胞外的K$^+$和谷氨酸增加,这些细胞也只去极化,随着去极化细胞数量的增大,梗死灶的范围也不断扩大。

尽管对缺血性脑血管疾病一直进行着研究,但对其病理生理机制的研究尚不够深入,希望随着中西医结合对缺血性脑损伤治疗的研究进展,其发病机制也可以被更深入地阐明,从而更好地为临床和理论研究服务。

二、病理

动脉阻塞6小时以内脑组织改变尚不明显,属可逆性,8～48小时缺血最重的中心部位发生软化,并出现脑组织肿胀、变软,灰质和白质的界限不清。如病变范围扩大、脑组织高度肿胀时,可向对侧移位,甚至形成脑疝。显微镜下见组织结构不清,神经细胞及胶质细胞坏死,毛细血管轻度扩张,周围可见液体和红细胞渗出,此期为坏死期。动脉阻塞3天后,特别是7～14天,脑组织开始液化,脑组织水肿明显,病变区明显变软,神经细胞消失,吞噬细胞大量出现,星形胶质细胞增生,此期为软化期。3～4周液化的坏死组织被吞噬和移走,胶质增生,小病灶形成胶质瘢痕,大病灶形成中风囊,此期称恢复期,可持续数月至1～2年。上述病理改变称白色梗死。少数梗死区由于血管丰富,于再灌流时可继发出血,呈现出血性梗死(或称红色梗死)。

三、临床表现

(一)症状与体征

患者多在50岁以后发病,患者常伴有高血压;患者多在睡眠中发病,醒来才发现肢体偏瘫。部分患者先有头昏、头痛、眩晕、肢体麻木、无力等短暂性脑缺血发作的前驱症状,多数经数小时甚至1～2天症状达高峰,通常意识清楚,但大面积脑梗死或基底动脉闭塞可有意识障碍,甚至发生脑疝等危重症状。神经系统定位体征视脑血管闭塞的部位及梗死的范围而定。

(二)临床分型

有的根据病情程度分型,如完全性缺血性中风,指起病6小时内病情即达高峰,一般较重,可有意识障碍。还有的根据病程进展分型,如进展型缺血性中风,则指局限性脑缺血逐渐进展,数天内呈阶梯式加重。

1.按病程和病情分型

(1)进展型:局限性脑缺血症状逐渐加重,呈阶梯式加重,可持续6小时至数天。

(2)缓慢进展型:在起病后1～2周症状仍逐渐加重,血栓逐渐发展,脑缺血和脑水肿的范围继续扩大,症状由轻变重,直到出现对侧偏瘫、意识障碍,甚至发生脑疝,类似颅内肿瘤,又称类脑瘤型。

(3)大块梗死型:又称爆发型,如颈内动脉或大脑中动脉主干等较大动脉的急性脑血栓形成,往往症状出现快,伴有明显脑水肿、颅内压升高,患者头痛,呕吐,病灶对侧偏瘫,常伴意识障碍,很快进入昏迷,有时发生脑疝,类似脑出血,又称类脑出血型。

(4)可逆性缺血性神经功能缺损(reversible ischemic neurologic deficit,RIND):此型患者的

症状、体征持续超过 24 小时,但在 2～3 周完全恢复,不留后遗症。病灶多数发生于大脑半球半卵圆中心,可能由于该区尤其是非优势半球侧侧支循环迅速而充分地代偿,缺血尚未导致不可逆的神经细胞损害。

2.OCSP 分型

OCSP 分型即英国牛津郡社区脑卒中研究规划(Oxfordshire Community Stroke Project, OCSP)的分型。

(1)完全前循环梗死(TACI):表现为三联征,即完全大脑中动脉(MCA)综合征的表现。①大脑高级神经活动障碍(意识障碍、失语、失算、空间定向力障碍等)。②同向偏盲。③对侧 3 个部位(面、上肢和下肢)较严重的运动和/或感觉障碍。多为 MCA 近段主干,少数为颈内动脉虹吸段闭塞引起的大面积脑梗死。

(2)部分前循环梗死(PACI):有以上三联征中的两个,或只有高级神经活动障碍,或感觉运动缺损较 TACI 局限。提示是 MCA 远段主干、各级分支或大脑前动脉(ACA)及分支闭塞引起的中、小梗死。

(3)后循环梗死(POCI):表现为各种不同程度的椎-基底动脉综合征——可表现为同侧脑神经瘫痪及对侧感觉运动障碍;双侧感觉运动障碍;双眼协同活动及小脑功能障碍,无长束征或视野缺损等。为椎-基底动脉及分支闭塞引起的大小不等的脑干、小脑梗死。

(4)腔隙性梗死(LACI):表现为腔隙综合征,如纯运动性偏瘫、纯感觉性卒中、共济失调性轻偏瘫、手笨拙-构音不良综合征。大多是基底节或脑桥小穿支病变引起小腔隙灶。

OCSP 分型方法简便,更加符合临床实际的需要,临床医师不必依赖影像或病理结果即可对急性脑梗死迅速分出亚型,并做出有针对性的处理。

(三)临床综合征

1.颈内动脉闭塞综合征

其指颈内动脉血栓形成,主干闭塞。病史中可有头痛、头晕、晕厥、半身感觉异常或轻偏瘫;病变对侧有偏瘫、偏身感觉障碍和偏盲;可有精神症状,严重时有意识障碍;病变侧有视力减退,有的还有视神经乳头萎缩;病灶侧有霍纳综合征;病灶侧颈动脉搏动减弱或消失;优势半球受累可有失语,非优势半球受累可出现体象障碍。

2.大脑中动脉闭塞综合征

其指大脑中动脉血栓形成,大脑中动脉主干闭塞,引起病灶对侧偏瘫、偏身感觉障碍和偏盲,优势半球受累还有失语。该综合征累及非优势半球可有失用、失认和体象障碍等顶叶症状。病灶广泛,可引起脑肿胀,甚至死亡。

(1)皮质支闭塞:引起病灶对侧偏瘫、偏身感觉障碍,面部及上肢重于下肢,优势半球病变有运动性失语,非优势半球病变有体象障碍。

(2)深穿支闭塞:出现对侧偏瘫和偏身感觉障碍,优势半球病变可出现运动性失语。

3.大脑前动脉闭塞综合征

其指大脑前动脉血栓形成,大脑前动脉主干闭塞。在前交通动脉以前发生阻塞时,因为病损脑组织可通过对侧前交通动脉得到血供,故不出现临床症状;在前交通动脉分出之后阻塞时,可出现对侧中枢性偏瘫,以面瘫和下肢瘫为重,可伴轻微偏身感觉障碍;并可有排尿障碍(旁中央小叶受损);精神障碍(额极与胼胝体受损);强握及吸吮反射(额叶受损)等。

(1)皮质支闭塞:引起对侧下肢运动及感觉障碍、轻微共济运动障碍、排尿障碍和精神障碍。

（2）深穿支闭塞：引起对侧中枢性面瘫、舌瘫及上肢瘫。

4.大脑后动脉闭塞综合征

其指大脑后动脉血栓形成。约70%的患者两条大脑后动脉来自基底动脉，并有后交通动脉与颈内动脉联系交通。有20%～25%的人一条大脑后动脉来自基底动脉，另一条来自颈内动脉；其余的人中，两条大脑后动脉均来自颈内动脉。

大脑后动脉为颞叶的后部和基底面、枕叶的内侧及基底面供血，并发出丘脑膝状体动脉及丘脑穿动脉，为丘脑供应血液。

（1）主干闭塞：引起对侧同向性偏盲，上部视野受损较重，黄斑回避（黄斑视觉皮质代表区为大脑中、后动脉双重血液供应，故黄斑视力不受累）。

（2）中脑水平大脑后动脉起始处闭塞：可见垂直性凝视麻痹、动眼神经麻痹、眼球垂直性歪扭斜视。

（3）双侧大脑后动脉闭塞：有皮质盲、记忆障碍（累及颞叶）、不能识别熟悉面孔（面容失认症）、幻视。

（4）深穿支闭塞：丘脑穿动脉闭塞则引起红核丘脑综合征，病侧有小脑性共济失调，意向性震颤、舞蹈样不自主运动和对侧感觉障碍。丘脑膝状体动脉闭塞则引起丘脑综合征，病变对侧偏身感觉障碍（深感觉障碍较浅感觉障碍为重），病变对侧偏身自发性疼痛。

5.椎-基底动脉闭塞综合征

其指椎-基底动脉血栓形成。

（1）基底动脉主干闭塞综合征：指基底动脉主干血栓形成。发病虽然不如脑桥出血那么急，但病情常迅速恶化，出现眩晕、呕吐、四肢瘫痪、共济失调、昏迷和高热等。大多数在短期内死亡。

（2）双侧脑桥正中动脉闭塞综合征：指双侧脑桥正中动脉血栓形成，为典型的闭锁综合征，表现为四肢瘫痪、假性延髓性麻痹、双侧周围性面瘫、双眼球外展麻痹、两侧的侧视中枢麻痹。但患者意识清楚，视力、听力和眼球垂直运动正常，所以，患者通过听觉、视觉和眼球上下运动表示意识和交流。

（3）基底动脉尖综合征：基底动脉尖分出两对动脉——小脑上动脉和大脑后动脉，分支为中脑、丘脑、小脑上部、颞叶内侧及枕叶供应血液。血栓性闭塞多发生于基底动脉中部，栓塞性病变通常发生在基底动脉尖。栓塞性病变导致眼球运动及瞳孔异常，表现为单侧或双侧动眼神经部分或完全麻痹、眼球上视不能（上丘受累）、光反射迟钝而调节反射存在（顶盖前区病损）、一过性或持续性意识障碍（中脑或丘脑网状激活系统受累）、对侧偏盲或皮质盲（枕叶受累）、严重记忆障碍（颞叶内侧受累）。如果是中老年人突发意识障碍又较快恢复，有瞳孔改变、动眼神经麻痹、垂直注视障碍、无明显肢体瘫痪和感觉障碍应想到该综合征的可能。如果还有皮质盲或偏盲、严重记忆障碍更支持本综合征的诊断，需做头部CT或MRI检查，若发现有双侧丘脑、枕叶、颞叶和中脑病灶则可确诊。

（4）中脑穿动脉综合征：指中脑穿动脉血栓形成，亦称韦伯综合征，病变位于大脑脚底，损害锥体束及动眼神经，引起病灶侧动眼神经麻痹和对侧中枢性偏瘫。中脑穿动脉闭塞还可引起贝内迪克特综合征，累及动眼神经髓内纤维及黑质，引起病灶侧动眼神经麻痹及对侧锥体外系症状。

（5）脑桥支闭塞综合征：指脑桥支血栓形成引起的米亚尔-居布勒综合征，病变位于脑桥的腹外侧部，累及展神经核和面神经核以及锥体束，引起病灶侧眼球外直肌麻痹、周围性面神经麻痹和对侧中枢性偏瘫。

(6)内听动脉闭塞综合征:指内听动脉血栓形成(内耳卒中)。内耳的内听动脉有两个分支,较大的耳蜗动脉供应耳蜗及前庭迷路下部;较小的耳蜗动脉供应前庭迷路上部,包括水平半规管及椭圆囊斑。由于口径较小的前庭动脉缺乏侧支循环,以致前庭迷路上部对缺血选择性敏感,故迷路缺血常出现严重眩晕、恶心呕吐。若耳蜗支同时受累则有耳鸣、耳聋。耳蜗支单独梗死则会突发耳聋。

(7)小脑后下动脉闭塞综合征:指小脑后下动脉血栓形成,也称瓦伦贝格综合征。表现为急性起病的头晕、眩晕、呕吐(前庭神经核受损)、交叉性感觉障碍,即病侧面部感觉减退,对侧肢体痛觉、温度觉障碍(病侧三叉神经脊束核及对侧交叉的脊髓丘脑束受损),同侧霍纳综合征(下行交感神经纤维受损),同侧小脑性共济失调(绳状体或小脑受损),声音嘶哑,吞咽困难(疑核受损)。小脑后下动脉常有解剖变异,常见不典型临床表现。

四、辅助检查

(一)影像学检查

1.胸部 X 线检查

了解心脏情况、肺部有无感染和癌肿等。

2.CT 检查

CT 检查不但可确定梗死的部位及范围,而且可明确是单发还是多发。在缺血性脑梗死发病 12～24 小时内,CT 常没有明显的阳性表现。梗死灶最初表现为不规则的稍低密度区,病变与血管分布区一致。常累及基底节区,如为多发灶,亦可连成一片。病灶大、水肿明显时可有占位效应。在发病后 2～5 天,病灶边界清晰,呈楔形或扇形等。1～2 周,水肿消失,边界更清,密度更低。发病第 2 周,可出现梗死灶边界不清楚,边缘出现等密度或稍低密度,即模糊效应;在增强扫描后往往呈脑回样增强,有助于诊断。4～5 周,部分小病灶可消失,而大片状梗死灶密度进一步降低和囊变,后者的 CT 值接近脑脊液的 CT 值。

在基底节和内囊等处的小梗死灶(一般为 15 mm 以内)称为腔隙性脑梗死,病灶亦可发生在脑室旁深部白质、丘脑及脑干。

在 CT 排除脑出血并证实为脑梗死后,CT 血管成像(CTA)对探测颈动脉及其各主干分支的狭窄准确性较高。

3.MRI 检查

比起 CT 检查,MRI 检查是对病灶敏感性、准确性更高的一种检测方法,其无辐射,无骨伪迹,更易早期发现小脑、脑干等部位的梗死灶,并于脑梗死后 6 小时左右便可检测到由细胞毒性水肿造成 T_1 和 T_2 加权延长而引起的 MRI 信号变化。近年来采用功能性磁共振成像进行水平位和冠状位检查,往往在脑缺血发生后 1～1.5 小时便可发现脑组织水含量增加引起的 MRI 信号变化,并随即可进一步行磁共振血管成像(MRA)、CT 血管成像(CTA)或数字减影血管造影(DSA)以了解梗死血管部位,为超早期施行动脉内介入溶栓治疗创造条件,有时还可发现血管畸形等非动脉硬化性血管病变。

(1)超早期:脑梗死临床发病后 1 小时内,DWI 便可描出高信号梗死灶,ADC 序列显示暗区。实际上 DWI 显示的高信号灶仅是血流低下引起的缺血灶。随着缺血的进一步进展,DWI 从高信号渐转为等信号或低信号,病灶范围渐增大;PWI、FLAIR 及 T_2WI 均显示高信号病灶区。值得注意的是,DWI 对超早期脑干缺血性病灶,在水平位不易发现,而往往在冠状位可清楚显示。

(2)急性期:血-脑屏障尚未明显破坏,缺血区有大量水分子聚集,T_1WI 和 T_2WI 明显延长,T_1WI 呈低信号,T_2WI 呈高信号。

(3)亚急性期及慢性期:由于正血红铁蛋白游离,T_1WI 呈边界清楚的低信号,T_2WI 和 FLAIR 均呈高信号;迨至病灶区水肿消除,坏死组织逐渐产生,囊性区形成,乃至脑组织萎缩,FLAIR 呈低信号或低信号与高信号混杂区,中线结构移向病侧。

(二)脑脊液检查

脑梗死患者脑脊液检查一般正常,大块梗死型患者可有压力升高和蛋白含量升高;出血性梗死时可见红细胞。

(三)经颅多普勒超声

TCD 是诊断颅内动脉狭窄和闭塞的手段之一,对脑底动脉严重狭窄(>65%)的检测有肯定的价值。局部脑血流速度改变与频谱图形异常是脑血管狭窄最基本的 TCD 改变。三维 B 超检查可协助发现颈内动脉粥样硬化斑块的大小和厚度,有没有管腔狭窄及严重程度。

(四)心电图检查

进一步了解心脏情况。

(五)血液学检查

1.血常规、血沉、抗"O"和凝血功能检查

这些检查用来了解有无感染征象、活动风湿和凝血功能。

2.血糖

此检查可了解有无糖尿病。

3.血清脂质

此检查可了解总胆固醇和甘油三酯有无升高。

4.脂蛋白

低密度脂蛋白胆固醇(LDL-C)由极低密度脂蛋白胆固醇(VLDL-C)转化而来。通常情况下,LDL-C 从血浆中清除,其所含胆固醇酯由脂肪酸水解,当体内 LDL-C 显著升高时,LDL-C 附着到动脉的内皮细胞与 LDL 受体结合,而易被巨噬细胞摄取,沉积在动脉内膜上形成动脉硬化。有报道称正常人组 LDL-C(2.051 ± 0.853)mmol/L,脑梗死患者组为(3.432 ± 1.042)mol/L。

5.载脂蛋白 B

载脂蛋白 B(ApoB)是血浆低密度脂蛋白(LDL)和极低密度脂蛋白(VLDL)的主要载脂蛋白,其含量能精确反映出 LDL 的水平,与动脉粥样硬化的发生关系密切。在动脉粥样硬化的硬化斑块中,胆固醇并不是孤立地沉积于动脉壁上的,而是以 LDL 整个颗粒形成沉积物;ApoB 能促进沉积物与氨基多糖结合成复合物,沉积于动脉内膜上,从而加速动脉粥样硬化形成。对总胆固醇、LDL-C 均正常的脑血栓形成患者,ApoB 仍然表现出较好的差别性。

6.载脂蛋白 A(ApoA)

ApoA-I 的主要生物学作用是激活卵磷脂胆固醇转移酶,此酶在血浆胆固醇(Ch)酯化和 HDL 成熟(即 HDL→HDL_2→HDL_3)的过程中起着极为重要的作用。ApoA-I 与 HDL_2 可逆结合以完成 Ch 从外周组织转移到肝脏。因此,ApoA-I 显著下降时,可形成动脉粥样硬化。

7.血小板聚集功能

近些年来的研究提示血小板聚集功能亢进参与体内多种病理反应过程,尤其是对缺血性脑

血管疾病的发生、发展和转归起重要作用。

8.血栓烷 A_2 和前列环素

许多文献强调花生四烯酸（AA）的代谢产物在影响脑血液循环中起着重要作用,其中血栓烷 A_2（TXA_2）和前列环素（PGI_2）的平衡更引人注目。脑组织细胞和血小板等质膜有丰富的不饱和脂肪酸,脑缺氧时,磷脂酶 A_2 被激活,分解膜磷脂使 AA 释放增加。在环氧化酶的作用下,血小板和血管内皮细胞分别生成 TXA_2 和 PGI_2。TXA_2 和 PGI_2 的水平改变在缺血性脑血管疾病的发生上是原发还是继发的,目前还不清楚。TXA_2 大量产生,PGI_2 的生成受到抑制,使正常情况下 TXA_2 与 PGI_2 之间的动态平衡受到破坏。TXA_2 强烈的缩血管和促进血小板聚集作用因失去对抗而占优势,对于缺血性低灌流的发生起着重要作用。

9.血液流变学

缺血性脑血管疾病患者的全血黏度、血浆比黏度、血细胞比容升高,血小板电泳和红细胞电泳时间延长。有研究者通过对 133 例脑血管疾病患者进行脑血流（CBF）测定,并将黏度相关的几个变量因素与 CBF 做了统计学处理,发现全部患者的 CBF 均低于正常,证实了血液黏度因素与 CBF 的关系。有学者把血液流变学的各项异常作为脑梗死的危险因素之一。

红细胞表面带有负电荷,其所带电荷越少,电泳速度就越慢。有一组报道论述了脑梗死组红细胞电泳速度明显慢于正常对照组,说明急性脑梗死患者的红细胞表面电荷减少,聚集性强,可能与动脉硬化性脑梗死的发病有关。

五、诊断与鉴别诊断

(一)诊断

(1)血栓形成性脑梗死为中年以后发病。

(2)常伴有高血压。

(3)部分患者发病前有短暂性脑缺血发作史。

(4)常在安静休息时发病,醒后发现症状。

(5)症状、体征可归为某一动脉供血区的脑功能受损,如病灶对侧偏瘫、偏身感觉障碍和偏盲,优势半球病变还有语言功能障碍。

(6)多无明显头痛、呕吐和意识障碍。

(7)大面积脑梗死有颅内高压症状,头痛、呕吐或昏迷,严重时发生脑疝。

(8)脑脊液检查多属正常。

(9)发病 12～48 小时后 CT 出现低密度灶。

(10)MRI 检查可更早地发现梗死灶。

(二)鉴别诊断

1.脑出血

血栓形成性脑梗死和脑出血均为中老年人多见的急性起病的脑血管疾病,必须进行CT/MRI检查予以鉴别。

2.脑栓塞

血栓形成性脑梗死和脑栓塞同属脑梗死范畴,且均为急性起病,后者多有心脏病病史,或有其他肢体栓塞史,心电图检查可发现心房颤动等,以供鉴别诊断。

3.颅内占位性病变

少数颅内肿瘤、慢性硬膜下血肿和脑脓肿患者可以突然发病,表现局灶性神经功能缺失症状,而易与脑梗死相混淆。但颅内占位性病变常有颅内高压症状和逐渐加重的临床经过,颅脑CT对鉴别诊断有确切的价值。

4.脑寄生虫病

例如,脑囊虫病、脑型血吸虫病,也可在癫痫发作后,急性起病偏瘫。寄生虫的有关免疫学检查和神经影像学检查可帮助鉴别。

六、治疗

《欧洲脑卒中组织缺血性脑卒中和短暂性脑缺血发作处理指南》(欧洲脑卒中促进会,2008年)推荐所有急性缺血性脑卒中患者都应在卒中单元内接受以下治疗。

(一)溶栓治疗

理想的治疗方法是在缺血组织出现坏死之前,尽早清除栓子,早期使闭塞脑血管再开通和缺血区的供血重建,以减轻神经组织的损害,正因为如此,溶栓治疗脑梗死一直引起人们的广泛关注。国外早在1958年即有溶栓治疗脑梗死的报道,由于有脑出血等并发症,益处不大,溶栓疗法一度停止使用。近30多年来,溶栓治疗急性心肌梗死的患者取得了很大的成功,大大减少了心肌梗死的范围,病死率下降20%～50%。CT扫描能及时排除颅内出血,可在早期或超早期进行溶栓治疗,这样,提高了疗效和减少脑出血等并发症。

1.病例选择

(1)临床诊断符合急性脑梗死。

(2)头颅CT扫描排除颅内出血和大面积脑梗死。

(3)治疗前收缩压不宜>24.0 kPa(180 mmHg),舒张压不宜>14.7 kPa(110 mmHg)。

(4)无出血性素质或出血性疾病。

(5)年龄>18岁及<75岁。

(6)溶栓最佳时机为发病后6小时内,特别是在3小时内。

(7)获得患者家属的同意,患者家属签署书面知情同意书。

2.禁忌证

(1)病史和体检符合蛛网膜下腔出血。

(2)CT扫描有颅内出血、肿瘤、动静脉畸形或动脉瘤。

(3)两次降压治疗后血压>24.0/14.7 kPa(180/110 mmHg)。

(4)过去30天内有手术史或外伤史,3个月内有脑外伤史。

(5)病史有血液疾病、出血性素质、凝血功能障碍或使用抗凝药物史,凝血酶原时间>15秒,部分凝血活酶时间>40秒,国际标准化比值>1.4,血小板计数<$100×10^9$/L。

(6)脑卒中发病时有癫痫发作的患者。

3.治疗时间窗

前循环脑卒中的治疗时间窗一般在发病后6小时内(使用阿替普酶为3小时内),后循环闭塞时的治疗时间窗适当放宽到12小时。这一方面是因为脑干对缺血耐受性更强,另一方面是由于后循环闭塞后预后较差,积极地治疗有可能挽救患者的生命。许多研究者尝试放宽治疗时限,有认为脑梗死12～24小时内早期溶栓治疗有可能对一部分患者有效。但美国脑卒中协会

(ASA)和欧洲脑卒中促进会(EUSI)都赞同认真选择在缺血性脑卒中发作后 3 小时内早期恢复缺血脑的血流灌注,才可获得良好的转归。

4.溶栓药物

(1)尿激酶:它是从健康人新鲜尿液中提取分离,然后进行高度精制而得到的蛋白质,没有抗原性,不引起变态反应。其溶栓特点为不但溶解血栓表面,而且深入栓子内部,但对陈旧性血栓则难起作用。尿激酶是非特异性溶栓药,与纤维蛋白的亲和力差,常易引起出血并发症。尿激酶的剂量和疗程目前尚无统一标准,剂量波动范围也大。

静脉滴注法:尿激酶每次$(100\sim150)\times10^4$U,溶于 $500\sim1\ 000$ mL0.9％的氯化钠注射液,静脉滴注,仅用 1 次。另外,每次尿激酶$(20\sim50)\times10^4$U 溶于 500 mL 0.9％的氯化钠注射液中,静脉滴注,每天 1 次,可连用 $7\sim10$ 天。

动脉滴注法:选择性动脉给药有两种途径。一是超选择性脑动脉注射法,即经股动脉或肘动脉穿刺后,先进行脑血管造影,明确血栓所在的部位,再将导管插至颈动脉或椎-基底动脉的分支,直接将药物注入血栓所在的动脉或直接注入血栓处,达到较准确的选择性溶栓作用。在注入溶栓药后,还可立即再进行血管造影以了解溶栓的效果。二是采用颈动脉注射法,常规颈动脉穿刺后,将溶栓药注入发生血栓的颈动脉,起到溶栓的效果。动脉溶栓尿激酶的剂量一般是$(10\sim30)\times10^4$U。但急性脑梗死取得疗效的关键是掌握最佳的治疗时间窗,才会取得更好的效果,治疗时间窗比给药途径更重要。

(2)阿替普酶(rt-PA):rt-PA 是第一种获得美国食品药品监督管理局(FDA)批准的溶栓药,特异性作用于纤溶酶原,激活血块上的纤溶酶原,而对血循环中的纤溶酶原亲和力小。因纤溶酶赖氨酸结合部位已被纤维蛋白占据,血栓表面的 α_2-抗纤溶酶作用很弱,但血中的纤溶酶赖氨酸结合部位未被占据,故可被 α_2-抗纤溶酶很快灭活。rt-PA 优点为局部溶栓,很少产生全身抗凝、纤溶状态,而且无抗原性。但 rt-PA 的半衰期短($3\sim5$ 分钟),而且血循环中纤维蛋白原激活抑制物的活性高于 rt-PA,会有一定的血管再闭塞,故临床溶栓必须用大剂量连续静脉滴注。rt-PA 的治疗剂量是 $0.85\sim0.90$ mg/kg,总剂量＜90 mg,先静脉推注 10％的剂量,在 24 小时内静脉滴注其余 90％的剂量。

美国(美国脑卒中学会、美国心脏病协会分会,2007)更新的《急性缺血性脑卒中早期治疗指南》指出,对于急性缺血性脑卒中,接诊的医师能做的就是 3 件事:①评价患者。②诊断、判断缺血的亚型。③分诊、介入,$0\sim3$ 小时的治疗就是静脉溶栓,而且推荐使用 rt-PA。

《中国脑血管病防治指南》(原卫生部疾病控制司、中华医学会神经病学分会,2004 年)建议:①对经过严格选择的发病 3 小时内的急性缺血性脑卒中患者,应积极采用静脉溶栓治疗,首选 rt-PA,无条件采用 rt-PA 时,可用尿激酶替代;②对发病 $3\sim6$ 小时的急性缺血性脑卒中患者,可应用静脉尿激酶溶栓治疗,但选择患者应更严格;③对发病 6 小时以内的急性缺血性脑卒中患者,在有经验和有条件的单位,可以考虑进行动脉内溶栓治疗研究;④基底动脉血栓形成的溶栓治疗时间窗和适应证,可以适当放宽;⑤超过时间窗溶栓,不会提高治疗效果,且会增加再灌注损伤和出血并发症,不宜溶栓,恢复期患者应禁用溶栓治疗。

美国《急性缺血性脑卒中早期处理指南》(美国脑卒中学会、美国心脏病协会分会,2007)Ⅰ级建议:对大脑中动脉梗死小于 6 小时的严重脑卒中患者,可以选择动脉溶栓治疗,或可选择静脉内滴注 rt-PA;患者要处于一个有经验、能够立刻进行脑血管造影,且提供合格的介入治疗的脑卒中中心。鼓励相关机构界定遴选能进行动脉溶栓的个人标准。Ⅱ级建议:对于具有静脉溶栓禁忌证的患者,动脉溶栓是合理的。Ⅲ级建议:动脉溶栓不应该一般地排除静脉内给 rt-PA。

（二）降纤治疗

降纤治疗可以降解血栓蛋白质,增加纤溶系统的活性,抑制血栓形成或促进血栓溶解。此类药物应早期应用,最好是在发病后 6 小时内,但没有溶栓药物严格,特别适用于合并高纤维蛋白原血症者。目前,国内纤溶药物种类很多,现介绍下面几种。

1.巴曲酶

巴曲酶又名东菱克栓酶,能分解纤维蛋白原,抑制血栓形成,促进纤溶酶的生成,而纤溶酶是溶解血栓的重要物质。巴曲酶的剂量和用法:第 1 天 10 BU,第 3 天和第 5 天各为 5～10 BU,稀释于 100～250 mL 0.9% 的氯化钠注射液中,静脉滴注 1 小时以上。对治疗前纤维蛋白原在 4 g/L 以上和突发性耳聋(内耳卒中)的患者,首次剂量为 15～20 BU,以后隔天 5 BU,疗程为 1 周,必要时可增至 3 周。

2.精纯溶栓酶

精纯溶栓酶又名注射用降纤酶,是以我国尖吻蝮蛇(又名五步蛇)的蛇毒为原料,经现代生物技术分离、纯化而精制的蛇毒制剂,为缬氨酸蛋白水解酶,能直接作用于血中的纤维蛋白 α-链释,放出肽 A。此时生成的肽 A 血纤维蛋白体的纤维系统,诱发组织型纤溶酶原激活剂(t-PA)的释放,增加组织型纤溶酶原激活剂(t-PA)的活性,促进纤溶酶的生成,使已形成的血栓得以迅速溶解。精纯溶栓酶不含出血毒素,因此很少引起出血并发症。剂量和用法:首次 10 U,稀释于 100 mL 0.9% 的氯化钠注射液中,缓慢静脉滴注;第 2 天 10 U;第 3 天 5～10 U。必要时可适当延长疗程,1 次 5～10 U,隔天静脉滴注 1 次。

3.降纤酶

降纤酶曾用名蝮蛇抗栓酶、精纯抗栓酶和去纤酶,取材于东北白眉蝮蛇蛇毒,是单一成分蛋白水解酶。剂量和用法:急性缺血性脑卒中,首次 10 U 加入 100～250 mL0.9% 的氯化钠注射液中,静脉滴注,以后每天或隔天 1 次,连用 2 周。

4.注射用纤溶酶

从蝮蛇蛇毒中提取纤溶酶并制成制剂,其原理是利用抗体最重要的生物学特性——抗体与抗原能特异性结合,即抗体分子只与其相应的抗原发生结合。纤溶酶单克隆抗体纯化技术,就是用纤溶酶抗体与纤溶酶进行特异性结合,从而分离纯化纤溶酶,同时去除蛇毒中的出血毒素和神经毒素。剂量和用法:对急性脑梗死(发病后 72 小时内)患者,第 1～3 天每次 300 U,加入 250 mL 5% 的葡萄糖注射液或 0.9% 的氯化钠注射液中,静脉滴注,第 4～14 天每次 100～300 U。

5.安康乐得

安康乐得是马来西亚一种蝮蛇毒液的提纯物,是一种蛋白水解酶,能迅速、有效地降低血纤维蛋白原,并可裂解纤维蛋白肽 A。剂量和用法:2～5 AU/kg,溶于 250～500 mL 0.9% 的氯化钠注射液中,6～8 小时静脉滴注完,每天 1 次,连用 7 天。

《中国脑血管病防治指南》建议:①脑梗死早期(特别是 12 小时以内)可选用降纤治疗,对高纤维蛋白血症更应积极降纤治疗;②应严格掌握适应证和禁忌证。

（三）抗血小板聚集药

抗血小板聚集药又称血小板功能抑制剂。随着对血栓性疾病发生机制认识的加深,研究者发现血小板在血栓形成中起着重要的作用。近年来,抗血小板聚集药在预防和治疗脑梗死方面越来越引起人们的重视。

抗血小板聚集药主要包括血栓烷 A_2 抑制剂(阿司匹林)、ADP 受体阻滞剂(噻氯匹定和氯吡格雷)、磷酸二酯酶抑制剂(双嘧达莫)、糖蛋白(GP)Ⅱb/Ⅲa 受体阻滞剂和其他抗血小板药物。

1.阿司匹林

阿司匹林是一种强效的血小板聚集抑制剂。阿司匹林抗栓作用的机制,主要是基于对环氧化酶的不可逆性抑制,使血小板内花生四烯酸转化为血栓素 A_2(TXA$_2$)受阻,因为 TXA$_2$ 可使血小板聚集和血管平滑肌收缩。在脑梗死发生后,TXA$_2$ 可增加脑血管的阻力、促进脑水肿形成。小剂量阿司匹林可以最大限度地抑制 TXA$_2$ 和最低限度地影响前列环素(PGI$_2$),从而达到比较理想的效果。国际脑卒中实验协作组研究表明,脑卒中发病后 48 小时内应用阿司匹林是安全有效的。

阿司匹林预防和治疗缺血性脑卒中的效果不恒定,可能与用药剂量有关。有些研究者认为每天给 75～325 mg 合适。有学者分别给患者口服阿司匹林每天 50 mg、100 mg、325 mg 和 1 000 mg,进行比较,发现 50 mg/d 即可完全抑制 TXA$_2$ 生成,出血时间从 5.03 分钟延长到 6.96 分钟;服药 100 mg/d,出血时间为 7.78 分钟;服药 1 000 mg/d,出血时间缩减至 6.88 分钟。也有人观察到口服阿司匹林 45 mg/d,尿内 TXA$_2$ 代的谢产物能被抑制 95%,而尿内 PGI$_2$ 的代谢产物基本不受影响;口服 100 mg/d,则尿内 TXA$_2$ 的代谢产物完全被抑制,而尿内 PGI$_2$ 的代谢产物保持 25%～40%;若用 1 000 mg/d,则上述两项代谢产物完全被抑制。根据以上实验结果和临床提示,口服阿司匹林 100～150 mg/d 最为合适,既能达到预防和治疗的目的,又能避免发生不良反应。

《中国脑血管病防治指南》建议:①多数无禁忌证的未溶栓患者,应在脑卒中后尽早(最好 48 小时内)开始使用阿司匹林;②溶栓患者应在溶栓 24 小时后使用阿司匹林或阿司匹林与双嘧达莫缓释剂的复合制剂;③阿司匹林的推荐剂量为 150～300 mg/d,分 2 次服用,2～4 周后改为预防剂量(50～150 mg/d)。

2.氯吡格雷

由于噻氯匹定有明显的不良反应,已基本被淘汰,被第 2 代 ADP 受体阻滞剂氯吡格雷所取代。氯吡格雷和噻氯匹定一样对 ADP 诱导的血小板聚集有较强的抑制作用,对花生四烯酸、胶原、凝血酶、肾上腺素和血小板活化因子诱导的血小板聚集也有一定的抑制作用。与阿司匹林不同的是,氯吡格雷对 ADP 诱导的血小板第Ⅰ相和第Ⅱ相的聚集均有抑制作用,且有一定的解聚作用。它还可以与红细胞膜结合,降低红细胞在低渗溶液中的溶解倾向,改变红细胞的变形能力。

氯吡格雷和阿司匹林均可作为治疗缺血性脑卒中的一线药物,多项研究都说明氯吡格雷的效果优于阿司匹林。氯吡格雷与阿司匹林合用防治缺血性脑卒中,比单用效果更好。氯吡格雷可用于预防颈动脉粥样硬化高危患者急性缺血事件。有文献报道 23 例颈动脉狭窄患者,在颈动脉支架置入术前常规服用阿司匹林 100 mg/d,介入治疗前晚服用负荷剂量氯吡格雷 300 mg,术后服用氯吡格雷 75 mg/d,3 个月后经颈动脉彩超发现,新生血管内皮已完全覆盖支架,无血管闭塞和支架内再狭窄。

氯吡格雷的使用剂量为每次 50～75 mg,每天 1 次。与阿司匹林比较,它发生胃肠道出血的风险明显降低,发生腹泻和皮疹的风险略有增加,但明显低于噻氯匹定。主要不良反应有头昏、头胀、恶心、腹泻,偶有出血倾向。氯吡格雷禁用于对该药过敏者及近期有活动性出血者。

3.双嘧达莫

双嘧达莫又名潘生丁,通过抑制磷酸二酯酶的活性,阻止环腺苷酸(cyclic adenosine monophosphate,cAMP)的降解,提高血小板 cAMP 的水平,具有抗血小板黏附聚集的能力。双嘧达莫已作为预防和治疗冠心病、心绞痛的药物,而用于防治缺血性脑卒中的效果仍有争议。欧洲脑卒中预防研究(ESPS)显示双嘧达莫与阿司匹林联合防治缺血性脑卒中的疗效是单用阿司匹林或双嘧达莫的 2 倍,并不会导致更多的出血不良反应。

美国食品药品监督管理局(FDA)批准了阿司匹林和双嘧达莫复方制剂用于预防脑卒中。这种复方制剂每片含 50 mg 阿司匹林和 400 mg 缓释双嘧达莫。一项单中心大规模随机试验发现,与单用小剂量阿司匹林比较,这种复方制剂可使脑卒中发生率降低 22%,但这项资料的价值仍有争论。

双嘧达莫的不良反应轻而短暂,长期服用可有头痛、头晕、呕吐、腹泻、面红、皮疹和皮肤瘙痒等。

4.血小板糖蛋白(glycoprotein,GP)Ⅱb/Ⅲa 受体阻滞剂

GPⅡb/Ⅲa 受体阻滞剂是一种新型抗血小板药,其通过阻断 GPⅡb/Ⅲa 受体与纤维蛋白原配体的特异性结合,有效抑制各种血小板激活剂诱导的血小板聚集,进而防止血栓形成。GPⅡb/Ⅲa 受体是一种血小板膜蛋白,是血小板活化和聚集反应的最后通路。GPⅡb/Ⅲa 受体阻滞剂能完全抑制血小板聚集反应,是作用最强的抗血小板药。

GPⅡb/Ⅲa 受体阻滞剂分 3 类,即抗体类(如阿昔单抗)、肽类(如依替巴肽)和非肽类(如替罗非班)。这 3 种药物均获美国 FDA 批准应用。

该药还能抑制动脉粥样硬化斑块的其他成分,对预防动脉粥样硬化和修复受损血管壁起重要作用。GPⅡb/Ⅲa 受体阻滞剂在缺血性脑卒中二级预防中的剂量、给药途径、时间、监护措施以及安全性等目前仍在探讨之中。

有报道称对于 rt-PA 溶栓和球囊血管成形术机械溶栓无效的大血管闭塞和急性缺血性脑卒中患者,GPⅡb/Ⅲa 受体阻滞剂能够提高治疗效果。阿昔单抗的抗原性虽已减低,但仍有部分患者可引起变态反应。

5.西洛他唑

西洛他唑又名培达,可抑制磷酸二酯酶(phosphodiesterases,PDEs),提高 cAMP 的水平,从而起到扩张血管和抗血小板聚集的作用,常用剂量为每次 50～100 mg,每天 2 次。

为了检测西洛他唑对颅内动脉狭窄进展的影响,Kwan 进行了一项多中心双盲随机与安慰剂对照研究,将 135 例大脑中动脉 M1 段或基底动脉狭窄有急性症状者随机分为两组,一组接受西洛他唑 200 mg/d 治疗,另一组给予安慰剂治疗,所有患者均口服阿司匹林 100 mg/d,在进入试验和 6 个月后分别做 MRA 和经颅多普勒超声(TCD)对颅内动脉狭窄程度进行评价。主要转归指标为 MRA 上有症状颅内动脉狭窄的进展,次要转归指标为临床事件和 TCD 的狭窄进展。西洛他唑组,45 例有症状颅内动脉狭窄者中有 3 例(6.7%)进展、11 例(24.4%)缓解;而安慰剂组 15 例(28.8%)进展、8 例(15.4%)缓解,两组差异有显著性意义。

有症状颅内动脉狭窄是一个动态变化的过程,西洛他唑有可能防止颅内动脉狭窄的进展。西洛他唑的不良反应有皮疹、头晕、头痛、心悸、恶心、呕吐,偶有消化道出血、尿路出血等。

6.三氟柳

三氟柳的抗血栓形成作用是通过干扰血小板聚集的多种途径实现的,如不可逆性抑制环氧化酶(CoX)和阻断血栓素 A_2(TXA$_2$)的形成。三氟柳抑制内皮细胞 CoX 的作用极弱,不影响前列腺素合成。另外,三氟柳及其代谢产物 2-羟基-4-三氟甲基苯甲酸可抑制磷酸二酯酶,增加血

小板和内皮细胞内 cAMP 的浓度,增强血小板的抗聚集效应,该药应用于人体时不会延长出血时间。

有研究将 2 113 例短暂性脑缺血发作或脑卒中患者随机分组,进行三氟柳(600 mg/d)或阿司匹林(325 mg/d)治疗,平均随访 30.1 个月,主要转归指标为非致死性缺血性脑卒中、非致死性心肌梗死和血管性疾病死亡的联合终点,结果两组联合终点发生率、各个终点事件的发生率和存活率均无明显差异,三氟柳组出血性的事件发生率明显低于阿司匹林组。

7.沙格雷酯

沙格雷酯又名安步乐克,是 5-HT$_2$ 受体阻滞剂,具有抑制由 5-HT 增强的血小板聚集作用和由 5-HT 引起的血管收缩的作用,增加被减少的侧支循环血流量,改善周围循环障碍等。口服沙格雷酯后 1～5 小时即有抑制血小板的聚集作用,可持续 4～6 小时。口服每次 100 mg,每天3 次。不良反应较少,可有皮疹、恶心、呕吐和胃部灼热感等。

8.曲克芦丁

曲克芦丁又名维脑路通,能抑制血小板聚集,防止血栓形成,同时能对抗 5-HT、缓激肽引起的血管损伤,增加毛细血管的抵抗力,降低毛细血管的通透性等。每次 200 mg,每天 3 次,口服;或每次 400～600 mg,加入 250～500 mL 5％的葡萄糖注射液或 0.9％的氯化钠注射液中,静脉滴注,每天 1 次,可连用 15～30 天。不良反应较少,偶有恶心和便秘。

(四)扩血管治疗

扩张血管药目前仍然是广泛应用的药物,但脑梗死急性期不宜使用,因为脑梗死病灶后的血管处于血管麻痹状态,此时应用血管扩张药,能扩张正常血管,对病灶区的血管不但不能扩张,还要从病灶区盗血,称“偷漏现象”。因此,血管扩张药应在脑梗死发病 2 周后才应用。常用的扩张血管药有以下几种。

1.丁苯酞

每次 200 mg,每天 3 次,口服。偶见恶心,腹部不适,有严重出血倾向者忌用。

2.倍他司汀

每次 20 mg,加入 500 mL 5％的葡萄糖注射液中,静脉滴注,每天 1 次,连用 10～15 天;或每次 8 mg,每天 3 次,口服。有些患者会出现恶心、呕吐和皮疹等不良反应。

3.盐酸法舒地尔注射液

每次 60 mg(2 支),加入 250 mL 5％的葡萄糖注射液或 0.9％的氯化钠注射液中,静脉滴注,每天 1 次,连用 10～14 天。可有一过性颜面潮红、低血压和皮疹等不良反应。

4.丁咯地尔

每次 200 mg,加入 250～500 mL 5％的葡萄糖注射液或 0.9％的氯化钠注射液中,缓慢静脉滴注,每天 1 次,连用 10～14 天。可有头痛、头晕、肠胃道不适等不良反应。

5.银杏达莫注射液

每次 20 mL,加入 500 mL 5％的葡萄糖注射液或 0.9％的氯化钠注射液中,静脉滴注,每天1 次,可连用 14 天。偶有头痛、头晕、恶心等不良反应。

6.葛根素注射液

每次 500 mg,加入 500 mL 5％的葡萄糖注射液或 0.9％的氯化钠注射液中,静脉滴注,每天 1 次,连用 14 天。少数患者可出现皮肤瘙痒、头痛、头昏、皮疹等不良反应,停药后可自行消失。

7.灯盏花素注射液

每次 20 mL(含灯盏花乙素 50 g),加入 250 mL 5%的葡萄糖注射液或 0.9%的氯化钠注射液中,静脉滴注,每天 1 次,连用 14 天。偶有头痛、头昏等不良反应。

(五)钙通道阻滞剂

钙通道阻滞剂是继 β 受体阻滞剂之后,脑血管疾病治疗中重要的进展之一。正常时细胞内钙离子浓度为 10^{-9} mol/L,细胞外钙离子浓度比细胞内高 10 000 倍。在病理情况下,钙离子迅速内流到细胞内,使原有的细胞内外钙离子平衡破坏,结果造成:①血管平滑肌细胞内钙离子增多,导致血管痉挛,加重缺血、缺氧;②大量钙离子激活 ATP 酶,使 ATP 酶加速消耗,结果细胞内能量不足,多种代谢无法维持;③大量钙离子破坏了细胞膜的稳定性,使许多有害物质释放出来;④神经细胞内钙离子陡增,可加速已经衰竭的细胞死亡。使用钙通道阻滞剂的目的在于阻止钙离子内流到细胞内,阻断上述病理过程。

钙通道阻滞剂改善脑缺血和解除脑血管痉挛的可能机制:①解除缺血灶中的血管痉挛;②抑制肾上腺素能受体介导的血管收缩,增加脑组织的葡萄糖利用率,继而增加脑血流量;③有梗死的半球内血液重新分布,缺血区脑血流量增加,高血流区血流量减少,对临界区脑组织有保护作用。几种常用的钙通道阻滞剂如下。

1.尼莫地平

尼莫地平为选择性扩张脑血管作用最强的钙通道阻滞剂。口服,每次 40 mg,每天 3~4 次。使用注射液,每次 24 mg,溶于 1 500 mL 5%的葡萄糖注射液中,静脉滴注,开始注射时,速度为 1 mg/h,若患者能耐受,1 小时后增至 2 mg/h,每天 1 次,连续用药 10 天,以后改用口服。德国 Bayer 药厂生产的尼莫同,每次口服 30~60 mg,每天 3 次,可连用 1 个月。使用注射液,开始 2 小时可按照 0.5 mg/h 静脉滴注,如果耐受性良好,尤其血压无明显下降时,可增至 1 mg/h,连用 7~10 天后改为口服。该药规格为尼莫同注射液 50 mL 含尼莫地平 10 mg,一般每天静脉滴注 10 mg。不良反应比较轻微,口服时可有一过性消化道不适、头晕、嗜睡和皮肤瘙痒等。静脉给药可有血压下降(尤其是治疗前有高血压者)、头痛、头晕、皮肤潮红、多汗、心率减慢或心率加快等。

2.尼卡地平

尼卡地平对脑血管的扩张作用强于外周血管的作用。每次口服 20 mg,每天 3~4 次,连用 1~2 个月。可有胃肠道不适、皮肤潮红等不良反应。

3.氟桂利嗪

氟桂利嗪又名西比灵,每次 5~10 mg,睡前服。有嗜睡、乏力等不良反应。

4.桂利嗪

桂利嗪又名脑益嗪,每次口服 25 mg,每天 3 次。有嗜睡、乏力等不良反应。

(六)防治脑水肿

大面积脑梗死、出血性梗死的患者多有脑水肿,应给予降低颅压处理,如把床头抬高 30°角,避免有害刺激、解除疼痛、适当吸氧和恢复正常体温等基本处理;对有条件行颅内压测定者,脑灌注压应保持在 9.3 kPa(70 mmHg)以上;避免使用低渗和含糖溶液,如患者的脑水肿明显,应快速给予降颅压处理。

1.甘露醇

甘露醇对缩小脑梗死面积与减轻病残有一定的作用。甘露醇除降低颅内压外,还可降低血液黏度、增加红细胞的变形性、减少红细胞聚集、减少脑血管阻力、增加灌注压、提高灌注量、改善脑的微循环，还可提高心排血量。每次 125～250 mL 静脉滴注,6 小时 1 次,连用 7～10 天。甘露醇治疗脑水肿疗效快、效果好。不良反应:降颅压有反跳现象,可能引起心力衰竭、肾功能损害、电解质紊乱等。

2.复方甘油注射液

该注射液能选择性脱出脑组织中的水分,可减轻脑水肿;在体内参加三羧酸循环代谢后转换成能量,供给脑组织,增加脑血流量,改善脑循环,因而有利于脑缺血病灶的恢复。每天 500 mL,静脉滴注,每天 2 次,可连用 15～30 天。静脉滴注速度应控制在 2 mL/min,以免发生溶血反应。由于要控制静脉滴速,该注射液并不能用于急救。有大面积脑梗死的患者,有明显脑水肿甚至发生脑疝,一定要应用足量的甘露醇,或甘露醇与复方甘油同时或交替用药,这样可以维持恒定的降颅压作用和减少甘露醇的用量,从而减少甘露醇的不良反应。

3.七叶皂苷钠注射液

该注射液有抗渗出、消水肿、增加静脉张力、改善微循环和促进脑功能恢复的作用。每次 25 mg,加入 250～500 mL 5％的葡萄糖注射液或 0.9％的氯化钠注射液中,静脉滴注,每天 1 次,连用 10～14 天。

4.手术减压治疗

主要适用于恶性大脑中动脉梗死和小脑梗死。

(七)提高血氧和辅助循环

高压氧是有价值的辅助疗法,在脑梗死的急性期和恢复期都有治疗作用。最近研究提示,脑广泛缺血后,纠正脑的乳酸中毒或脑代谢产物积聚,可恢复神经功能。高压氧向脑缺血区域弥散,可使这些区域的细胞在恢复正常灌注前得以生存,从而减轻缺血缺氧后引起的病理改变,保护受损的脑组织。

(八)神经细胞活化剂

据一些药物实验研究报告,这类药物有一定的营养神经细胞和促进神经细胞活化的作用,但确切的效果尚待进一步大宗临床验证和评价。

1.胞磷胆碱

其参与体内卵磷脂的合成,有改善脑细胞代谢的作用和促进意识的恢复。每次 750 mg,加入 250 mL 5％的葡萄糖注射液中,静脉滴注,每天 1 次,连用 15～30 天。

2.三磷酸胞苷二钠

其主要药效成分是三磷酸胞苷,该物质不但能直接参与磷脂与核酸的合成,而且间接参与磷脂与核酸合成过程中的能量代谢,有营养神经、调节物质代谢和抗血管硬化的作用。每次 60～120 mg,加入 250 mL 5％的葡萄糖注射液中,静脉滴注,每天 1 次,可连用 10～14 天。

3.小牛血去蛋白提取物

该药又名爱维治,是一种小分子肽、核苷酸和寡糖类物质,不含蛋白质和致热原。该药可促进细胞对氧和葡萄糖的摄取和利用,使葡萄糖的无氧代谢转向为有氧代谢,使能量物质生成增多,延长细胞生存时间,促进组织细胞代谢、功能恢复和组织修复。每次 1 200～1 600 mg,加入 500 mL 5％的葡萄糖注射液中,静脉滴注,每天 1 次,可连用 15～30 天。

4.依达拉奉

依达拉奉是一种自由基清除剂,有抑制脂自由基的生成、抑制细胞膜脂质过氧化连锁反应及抑制自由基介导的蛋白质、核酸不可逆的破坏作用,是一种脑保护药物。每次 30 mg,加入 250 mL 5%的葡萄糖注射液中,静脉滴注,每天 2 次,连用 14 天。

(九)其他内科治疗

1.调节和稳定血压

急性脑梗死患者的血压检测和治疗是一个存在争议的领域。因为血压偏低会减少脑血流灌注,加重脑梗死。在急性期,患者会出现不同程度的血压升高。原因是多方面的,如脑卒中后的应激反应、膀胱充盈、疼痛及机体对脑缺氧和颅内压升高的代偿反应,且颅内压升高的程度与脑梗死病灶的大小和部位、疾病前是否患高血压有关。脑梗死早期的高血压处理取决于血压升高的程度及患者的整体情况。美国脑卒中学会(ASA)和欧洲脑卒中促进会(EUSI)都赞同:收缩压超过 29.3 kPa(220 mmHg)或舒张压超过 16.0 kPa(120 mmHg),则应给予谨慎、缓慢的降压治疗,并严密观察血压变化,防止血压降得过低。然而有一些脑血管治疗中心主张只有在出现下列情况时才考虑降压治疗,如合并夹层动脉瘤、肾衰竭、心脏衰竭及高血压脑病时。但在溶栓治疗时,需及时降压治疗,应避免收缩压>24.0 kPa(185 mmHg),以防止继发性出血。推荐使用微输液泵静脉注射硝普钠,可迅速、平稳地降低血压至所需水平,也可用利喜定(压宁定)、卡维地洛等。血压过低对脑梗死不利,应适当提高血压。

2.控制血糖

糖尿病是脑卒中的危险因素之一,并可加重急性脑梗死和局灶性缺血再灌注损伤。欧洲脑卒中组织(ESO)《缺血性脑卒中和短暂性脑缺血发作处理指南》(欧洲脑卒中促进会,2008 年)指出,已证实急性脑卒中后高血糖与大面积脑梗死、皮质受累及其功能转归不良有关,但积极降低血糖能否改善患者的临床转归,尚缺乏足够证据。如果过去没有糖尿病史,只是急性脑卒中后血糖应激性升高,则不必应用降糖措施,只需输液中尽量不用葡萄糖注射液似可降低血糖水平;有糖尿病史的患者必须同时应用降糖药适当控制高血糖;血糖超过 10 mmol/L(180 mg/dL)时需降糖处理。

3.心脏疾病的防治

对并发心脏疾病的患者要采取相应防治措施,如果要应用甘露醇脱水治疗,则必须加用呋塞米以减少心脏负荷。

4.防治感染

有吞咽困难或意识障碍的脑梗死患者,常常容易合并肺部感染,对其应给予相应抗生素和止咳化痰药物,必要时行气管切开,有利吸痰。

5.保证营养和水、电解质的平衡

特别是对有吞咽困难和意识障碍的患者,应采用鼻饲,保证营养、水与电解质的补充。

6.体温管理

在实验室脑卒中模型中,发热与脑梗死体积增大和转归不良有关。体温升高可能是中枢性高热或继发感染的结果,均与临床转归不良有关。应积极、迅速地找出感染灶并予以适当治疗,并可使用乙酰氨基酚进行退热治疗。

(十)康复治疗

脑梗死患者只要生命体征稳定,应尽早开始康复治疗,主要目的是促进神经功能的恢复。早期进行瘫痪肢体的功能锻炼和语言训练,防止关节挛缩和足下垂,可采用针灸、按摩、理疗和被动运动等措施。

七、预后与预防

(一)预后

(1)如果得到及时的治疗,特别是能及时在卒中单元获得早期溶栓疗法等系统、规范的中西医结合治疗,可提高疗效,减少致残率,50％以上的患者能自理生活,甚至恢复工作能力。

(2)秦震等观察随访经 CT 证实的脑梗死患者 1～7 年的预后,发现:①6 个月的累计生存率为 96.8％,12 个月的累计生存率为 91％,2 年的累计生存率为 81.7％,3 年的累计生存率为 81.7％,4 年的累计生存率为 76.5％,5 年的累计生存率为 76.5％,6 年的累计生存率为 71％,7 年的累计生存率为 71％。意识障碍、肢体瘫痪和继发肺部感染是影响预后的主要因素。②累计病死率在半年后迅速上升,一年半达高峰。说明发病后一年半不能恢复自理者,继续恢复的可能性较小。

(二)预防

1.一级预防

一级预防是指发病前的预防,即通过早期改变不健康的生活方式,积极、主动地控制危险因素,从而达到使脑血管疾病不发生或发病年龄推迟的目的。从流行病学角度看,只有一级预防才能降低人群的发病率,所以对于病死率及致残率很高的脑血管疾病来说,重视并加强开展一级预防的意义远远大于二级预防。

对血栓形成性脑梗死的危险因素及其干预管理有下述几方面:服用降血压药物,有效控制高血压,防治心脏病;冠心病患者应服用小剂量阿司匹林,定期监测血糖和血脂,合理饮食和应用降糖药物和降脂药物,不抽烟、不酗酒;对动脉狭窄患者及无症状颈内动脉狭窄患者一般不推荐手术治疗或血管内介入治疗;对重度颈动脉狭窄(≥70％)的患者在有条件的医院可以考虑行颈动脉内膜切除术或血管内介入治疗。

2.二级预防

脑卒中首次发病后应尽早开展二级预防工作,可预防或降低再次发生率。二级预防有下述几个方面:要对第 1 次发病机制正确评估,管理和控制血压、血糖、血脂和心脏病,应用抗血小板聚集药物。对颈内动脉狭窄的干预与一级预防相同,有效降低同型半胱氨酸水平等。

(霍 莹)

第四节 腔隙性脑梗死的诊断与治疗

腔隙性脑梗死是指在大脑半球深部白质和脑干等中线部位,由直径为 100～400 μm 的穿支动脉血管闭塞导致的脑梗死。该病所引起的病灶为 0.5～15.0 mm³ 的梗死灶。该病大多由大脑前动脉、大脑中动脉、前脉络膜动脉和基底动脉的穿支动脉闭塞所引起。脑深部穿动脉闭塞导致相应灌注区脑组织缺血、坏死、液化,吞噬细胞将该处组织移走而形成小腔隙。该病好发于基底节、丘脑、内囊、脑桥的大脑皮质贯通动脉供血区。反复发生多个腔隙性脑梗死,称多发性腔隙性脑梗死。常见的临床引起相应的综合征有纯运动性轻偏瘫、纯感觉性卒中、构音障碍-手笨拙综合征、共济失调性轻偏瘫和感觉运动性卒中。高血压和糖尿病是主要原因,特别是高血压尤为重要。腔隙性脑梗死占脑梗死的 20%～30%。

一、病因与发病机制

(一)病因

真正的病因和发病机制尚未完全清楚,但与下列因素有关。

1.高血压

长期高血压作用于小动脉及微小动脉壁,致脂质透明变性,管腔闭塞,产生腔隙性病变。舒张压升高是多发性腔隙性脑梗死的常见原因。

2.糖尿病

发生糖尿病时血浆低密度脂蛋白及极低密度脂蛋白的浓度升高,引起脂质代谢障碍,促进胆固醇合成,从而加速、加重动脉硬化的形成。

3.微栓子(无动脉病变)

各种类型的微栓子阻塞小动脉导致腔隙性脑梗死。

4.血液成分异常

血液成分异常,如红细胞增多症、血小板增多症和高凝状态,可导致发病。

(二)发病机制

腔隙性脑梗死的发病机制还不完全清楚。微小动脉粥样硬化被认为是症状性腔隙性脑梗死常见的发病机制。在慢性高血压患者中,在粥样硬化斑为 100～400 μm 的小动脉中,也能发现动脉狭窄和闭塞。颈动脉粥样斑块,尤其是多发性斑块,可能会导致腔隙性脑梗死;脑深部穿动脉闭塞,导致相应灌注区脑组织缺血、坏死,吞噬细胞将该处脑组织移走,遗留小腔,导致该部位神经功能缺损。

二、病理

腔隙性脑梗死灶呈不规则的圆形、卵圆形或狭长形。累及管径在 100～400 μm 的穿动脉,梗死部位主要在基底节(特别是壳核和丘脑)、内囊和脑桥的白质。大多数腔隙性脑梗死位于豆纹动脉分支、大脑后动脉的丘脑深穿支、基底动脉的旁中央支供血区。阻塞常发生在深穿支的前半部分,梗死灶均较小,大多数直径为 0.2～15 mm。病变血管可见透明变性、玻璃样小动脉坏死、血管壁坏死和小动脉硬化等。

三、临床表现

该病常见于 60 岁以上的人。腔隙性脑梗死患者中高血压的发病率约为 75%,糖尿病的发病率为 25%～35%,有短暂性脑缺血发作史者约有 20%。

(一)症状和体征

临床症状一般较轻,体征单一,一般无头痛、颅内高压症状和意识障碍。由于病灶小,又常位于脑的静区,故许多腔隙性脑梗死在临床上无症状。

(二)临床综合征

Fisher 根据病因、病理和临床表现,归纳为 21 种综合征,常见的有以下几种。

1.纯运动性轻偏瘫(pure motor hemiparesis,PMH)

该综合征最常见,约占 60%,有病灶对侧轻偏瘫,而不伴失语、感觉障碍和视野缺损,病灶多在内囊和脑干。

2.纯感觉性卒中(pure sensory stroke,PSS)

该综合征约占10%,表现为病灶对侧偏身感觉障碍,也可伴有感觉异常,如麻木、烧灼和刺痛感。病灶在丘脑腹后外侧核或内囊后肢。

3.构音障碍-手笨拙综合征(dysarthric-clumsy hand syndrome,DCHS)

该综合征约占20%,表现为构音障碍、吞咽困难,病灶对侧轻度中枢性面瘫、舌瘫,手的精细运动欠灵活,指鼻试验欠稳。病灶在脑桥基底部或内囊前肢及膝部。

4.共济失调性轻偏瘫(ataxic-hemiparesis,AH)

病灶同侧共济失调和病灶对侧轻偏瘫,下肢重于上肢,伴有锥体束征。病灶多在放射冠汇集至内囊处。

5.感觉运动性卒中(sensorimotor stroke,SMS)

该综合征少见,以偏身感觉障碍起病,再出现轻偏瘫,病灶位于丘脑腹后核及邻近内囊后肢。

6.腔隙状态

该综合征由Marie提出,多次腔隙性脑梗死后,有进行性加重的偏瘫、严重的精神障碍、痴呆、平衡障碍、大小便失禁、假性延髓性麻痹、双侧锥体束征和类帕金森综合征等。近年来由于有效控制血压及治疗的进步,该综合征现在已很少见。

四、辅助检查

(一)神经影像学检查

1.颅脑 CT

非增强 CT 扫描显示为基底节区或丘脑呈卵圆形低密度灶,边界清楚,直径为 10~15 mm。由于病灶小,占位效应轻微,一般仅为相邻脑室局部受压,多无中线移位,梗死密度随时间逐渐降低,4 周后接近于脑脊液密度,并出现萎缩性改变。增强扫描显示梗死后 3 天至 1 个月可能发生均一强化或斑块性强化,以 2~3 周明显,待梗死密度达到脑脊液密度时,则不再强化。

2.颅脑 MRI

MRI 显示比 CT 优越,尤其是对脑桥的腔隙性脑梗死和新、旧腔隙性脑梗死的鉴别有意义,增强后能提高阳性率。颅脑 MRI 检查在 T_2W 像上显示高信号,是小动脉阻塞后新的或陈旧的病灶。T_1WI 和 T_2WI 分别表现为低信号和高信号斑点状或斑片状病灶,呈圆形、椭圆形或裂隙形,最大直径常为数毫米,一般不超过 1 cm。急性期 T_1WI 的低信号和 T_2WI 的高信号常不及慢性期明显,水肿的存在使病灶看起来常大于实际梗死灶。注射造影剂后,T_1WI 急性期、亚急性期和慢性期病灶显示增强,呈椭圆形、圆形,也可呈环形。

3.CT 血管成像(CTA)、磁共振血管成像(MRA)

这两项检查可以了解颈内动脉有无狭窄及闭塞程度。

(二)超声检查

经颅多普勒超声(TCD)了解颈内动脉狭窄及闭塞程度。三维 B 超检查了解颈内动脉粥样硬化斑块的大小和厚度。

(三)血液学检查

血液学检查了解有无糖尿病和高脂血症等。

五、诊断与鉴别诊断

(一)诊断

(1)中老年人发病,多数患者有高血压病史,部分患者有糖尿病史或短暂性脑缺血发作史。

(2)急性或亚急性起病,症状比较轻,体征比较单一。

(3)临床表现符合 Fisher 描述的常见综合征之一。

(4)颅脑 CT 或 MRI 发现与临床神经功能缺损一致的病灶。

(5)预后较好,恢复较快,大多数患者不遗留症状和体征。

(二)鉴别诊断

1.小量脑出血

小量脑出血为中老年发病,有高血压和急起的偏瘫和偏身感觉障碍。但小量脑出血头颅 CT 显示高密度灶即可鉴别。

2.脑囊虫病

CT 表现为低信号病灶。但是,脑囊虫病 CT 呈多灶性、小灶性和混合灶性病灶,临床表现常有头痛和癫痫发作,血和脑脊液囊虫抗体呈阳性,可供鉴别。

六、治疗

(一)抗血小板聚集药物

抗血小板聚集药物是预防和治疗腔隙性脑梗死的有效药物。

1.肠溶阿司匹林(或拜阿司匹林)

每次 100 mg,每天 1 次,口服,可连用 6～12 个月。

2.氯吡格雷

每次 50～75 mg,每天 1 次,口服,可连用半年。

3.西洛他唑

每次 50～100 mg,每天 2 次,口服。

4.曲克芦丁

每次 200 mg,每天 3 次,口服;或每次 400～600 mg,加入 500 mL 5％的葡萄糖注射液或 0.9％的氯化钠注射液中,静脉滴注,每天 1 次,可连用 20 天。

(二)钙通道阻滞剂

1.氟桂利嗪

每次 5～10 mg,睡前口服。

2.尼莫地平

每次 20～30 mg,每天 3 次,口服。

3.尼卡地平

每次 20 mg,每天 3 次,口服。

(三)血管扩张药

1.丁苯酞

每次 200 mg,每天 3 次,口服。偶见恶心、腹部不适,有严重出血倾向者忌用。

2.丁咯地尔

每次 200 mg,加入 250 mL 5％的葡萄糖注射液或 0.9％的氯化钠注射液中静脉滴注,每天 1 次,连用 10～14 天;或每次 200 mg,每天 3 次,口服。可有头痛、头晕、恶心等不良反应。

3.倍他司汀

每次 6～12 mg,每天 3 次,口服。可有恶心、呕吐等不良反应。

(四)内科病的处理

有效控制高血压、糖尿病、高脂血症等,坚持药物治疗,定期检查血压、血糖、血脂、心电图和有关血液流变学指标。

七、预后与预防

(一)预后

Marie 和 Fisher 认为腔隙性脑梗死一般预后良好,下述几种情况影响腔隙性脑梗死的预后。

(1)梗死灶的部位和大小,例如,腔隙性脑梗死发生在脑的重要部位——脑桥和丘脑的患者以及多发性腔隙性脑梗死患者预后不良。

(2)有反复 TIA 发作,有高血压、糖尿病和严重心脏病(缺血性心脏病、心房颤动、心脏瓣膜病等),没有很好地控制症状者预后不良。据报道,1 年内腔隙性脑梗死的复发率为 10％～18％;腔隙性脑梗死,特别是多发性腔隙性脑梗死发病半年后,约有 23％的患者发展为血管性痴呆。

(二)预防

控制高血压、防治糖尿病和 TIA 是预防腔隙性脑梗死发生和复发的关键。

(1)积极处理危险因素。①调控血压:长期高血压是腔隙性脑梗死主要的危险因素之一。在降血压药物方面无统一规定应用的药物。选用降血压药物的原则是既要有效和持久降低血压,又不影响重要器官的血流量。可选用钙通道阻滞剂,如硝苯地平缓释片,每次 20 mg,每天 2 次,口服;或尼莫地平,每次 30 mg,每天 1 次,口服。也可选用血管紧张素转化酶抑制剂(ACEI),如卡托普利,每次 12.5～25 mg,每天 3 次,口服;或贝拉普利,每次 5～10 mg,每天 1 次,口服。②调控血糖:糖尿病也是腔隙性脑梗死主要的危险因素之一。要积极控制血糖,注意饮食与休息。③调控高血脂:可选用辛伐他汀,每次 10～20 mg,每天 1 次,口服;或洛伐他汀,每次 20～40 mg,每天 1～2 次,口服。④积极防治心脏病:要减轻心脏负荷,避免或慎用增加心脏负荷的药物,注意补液的速度及补液量;对有心肌缺血、心肌梗死者应在心血管内科医师的协助下进行药物治疗。

(2)可以较长时期应用抗血小板聚集药物,如阿司匹林、氯吡格雷和活血化瘀的中药。

(3)生活规律,心情舒畅,饮食清淡,进行适宜的体育锻炼。

(霍 莹)

第五节 短暂性脑缺血发作的诊断与治疗

短暂性脑缺血发作(transient ischemic attack,TIA)是指脑血管病变引起的短暂性、局限性脑功能缺失或视网膜功能障碍。临床症状一般持续 10～20 分钟,多在 1 小时内缓解,最长不超过 24 小时,不遗留神经功能缺失症状,结构性影像学(CT、MRI)检查无责任病灶。凡临床症状持续超过 1 小时且神经影像学检查有明确病灶者不宜称为 TIA。

1975 年,曾将 TIA 定义中的时间限定为 24 小时,这是基于时间的定义。2002 年,美国 TIA 工作组提出了新的定义,即由于局部脑或视网膜缺血引起的短暂性神经功能缺损发作,典型临床症状持续不超过 1 小时,且无急性脑梗死的证据。TIA 新的基于组织学的定义以脑组织有无损伤为基础,更有利于临床医师及时进行评价,使急性脑缺血得到迅速干预。

流行病学统计表明,15%的脑卒中患者曾发生过 TIA。不包括未就诊的患者,美国每年 TIA 发作人数估计为 20 万～50 万人。TIA 患者发生脑卒中的概率明显高于一般人群,TIA 后第 1 个月内发生脑梗死者占 4%～8%;1 年内占 12%～13%;5 年内增至 24%～29%。TIA 患者发生脑卒中在第 1 年内较一般人群高 13～16 倍,所以,TIA 是最严重的"卒中预警"事件,也是治疗干预的最佳时机,频发 TIA 更应以急诊处理。

一、病因与发病机制

(一)病因

TIA 的病因有多种,主要是动脉粥样硬化和心源性栓子。多数学者认为微栓塞或血流动力学障碍是 TIA 发病的主要原因,90%左右的微栓子来源于心脏和动脉,动脉粥样硬化是 50 岁以上患者 TIA 的最常见原因。

(二)发病机制

TIA 的真正发病机制至今尚未完全阐明,主要有血流动力学改变学说和微栓子学说。

1.血流动力学改变学说

TIA 的主要原因是血管本身病变。动脉粥样硬化造成大血管的严重狭窄,病变血管的调节能力下降,当一些因素引起灌注压降低时,病变血管支配区域的血流就会显著下降,同时又可能存在全血黏度升高、红细胞变形能力下降和血小板功能亢进等血液流变学改变,促进了微循环障碍的发生,而使局部血管无法保持血流量的恒定,导致相应供血区域 TIA 的发生。血流动力学型 TIA 在大动脉严重狭窄基础上合并血压下降,导致远端一过性脑供血不足症状,当血压回升时症状可缓解。

2.微栓子学说

大动脉的不稳定粥样硬化斑块破裂,脱落的栓子随血流移动,阻塞远端动脉,随后栓子很快发生自溶,临床表现为一过性缺血发作。动脉的微栓子常来源于颈内动脉。心源性栓子为微栓子的另一来源。

3.其他学说

其他学说有脑动脉痉挛、受压学说,认为脑血管受到各种刺激造成的痉挛或由于颈椎骨质增生压迫椎动脉造成缺血;颅外血管盗血学说,认为锁骨下动脉严重狭窄,椎动脉脑血流逆行,导致颅内灌注不足等。

TIA 常见的危险因素包括高龄、高血压、抽烟、心脏病、高血脂、糖尿病、糖耐量异常、肥胖、不健康饮食、体力活动过少、过度饮酒、口服避孕药、绝经后应用雌激素、高同型半胱氨酸血症、抗心磷脂抗体综合征、蛋白 C/蛋白 S 缺乏症等。

二、病理

发生缺血部位的脑组织常无病理改变,但部分患者可见脑深部小动脉发生闭塞而形成的微小梗死灶,其直径常小于 1.5 mm。主动脉弓发出的大动脉、颈动脉可见动脉粥样硬化性改变、狭窄或闭塞。颅内动脉也可有动脉粥样硬化性改变,或可见动脉炎性浸润。另外可有颈动脉或椎动脉过长或扭曲。

三、临床表现

TIA 多发于老年人,男性多于女性。发病突然,恢复完全,不遗留神经功能缺损的症状和体征,多有反复发作的病史。持续时间短暂,一般为 10~15 分钟,颈内动脉的 TIA 平均持续时间为 14 分钟,椎-基底动脉的 TIA 平均持续时间为 8 分钟,每天可有数次发作,发作间期无神经系统症状及阳性体征。颈内动脉的 TIA 与椎-基底动脉的 TIA 相比,发作频率较少,但更容易进展为脑梗死。

TIA 神经功能缺损的临床表现依据受累的血管供血范围而不同,临床常见的神经功能缺损有以下两种。

(一)颈动脉 TIA

常见的症状为对侧面部或肢体的一过性无力和感觉障碍、偏盲,偏侧肢体或单肢的发作性轻瘫常见,通常以上肢和面部较重,优势半球受累可出现语言障碍。单眼视力障碍为颈内动脉 TIA 所特有,短暂的单眼黑矇是颈内动脉分支——眼动脉缺血的特征性症状,表现为短暂性视物模糊、眼前有灰暗感或云雾状物。

(二)椎-基底动脉 TIA

常见症状为眩晕、头晕、平衡障碍、复视、构音障碍、吞咽困难、皮质性盲、视野缺损、共济失调、交叉性肢体瘫痪、感觉障碍。颞叶、海马、边缘系统等部位缺血可能出现短暂性全面性遗忘症,表现为突发的一过性记忆丧失,时间、空间定向力障碍,患者有自知力,无意识障碍,对话、书写、计算能力保留,症状可持续数分钟至数小时。

血流动力学型 TIA 与微栓塞型 TIA 在临床表现上有所区别(表 6-3)。

表 6-3　血流动力学型 TIA 与微栓塞型 TIA 的临床鉴别要点

临床表现	血流动力学型	微栓塞型
发作频率	密集	稀疏
持续时间	短暂	较长
临床特点	刻板	多变

四、辅助检查

治疗的结果与确定病因直接相关,辅助检查的目的就在于确定病因及危险因素。

(一)TIA 的神经影像学表现

普通 CT 和 MRI 扫描正常。MRI 灌注成像(PWI)表现可有局部脑血流减少,但不出现 MRI 弥散成像(DWI)的影像异常。TIA 是临床常见的脑缺血急症,要对 TIA 患者进行快速的综合评估,尤其是进行 MRI 检查(包括 DWI 和 PWI),以便鉴别脑卒中、确定半暗带、制定治疗方案和判断预后。CT 检查可以排除脑出血、硬膜下血肿、脑肿瘤、动静脉畸形和动脉瘤等临床表现与 TIA 相似的疾病,必要时需行腰椎穿刺以排除蛛网膜下腔出血。CT 血管成像(CTA)、磁共振血管成像(MRA)有助于了解血管的情况。梗死型 TIA 是指临床表现为 TIA,但影像学上有脑梗死的证据,早期的 DWI 检查发现,20%～40%临床上表现为 TIA 的患者存在梗死灶。但实际上根据 TIA 的新概念,只要出现了梗死灶就不能诊断为 TIA。

(二)血浆同型半胱氨酸检查

血浆同型半胱氨酸浓度与动脉粥样硬化程度密切相关,血浆同型半胱氨酸水平升高是全身性动脉硬化的独立危险因素。

(三)其他检查

经颅多普勒超声(TCD)检查可发现颅内动脉狭窄,并且可进行血流状况评估和微栓子检测。血常规和生化检查也是必要的,神经心理学检查可能发现轻微的脑功能损害。双侧肱动脉压、桡动脉搏动、双侧颈动脉的检查,全血和血小板检查,血脂、空腹血糖、糖耐量、纤维蛋白原、凝血功能、抗心磷脂抗体的检查,心电图,心脏及颈动脉超声等,有助于发现 TIA 的病因和危险因素、评判动脉狭窄程度、评估侧支循环建立程度和进行微栓子的检测。有条件时应考虑经食管超声心动图检查,可能发现心源性栓子的来源。

五、诊断与鉴别诊断

(一)诊断

诊断只能依靠病史,根据血管分布区内急性短暂神经功能障碍与可逆性发作的特点,结合 CT 排除出血性疾病,可考虑 TIA。确立 TIA 诊断后应进一步进行病因、发病机制的诊断和危险因素分析。TIA 和脑梗死之间并没有截然的区别,两者应被视为一个疾病动态演变过程的不同阶段,应尽可能采用"组织学损害"的标准界定两者。

(二)鉴别诊断

鉴别需要考虑其他可以导致短暂性神经功能障碍发作的疾病。

1.局灶性癫痫后出现的托德麻痹(Todd 麻痹)

局限性运动性发作后可能遗留短暂的肢体无力或轻偏瘫,持续 0.5～36 小时可消除。患者有明确的癫痫病史,脑电图可见局限性异常,CT 或 MRI 可能发现脑内病灶。

2.偏瘫型偏头痛

偏瘫型偏头痛多于青年期发病,在女性中多见,可有家族史,头痛发作的同时或过后出现同侧或对侧肢体不同程度的瘫痪,并可在头痛消退后持续一段时间。

3.晕厥

晕厥为短暂性弥漫性脑缺血、缺氧所致,表现为短暂性意识丧失,常伴有面色苍白、大汗、血压下降,脑电图多数正常。

4.梅尼埃病

发病年龄较轻,发作性眩晕、恶心、呕吐可与椎-基底动脉系统 TIA 相似,反复发作常合并耳鸣及听力减退,症状可持续数小时至数天,但缺乏中枢神经系统定位体征。

5.其他

血糖异常、血压异常、颅内结构性损伤、多发性硬化等,也可能出现类似 TIA 的临床症状。临床上可以依靠影像学资料和实验室检查进行鉴别诊断。

六、治疗

TIA 是缺血性血管病变的重要部分。TIA 既是急症,又是预防缺血性血管病变的最佳和最重要的时机。TIA 的治疗与二级预防密切结合,可减少脑卒中及其他缺血性血管事件发生。TIA 症状持续 1 小时以上,应按照处理急性脑卒中的流程进行处理。根据 TIA 病因和发病机制的不同,应采取不同的治疗策略。

(一)控制危险因素

对 TIA 需要严格控制危险因素,包括调整血压、血糖、血脂、同型半胱氨酸,戒烟,治疗心脏疾病,避免大量饮酒,有规律地进行体育锻炼、控制体质量等。已经发生 TIA 的患者或高危人群可长期服用抗血小板药物。肠溶阿司匹林为目前主要的预防性用药之一。

(二)药物治疗

1.抗血小板聚集药物

此类药物阻止血小板活化、黏附和聚集,防止血栓形成,减少动脉-动脉微栓子。常用药物如下。

(1)阿司匹林肠溶片:通过抑制环氧化酶减少血小板内花生四烯酸转化为血栓烷 A_2(TXA_2)以防止血小板聚集,各国指南推荐的标准剂量不同,我国指南的推荐剂量为 75～150 mg/d。

(2)氯吡格雷(75 mg/d):是被广泛采用的抗血小板药,通过抑制血小板表面的二磷酸腺苷(ADP)受体阻止血小板积聚。

(3)双嘧达莫:为血小板磷酸二酯酶抑制剂,其缓释剂可与阿司匹林联合使用,效果优于单用阿司匹林。

2.抗凝治疗

对存在心源性栓子的患者应给予抗凝治疗。抗凝剂种类很多,肝素、低分子量肝素、口服抗凝剂(如华法林和香豆素)等均可选用,但除低分子量肝素外,在其他抗凝剂的应用过程中应注意检测凝血功能,以避免发生出血不良反应。低分子量肝素,每次 4 000～5 000 U,腹部皮下注射,每天 2 次,连用 7～10 天。与普通肝素比较,低分子量肝素的生物利用度好,使用安全。口服华法林 6～12 mg/d,5 天后改为 2～6 mg/d 并维持 1 周,目标国际标准化比值(INR)范围为2.0～3.0。

3.降压治疗

血流动力学型 TIA 的治疗以改善脑供血为主,慎用血管扩张药物,除抗血小板聚集、降脂治疗外,需慎重管理血压,避免降压过度,必要时可给予扩容治疗。在大动脉狭窄解除后,可考虑将血压控制在目标值以下。

4.生化治疗

生化治疗防治动脉硬化及其引起的动脉狭窄和痉挛,防治斑块脱落的微栓子形成栓塞而造成 TIA。主要用药:维生素 B_1,每次 10 mg,3 次/天;维生素 B_2,每次 5 mg,3 次/天;维生素 B_6,每次 10 mg,3 次/天;复合维生素 B,每次 10 mg,3 次/天;维生素 C,每次 100 mg,3 次/天;叶酸片,每次 5 mg,3 次/天。

(三)手术治疗

颈动脉剥脱术(CEA)和颈动脉支架治疗(CAS)适用于症状性颈动脉狭窄 70% 以上的患者,实际操作上应从严掌握适应证。仅为预防脑卒中而让无症状的颈动脉狭窄患者冒险手术不是正确的选择。

七、预后与预防

(一)预后

TIA 可使发生缺血性脑卒中的危险性增加。传统观点认为,未经治疗的 TIA 患者约 1/3 发展成脑梗死,1/3 可反复发作,另外 1/3 可自行缓解。但如果经过认真、细致的中西医结合治疗会减少脑梗死的发生比例。一般第一次 TIA 后,10%～20%的患者在其后 90 天为出现缺血性脑卒中,其中 50%的缺血性脑卒中发生在第 1 次 TIA 发作后 24～28 小时。脑卒中发生率升高的危险因素包括高龄、糖尿病、发作时间超过 10 分钟、颈内动脉系统 TIA 症状(如无力和语言障碍)。椎-基底动脉系统 TIA 发生脑梗死的比例较少。

(二)预防

近年来以中西医结合治疗 TIA 的临床研究证明,在注重整体调节的前提下,病证结合,中医学辨证论治能有效减少 TIA 发作的频率及程度并降低形成脑梗死的危险因素,从而起到预防脑血管病事件发生的作用。

(罗　建)

第六节　皮质下动脉硬化性脑病的诊断与治疗

皮质下动脉硬化性脑病(subcortical arteriosclerotic encephalopathy,SAE)又称宾斯旺格病(Binswanger disease,BD)。1894 年由 Otto Binswanger 首先报道 8 例,临床表现为进行性的智力减退,伴有偏瘫等神经局灶性缺失症状,尸检中发现颅内动脉高度粥样硬化、侧脑室明显增大、大脑白质明显萎缩,而大脑皮质萎缩相对较轻。为有别于当时广泛流行的梅毒引起的麻痹性痴呆,故命名为慢性进行性皮质下脑炎。此后,根据 Alzheimer 和 Nissl 等研究发现其病理的共同特征为较长的脑深部血管的动脉粥样硬化所致的大脑白质弥漫性脱髓鞘病变。1898 年,Alzheimer 又称这种病为宾斯旺格病。Olseswi 又称这种病为皮质下动脉硬化性脑病(SAE)。该病的临床特点为伴有高血压的中老年人进行性智力减退和痴呆;病理特点为大脑白质脱髓鞘而弓状纤维不受累以及明显的脑白质萎缩和动脉粥样硬化。Rosenbger(1979)、Babikian(1987)、Fisher(1989)等先后报道患者生前颅脑 CT 扫描发现双侧白质低密度灶,尸检符合该病的病理特征,由此确定了影像学结合临床对该病生前诊断的可能,并随着影像技术的临床广泛应用,对该病的临床检出率明显提高。

一、病因与发病机制

(一)病因

(1)高血压:Fisher 曾总结 72 例病理证实的 SAE 病例,68 例(94%)有高血压病史,90%以上合并腔隙性脑梗死。高血压尤其是慢性高血压引起脑内小动脉和深穿支动脉硬化,管壁增厚及透明变性,导致深部脑白质缺血性脱髓鞘改变,特别是脑室周围白质为动脉终末供血,血管纤细,很少或完全没有侧支循环,极易形成缺血软化、腔隙性脑梗死等病变。因此,高血压、腔隙性脑梗死是 SAE 非常重要的病因。

(2)全身性因素:心律失常、心肺功能不全、过度应用降压药等,均可造成脑白质特别是分水岭区缺血;心源性或血管源性栓子在血流动力学的作用下可随时进入脑内动脉的远端分支,造成深部白质的慢性缺血性改变。

(3)糖尿病、真性红细胞增多症、高脂血症、高球蛋白血症、脑肿瘤等也都能引起广泛的脑白质损害。

(二)发病机制

关于发病机制目前尚有争议。最初多数学者认为 SAE 与高血压、小动脉硬化有关,管壁增厚及脂肪透明变性是其主要发病机制。SAE 的病变主要位于脑室周围白质,此区域由皮质动脉及白质动脉供血,两者均为终末动脉,缺少吻合支,很少或完全没有侧支循环,故极易导致脑深部白质血液循环障碍,因缺血引起脑白质大片脱髓鞘而致痴呆。后来有人提出,SAE 的病理在镜下观察可见皮质下白质广泛的髓鞘脱失,脑室周围、放射冠、半卵圆中心脱髓鞘,而皮质下的弓形纤维相对完好,如小动脉硬化引起供血不足,根据该区血管解剖学特点,脑室周围白质和弓形纤维均应受损。大脑静脉引流特点为大脑皮质及皮质下白质由浅静脉引流,则大部分白质除弓形纤维外都会受损。由此推测白质脱髓鞘不是由动脉硬化供血不足引起的,而是静脉回流障碍引起的,这样也能解释临床有一部分患者没有动脉硬化却发生了 SAE 的原因。近年来有不少研究认为心律失常、心肺功能不全、缺氧、低血压、过度应用降压药、糖尿病、真性红细胞增多症、高脂血症、高球蛋白血症、脑部深静脉回流障碍等能引起广泛的脑白质脱髓鞘改变,故多数人认为 SAE 为一种综合征,是多种能引起脑白质脱髓鞘改变的因素综合作用的结果。

脑室周围白质、半卵圆中心集中了与学习、记忆功能有关的大量神经纤维,故在脑室周围白质、半卵圆中心及基底节区发生缺血时出现记忆改变、情感障碍及行为异常等认知功能障碍。

二、病理

(一)肉眼观察

病变主要在脑室周围区域。①大脑白质显著萎缩、变薄,呈灰黄色、坚硬的颗粒状;②脑室扩大,脑积水;③高度脑动脉粥样硬化。

(二)镜下观察

皮质下白质广泛髓鞘脱失,髓鞘染色透明化,而皮质下的弓形纤维相对完好,胼胝体变薄。白质的脱髓鞘可能有灶性融合,产生大片脑损害。或病变轻重不匀,轻者仅髓鞘水肿性变化及脱落(电镜可见髓鞘分解)。累及区域的少突胶质细胞减少及轴索减少,附近区域有星形细胞堆积。小的深穿支动脉壁变薄,内膜纤维增生,中膜透明素脂质变性,内弹力膜断裂,外膜纤维化,使血管管径变窄(血管完全闭塞少见),尤以额叶明显。电镜可见肥厚的血管壁有胶原纤维增加及基底膜样物质沉着,平滑肌细胞却减少。基底节区、丘脑、脑干及脑白质部位常见腔隙性脑梗死。

三、临床表现

SAE 患者的临床表现复杂多样。大多数患者有高血压、糖尿病、心律失常、心功能不全等病史,多有一次或数次脑卒中发作史;病程呈慢性进行性或卒中样阶段性发展,通常为 5～10 年;少数可急性发病,可有稳定期或暂时好转。发病年龄多在 55～75 岁,男女发病无差别。

(一)智力障碍

智力障碍是 SAE 最常见的症状,并是最常见的首发症状。

1.记忆障碍

患者表现出近记忆力减退明显或缺失;熟练的技巧退化,出现失认及失用等。

2.认知功能障碍

患者反应迟钝,理解、判断力差等。

3.计算力障碍

患者计算数字或倒数数字明显减慢或不能。

4.定向力障碍

患者视空间功能差,外出迷路,不认家门。

5.情绪性格改变

患者表现固执、自私、多疑、言语减少。

6.行为异常

患者表现为无欲,对周围环境失去兴趣,运动减少,穿错衣服,尿失禁,乃至生活完全不能自理。

(二)临床体征

大多数患者具有逐步发展累加的局灶性神经缺失体征。

1.假性延髓性麻痹

患者表现为说话不清、吞咽困难、饮水呛咳、伴有强哭强笑。

2.锥体束损害

患者常有不同程度的偏瘫或四肢瘫,病理征呈阳性,掌颏反射呈阳性等。

3.锥体外系损害

患者四肢肌张力升高,动作缓慢,类似帕金森综合征样的临床表现,有平衡障碍,步行不稳,共济失调。

有的患者亦可以腔隙性脑梗死综合征的一个类型为主要表现。

四、辅助检查

(一)血液检查

检查血常规、纤维蛋白原、血脂、球蛋白、血糖等,以明确是否存在糖尿病、红细胞增多症、高脂血症、高球蛋白血症等危险因素。

(二)脑电图检查

约有 60% 的 SAE 患者有不同程度的脑电图异常,主要表现为 α 波节律消失,α 波慢化,局灶或弥漫性 θ 波、δ 波增加。

(三)影像学检查

1.颅脑 CT 表现

(1)侧脑室周围呈弥漫性斑片状、无占位效应的较低密度影,其中一些不规则病灶可向邻近的白质扩展。

(2)放射冠和半卵圆中心内的低密度病灶与侧脑室周围的较低密度灶不连接。

(3)基底节、丘脑、脑桥及小脑可见多发性腔隙灶。

(4)脑室扩大,脑沟轻度增宽。

以往 Goto 将皮质下动脉硬化性脑病的 CT 表现分为 3 型:Ⅰ型病变局限于额角与额叶,尤其是额后部;Ⅱ型病变围绕侧脑室体、枕角及半卵圆中心后部信号,累及大部分或全部白质,病变部位边缘参差不齐;Ⅲ型病变环绕侧脑室,弥漫于整个半球。Ⅲ型和部分Ⅱ型对 SAE 的诊断有参考价值。

2.颅脑 MRI 表现

(1)侧脑室周围及半卵圆中心白质散在分布的异常信号(T_1 加权像病灶呈低信号,T_2 加权像病灶呈高信号),形状不规则,边界不清楚,但无占位效应。

(2)基底节区、脑桥可见腔隙性脑梗死灶,矢状位检查胼胝体内无异常信号。

(3)脑室系统及各个脑池明显扩大,脑沟增宽、加深,有脑萎缩的改变。

Kinkel 等将颅脑 MRI 脑室周围高信号(PVH)分为 5 型:0 型未见 PVH;Ⅰ型为小灶性病变,仅见于脑室的前区和后区,或脑室的中部;Ⅱ型为侧脑室周围局灶非融合或融合的双侧病变;Ⅲ型可见脑室周围 T_2 加权像高信号改变,呈月晕状,包绕侧脑室,且脑室面是光滑的;Ⅳ型弥漫白质高信号,累及大部分或全部白质。

五、诊断与鉴别诊断

(一)诊断

(1)有高血压、动脉硬化及脑卒中发作史。

(2)多数潜隐起病,缓慢进展而加重,或呈阶梯式发展。

(3)痴呆是必须具备的条件,而且是心理学测验所证实存在的以结构障碍为主的认知障碍。

(4)有积累出现的局灶性神经缺损体征。

(5)影像学检查符合 SAE 改变。

(6)排除阿尔茨海默病、无神经系统症状和体征的脑白质疏松症及其他多种类型的特异性白质脑病等。

(二)鉴别诊断

1.进行性多灶性白质脑病(PML)

PML 是乳头多瘤空泡病毒感染所致,与免疫功能障碍有关。病理可见脑白质多发性不对称的脱髓鞘病灶,显微镜下可见组织坏死、炎症细胞浸润、胶质增生和包涵体。表现痴呆和局灶性皮质功能障碍,有急性或亚急性病程,患者可在 3~6 个月死亡。多见于艾滋病、淋巴瘤、白血病或器官移植后服用免疫抑制剂的患者。

2.阿尔茨海默病(AD)

该病又称老年前期痴呆。起病隐匿、缓慢,进行性非阶梯性逐渐加重,出现记忆障碍、认知功能障碍、自知力丧失、人格障碍,神经系统阳性体征不明显。CT 扫描可见脑皮质明显萎缩及脑室扩张,无脑白质多发性脱髓鞘病灶。

3.血管性痴呆(VaD)

VaD 是因多发的较大动脉梗死或多灶梗死影响了中枢之间的联系而致病,常可累及大脑皮质和皮质下组织,其发生痴呆与梗死灶的体积、部位、数目等有关,绝大多数患者为双侧大脑中动脉供血区的多发性梗死。MRI 扫描显示为多个大小不等、新旧不一的散在病灶,与 SAE 的 MRI 检查的表现不同,不难鉴别。

4.单纯脑白质疏松症(LA)

LA 患者与 SAE 患者都有记忆障碍,病因、发病机制均不十分清楚。SAE 具有的三个主症(高血压、脑卒中发作、慢性进行性痴呆),LA 不完全具备,轻型 LA 可能一个也不具备,所以,SAE 与 LA 是可以区别的。对于有疑问的患者应进一步观察,若随病情的发展,出现 SAE 所具有的三个主症,则诊断明确。

5.正常颅压脑积水(NPH)

NPH 可表现进行性步态异常、尿失禁、痴呆三联征,起病隐匿,病前有脑外伤、蛛网膜下腔出血、脑膜炎等病史,无脑卒中史,发病年龄较轻,腰椎穿刺后颅内压正常,CT 可见双侧脑室对称性扩大,第三脑室、第四脑室及中脑导水管明显扩张,影像学上无脑梗死的证据。有时在 CT 和 MRI 上可见扩大的前角周围有轻微的白质低密度影,很难与 SAE 区别;但 SAE 早期无尿失禁与步行障碍,且 NPH 患者的双侧侧脑室扩大较明显、白质低密度较轻,一般不影响半卵圆心,不难鉴别。

6.多发性硬化(MS)

MS 为常见的中枢神经系统自身免疫性脱髓鞘疾病。发病年龄多为 20～40 岁;临床症状和体征复杂多变,可确定中枢神经系统中有两个或两个以上的病灶;病程中有两次或两次以上复发-缓解的病史;多数患者可见寡克隆带呈阳性;诱发电位异常。根据患者的发病年龄、起病及临床经过,MS 与 SAE 不难鉴别。

7.放射性脑病

放射性脑病主要发生于经过颅内肿瘤放疗的患者,临床上常见于以患有脑胶质瘤而接受大剂量照射(35 Gy 以上)的患者,还可见于患有颅内肿瘤而接受 γ 刀或 X 刀治疗后的患者。该病分为照射后短时间内迅速发病的急性放射性脑病和远期放射性脑病。临床表现为头疼、恶心、呕吐、癫痫发作和不同程度的意识障碍。颅脑 CT 平扫见照射脑区大片低密度病灶,占位效应明显。主要鉴别点是患者因病接受颅脑放射治疗后发生脑白质脱髓鞘。

8.弓形体脑病

该病见于先天性弓形体病患儿,患儿出生后表现为精神和智力发育迟滞,癫痫发作,可合并有视神经萎缩、眼外肌麻痹、眼球震颤和脑积水。腰椎穿刺检查脑脊液压力正常,清蛋白含量轻度升高,严重感染者可分离出病原体。颅脑 CT 见沿双侧侧脑室分布的散在钙化病灶,MRI 扫描见脑白质内多发的片状长 T_1 信号、长 T_2 信号,可合并脑膜增厚和脑积水。血清学检查补体结合试验效价明显升高,间接荧光抗体试验阳性可明确诊断。

六、治疗

多数学者认为 SAE 与血压有关;还有观察认为,合理的降压治疗较未合理降压治疗的患者发生 SAE 的时间有显著性差异。SAE 的治疗原则是控制高血压、预防脑动脉硬化及脑卒中发作,治疗痴呆。

临床观察 SAE 患者多合并有高血压,合理的降压治疗能延缓病情的进展。降压药物很多,根据患者的具体情况,正确选择药物,规范、系统地治疗使血压降至正常范围[18.7/12.0 kPa(140/90 mmHg)以下],或达理想水平 16.0/10.7 kPa(120/80 mmHg);抗血小板聚集药物是改善脑血液循环、预防和治疗腔隙性脑梗死的有效方法。

(一)双氢麦角碱类

该类药可消除血管痉挛和增加血流量,改善神经元的功能。常用双氢麦角碱,每次 0.5～1 mg,每天 3 次,口服。

(二)钙通道阻滞剂

该类药增加脑血流、防止钙超载及自由基损伤。二氢吡啶类,如尼莫地平,每次 25～50 mg,每天3 次,饭后口服;二苯烷胺类,如氟桂利嗪,每次 5～10 mg,每天 1 次,口服。

(三)抗血小板聚集药

常用阿司匹林,每次 75～150 mg,每天 1 次,口服。抑制血小板聚集,稳定血小板膜,改善脑循环,防止血栓形成;氯吡格雷的推荐剂量为每天 75 mg,口服,通过选择性抑制二磷酸腺苷(ADP)诱导血小板的聚集;噻氯匹定,每次 250 mg,每天 1 次,口服。

(四)神经细胞活化剂

该类药促进脑细胞对氨基酸磷脂及葡萄糖的利用,增强患者的反应性和兴奋性,增强记忆力。

1.吡咯烷酮类

常用吡拉西坦(脑复康),每次 0.8～1.2 g,每天 3 次,口服;或茴拉西坦,每次 0.2 g,每天 3 次,口服。该类药可增加脑内 ATP 的形成和转运,增加葡萄糖的利用和蛋白质的合成,促进大脑半球的信息传递。

2.甲氯芬酯(健脑素)

该药可增加葡萄糖的利用,兴奋中枢神经系统和改善学习记忆功能。每次 0.1～0.2 g,每天 3～4 次,口服。

3.阿米三嗪/萝巴新(都可喜)

该药由萝巴新(为血管扩张剂)和阿米三嗪(呼吸兴奋剂,可升高动脉血氧分压)两种活性物质组成,能升高血氧饱和度,增加供氧改善脑代谢。每次 1 片,每天 2 次,口服。

4.其他

其他药物有脑蛋白水解物(脑活素)、胞磷胆碱、ATP、辅酶 A 等。

(五)加强护理

对已有智力障碍、精神障碍和肢体活动不便者,要加强护理,以防止意外事故发生。

七、预后与预防

(一)预后

目前有资料统计 SAE 的自然病程为 1～10 年,平均生存期为 5 年,少数可达 20 年。大部分患者在病程中有相对平稳期。预后与病变部位、范围有关,认知功能衰退的过程呈不可逆进程,进展速度不一。早期治疗预后较好,晚期治疗预后较差。如果发病后大部分时间卧床,缺乏与家人和社会交流,言语功能和认知功能均迅速减退者的预后较差。死亡原因主要为全身衰竭、肺部感染、心脏疾病或发生新的脑卒中。

(二)预防

目前对 SAE 尚缺乏特效疗法,主要通过积极控制危险因素预防 SAE 的发生。

(1)多数学者认为 SAE 与高血压、糖尿病、心脏疾病、高脂血症及高纤维蛋白原血症等有关,因此,首先对危险人群进行控制,预防脑卒中发作,选用抗血小板凝集药及改善脑循环、增加脑血流量的药物。有学者发现 SAE 伴高血压患者,收缩压控制在 18.0～20.0 kPa(135～150 mmHg)可改善认知功能恶化。

(2)高度颈动脉狭窄者可手术治疗,有助于降低 SAE 的发生。

(3)戒烟,控制饮酒,合理饮食。适当进行体育锻炼,增强体质。

(4)早期治疗:对早期患者给予脑保护和脑代谢药物治疗,临床和体征均有一定改善;特别是在治疗的同时进行增强注意力和改善记忆力方面的康复训练,可使部分患者的认知功能维持相对较好的水平。

(罗　建)

第七章

脊髓疾病的诊断与治疗

第一节　急性脊髓炎的诊断与治疗

　　急性脊髓炎通常指急性非特异性脊髓炎,是局限于数个脊髓节段的急性非特异性炎症,为横贯性脊髓损害。病因多为病毒性感染或疫苗接种后的自身免疫反应。病理上以病变区域神经元坏死、变性、缺失和血管周围神经髓鞘脱失,炎性细胞浸润,胶质细胞增生等为主要变化。而由外伤、压迫、血管、放射、代谢、营养、遗传等非生物源性引起的脊髓损害称为脊髓病。

一、病因与发病机制

　　病因未明,可能大部分病例是病毒感染或疫苗接种后引起的自身免疫反应。1957年在亚洲流感流行后,世界各地的急性脊髓炎的发病率均有增高,故有人推测本病与流感病毒感染有关。但研究发现,患者脑脊液中抗体正常,神经组织中亦未能分离出病毒。不少研究资料提示,许多患者病前有上呼吸道不适、发热和腹泻等病毒感染史或疫苗接种史。故也有可能是病毒感染后或疫苗接种后所诱发的一种自身免疫性疾病。

二、病理

　　脊髓炎症可累及脊髓全长的任何节段,但以胸段为主(74.5%),其次为颈段(12.7%)和腰段(11.7%),以$T_{3\sim5}$节段最常受累。受累脊髓肿胀、质地变软,软脊膜充血或有炎性渗出物,脊髓断面可见病变脊髓软化,边缘不光整,变为灰色或红黄色,灰、白质间分界不清。显微镜下可见软膜和脊髓血管扩张、充血,血管周围是以淋巴细胞和浆细胞为主的炎症细胞浸润;灰质内神经细胞肿胀,尼氏小体溶解,甚至细胞溶解、消失;白质内髓鞘脱失,轴突变性,大量吞噬细胞和神经胶质细胞增生。若脊髓严重破坏时,可软化形成空腔。轻症或者早期患者,病变仅累及血管周围,出现血管周围的炎性细胞渗出和髓鞘脱失,小胶质细胞增生并吞噬类脂质而成为格子细胞,散在于病灶之中。病情严重和晚期者,常可见溶解区的星形胶质细胞增生,并随病程延长逐渐形成纤维瘢痕,脊髓萎缩。

三、临床表现

　　(1)任何年龄均可发病,但好发于青壮年,无性别差异。

(2)各种职业均可发病,以农民居多。

(3)全年可散在发病,以冬春及秋冬相交时较多。

(4)病前1~2周常有上呼吸道感染症状,或有疫苗接种史。以劳累、受凉、外伤等为诱因。

(5)本病起病较急,约半数以上的患者在2~3天内症状发展到高峰。

(6)首发症状为双下肢麻木、无力,病变相应部位的背痛,病变节段的束带感,以及病变以下的肢体瘫痪,感觉缺失和尿便障碍。

(7)病变可累及脊髓的几个节段,最常侵犯胸段,尤其是 $T_{3~5}$ 节段,颈髓、腰髓次之。也有部分病例受累的脊髓节段呈上升性过程,可累及颈段或延髓,出现呼吸困难,为病变的严重状态。

(8)病变平面以下无汗,出现皮肤水肿、干燥和指甲松脆等自主神经症状。

(9)急性脊髓炎急性期表现为脊髓休克。休克期一般为2~4周。表现为瘫痪肢体肌张力降低,腱反射消失,病理反射引不出,尿潴留(无张力性神经性膀胱)。休克期后肌张力增高,腱反射亢进,肌力开始恢复,病理反射出现,感觉平面逐渐下降,膀胱充盈300~400 mL 即自动排尿(反射性神经性膀胱)。

四、辅助检查

(1)急性期周围血中白细胞总数正常或轻度升高。

(2)脑脊液动力学检查提示椎管通畅,少数病例因脊髓严重水肿,蛛网膜下腔部分梗阻。脑脊液外观无色、透明,白细胞数正常或有不同程度的增高,以淋巴细胞为主。蛋白质正常或轻度增高,脊髓严重水肿出现明显椎管梗阻时蛋白质含量可明显增高(高达2 g/L 以上)。糖与氯化物含量正常。

(3)影像学检查,如脊柱 X 线检查及脊髓 CT 或 MRI 检查通常无特异性改变。若脊髓严重肿胀,MRI 可见病变部位脊髓增粗等改变。

(4)视觉诱发电位、脑干诱发电位检查有助于排除脑干和视神经早期损害的证据。MRI 能早期区别脊髓病变性质范围、数量,是确诊急性脊髓炎最可靠的措施,亦是早期诊断多发性硬化的可靠手段。

五、诊断和鉴别诊断

根据起病急、病前有感染史或疫苗接种史及有截瘫、传导束型感觉障碍和大小便功能障碍等症状,结合脑脊液检查,一般不难诊断。但需要与下列疾病鉴别。

(一)视神经脊髓炎

视神经脊髓炎为多发性硬化的一种特殊类型。除有脊髓炎的表现外,还有视力下降等视神经炎的表现或视觉诱发电位的异常。视神经症状可在脊髓炎的表现之前或之后出现。有些多发性硬化的首发症状为横贯性脊髓损害,但病情通常有缓解及复发,并可相继出现其他多灶性体征,如复视、眼球震颤和共济失调等可鉴别。

(二)感染性多发性神经根炎

病前常有呼吸道感染,全身症状轻,起病急,逐渐进展,数天至数周疾病达到高峰,无背痛,无脊柱压痛。表现为对称性的下肢或四肢软瘫,反射消失,近端重于远端,感觉障碍为末梢样感觉障碍,呈手套、袜套样,无感觉平面,无膀胱直肠功能障碍,脑脊液蛋白-细胞分离,脊髓造影正常。

(三)脊髓出血

多由外伤或脊髓血管畸形引起。起病急骤并伴有剧烈背痛,出现肢体瘫痪和括约肌障碍,可呈血性脑脊液。MRI 有助于诊断,脊髓血管造影可发现血管畸形。

(四)梅毒性脊髓炎

通常伴视神经萎缩和阿-罗瞳孔。疼痛是本病患者常见的主诉。血清和脑脊液梅毒检查可确定诊断。

(五)周期性瘫痪

有多次发作史,且多在饱食后发病,表现为对称弛缓性瘫痪,无感觉和括约肌障碍,短时间内(数小时至数天)可自行缓解,部分病例发病时血钾降低,心电图有低钾改变,补钾后症状缓解。

(六)急性脊髓压迫症

脊柱结核、脊柱转移性癌等,可由于病变椎体被破坏后突然塌陷而出现急性症状。其表现为有原发病史,局部脊椎压迫或有变形,椎管阻塞,脑脊液蛋白明显增高,CT 或 MRI 或脊柱 X 线检查均有助于鉴别。

(七)急性硬脊膜外脓肿

有身体其他部位化脓性感染史,如细菌性心内膜炎、皮肤疖肿、扁桃体化脓等;有根痛、发热等感染征象;有局限性脊柱压痛、椎管阻塞、脑脊液蛋白质增多等表现。影像学检查如 MRI 有助于诊断。

六、治疗

(一)护理

1.皮肤护理

应注意防治压疮。应勤翻身,在骶部、足跟及骨隆起处加垫气圈,以保持皮肤清洁、干燥。有大、小便失禁者应勤换尿布,保持会阴部清洁。皮肤有红肿、硬块时,应及时用 70% 的乙醇棉球轻擦,再涂滑石粉或 3.5% 安息酸酊。已发生溃疡者,若创面表浅,应控制感染,预防扩大;有脓液和坏死组织者,应手术清除坏死组织;如果创面炎症已经消退,局部可用紫外线照射,并外敷紫草油纱条,促进肉芽组织生长。

2.尿潴留的处理

发生尿潴留者可先用针灸治疗,选取气海、关元和三阴交等穴位治疗,无效时可给予导尿。导尿后应留置导尿管并用封闭式集尿袋,鼓励患者多饮水,每 3~4 小时放 1 次尿,以保持膀胱有一定的容量,防止挛缩,并用 0.02% 呋喃西林溶液 250~500 mL 冲洗膀胱,停留半小时后放出,每天 1~2 次。如有尿路感染,应及时检查病原菌,根据病原菌的种类,选用敏感的抗生素,进行静脉滴注治疗。

3.瘫痪护理

瘫痪肢体应保持在功能位,早期进行被动运动,四肢轮流进行,每次 5~10 分钟。可防止肌肉挛缩和促进瘫痪肢体恢复,经常翻身、拍背预防坠积性肺炎。瘫痪下肢需要用简易支架,瘫痪侧足应穿新布鞋,维持足背功能位。所盖的棉被不宜太重,以免发生足下垂。当肌力开始恢复时,应尽早鼓励患者做主动运动,锻炼肌肉,以利于恢复。

4.直肠功能障碍的护理

对排便困难者,应及时清洁灌肠或适当选用缓泻剂,促进粪便排出,防止肠麻痹。对于大便失禁者应及时识别其排便信号,如脸红、出汗、用力及烦躁等,以便及时清理,防止污染皮肤。

5.饮食护理

长期卧床不起的瘫痪患者应多食酸性食物,多吃蔬菜,防止长骨脱钙。不能吞咽者应给予鼻饲。

(二)药物治疗

1.激素治疗

急性期应用激素治疗对减轻水肿有帮助,可短程使用糖皮质激素,如甲泼尼龙 0.5～1.0 g、氢化可的松 100～300 mg 或地塞米松 10～20 mg 静脉滴注,每天 1 次,10～20 天为 1 个疗程,如病情稳定,在逐渐减量的同时给予促肾上腺皮质激素(ACTH)12.5～25.0 U/d 静脉滴注,连用 3～5 天,或者可改为泼尼松 40～60 mg/d,顿服,每周减量 1 次,5～6 周内逐渐停用。同时,应注意给予适当的抗生素预防感染,补充足够的钾盐和钙剂,加强支持疗法以保证足够的水和热能的供应,预防各种并发症。

2.20%甘露醇

有报道可使病变早期脊髓水肿减轻,并可清除自由基,减轻脊髓损害,对脊髓炎治疗有效。20%甘露醇每次 1～2 g/kg,每天 2 或 3 次,连用 4～6 天。

3.细胞活化剂和维生素的应用

辅酶 A、三磷酸腺苷、肌苷、胰岛素、氯化钾等加入葡萄糖溶液内组成能量合剂,静脉滴注,每天 1 次,10～20 天为 1 个疗程;大剂量 B 族维生素如维生素 B_1、维生素 B_6、维生素 B_{12} 及维生素 C 等,能加速周围神经的增生,促进神经功能的恢复,多被常规应用。胞磷胆碱、醋谷胺也有类似作用,也可用来促进脊髓功能的恢复。

4.抗生素的应用

应根据感染部位和可能的感染菌选择足量有效的抗生素,尽快控制感染,以免加重病情。

5.中药治疗

大青叶、板蓝根等药物可活血通络,清热解毒,促进肢体恢复。

6.其他药物治疗

干扰素、转移因子、聚肌胞可调节机体免疫力,伴有神经痛者可给予卡马西平等对症治疗。

(三)并发症的处理

(1)高颈位脊髓炎有呼吸困难者应尽早行气管切开或人工辅助呼吸。

(2)注意及时治疗泌尿系统或呼吸道感染,以免加重病情。

(四)血液疗法

1.全血输入疗法

目前很少应用,适合于合并贫血的患者。

2.血浆输入疗法

将健康人血浆 200～300 mL 静脉输入,每周 2 或 3 次,可提高患者免疫力,改善脊髓血液供应,改善营养状态及减轻肌肉萎缩。

3.血浆交换疗法

使用血浆分离机,将患者的血浆分离出来弃除,再选择健康人的血浆、清蛋白、代血浆及生理盐水等替换液予以补充,可减轻免疫反应,促进神经肌肉功能的恢复。每天 1 次,7 天为 1 个疗程。可用于应用激素治疗无效的患者,亦可用于危重患者的抢救。

4.紫外线照射充氧自体血回输疗法(光量子疗法)

将患者自体血经紫外线照射后回输,可提高血氧含量,利于脊髓功能的恢复,增强机体的免疫功能。但是否有效尚有争议。

(五)高压氧治疗

高压氧可提高血氧张力,增加血氧含量,改善和纠正病变脊髓缺氧性损害,促进有氧代谢和侧支循环的建立,有利于病变组织的再生和康复。每天1次,20～30天为1个疗程。

(六)康复治疗

早期宜进行被动活动、按摩等康复治疗。部分肌力恢复时,应鼓励患者主动活动,加强肢体锻炼,促进肌力恢复。瘫痪肢体应尽早保持功能位置,如仰卧、下肢伸直、略外展,以防止肢体屈曲挛缩,纠正足下垂。针灸、理疗等治疗将有助于康复。

七、预后

本病的预后与下列因素有关。

(1)病前有否先驱症状:凡有发热等上呼吸道感染等先驱症状的患者,预后较好。

(2)脊髓受损程度:部分性或单一横贯损害的患者,预后较好;上升性和弥漫性脊髓受累者预后较差。

(3)并发压疮、尿路感染或肺部感染者预后较差。这3种并发症不仅影响预后,而且还常常是脊髓炎致命的主要原因。

(4)若无严重并发症,患者通常在3～6个月内恢复生活自理。其中1/3的患者基本恢复,只遗留轻微的感觉运动障碍;另有1/3的患者能行走,但步态异常,有尿频、便秘,有明显感觉障碍;还有1/3的患者将持续瘫痪,伴有尿失禁。

(刘继鹏)

第二节 脊髓蛛网膜炎的诊断与治疗

脊髓蛛网膜炎是蛛网膜的一种慢性炎症过程,在某些因素的作用下蛛网膜增厚,与脊髓、脊神经根粘连(或形成囊肿)阻塞椎管,或通过影响脊髓血液循环而导致脊髓功能障碍。发病率较高,与椎管内肿瘤发病率相接近。发病年龄在30～60岁多见,男性多于女性,受累部位以胸段多见,颈段及腰骶段少见。

一、病因和发病机制

继发于某些致病因素的反应性非化脓性炎症。

(一)感染性

有原发于脊柱附近或椎管内的疾病如脊柱结核、硬膜外脓肿和脑脊髓膜炎等,也有继发于全身疾病如流感、伤寒、结核和产褥感染等。有报道,结核性脑膜炎引起者最多见。

(二)外伤性

如脊柱外伤、脊髓损伤、反复腰椎穿刺。

(三)化学性

如神经鞘内注入药物(抗癌药、链霉素等)、脊髓造影使用的碘油、麻醉药及其他化学药剂。

(四)脊柱或者脊髓本身的病变

如椎管内肿瘤、蛛网膜下腔出血、椎间盘突出以及脊椎病等均可合并脊髓蛛网膜炎。

(五)其他

如脊髓空洞症、脊柱脊髓的先天性畸形。

二、病理

蛛网膜位于硬脊膜与软脊膜之间,本身无血管供应,故缺乏炎症反应能力。但在病原刺激下,血管丰富的硬脊膜和软脊膜发生活跃的炎症反应,进入慢性期后,引起蛛网膜的纤维增厚,并使蛛网膜与硬脊膜和软脊膜发生粘连。

虽可发生于脊髓任何节段,但以胸腰段多见,病变部位的蛛网膜呈乳白色、浑浊,并有不规则不对称增厚,以后成为坚韧的瘢痕组织,可与脊髓、软膜、神经根和血管发生粘连伴有血管增生。根据病变发展情况分为 3 种类型:局限型(仅局限于 1~2 个节段)、弥漫型(有多个节段呈散在分布)、囊肿型(粘连及增厚的蛛网膜形成囊肿)。

三、临床表现

(1)发病前约 45.6% 有感染及外伤史。

(2)多为慢性起病且逐渐缓慢进展,但也有少数是迅速或亚急性起病。

(3)病程由数月至数年不等,最长者 10 年,症状常有缓解,故病情可有波动。

(4)由于蛛网膜的增厚和粘连及形成囊肿对脊髓、神经根和血管的压迫也为不对称和不规则,及不同病变部位的临床表现呈多样性,可有单发或多发的神经根痛,感觉障碍多呈神经根型、节段型或斑块状不规则分布,两侧不对称。运动障碍为不对称的截瘫、单瘫或四肢瘫,一般以局限型症状较轻,弥漫型症状则较重,囊肿型类似于脊髓占位的压迫症表现。括约肌功能障碍出现较晚,症状不明显。

四、实验室检查

(一)腰椎穿刺

脑脊液压力正常或者低于正常。弥漫型和囊肿型可引起椎管阻塞,奎肯试验可表现为完全阻塞、不完全阻塞、通畅或时而阻塞时而通畅。脑脊液淡黄色或无色透明;脑脊液蛋白含量增高,甚至脑脊液流出后可自动凝固,称弗洛因综合征,蛋白增高的程度与椎管内阻塞的程度不一致,与病变节段无明显关系;细胞数接近正常或增高(以淋巴细胞为主);往往呈现蛋白细胞分离现象。

(二)X 线检查

脊柱平片多无异常,或同时存在增生性脊椎炎及腰椎横突退化等改变。

(三)椎管造影

见椎管腔呈不规则狭窄,碘水呈点滴和斑块状分布,囊肿型则显示杯口状缺损。碘油造影因其不能被吸收而本身就是造成脊髓蛛网膜炎的病因之一,故不宜使用。

(四)MRI

能明确囊肿性质、部位、大小,并能了解病灶对周围重要组织的损害情况。

五、诊断

引起脊髓蛛网膜炎的病因较多,临床上对能够明确病因的不再做出脊髓蛛网膜炎的诊断,仅对难以明确病因,符合神经症状和病理表现的才做出该诊断。但该类病变临床诊断比较困难,误诊率也较高。脊髓蛛网膜炎的主要有以下特点。

(1)发病前有感冒、受凉、轻伤或劳累病史,在上述情况下出现症状或者症状加重。

(2)脊髓后根激惹症状。单侧或双侧上肢根痛明显,手或前臂可有轻度肌肉萎缩及病理反射。

(3)病程中症状有缓解和加重,呈波动性表现。该特点有助于和椎管内肿瘤鉴别。

(4)脊髓症状多样:病变侵犯范围广而不规则,病变水平的确定往往比较困难,且病变平面以下感觉障碍的分布不规律,如果病变不完全局限于椎管内,可出现脑神经损害的表现,有时可有助于诊断脊髓蛛网膜炎。

(5)脑脊液检查:蛋白含量增高,脑脊液呈现蛋白细胞分离现象,以及奎肯试验中椎管通畅性的变化支持脊髓蛛网膜炎的诊断。

(6)脊髓碘水造影:往往有椎管腔呈不规则狭窄,碘水呈点滴和斑状分布,囊肿型则显示杯口状缺损的特征性改变。

六、治疗

(一)非手术治疗

确定诊断后,首先考虑非手术治疗,但目前的治疗方法效果仍不十分理想。对早期、轻症病例,经过治疗可以使症状消失或减轻。保守治疗可选用肾上腺皮质激素(静脉滴注或口服)、血管扩张药、B族维生素等,积极治疗原发病(抗感染或抗结核治疗等)及对于神经功能损害给予康复治疗。

(1)激素:虽然认为椎管内注射皮质激素能治疗蛛网膜炎,但由于其本身也是引起蛛网膜炎的原因之一,临床上多采用口服或静脉滴注的方法给予。氢化可的松每天 $100\sim200$ mg 或地塞米松 $10\sim20$ mg,$2\sim4$ 周后逐渐减量、停药。必要时重复使用。

(2)抗生素:有急性感染症状如发热使症状加重时可考虑使用。

(3)40%乌洛托品液静脉注射,5 mL,每天 1 次,$10\sim20$ 天为 1 个疗程。10%碘化钾溶液口服或 10%碘化钾溶液静脉注射,10 mL,每天 1 次,$8\sim10$ 天为 1 个疗程。

(4)维生素:如维生素 B_1、维生素 B_{12}、烟酸等。

(5)玻璃酸酶(透明质酸酶):玻璃酸酶的作用可能是由于它能溶解组织的渗出物及粘连,因而有利于改善脑脊液的吸收和循环;有利于抗结核药物的渗出液;解除了对血管的牵拉使其更有效的输送营养。每次用玻璃酸酶 500 U,稀释于 1 mL 注射用水中,鞘内注射,每周 1 次。对结核性脑膜炎患者当脑脊液蛋白>3 g/L,疑有椎管梗阻者则用氢化可的松 $25\sim50$ mg 或地塞米松 $0.5\sim1.0$ mg,玻璃酸酶 $750\sim1\,500$ U,鞘内注射,每 2 周 1 次,10 次为 1 个疗程。

(6)理疗:如碘离子导入疗法。

(7)放射疗法:此法对新生物的纤维组织有效应,对陈旧的纤维组织作用较小。一般使用小

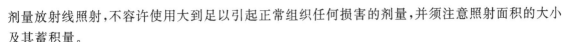

剂量放射线照射,不容许使用大到足以引起正常组织任何损害的剂量,并须注意照射面积的大小及其蓄积量。

(8)蛛网膜下腔注气:有人认为此法有一定疗效。每次注气 10～20 mL,最多 50 mL,每隔5～14 天注气 1 次,8 次为 1 个疗程。

(9)针刺、按摩、功能锻炼。

(二)手术治疗

多数学者指出,手术治疗仅限于局限性粘连及有囊肿形成的病例。有急性感染征象或脑脊液细胞明显增多时,则不宜手术。手术中切除椎板后,应首先观察硬脊膜搏动是否正常,有无肥厚。切开硬脊膜时应注意保持蛛网膜的完整,根据观察所得病变情况,进行手术操作。术后强调采用综合治疗,加强护理,防止并发症的发生,并积极促进神经功能的恢复。诊断为囊肿型者可行囊肿摘除术,弥漫性或脑脊液细胞增多明显者不宜行手术治疗,因可加重蛛网膜的粘连。

(刘继鹏)

第三节　脊髓空洞症的诊断与治疗

脊髓空洞症是一种慢性进行性的脊髓变性疾病,是由于不同原因导致在脊髓中央管附近或后角底部有胶质增生或空洞形成的疾病。空洞常见于颈段,某些病例,空洞向上扩展到延髓和脑桥(称之为延髓空洞症),或向下延伸至胸髓甚至腰髓。由于空洞侵及周围的神经组织而引起受损节段的分离性感觉障碍、下运动神经元瘫痪,以及长传导束功能障碍与营养障碍。

一、病因和发病机制

脊髓空洞症与延髓空洞症的病因和发病机制目前尚未完全明确,概括起来有以下 4 种学说。

(一)脑脊液动力学异常

早在 1965 年,由 Gardner 等人认为由于第四脑室出口区先天异常,使正常脑脊液循环受阻,从而使得由脉络膜丛的收缩搏动产生的脑脊液压力搏动波通过第四脑室向下不断冲击,导致脊髓中央管逐渐扩大,最终形成空洞。支持这一学说的证据是脊髓空洞症常伴发颅颈交界畸形。其他影响正常脑脊液循环的病损如第四脑室顶部四周软脑膜的粘连也可伴发脊髓空洞症。通过手术解决颅颈交界处先天性病变后,脊髓空洞症所引起的某些症状可以获得改善。但是这种理论不能解释某些无第四脑室出口处阻塞或无颅颈交界畸形的脊髓空洞症,也不能解释空洞与中央管之间并无相互连接的病例。也有人认为传送到脊髓的搏动压力波太小,难以形成空洞。因此,他们认为空洞的形成是由于压力的影响,脑脊液从蛛网膜下腔沿着血管周围间隙(Virchow-Robin 间隙)或其他软脊膜下通道进入脊髓内所造成。

(二)先天发育异常

由于胚胎期神经管闭合不全或脊髓中央管形成障碍,在脊髓实质内残留的胚胎上皮细胞缺血、坏死而形成空洞。支持这一学说的证据是脊髓空洞症常伴发其他先天性异常,如颈肋、脊柱后侧突、脊椎裂、脑积水、Klippel-Feil 二联征(两个以上颈椎先天性融合)、先天性延髓下疝(Arnold-Chiari畸形)、弓形足等。临床方面也不断有家族发病的报道。但该学说的一个最大缺陷在于空洞壁上从未发现过胚胎组织,故难以形成定论。

(三)血液循环异常

该学说认为脊髓空洞症是继发于血管畸形、脊髓肿瘤囊性变、脊髓损伤、脊髓炎伴中央软化、蛛网膜炎等而发生的。引起脊髓血液循环异常,产生髓内组织缺血、坏死、液化,形成空洞。

(四)继发于其他疾病

临床上屡有报道,脊髓空洞症继发于脊柱或脊髓外伤、脊髓内肿瘤、脊髓蛛网膜炎、脊髓炎以及脑膜炎等疾病。因脊髓中央区是脊髓前后动脉的交界区,侧支循环差,外伤后该区易坏死软化形成空洞,常由受伤部的脊髓中央区(后柱的腹侧,后角的内后方)起始并向上延伸。脊髓内肿瘤囊性变可造成脊髓空洞症。继发性脊髓蛛网膜炎患者,可能由于炎症粘连、局部缺血和脑脊液循环障碍,脑脊液从蛛网膜下腔沿血管周围间隙进入脊髓内,使中央管扩大形成空洞。脊髓炎时由于炎症区脱髓鞘、软化、坏死,严重时坏死区有空洞形成。

目前,多数学者认为脊(延)髓空洞症不是单一病因所造成的一个独立病种,而是由多种致病因素造成的综合征。

二、病理

空洞较大时病变节段的脊髓外形可增大,但软膜并不增厚。空洞内有清亮液体填充,其成分多与脑脊液相似。有的空洞内含黄色液体,其蛋白增高,连续切片观察,空洞最常见于颈膨大,常向胸髓扩展,腰髓较少受累。偶见多发空洞,但互不相通。典型的颈膨大空洞多先累及灰质前连合,然后向后角扩展,呈"U"字形分布。可对称或不对称地侵及前角,继而压迫脊髓白质。空洞在各平面的范围可不相同,组织学改变在空洞形成早期,其囊壁常不规则,有退变的神经胶质和神经组织。如空洞形成较久,其周围有胶质增生及肥大星形细胞,形成致密的囊壁(1~2 mm厚。部分有薄层胶原组织包绕)。当空洞与中央管交通时,部分空洞内壁可见室管膜细胞覆盖。

空洞亦可发生在延髓,通常呈纵裂状,有时仅为胶质瘢痕而无空洞。延髓空洞有下列3种类型:①裂隙从第四脑室底部舌下神经核外侧向前侧方伸展,破坏三叉神经脊束核、孤束核及其纤维。②裂隙从第四脑室中缝扩展,累及内侧纵束。③空洞发生在锥体和下橄榄核之间,破坏舌下神经纤维。上述改变以①、②型多见,③型罕见。延髓空洞多为单侧,伸入脑桥者较多,伸入中脑者罕见。延髓空洞尚可侵犯网状结构,第Ⅹ、Ⅺ、Ⅻ脑神经及核,前庭神经下核至内侧纵束的纤维,脊髓丘系以及锥体束等。

脑桥空洞常位于顶盖区,可侵犯第Ⅵ、Ⅶ脑神经核和中央顶盖束。

Barnett等根据脊髓空洞症的病理改变及可能机制,将其分为4型。

(1)脊髓空洞伴孟氏孔阻塞和中央管扩大:①伴Ⅰ型Chiari畸形;②伴颅后窝囊肿、肿瘤、蛛网膜炎等造成孟氏孔阻塞。

(2)脊髓空洞不伴孟氏孔阻塞(自发型)。

(3)继发性脊髓空洞:脊髓肿瘤(常为髓内)、脊髓外伤、脊蛛网膜炎、硬脊膜炎、脊髓压迫致继发性脊髓软化。

(4)真性脊髓积水,常伴脑积水。

三、临床表现

发病年龄通常为20~30岁,偶尔发生于儿童期或成年以后,文献中最小年龄为3岁,最大为

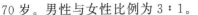

70岁。男性与女性比例为3：1。

(一)脊髓空洞症

病程进行缓慢,最早出现的症状常呈节段性分布,首先影响上肢。当空洞逐渐扩大时,由于压力或胶质增生的作用,脊髓白质内的长传导束也被累及,在空洞水平以下出现传导束型功能障碍。两个阶段之间可以间隔数年。

1.感觉症状

由于空洞时常始于中央管背侧灰质的一侧或双侧后角底部,最早症状常是单侧的痛觉、温度觉障碍。如病变侵及前连合时可有双侧的手部、臂部尺侧或一部分颈部、胸部的痛、温觉丧失,而触觉及深感觉完整或相对地正常,称为分离性感觉障碍。患者常在手部发生灼伤或刺、割伤后才发现痛、温觉的缺损。以后痛、温觉丧失范围可以扩大到两侧上肢、胸、背部,呈短上衣样分布。如向上影响到三叉丘脑束交叉处,可以造成面部痛、温觉减退或消失,包括角膜反射消失。许多患者在痛、温觉消失区域内有自发性的中枢痛。晚期后柱及脊髓丘脑束也被累及,造成病变水平以下痛、温、触觉及深感觉的感觉异常及不同程度的障碍。

2.运动障碍

前角细胞受累后,手部小肌肉及前臂尺侧肌肉萎缩,软弱无力,且可有肌束颤动,逐渐波及上肢其他肌肉、肩胛肌以及一部分肋间肌。腱反射及肌张力减低。以后在空洞水平以下出现锥体束征、肌张力增高及腱反射亢进、腹壁反射消失、Babinskin征呈阳性。空洞内如果发生出血,病情可突然恶化。空洞如果在腰骶部,则在下肢部位出现上述的运动及感觉症状。

3.营养性障碍及其他症状

关节的痛觉缺失引起关节磨损、萎缩和畸形,关节肿大,活动度增加,运动时有摩擦音而无痛觉,称为夏科(Charcot)关节。在痛觉消失区域,表皮的烫伤及其他损伤可以造成顽固性溃疡及瘢痕形成。如果皮下组织增厚、肿胀及异样发软,伴有局部溃疡及感觉缺失时,甚至指、趾末端发生无痛性坏死、脱失,称为Mervan综合征。颈胸段病变损害交感神经通路时,可产生颈交感神经麻痹(Horner)综合征。病损节段可有出汗功能障碍,出汗过多或出汗减少。晚期可以有神经源性膀胱以及大便失禁现象。其他如脊柱侧突、后突畸形、脊柱裂、弓形足等亦属常见。

(二)延髓空洞症

由于延髓空洞常不对称,症状和体征通常为单侧型。累及疑核可造成吞咽困难及口吃、软腭与咽喉肌无力、悬雍垂偏斜;舌下神经核受影响时造成伸舌偏向患侧,同侧舌肌萎缩伴有肌束颤动;如面神经核被累及时可出现下运动神经元型面瘫;三叉神经下行束受累时造成同侧面部感觉呈中枢型痛、温觉障碍;侵及内侧弓状纤维则出现半身触觉、深感觉缺失;如果前庭小脑通路被阻断可引起眩晕,可能伴有步态不稳及眼球震颤;有时也可能出现其他长传导束征象,但后者常与脊髓空洞症同时存在。

四、辅助检查

(一)腰椎穿刺及奎肯试验

一般无异常发现。如空洞较大则偶可导致脊腔部分梗阻引起脑脊液蛋白含量增高。

(二)X线检查

可发现骨骼Charcot关节、颈枕区畸形及其他畸形。

(三)延迟脊髓 CT 扫描(DMCT)

即在蛛网膜下腔注入水溶性阳性造影剂,延迟一定时间,分别在注射后 6 小时、12 小时、18 小时和24 小时再行脊髓 CT 检查,可显示出高密度的空洞影像。

(四)磁共振成像(MRI)

MRI 是诊断本病最准确的方法。不仅因为其为无创伤检查,更因其能多平面、分节段获得全椎管轮廓,可在纵、横断面上清楚显示出空洞的位置及大小、累及范围、与脊髓的对应关系等,以及是否合并 Arnol-Chiari 畸形,以鉴别空洞是继发性还是原发性,有助于选择手术适应证和设计手术方案。

(五)肌电图

上肢萎缩肌肉有失神经表现,但在麻木的手部,感觉传导速度仍正常,是因病变位于后根神经节的近端之故。

五、诊断与鉴别诊断

(一)诊断

成年期发病,起病隐袭,缓慢发展,临床表现为节段性分布的分离性感觉障碍,手部和上肢的肌肉萎缩,以及皮肤和关节的营养障碍。如合并有其他先天性缺陷存在,则不难做出诊断。MRI 检查可确诊。

(二)鉴别诊断

本病须与下列疾病鉴别。

1.脊髓内肿瘤

可以类似脊髓空洞症,尤其是位于下颈髓时。但肿瘤病变节段短,进展较快,膀胱功能障碍出现较早,而营养性障碍少见,脑脊液蛋白含量增高,可以与本病相区别。对疑难病例可做脊髓造影和 MRI 鉴别之。

2.颈椎骨关节病

可出现手部及上肢的肌肉萎缩,但根痛常见,感觉障碍为呈根性分布而非节段性分布的分离性感觉障碍。可行颈椎摄片,必要时做 CT 和 MRI 检查可明确诊断。

3.肌萎缩性侧索硬化症

不容易与脊髓空洞症相混淆,因为它不引起感觉异常或感觉缺失。

4.脑干肿瘤

脊髓空洞症合并延髓空洞症时,需要与脑干肿瘤鉴别。脑干肿瘤好发于 5~15 岁儿童,病程较短,开始常为脑桥下段症状而不是延髓症状,临床表现为展神经、三叉神经麻痹,且可有眼球震颤等;其后随肿瘤长大而有更多的脑神经麻痹症状,出现交叉性瘫痪。如双侧脑干肿瘤则出现双侧脑神经麻痹及四肢瘫。疾病后期可出现颅内压力增高等,可与延髓空洞症相鉴别。

5.麻风

虽可有上肢肌萎缩与麻木,但无分离性感觉障碍,所有深浅感觉均消失,且常可摸到粗大的周围神经(如尺神经、桡神经及臂丛神经干),有时可见到躯干上有散在的脱色素斑、手指溃疡等,不难鉴别。

六、治疗

本病目前尚无特殊疗法,可从以下几方面着手。

(一)支持治疗

一般对症处理,如给予镇痛药、B族维生素、三磷酸腺苷、辅酶 A、肌苷等。痛觉消失者应防止烫伤或冻伤。加强护理,辅助按摩、被动运动、针刺治疗等,防止关节挛缩。

(二)放射治疗

对脊髓病变部位进行照射,可缓解疼痛,可用深部 X 线疗法或放射性核素¹³¹I 疗法,以后者较好。方法有以下几种。

1.口服法

先用复方碘溶液封闭甲状腺,然后空腹口服钠¹³¹碘溶液 $50\sim200~\mu Ci$,每周服 2 次,总量 $500~\mu Ci$为1 个疗程,$2\sim3$ 个月后重复疗程。

2.椎管注射法

按常规做腰椎穿刺,取头低位 15°,穿刺针头倾向头部,注射无菌钠¹³¹碘溶液$0.4\sim1.0~\mu Ci/mL$,每15 天1 次,共 3 或 4 次。

(三)手术治疗

对 Chairi 畸形、扁平颅底、第四脑室正中孔闭锁等情况可采用手术矫治。凡空洞/脊髓的比值超过 30%者,有手术指征。手术的目的如下。

(1)纠正伴同存在的颅骨及神经组织畸形。

(2)椎板及枕骨下减压。

(3)对张力性空洞,可行脊髓切开和空洞-蛛网膜下腔分流术或空洞-腹膜腔分流术。

(四)中药治疗

有人采用补肾活血汤加减治疗该病,据报道有效。但至少持续服药 3 个月以上,否则疗效不佳。

七、预后

本病进展缓慢,如能早期治疗,部分患者症状可有不同程度缓解。少数患者可停止进展,迁延数年至数十年无明显进展。部分患者进展至瘫痪而卧床不起,易发生并发症,预后不良。

(刘继鹏)

第四节　脊髓压迫症的诊断与治疗

脊髓压迫症是一组椎管内或椎骨占位性病变引起的脊髓受压综合征,随病变进展出现脊髓半切综合征和横贯性损害及椎管梗阻,脊神经根和血管可不同程度受累。

一、病因及发病机制

常见病因为肿瘤(起源于脊髓组织或邻近结构)、炎症(脊髓非特异性炎症、脊柱结核、椎管内结核瘤、硬脊膜内外的脓肿、寄生虫肉芽肿、脊髓蛛网膜炎形成的脓肿)、脊髓外伤(脊柱骨折、脱位、椎管内血肿形成)、脊柱退行性病变(椎间盘突出)、先天性疾病(颅底凹陷)。

脊髓压迫症的症状可有机械压迫、血液供应障碍及占位病变直接浸润破坏等引起。机械压迫是指由于肿瘤或其他占位性结构急性或慢性压迫脊髓及其血管所致。脊髓受压后,脊髓表面静脉怒张,血液中蛋白质渗出,脑脊液蛋白质含量增高。

二、临床表现

脊髓肿瘤是脊髓压迫症最常见的原因。一般起病隐袭,进展缓慢,逐渐出现神经根刺激症状到脊髓部分受压,再到脊髓横贯性损害的表现。急性压迫较少见。

(一)神经根症状

通常为髓外压迫的最早症状,表现为刺痛、灼烧或刀割样疼痛。后根受累时,相应的皮肤分布区会表现感觉过敏,可有束带感。前根受累时则可出现相应节段性肌萎缩、肌束颤动及反射消失。

(二)感觉障碍

病变对侧水平以下痛温觉减退或缺失。晚期表现为脊髓横贯性损害。

(三)运动障碍

一侧锥体束受压,引起病变以下同侧肢体痉挛性瘫痪;两侧锥体束受压,则两侧肢体痉挛性截瘫。

(四)反射异常

受压节段因前根、前角或后根受损害而出现相应节段的腱反射减弱或消失。脊髓休克期时,各种反射均消失,病理反射也不出现。

(五)自主神经功能障碍

大小便障碍在髓内肿瘤早期出现,髓外肿瘤多在后期才发生。

(六)脊膜刺激症状

脊柱局部自发痛、叩击痛,活动受限。

三、诊断

首先明确脊髓损害为压迫性或非压迫性;再确定脊髓受压部位及平面,进而分析压迫是位于髓内、髓外硬膜内还是硬膜外及压迫的程度;最后研究压迫性病变的病因及性质。

四、治疗

本病治疗原则是尽早除去压迫脊髓的病因,故手术治疗常是唯一有效的方法。急性压迫者更应抓紧时机,力争在起病 6 小时内减压。硬脊膜外脓肿应紧急手术,并给予足量抗生素。脊柱结核在根治术的同时进行抗结核治疗。良性肿瘤一般可经手术彻底切除。恶性肿瘤难以完全切除者,椎板减压术可获得短期症状缓解,晚期或转移瘤可做放、化疗。脊髓出血以支持治疗为主,一般不采取手术治疗,如果由于血管畸形所致的出血,可选择行血管造影明确部位,考虑外科手术或介入治疗。

瘫痪肢体应积极进行康复治疗及功能训练,长期卧床者应防止泌尿系统感染、压疮、肺炎和肢体挛缩等并发症。

(刘继鹏)

第五节　脊髓血管疾病的诊断与治疗

脊髓血管疾病远较脑血管疾病少见,但脊髓内结构紧密,很小的血管损害就可出现明显的症状。脊髓血管疾病包括脊髓缺血、椎管内出血及脊髓血管畸形等。

一、病因和发病机制

缺血性脊髓血管病的病因很多(表 7-1),既有原发性的脊髓血管病变,也有继发性的脊髓血管病变,还有全身疾病所致的等。脊髓梗死通常发生在脊髓前动脉供血区,以中胸段或下颈段多见。病损水平出现根痛,短时间内即可发生截瘫,痛、温觉缺失,大、小便障碍,而深感觉保留,称为脊髓前动脉综合征。脊髓后动脉左、右各一支,极少闭塞。

表 7-1　缺血性脊髓血管病的病因

病因类型	常见疾病
原发性血管病变	动脉硬化、血栓形成、血管炎、胶原病等
继发性血管压迫	椎间盘突出、椎管狭窄、硬膜外脓肿、硬膜外肿瘤、脊髓内肿瘤、结核性脊膜炎等
脊髓血管栓塞	心脏病、潜水病、脂肪栓塞
全身性血液循环障碍	低血压、心力衰竭、恶性贫血、心肌梗死、阿-斯综合征、心搏骤停
静脉系统闭塞	静脉瘤、血栓性静脉炎
医源性因素	大动静脉畸形手术、大动脉血管造影

椎管内出血包括硬膜外出血、硬膜下出血、脊髓内出血和脊髓蛛网膜下腔出血。病因包括外伤、血液病、抗凝治疗、急性感染中毒缺氧可造成脊髓点状出血、血管畸形、脊髓肿瘤内的出血等。

脊髓血管畸形很少见,可引起脊髓受压、脊髓出血或椎管内出血,侵犯髓内、硬膜下或硬膜外。脊髓血管畸形常伴同节段的其他血管畸形,如皮肤血管瘤、椎体血管畸形等。

二、病理

脊髓对缺血的耐受性较大,轻度间歇性供血不足不会对脊髓造成明显的病理改变。脊髓动脉血栓形成早期可见病灶处充血水肿。以后可发生脊髓前部或后部的梗死,范围可涉及几个甚至十几个脊髓节段。脊髓梗死后大体可见脊髓前动脉呈节段性或区域性闭塞,动脉颜色变浅。早期脊髓充血水肿,晚期皱缩变小,色素沉着。镜下可见脊髓软化灶中心部坏死,周围有胶质细胞增生。神经细胞变性,髓鞘崩溃。脊髓软化的类型有单侧前角软化;双侧前角软化;单侧前、侧索软化;脊髓前动脉区软化。

脊髓出血可形成血肿压迫脊髓。

三、临床表现

(一)缺血性病变

1.脊髓短暂性缺血发作

与短暂性脑缺血发作相同,脊髓也可发生短暂性缺血发作,其发病机制和脑相同。表现为脊髓间歇性跛行,又分典型间歇性跛行和非典型间歇性跛行。典型间歇性跛行即行走一段距离后出现单侧或双侧下肢沉重、乏力甚至瘫痪,休息后可缓解,有的还伴轻度锥体束征和括约肌功能障碍,间歇期上述症状消失。非典型间歇性跛行,其表现为非行走诱发的发作性肢体无力或瘫痪,反复发作,可自行缓解。在运动和饱食后容易诱发,这是因为脊髓的血液过多的进入肌肉和内脏血管所致。

2.脊髓梗死

正常发生在脊髓前动脉供血区,以中胸段或下颈段多见,病损水平的相应部位出现根痛,短时间内即发生截瘫,痛、温觉缺失,大、小便障碍,深感觉保留,称脊髓前动脉综合征。脊髓后动脉左右各一支,极少闭塞,即使发生,因有良好的侧支循环而症状较轻且恢复较快。其临床表现为急性根痛,病变水平以下同侧肢体深感觉缺失,痛、温觉和肌力保存。

3.脊髓血管栓塞

亦不常见,与脑血管栓塞有相同病因,临床症状有根痛、下肢单瘫或截瘫和括约肌功能障碍等,有的如转移性肿瘤所致的脊髓血管栓塞,由于伴脊髓和椎管内广泛转移,病程进展较迅速。此外,脊髓血管栓塞由于常与脑栓塞同时发生,故临床症状易被脑部症状所掩盖。

(二)椎管内出血

硬膜外出血、硬膜下出血、脊髓内出血均可表现为骤起剧烈的局部背痛和急性横贯性损害。硬膜下血肿比硬膜外血肿少见。脊髓蛛网膜下腔出血表现为急剧的颈、背痛,脑膜刺激征和截瘫等。如仅为脊髓表面的血管破裂所致则可能只有背痛而无脊髓受压表现。脊髓实质内出血的临床症状极为严重,患者有些可在数小时至数天内死亡,存活者的病情也比脊髓梗死严重。

(三)脊髓血管畸形

分为动脉性、静脉性和动静脉性 3 种,前两者是很罕见的,多数为动静脉畸形。病变多见于胸膜段,其次为中胸段,颈段少见。临床特点是突然发病与症状反复出现,多数患者以急性疼痛发病,有40%~50%的患者以躯干或下肢的某个部位的疼痛为首发症状。约 1/3 的患者有感觉障碍。疼痛和感觉障碍均呈根性分布。此外,还有不同程度的截瘫,括约肌功能障碍,也有少数患者以脊蛛网膜下腔出血为首发症状。动静脉畸形症状的周期性加剧与妊娠有关,可能因为妊娠期内分泌改变或静脉压增高所致。

四、辅助检查

(一)腰椎穿刺和奎肯试验

对脊髓血管病的诊断非常重要,椎管内出血者脑脊液压力增高,血肿形成可造成椎管不同程度的阻塞,蛛网膜下腔出血则脑脊液呈均匀血性。

(二)脊髓影像学检查

椎管造影、CT 和 MRI 可显示血肿的部位及范围。选择性脊髓血管造影可显示血管畸形的部位和类型或闭塞的血管。

五、诊断和鉴别诊断

(一)诊断

诊断较困难,尤其是缺血性病变。依据临床表现,出血者多有外伤史,缺血者与血压波动有密切关系。脑脊液、脊髓影像等检查有助于明确病因和病变程度。

(二)鉴别诊断

脊髓间歇性跛行应与马尾性间歇性跛行和血管性间歇性跛行病鉴别。

(1)马尾性间歇性跛行是由腰椎管狭窄所致,故常有腰骶区疼痛,行走后症状加重,休息后减轻或消失,腰前屈时症状可减轻,后仰时则加重,感觉症状比运动症状重,有间歇性垂足等。

(2)血管性间歇性跛行由下肢动脉发生血栓性脉管炎或微栓子反复栓塞所致,其临床症状为下肢间歇性疼痛、无力苍白,表面皮肤温度低、足背动脉搏动减弱或消失,彩色超声多普勒检查有助鉴别。

六、治疗

(1)缺血性脊髓血管病的治疗原则与缺血性脑血管病相似,但应注意对因治疗,低血压者应予纠正血压,占位及压迫性病变应予行手术切除或减压性手术治疗,对各种结缔组织病的血管炎所致的脊髓梗死的治疗,应使用糖皮质激素治疗。加强护理和康复也很重要。

(2)各种类型的椎管内出血的一般治疗和脑内出血相同。患者需要绝对卧床休息和使用各种止血药(同脑蛛网膜下腔出血)。发现椎管完全梗阻时应紧急做椎板切除术,以减轻脊髓压力,恢复脊髓功能,如硬膜外或硬膜下血肿应紧急手术以清除血肿,如脊髓蛛网膜下腔出血有大量血块聚积时,应急诊行椎板减压,彻底清除血块。对脊髓血管畸形导致的脊髓出血应尽快手术治疗。对各种导致出血倾向的内科疾病所致的脊髓出血需要积极治疗原发病。

(3)脊髓动静脉畸形如果已经影响脊髓功能,是进行显微外科手术的适应证,显微外科手术可切除畸形血管。但是本病预后差,应尽可能早期诊断,早期手术。也可以通过动脉导管进行高选择性放射介入治疗,将血管畸形进行栓塞治疗。

(4)一般治疗:截瘫患者应注意防治并发症,如压疮和尿路感染。

(刘继鹏)

第六节 脊髓亚急性联合变性的诊断与治疗

脊髓亚急性联合变性(SCD)是由于维生素 B_{12} 的缺乏导致的神经系统变性疾病,病变主要累及脊髓后索、侧索及周围神经。

一、病因及发病机制

本病的发生与维生素 B_{12} 缺乏密切相关。维生素 B_{12} 不仅是人核蛋白合成及髓鞘形成必需的辅酶,其缺乏引起髓鞘合成障碍导致神经病变。正常人维生素 B_{12} 日需求量仅为 $1\sim2~\mu g$,摄入的维生素 B_{12} 必须与胃底腺壁细胞分泌的内因子结合成稳定复合物,才不被肠道细菌利用,而在回肠远端吸收。唾液中 R 蛋白、转运维生素蛋白也与维生素 B_{12} 的结合、转运有关。维生素 B_{12} 摄入、吸收、结合及转运的任何环节发生障碍均可引起人体内维生素 B_{12} 的缺乏。内因子分泌先天性缺陷、叶酸缺乏、萎缩性胃炎、胃大部切除术后、小肠原发性吸收不良、回肠切除及血液中运转钴胺蛋白缺乏等导致维生素 B_{12} 吸收不良是引起本病的常见原因。

二、临床表现

多在中年以后发病,无性别差异,隐袭起病,缓慢进展。

多数患者在出现神经系统症状之前有贫血、倦怠、腹泻等病史,伴有血清维生素 B_{12} 减低。

临床主要表现为双下肢无力、发硬及动作笨拙、步行不稳、踩棉花感,随后出现脚趾感觉异常,麻木、疼痛等。双下肢不完全痉挛性瘫痪。可伴有周围神经病变。

体格检查:可见双下肢振动觉、位置觉障碍,Romberg 征阳性。可有肢体肌张力增高,腱反射亢进,病理征阳性。

实验室检查:周围血常规及骨髓象提示巨幼细胞贫血。血清中维生素 B_{12} 含量降低。

三、诊断

(1)中年以后,隐袭起病。

(2)双下肢无力、走路不稳,踩棉花感,肢体麻木。

(3)出现脊髓后索、侧索及周围神经受损的症状和体征。

(4)血清中维生素 B_{12} 含量降低,伴有恶性贫血。

四、治疗

脊髓亚急性联合变性主要针对病因治疗。纠正或治疗导致维生素 B_{12} 缺乏的原因和疾病,如纠正营养不良,改善膳食结构,给予富含 B 族维生素的食物,如粗粮、蔬菜和动物肝脏,并应戒酒;治疗肠炎、胃炎等导致吸收障碍的疾病。本病一旦诊断应尽快开始治疗,如治疗不及时,发病 2~3 年后病情不断加重直至死亡。

(一)病因治疗

(1)一旦确诊或拟诊本病,应立即给予大剂量维生素 B_{12} 治疗,否则会发生不可逆的神经损伤,常用剂量为维生素 B_{12} 500~1 000 μg,每天 1 次,肌内注射,连续 2~4 周;然后以相同日剂量,每周给药 2~3 次,维持治疗 2~3 个月后,改为维生素 B_{12} 500 μg 口服,每天 2 次,总疗程为 6 个月。维生素 B_{12} 吸收障碍者需终生用药,与维生素 B_1 和维生素 B_6 联用等效果更佳。

(2)贫血患者可合用铁剂,可选硫酸亚铁每次 0.3~0.6 g,每天 3 次,口服;或 10% 枸橼酸铁铵溶液每次 10 mL,每天 3 次,口服。有恶性贫血者,建议加用叶酸每次 5~10 mg,每天 3 次,口服,与维生素 B_{12} 共同使用。不宜单独应用叶酸治疗,否则会导致神经精神症状加重。

(3)胃液中缺乏游离胃酸的萎缩性胃炎患者,可服用胃蛋白酶合剂或饭前服稀盐酸合剂,每次 10 mL,每天 3 次。

(二)康复治疗

加强瘫痪肢体功能锻炼。

(刘继鹏)

第八章

脱髓鞘疾病的诊断与治疗

第一节　多发性硬化的诊断与治疗

　　多发性硬化是以中枢神经系统(CNS)白质脱髓鞘病变为特点,遗传易感个体与环境因素共同作用发生的自身免疫病。多种免疫细胞、细胞因子、抗体和补体参与此过程,引起神经轴突髓磷脂及少突胶质细胞破坏和脱髓鞘反应。MS 发病率较高,呈慢性病程和倾向于年轻人罹患,估计目前世界范围内年轻的 MS 患者约有 100 万人。

　　CNS 散在分布的多数病灶与病程中的缓解与复发,症状、体征的空间多发性与病程的时间多发性构成了 MS 的主要临床特点。从早期未引起注意的轻微症状进展为特征性症状体征,潜伏期通常为 1～10 年或更长,往往易于贻误诊断。MS 起病时或疾病早期临床症状体征常提示病灶位于 CNS 一个部位,使诊断难以确定,随着疾病复发和病灶沿脑-脊髓轴播散,确诊率可近于 100%。

一、病因及发病机制

　　MS 的病因及发病机制迄今不明,目前认为与以下因素有关。

(一)病毒感染与自身免疫反应

　　流行病学资料提示,MS 与儿童期接触的某种环境因素有关,经过若干年潜伏期后发病,推测这种因素可能是病毒感染,已有大量间接证据支持这一观点,如 MS 患者血清和/或脑脊液(CSF)出现多种病毒抗体滴度增高,20 世纪 60 年代发现许多 MS 患者血清麻疹病毒抗体水平增高。麻疹病毒是一种嗜神经病毒,作为慢病毒感染可引起致命的亚急性硬化性全脑炎(SSPE),有人认为 MS 是儿童期常见的麻疹病毒感染引起遗传易感个体免疫异常导致的少见后果,但 MS 的地区性分布及不同种族人群发病率差异,与麻疹病毒世界性分布大相径庭。注射含神经组织的狂犬病疫苗可诱发 MS,在 2～4 周内亚急性进展,可见血管周围融合性脱髓鞘病变,提示与自身免疫反应有关。

　　在 T 细胞和巨噬细胞分泌的细胞因子中,IFN-γ 通过吸引其他 T 细胞进入 MS 斑块,激活及强化免疫反应,通过激活巨噬细胞加强免疫反应,诱导巨噬细胞表达 HLA-Ⅱ类分子,巨噬细胞呈递髓磷脂抗原激活 T 细胞;IFN-γ 可刺激巨噬细胞产生 IFN-α,加重髓磷脂损害;IFN-γ 也能加强抗体介导的脱髓鞘,应用 IFN-γ 治疗 MS 患者可使病情恶化。MS 患者病毒感染时,机体抗病毒产生的 IFN-γ 也可使 MS 病情恶化。临床应用重组 IFNβ-1b 能抑制复发或缓解型 MS 患者病情恶化。IFN-β 通过下调 IFN-γ 产生、减少 T 细胞释放细胞因子、抵抗 IFN-γ 的 MHC 源蛋白扩增、抑制 T 细胞增殖和提高抑制性 T 细胞功能发挥作用。IFN-γ 和 IFN-β 起相互拮抗作用。

MS 炎症反应直接损害体磷脂和少突胶质细胞,并引起 BBB 损害。70％以上的 MS 患者 CSF-IgG 指数增高,95％的 MS 患者 CSF 电泳出现 IgG 寡克隆带,表明出现抗特异性抗体。CSF 中 MBP、PLP 和 MOG 抗体增高,还可检出少突胶质细胞抗体及半乳糖脑苷脂抗体;MBP、PLP、髓鞘素结合糖蛋白(MAG)及少突胶质细胞糖蛋白(MOG)特异性抗体分泌细胞也增多。

近年来采用酶联免疫斑技术(enzyme linked immunodspot assay,ELISPOT)可从细胞水平检测各类细胞因子分泌细胞,采用原位杂交技术(ISH)从分子水平检测各种细胞因子的 mRNA 表达。辅助性 T 细胞包括 Th_1 及 Th_2 两类亚群,前者产生白细胞介素 2(IL-2)、IFN-γ 和淋巴毒素,后者产生 IL-4、IL-5、IL-6 和 IL-10 等。有证据表明,严重致残患者 IFN-γ 表达细胞数量显著增多,Th_1 可使病变加重,显示疾病上调作用;原位杂交研究显示,轻度残疾 TGF-β 表达细胞显著增多,TGF-β 和 IL-10 可使疾病下调,抑制疾病进展,显示细胞因子具有免疫调节效应,影响 MS 的病情进展及预后。

淋巴细胞间、抗体与补体及巨噬细胞间在 MS 发病中有相互协同作用,T 细胞可直接或通过释放细胞因子间接调节多克隆 B 细胞反应,B 细胞通过表达 HLA-Ⅱ类分子和向 T 细胞呈递抗原影响 T 细胞,自身抗体和补体作为调理素可增强巨噬细胞破坏髓鞘和吞噬髓鞘作用,髓鞘的反复破坏与恢复,最终可形成陈旧的脱髓鞘斑块。

分子模拟学说认为,MS 患者感染病毒与 CNS 髓鞘蛋白或少突胶质细胞间可能存在共同抗原,病毒氨基酸序列与髓鞘蛋白组分如 MBP 某段多肽氨基酸序列相同或非常相近,使免疫系统发生错误识别导致对自身抗原的免疫攻击。已发现二者存在较短的同源性多肽,是支持分子模拟学说的重要证据。

总之,MS 的自身免疫病特征如下:①外周血、CSF 和脑组织中出现数种激活的髓磷脂反应性 T 细胞、B 细胞及自身抗体,选择性破坏髓鞘;②EAE 实验动物模型可重复 MS 的临床,免疫病理及免疫化学特征;③具有自身免疫病 HLA-Ⅱ类分子相关性;④遗传易感个体发生 MS 的病因是儿童晚期短暂易感窗内接触特殊外源性因子;⑤MS 女性较男性常见,复发-缓解型是典型自身免疫病的特征。

(二)遗传因素

MS 有明显家族倾向,可发生在同一家庭,两同胞可同时罹患,约 15％的 MS 患者有一患病亲属。McAlpine 等研究认为,MS 患者一级亲属患病危险较一般人群高 12~15 倍,同卵双胎孪生子女的危险性更大。患者血亲中发生 MS 风险最高的是兄弟姐妹,发病率最高可达 5％,其次为双亲。双胞胎的患病一致率在异卵双生者为 5％~15％,同卵双生者可高达 25％~50％,均提示遗传素质在 MS 发病中起重要作用。寻找易感基因始终是研究热点,首先集中于研究影响免疫功能及编码髓鞘蛋白的候选基因,以后进行整个基因组易感基因筛选。

1.人类白细胞抗原(human leucocyte antigen,HLA)基因

也称主要组织相容复合物(major histocompatibility complex,MHC)基因,在自身识别和免疫反应中起重要作用,是唯一公认与 MS 易感性相关基因,位于 6 号染色体短臂上,分为三类,具有高度多态性。不同人种均与一定的 HLA 表型连锁,MS 患者 HLA 抗原特殊分布说明具有遗

传异质性。早在 1972 年 Jersild 等报道 MS 与 HLA-Ⅱ类抗原 A3、B7 有关联,随后报道与 HLA-Ⅱ类抗原 DW2、DR2 有关。因此,很可能存在 MS 易感基因,位于或靠近 DR2 基因,它可能是几个世纪前由某一北欧人基因突变而来。目前公认 MS 与易感基因组成的 HLA-DR-DQ 单倍体型有关。该单倍体属细胞分型的 HLA-DW2,血清型为 DR2,DR15,基因型为 DRB1 * 1501,DQA1 * 0102,DQB1 * 0602。这种易感基因关联现象在欧洲、北美表现最强,其他种族如美国黑人,南非有色人种、希腊、伊朗人也可观察到,阿拉伯、撒丁岛的 MS 与 DR4 有关联,日本、墨西哥的 MS 与 DR6 相关联。估计 HLA 基因在整个 MS 易感性中所起作用约为 10%。个体携带基因不仅影响 MS 易感性,也可影响疾病性质,如携带 HLA-DR2 的白种人可患严重进展型 MS。中国、日本和菲律宾等东方人 MS 易侵犯视神经和脊髓,大脑常可幸免,表现急性型,病情较重。

2.T 细胞受体(T cell receptor,TCR)基因

T 细胞受体(T cell receptor,TCR)基因是 MS 另一研究最广泛基因。HLA 基因在 MS 形成中有重要意义,作为接受 MHC 提呈抗原的配对物 TCR 基因自然也应是自身免疫易感基因。TCR 基因包括成对的 α、β 链和 γ、δ 链基因。γ、δ 链基因位于 14 号染色体,β、γ 链位于 7 号染色体。Martell 等首先报道了 MS 与 TCR 基因相关联,但许多研究显示 TCR 基因多态性与 MS 形成无关。

3.免疫球蛋白(immunoglobulin,Ig)基因

MS 鞘内异常 Ig 很常见,促使人们研究 Ig 基因在 MS 的作用。Ig 重链基因簇位于 14 号染色体长臂,近期人们应用分子生物学方法对 Ig 重链不同区域进行研究,Walter 发现 MS 与重链可变区多态性相关联,但未发现这一位点的连锁关系,认为 Ig 可变区基因在 MS 中有作用,但非常微弱,以至于不能用连锁方法检测出来;Hillert 关于 Ig 稳定区、连接区的研究则未发现任何连锁关系。

4.髓鞘碱性蛋白(myelin basic protein,MBP)基因

作为实验性自身免疫性脑脊髓炎的主要自身抗原,MBP 基因是 MS 易感基因研究的另一目标。人类 MBP 基因位于 18 号染色体,含 7 个外显子,距 MBP5 起始部位 1 kb 处存在三核苷酸重复多态性。Boylan 等报道 MS 与这一重复序列长度有关,芬兰一研究组也有类似发现。

5.其他候选基因

细胞因子是免疫调节中的多功能蛋白,在 MS 脑部病灶可见 IFN-γ、IL-2 和 TNF-α 等的表达。在编码 IL-2、IL-4、IL-10、IFN-γ、TNF-α、TGF-β$_2$、IL4-R 等细胞因子基因及受体多态性研究中,多数与 MS 无连锁和关联,其他候选基因如 TAP、TAP$_2$、LMP$_2$、LMP$_7$、MAG、MOG、PLP 等基因多态性也未见阳性结果。

6.基因组筛选

上述研究目标均为候选基因,但选择与免疫系统相关基因研究,可能疏漏 MS 易感基因。应用高度多态性微卫星标志对整个基因组进行易感基因筛选,迄今为止已有英国、加拿大、美国和芬兰的研究小组分别完成 4 篇报道,这些研究比较见表 8-1。遗憾的是四个小组筛选结果仅 HLA 及 5p12-14 区有共同发现,其他结果不完全一致,使人们意识到 MS 异质性。目前研究显示,可能由多数弱作用基因相互作用决定 MS 发病风险。

(三)环境因素

高纬度寒冷地区 MS 发病率高,生活环境、生活方式、食物和毒素等对 MS 发病及复发也起作用。北欧和加拿大研究表明,乡村居民患 MS 风险高于城市居民;英国调查显示,MS 在社会

神经系统疾病定位诊断与治疗

经济地位高的群体中比地位低的群体更为常见,它与贫穷或社会地位低下并无联系。外科手术、麻醉、接触宠物、牙齿填充物银汞合金中的汞等可能与 MS 有关,但无可靠证据。

表 8-1　基因组筛选研究之比较

项目	英国	加拿大	美国	芬兰
家系数	227	175	75	21
研究人数	769	825	643	191
初选同胞对数	143	100	81	35
基因组标志数	311	257	443	328
统计学方法	连锁分析	连锁分析	连锁分析	连锁分析
值得深入研究的染色体区域	1p/cen、2ce、3p/cen、4q、5cen、6p/q、7p、11p、12p、14q、17p/q、19q、20p、21p、22q、Xcen	1p、2p/q、3p/q、4p/q、5p/q、6q、7p/q、10q、11q、14q、15q、16q、18p/q、9q、Xp/q	2p、3q、4q、5q、6p、6q、7q、9p、9q、10q、11p、12q、13q、16p、18p、19q	2q、3q、4cen、5p、6p、10q、11tel、17q、18tel、19tel

二、流行病学

MS 呈全球性分布,各地发病率不同,估计目前全球 MS 年轻患者约有 100 万人。

(1)MS 发病率与纬度有密切关系,根据 20 个国家 40 多份流行病学报道,MS 患病率随纬度增加,南北半球皆然。离赤道越远,发病率越高。Kurtzke 按发病率将全球划分为高发区、中等发病区和低发区。高发区(患病率 30/10 万或更高)包括美国北部、加拿大、冰岛、英国、北欧,西欧、以色列、俄罗斯东部,澳洲南部及塔斯马尼亚岛和南新西兰,美国北部,加拿大和北欧患病率为(30~80)/10 万,奥克尼岛和苏格兰北部是异常高发区,达 300/10 万,斯堪的纳维亚半岛和瑞士也有这样的高发区,高于该纬度预期患病率2~3 倍;中等发病区[患病率(6~29)/10 万]纬度多低于 40°,包括美国南部、南欧、南非、澳大利亚北部、地中海盆地南部、俄罗斯西伯利亚以西部分、乌克兰、南美洲及部分拉丁美洲;低发区(患病率 5/10 万或更低)包括亚洲和非洲大多数国家及南美洲北部,赤道地区发病率<1/10 万。1988 年 Poser 根据 MS 与 HLA 相关研究及地理分布特点,提出 MS 可能起源于北欧 Viking 人种。

(2)移民流行病学资料表明,15 岁以后从 MS 高发病区移民至低发区人群发病率仍高,15 岁以前移民发病率降低,说明从 MS 高发区到低发区移民至少部分携带本国的发病风险,尽管发病在移民 20 年之后才变得明显,在南非和以色列都可以见到这种情况。Dean 测定南非本地白种人发病率为(3~11)/10 万,从北欧移民者发病率约为 50/10 万,仅略低于北欧本地居民。Alter 等发现,在以色列出生的欧洲移民后裔发生 MS 风险很低,与本地出生以色列人相似,近期移民者中,每一国家移民群体发病率均接近于出生地发病率。因此,普遍认为移民关键年龄约为 15 岁,15 岁以前从北欧移居南非的移民较成年以后移居者 MS 患病率低,也就是说,15 岁以前移入移民,要承担移入地区的风险,15 岁以后移出流行地区或高危地区移民,仍保持出生地风险。这一结果有力地提示,15 岁以前与一个共同的环境因素接触可能在 MS 发病中起重要作用,然而此阶段并未发病,经较长潜伏期后才显示临床症状。以色列半数以上人口由移民构成,是进行移民流行病学研究的理想国家,它位于北纬 32°,应类似美国南部各州 MS 相对低发病区,来自高危区北欧移民及低危区亚非国家移民几乎各半。尽管北欧移民 MS 发病风险明显大于亚非移民,但在当地出生子女患病风险却介于父辈高风险与当地低风险之间。有人发现由低危区向高危区移民似乎患 MS 呈增加趋势,如英国、法国、荷兰在亚洲和非洲殖民地向本土移民属这种情形。

Kurtzke 和 Hyllested 报道位于北大西洋苏格兰北部法罗岛 MS 发病率流行病学调查结果,1940 年前该岛无 MS 患者,1946 年,1957 年和 1969 年出现三次 MS 发病高峰。调查显示,"二战"期间数千名英国士兵上岛可能是与该事件唯一有关的原因,可能某种感染因子或潜伏病毒战时传人该岛青春期人群,毒力较低使疾病传播较慢。

夫妻罹患 MS 很少,可能因夫妻早年并未共同暴露于 MS 风险因素之中。为验证这一假说,Schapira 等在有 2 个以上恩者家庭成员中确定共同暴露或共同居住的时间,计算出共同暴露的平均年龄为 14 岁,潜伏期约 21 年,与移民研究数据基本相同。

总之,流行病学研究显示,作为患病危险因素,出生地较以后居住地更重要。MS 与其说与某地区特殊种族人群有关,不如说是与特殊地区有关,强调环境因素在发病的重要性,也提示 MS 直接病因可能在环境因素中被发现。

(3)MS 发病期为 10～60 岁,约 2/3 患者发病于 20～40 岁,高峰年龄 22 岁,其余是 20 岁前起病,少数为成年晚期(60 岁前后)发病,但 15 岁前和 55 岁后发病较少。尸检结果提示,MS 实际发病率可能高于统计数字 3 倍。女性患 MS 较男性高 2～3 倍,女性平均起病年龄＜30 岁,男性略晚,原因不清。儿童发病率很低,10 岁前发病仅占所有患者的 0.3%～0.4%,但也有 2 岁典型 MS 患者报道。Hausers 等分析 3 例儿童期患者发现,儿童与成人患者表现型并无差异,发病风险随年龄增长,约 30 岁达到高峰,40 岁前居高不下,约 50 岁降低。有人指出,MS 具有单峰型年龄发作曲线,与许多传染性疾病年龄特异性发作曲线相似。

(4)MS 与不同种族基因易感性有关,MS 主要侵犯白种人和欧洲人定居地方。流行病学资料显示,某些民族如因纽特人,西伯利亚的雅库特人、非洲的班图人及吉卜赛人根本不患 MS。生活在北美和南美的日本人、中国人、马耳他人和未混血印度人 MS 患病率很低,约少于当地白种人群的 1/10。生活在夏威夷和美国大陆的第一代日本和中国移民仍表现如他们出生国的低 MS 发病率,美国黑人与白人混血儿呈现介于二者间的发病率。MS 在某些近亲结婚白种人如加拿大胡特瑞特人几乎不存在。

目前,我国尚无完备的 MS 流行病学资料,1949 年前国内无 MS 患者报道,尽管后来在北京协和医院 1926 年病案中发现有典型 MS 临床经过及症状体征描述。20 世纪 60 年代中期前也普遍认为 MS 在我国罕见,至 20 世纪 70 年代后期随着医师对 MS 认识逐渐提高,患者报道也逐渐增多,MS 在我国并非少见疾病,估计我国与日本相似,属低发病区。

三、病理

尸检可见 MS 脑和脊髓萎缩,脑沟增宽,脑室扩大,脑和脊髓冠状切面可见较分散的脱髓鞘病灶,呈粉灰色轻微凹陷,大小不一,直径 1～20 mm,最大可达整个脑叶白质,形态各异。多数斑块发生在脑室旁白质或灰白质交界处,约 40% 出现于脑室周围白质,中脑、脑桥和延髓等处,小脑齿状核周围、脊髓、视神经和胼胝体也相当常见。小静脉周围常有大量炎症细胞,如 T 细胞、浆细胞、大单核细胞和巨噬细胞等浸润,急性期可见软脑膜轻度充血和脑水肿,弥漫性炎症反应也受累及脑脊膜,蛛网膜下腔可见巨噬细胞、淋巴细胞和浆细胞等。长期病程的严重患者可见软脑膜增厚,局限性或广泛性脑萎缩等。急性期脊髓病变可见节段性肿胀、脱髓鞘,长期病程慢性期可见脊髓节段性萎缩变细。视神经、视交叉和视束切面可见局灶性肿胀或萎缩硬化斑,脊髓以颈段病损多见,切面可见灰白质病灶境界不清。

颈髓斑块数是颈体以下斑块数的 2 倍,典型斑块呈扇形,位于脊髓侧索可引起下肢无力,可能是 MS 患者出现疲乏症状的原因。锥体束损害引起痉挛,后索和脊髓丘脑束斑块引起针刺样感觉异常和麻木,Lhermitte 征是颈体斑块脱髓鞘纤维机械变形的结果。我国 MS 病理表现坏死灶较多见,仅少数患者表现如欧美患者的典型硬化斑。同一患者脑组织斑块外观、大小及新旧程度不同。急性期新鲜斑块境界不清,呈暗灰色或粉色、质软,斑块生长方式是自斑块边缘指样延伸生长或相邻损害融合,可见局限性轻度肿胀。长期病程陈旧性斑块境界清楚,呈浅灰色半透明,较坚硬,可见局限性脑萎缩和脑室扩张。

髓磷脂和少突胶质细胞破坏后遗留完整而裸露的轴突,脱髓鞘早期形成髓磷脂间囊泡,使髓磷脂分为层状结构,斑块外围异常薄的髓质称为影斑,为髓鞘再生区,是 MS 特征性表现。影斑含形态一致的薄髓磷脂,Ranvier 结间长度较正常髓鞘短,是髓鞘再生神经纤维的特性。髓鞘再生是早期活动性 MS 病灶的显著标志,可能由于少突胶质细胞不是损害的最初靶子,甚至在高度破坏性损害的急性 MS 仍保存许多可快速诱导髓鞘再生的少突胶质细胞,MS 晚期少突胶质细胞广泛破坏,故影斑少见。任何新出现的少突胶质细胞都来源于干细胞库,是造血干细胞移植治疗 MS 的理论基础。同一区域复发性脱髓鞘和少突胶质细胞破坏最终不仅耗竭了发病前存在的少突胶质细胞,且耗竭了干细胞库,可能是疾病晚期无髓鞘再生的原因。星形胶质细胞充填于脱髓鞘缺损部位,出现胶质增生和硬化。

MS 斑块分为炎症(活动)性或脱髓鞘斑块和休眠(静止)性斑块。前者表现脱髓鞘及少突胶质细胞丧失,静脉周围炎性巨噬细胞和 T 细胞浸润,BBB 破坏加重;后者表现脱髓鞘而无降解产物,不同程度的炎性细胞浸润,轻到中度 BBB 破坏,斑块胶质形成。施万细胞形成周围神经髓鞘,少突胶质细胞形成 CNS 髓鞘,但 MS 脊髓型常含 Schwann 细胞形成的髓鞘再生,导致 CNS 出现周围型髓磷脂形成。

综上所述,早期、晚期和急性(Marburg 型)MS 斑块的病理学区别如下:①早期 MS:广泛脱髓鞘及髓鞘再生(影斑),轴索大多保留,少突胶质细胞数相对正常,血管周围炎,浆细胞较少;②晚期 MS:脱髓鞘,少突胶质细胞显著减少,髓鞘再生稀疏,轴索密度减低,炎症反应不明显,浆细胞较多,形成神经胶质瘢痕;③急性 MS:斑块呈强炎性反应,广泛髓鞘破坏和轴索丧失,浆细胞较少,少突胶质细胞、星形胶质细胞变性。

MS 可见无症状性斑块,MRI 追踪扫描发现,数月后无症状性斑块体积增加尔后减小,无症状可能由于发生在临床静区,大脑半球斑块常见;神经系统可塑性,当一种神经通道破坏时,另一神经通道表现相同功能;慢性斑块出现有效的冲动传导。

总之,CNS 炎症性脱髓鞘是 MS 临床表现的病理基础。MS 早期髓鞘再生明显,但并不意味功能改善,因新生髓鞘存在生理学异常;尽管如此,髓鞘再生仍是临床症状缓解的一个原因,髓鞘再生不会导致进展型 MS。抑制炎症反应及增加少突胶质细胞的髓鞘再生能力是治疗的基本原则。

四、临床表现

(一)病程

MS 多为慢性病程,半数以上的患者病程中有复发-缓解,我国 MS 患者多为急性或亚急性起病,复发时也可为急性或亚急性,可复发数次或十余次,缓解期可长可短,最长可达 20 年,每次复发通常都残留部分症状和体征,逐渐积累使病情加重;少数患者呈阶梯式进展,无缓解而逐渐加重。McAlpine 等分析 219 例 MS 患者的起病方式,约 20％的患者在数分钟发病,20％在数小时,30％在一至数天,20％在数周至数月内完全形成疾病,其余 10％在数月或数年内症状隐袭出现,呈较长稳定期或间断性进展,多见于 40 岁以上患者。传统观点认为,MS 多在年轻人健康状态极佳时患病,实际上病史中常可追溯到患者在发生神经症状前数周或数月已有疲劳、精力缺乏、体重减轻、肌肉和关节隐痛等。感冒、发热、感染、败血症、外伤、外科手术、拔牙、妊娠、分娩、过劳、精神紧张、药物过敏和寒冷等可诱发或引起复发,但最新研究认为,妊娠期病情通常不恶化,反而减轻,产后 3 个月病情恶化增加。

(二)神经系统受累

约半数患者以肢体无力、麻木或二者并存为首发症状起病,可表现一侧或双侧下肢拖曳或控制不良,以致痉挛性或共济失调性轻截瘫、腱反射亢进、腹壁反射消失及病理反射阳性。可有不同程度深、浅感觉缺失,肢端针刺感及围绕躯干或肢体的束带感,可能为脊髓后索受累。可出现 Lhermitte 征,常主诉下背部有令人痛苦的钝痛,与 MS 病灶的关系不确定;定位不明确的烧灼痛及一个肢体或躯干某部位根性撕裂痛不常见,可能脱髓鞘病侵及神经根所致,可为首发症状或见于任何时期。球后视神经炎及横贯性脊髓炎常为 MS 典型发作症状,常是确诊患者的特征性表现,但也可见于其他疾病,在一段时间内可为推测性诊断。我国统计 MS 首发症状多为肢体力弱、单眼或双眼视力减退及失明、感觉异常、肢体疼痛或麻木、复视、共济失调、智能或情绪改变等。国外 MS 首发症状依次为走路不稳、复视、眩晕和排尿障碍,偏瘫、面瘫、耳聋及三叉神经痛及其他发作性症状仅见于少数患者。缓慢进展的颈脊髓病常见于老年妇女,早期表现下肢无力和共济失调,与颈椎病难以鉴别;MS 以眼球震颤和共济失调起病并不少见,可伴肢体无力和强直,提示小脑和皮质脊髓束受累。

(三)症状体征

有一句有意义的"格言":"多发性硬化患者有一条腿的症状,却可能有两条腿的体征"。患者主诉一侧下肢无力、共济失调、麻木和针刺感,但查体可能发现双侧皮质脊髓束病损或 Babinski 征及双侧后索病损。约半数患者表现视神经、脑干、小脑和脊髓受累,为混合型,30％～40％的患者表现脊髓型,出现不同程度痉挛性共济失调和肢体远端深感觉障碍;混合型加脊髓型至少占80％。不论哪种类型,不对称性痉挛性轻截瘫都是进行性 MS 最常见表现。病变主要累及小脑或脑桥,延髓仅约 5％,黑蒙型发病率与之相似。MS 典型症状体征如下。

1.肢体瘫痪

最多见,国外发生率为 83％。开始多为下肢无力、疲劳及沉重感,继而变为痉挛性截瘫、四肢瘫,也有偏瘫、单瘫,伴腹壁反射消失、腱反射亢进和病理反射。

2.视力障碍

视力障碍约占 46％,多从一侧开始,隔一段时间侵犯另一侧,也可在短时间内两眼先后受累,常伴眼球疼痛。多数患者发生较急,有缓解-复发。早期眼底无改变,后期可见视神经萎缩和球后视神经炎,视神经炎引起视敏度损害和眼球疼痛,可出现双颞侧偏盲、同向性偏盲等。多数患者视力可于数周后开始改善,约 50％的患者可遗留颞侧视盘苍白,但患者可不觉察有视力障碍。

3.眼球震颤及眼肌麻痹

约半数患者可出现眼球震颤及眼肌麻痹,水平性多见,可有水平加垂直、水平加旋转及垂直加旋转等,病变位于脑桥前庭神经核、小脑及联系纤维。约 1/3 的患者出现眼肌麻痹及复视,多因侵及内侧纵束,导致核间性眼肌麻痹,眼球同向运动联系纤维内侧纵束病损可引起凝视麻痹,特征是侧视时对侧眼球内收不全,同侧眼球外展伴粗大震颤;MS 多表现双侧病损,年轻患者出现双侧核间性眼肌麻痹应高度怀疑 MS。有时可出现一个半综合征,是脑桥被盖部病变引起一侧脑桥旁正中网状结构(PPRF),即眼球同向运动的皮质下中枢受损造成向病灶侧凝视麻痹,使同侧眼球不能外展,对侧眼球不能内收,若病变同时累及对侧已交叉过来的支配同侧动眼神经核的内侧纵束,则同侧眼球也不能内收,仅对侧眼球可以外展,一个半综合征最常见的病因是脑干脱髓鞘或腔隙性梗死。眼震和核间性眼肌麻痹是高度提示 MS 的两个体征,若二者同时并存可指示脑干病灶,需高度怀疑 MS 的可能。核上性联系中断也可引起凝视麻痹,动眼、外展神经的髓内路径受累可出现个别眼肌麻痹,以外展神经最多,动眼神经次之。

4.其他脑神经受损

面神经瘫多为中枢性,病灶在大脑半球白质或皮质脑干束,少数为周围性,病灶在脑干;脑桥病变可出现耳聋、耳鸣、简单幻听(因迷路联系受累)、眩晕和呕吐(前庭联系受累),以及咬肌力弱;延髓病变,或小脑病变引起咽部肌肉共济失调可出现构音障碍、吞咽困难;舌肌瘫痪而无舌肌萎缩和纤颤为大脑或皮质脑干束病变所致。严重患者可见上述脑干症状的集合,并伴四肢轻瘫及小脑性共济失调等。

5.感觉障碍

感觉障碍见于半数以上患者,可为疼痛、感觉异常等主观症状,痛温觉减退或缺失、深感觉障碍及 Romberg 征,以及节段性及传导束性感觉障碍,肢体多见而面部少见,是病变累及脊髓、脑干和大脑感觉传导路或脊髓后根纤维的节段性装置所致。

6.共济失调

共济失调出现率约 50%。表现断续性言语、意向性震颤、共济失调步态及躯干节律性不稳等,病变位于小脑及其联系纤维;严重者轻微移动躯干或肢体可引发强烈不能控制的共济失调性震颤,病灶可能位于中脑被盖,并侵及齿状核-红核-丘脑束及邻近结构。Charcot 三主征(眼球震颤,意向震颤、吟诗样或断续样语言)只见于部分 MS 晚期患者。小脑性共济失调可与感觉性共济失调并发,或小脑受累为主,或深感觉障碍为主,后者为累及脊髓后索或脑干内侧丘系。

由于 MS 病灶散在多发,中枢神经系统不同部位病变组合构成其临床症状。某些症状体征在 MS 罕见,如失语症、偏盲、锥体外系运动障碍、严重肌萎缩和肌束颤动等,出现这些症状体征常提示可能不是 MS。

(四)罕见症状

有些患者以罕见症状及非常规方式起病,导致诊断困难。例如以下情况。

(1)年轻患者出现典型三叉神经痛,可为双侧性,其后出现面部感觉缺失或其他体征而确诊 MS。

(2)有些患者出现臂痛、胸痛或腰骶部疼痛,是痛觉传导路病变刺激所致,常使诊断困难,直至发现新病灶才确诊。

(3)起病较急的右侧偏瘫和失语,易误诊为脑卒中,当出现脑和脊髓的其他症状和体征才得以确诊。

(4)有些患者表现缓慢进展的偏瘫,颇似脑胶质瘤。

(5)MS 患者可于复发期发生昏迷,最后常导致死亡。

（6）可在长期病程中仅表现反复非致残性脊髓型发作。

（7）有的患者以精神错乱伴嗜睡为首发症状，其后病情复发，出现小脑和脊髓症状。

（8）可表现缓慢智力减退伴缓慢进展的轻度小脑性共济失调。

（9）可以迅速进展的上行性下肢瘫痪起病，伴尿便障碍和骶部剧痛，反射消失，颇似脊髓病变，CSF-MNC数为数十个$\times 10^6$/L，2年后症状缓解，可重新行走。

（10）晚发型于50～60岁起病，症状和体征完全符合MS临床诊断标准，一些患者表现如缓慢进展的颈髓病。

本病临床症状体征多样性取决于不同部位脱髓鞘病灶及病变程度，临床常见下肢轻截瘫、感觉异常、视力障碍、复视、眼震、构音障碍、意向性震颤、共济失调、深感觉障碍、膀胱功能障碍和情感反应异常等。MS病变的空间多发性（散在分布于CNS的多数病灶）及时间多发性（病程中复发-缓解）构成其症状、体征及临床经过的主要特点。

五、MS变异型

MS变异型包括急性多发性硬化、MS合并周围神经病、视神经脊髓炎和Schilder弥漫性硬化等。

（一）急性多发性硬化

急性多发性硬化是针对慢性缓解-复发型MS而言。Marburg报道一例急性MS，故该型也称Marburg变异型。以往曾有人认为急性MS短暂的病程与急性播散性脑脊髓炎（ADEM）迁延型一致，后者是一种急性单相性疾病，可持续4～8周，但目前多认为二者并不完全相同。急性MS大体病理可见MS典型斑块，组织学显示许多同期斑块，静脉周围脱髓鞘区融合较明显，少数病灶形成空洞，较典型MS和ADEM的病损严重。

临床表现：①极少数急性MS患者表现高度恶化型，突然起病，表现大脑、脑干和脊髓症状，数周内患者呈现昏睡、昏迷及去大脑状态，伴脑神经受损，通常为无任何缓解的单向进行性病程，发病后数月内死亡；国外有学者曾描述急性致死型MS患者，可在发病数周至2个月死亡，病前未患过麻疹，无预防接种史，通常脑脊液细胞反应明显，有些儿童及青少年急性MS患者是非致命的，也有些患者数月后意外痊愈；②有些患者出现复发，其后呈典型MS临床过程，但可有急性恶化的相似发作，复发多见于发病第一年和中年患者。诊断根据患者临床表现，脑和脊髓MRI显示多发的T_2WI高信号，有增强效应，CSF通常寡克隆带缺如，淋巴细胞中度增多，确诊需病理证实。应与脑血管炎性病变鉴别。多数急性MS患者对静脉注射大剂量类固醇皮质激素反应良好，但有些患者反应不良，甚至病情恶化。Kanter等报道血浆交换可使病情迅速改善，ADEM也有同样疗效，但多数急性脊髓炎对此治疗无反应。

（二）MS合并周围神经病

MS患者可合并多发性神经病或多发性单神经病，可因脊髓及周围神经同时发生自身免疫性脱髓鞘病变所致，后者可表现为慢性炎症性多发性神经病，根性或周围神经运动和感觉症状可由侵及神经根进入脊髓区或离开腹侧白质纤维脱髓鞘而引起。

六、临床分型

（一）按病程分型

MS可分为以下五型，该分型与MS治疗决策有关（表8-2）。

表 8-2　MS 与治疗决策有关的临床病程分型

病程分型	临床表现
复发-缓解（R-R）型 MS	临床最常见，约占 85％，疾病早期出现多次复发和缓解，可急性发病或病情恶化，之后可恢复，两次复发之间病情无进展
继发进展（SP）型 MS	R-R 型患者经过一段时间可转为此型，患病 25 年后 80％的患者转为此型，病情进行性加重不再缓解，伴或不伴急性复发
原发进展型 MS	约占 10％，起病年龄偏大（40～60 岁），发病后轻偏瘫或轻截瘫在相当长时间内缓慢进展，发病后神经功能障碍逐渐进展，出现小脑或脑干症状，MRI 显示造影剂钆增强病灶较继发进展型少，CSF 炎性改变较少
进展复发型 MS	临床罕见，在原发进展型病程基础上同时伴急性复发
良性型 MS	约占 10％，病程呈现自发缓解

（二）按临床表现分型

1.急性型

起病急，发热；组织病理学显示多数同期斑块和小静脉周围脱髓鞘区融合；少数重症患者出现昏睡、昏迷或去大脑状态，伴脑神经和皮质脊髓束受损，常在数周至数月内死亡，部分患者可恢复，转变为缓解-复发型。

2.发作型

最常见共济失调和构音障碍，还可见肢体强直、感觉异常、运动障碍和复视等发作，有时每天可发作数次。

3.肿瘤型

较少见，常见于儿童及年轻人，患者表现头痛、癫痫发作、失语、局灶性运动和感觉障碍及颅内压增高症状和体征。最初 MRI 表现支持原发性脑瘤，MRI 典型表现为单发的中至大的 T_2WI 高信号脱髓鞘病灶，急性期显示环状增强，通常需立体定向或开颅活检才能确诊。

4.良性型

隐袭起病或短暂发作后永久缓解，无神经系统体征，仅于 MRI 检查或尸检时发现。

（三）按病变部位分型

1.脊髓型

亚洲及我国多见，急性、慢性或暴发性起病，表现完全或不完全性中枢性截瘫、四肢瘫或脊髓半离断，呈横贯性或节段性感觉障碍、疼痛、麻木及束带感，可有 Lhermitte 征、痛性强直性痉挛发作、尿便及性功能障碍等。

2.脑干或脑干小脑型

表现周围性或中枢性面瘫，三叉神经痛、眩晕、耳聋及眼球震颤，少数患者出现复视、眼外肌麻痹、核间性眼肌麻痹和吞咽困难等；可有小脑性共济失调，Charcot 三主征。

3.大脑半球型

较少见，表现精神症状或智能障碍，如欣快、抑郁、人格改变、精神错乱和强哭强笑等，少数出现癫痫发作，单瘫、偏瘫、失语和皮质盲等。

七、辅助检查

(一)脑脊液检查

尽管近年来神经影像学技术如 CT、MRI 及诱发电位等取得长足进步,为 MS 临床诊断提供了有力手段,但 CSF 检查在 MS 临床及研究方面的重要性仍是其他方法无法取代的。

1.脑脊液单个核细胞(CSF-MNC)计数

患者 CSF-MNC 数正常或轻度增高,一般在 $15 \times 10^6/L$ 以内。约 1/3MS 患者,尤其急性起病或恶化患者可有轻到中度 CSF-MNC 增多,通常不超过 $50 \times 10^6/L$,超过此值应考虑其他疾病。脑干严重脱髓鞘时可达到或超过 $100 \times 10^6/L$,暴发型患者多形核白细胞比例较大,CSF 细胞增多是衡量疾病活动的唯一指标。

2.检测 IgG 鞘内合成

(1)CSF-I 扣指数:约 40% 的 MS 患者 CSF 总蛋白含量轻度增高,超过 1.0 g/L 者罕见,可考虑其他疾病。约 2/3 的 MS 患者 IgG 比例增高,超过总蛋白 12%;70% 以上患者 CSF-IgG 指数增高。CSF-IgG 指数表示为:(CSF-IgG/S-IgG)/(CSF-Alb/S-Alb)[S 代表血清,Alb 代表清蛋白]。IgG 指数,0.7 提示 CNS 内 IgG 合成。测定这组指标也可计算 CNS24 小时 IgG 合成率,其意义与 IgG 指数相似。IgM 测定也有一定意义,但因含量微、检测困难及阳性率低,诊断价值有限。

(2)寡克隆带(oligoclonal bands,OB):已证明 MS 患者 CSF-IgG 增高是 CNS 内合成,在琼脂糖凝胶电泳中表现异常分离的区带寡克隆 IgG 带,是 MS CSF 常规诊断方法和重要免疫学指标。通过琼脂糖等电聚焦和免疫印迹技术,双抗体过氧化物酶标记及亲和素-生物素放大系统,可使 OB 阳性检出率达到 95%。

OB 检测须 CSF 与血清并行检查,如 CSF 和血清同时出现类似区带并不提示鞘内 IgG 合成,只有 CSF 存在而血浆缺如才是寡克隆区带。需强调的是 CSF 寡克隆区带并非 MS 特异性改变,在 Lyme 病、神经梅毒、亚急性硬化性全脑炎(SSPE)、人类免疫缺陷病毒(HIV)感染和多种结缔组织病患者的 CSF 中也可检出,因此,诊断需密切结合临床,对结果解释也须慎重,MS 临床上与这疾病不难区别。检出CSF-OB对诊断早期或非典型 MS 更有帮助,Moulin 等认为,MS 首次发作即出现 CSF-OB 可能预示慢性复发性 MS。目前,CSF-IgG 指数和 CSF-OB 测定是 MS 最可靠的实验诊断方法。

3.放射免疫分析(RIA)

放射免疫分析(RIA)证明,许多急性期 MS 患者 CSF 含高水平 MBP,慢性进行性 MS 患者 MBP 水平较低或正常,缓解期也正常。因 MBP 水平增加也见于脑梗死等髓鞘破坏病变,检测又需特殊设备和试剂,所以它在诊断性试验中应用不广。已经证明 MS 患者 CSF 中髓鞘素组分如 MBP、PLP、MAC 和 MOG 等抗体生成细胞数明显增多,CSF 中 MBP、PLP 多肽片段的自身应答性 T 细胞数也增加。MS 是一种器官特异性炎症性疾病,CSF 又紧邻炎症攻击的 CNS 靶器官,并易于获得,故检测 CSF 免疫细胞及免疫分子成为研究 MS 免疫发病机制的最佳途径。

(二)诱发电位检查

MS 早期或 MS 脊髓型,当临床资料提示 CNS 仅有一个病灶时,视觉诱发电位(VEP)、脑干听觉诱发电位(B 听觉诱发电位)和体感诱发电位(SEP)等检查,以及视觉刺激知觉延迟、眼电图、眨眼反射及视觉图像闪光融合等可确定无症状病灶存在。国外报道,VFP 异常见于约 80% 的临床确诊 MS 患者和约 60% 的临床可能或可疑 MS 患者。SEP 的相应数值为 69% 和 51%,

B 听觉诱发电位(通常为波内潜伏期延长或第 5 波幅降低)分别为 47% 和 20%。在 Halliday 和 McDonald 的系列研究中,50%~90% 的 MS 患者有一项或多项试验异常。

(三)CT 扫描和 MRI 成像

1.CT 扫描

偶可意外显示脑部病损,双倍剂量造影剂和注药后一小时延迟 CT 扫描可提高 MS 病情恶化时病灶显示率。应注意以下两点:①急性斑块可显示强化的环状病灶,类似脓肿或肿瘤。②类固醇治疗后脑室旁病灶可变得不明显,颇似 CNS 淋巴瘤。

2.磁共振成像

磁共振成像是检出 MS 病变高敏感性的理想方法,可发现小脑、脑干、视神经和脊髓的无症状性 MS 斑块;不仅可进行 MS 定位及定性诊断,连续 MRI 检查还可动态观察病灶进展、消退及转归,还可用于药物疗效评价。MS 的 MRI 表现如下。

(1)侧脑室周围、半卵圆中心、胼胝体、胼胝体与脑室间可见类圆形或融合性斑块,T_1WI 低信号、T_2WI 高信号,大小不一,常见于侧脑室前角和后角周围(图 8-1),大融合性斑块多累及侧脑室体部,脑干、小脑、脊髓可见不规则斑块。

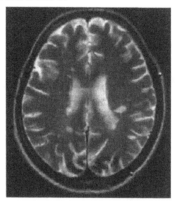

图 8-1　多发性硬化 MRI 示 T_2WI 侧脑室周围白质多发性斑块

(2)病程较长伴脑室系统扩张、脑沟增宽等脑白质萎缩征象。

(3)T_2WI 显示大脑白质 MS 斑块较好,质子密度加权像显示脑干和小脑斑块较清晰,T_1WI 可鉴别 MS 陈旧与新鲜斑块,前者 T_1WI 呈明显低信号,注射 Gd-DTPA 后不强化,后者呈模糊等信号,有显著强化效应。Stewart 等发现 80% 确诊的 MS 患者 MRI 显示多灶病损;在 Ormerod 等的 114 例临床确诊 MS 患者中,除 2 例外均发现脑室旁 T_2WI 异常信号,除 12 例外均发现大脑白质分散病灶。脑室旁 T_2WI 高信号可见于多种病理过程,甚至正常老年人,但后者改变常较轻微,T_2WI 显示数个不对称界限清楚、紧邻脑室表面病灶常提示 MS,与纤维束走行一致的放射性分布脱髓鞘区更有诊断意义,急性期病灶有增强效应。

总之,MS 诊断需要提供时间上和空间上离散性病灶的证据,CSF-MNC 数、IgG 指数和 OB 检测可提供 MS 的免疫学证据,诱发电位、CT 和 MRI 检查可发现 MS 亚临床病灶,但没有任何一项实验室、电生理及神经影像学检查可以单独作为完全可靠的 MS 诊断依据。

八、诊断及鉴别诊断

(一)诊断

缓解-复发的病史及症状体征提示 CNS 有一个以上的分离病灶,是长期以来指导临床医师诊断 MS 的准则。然而,近年来磁共振成像和诱发电位等可以识别临床不明显的病损,使 MS 诊断不再只依靠于临床标准。目前国内尚无 MS 的诊断标准,长期以来沿用国外标准,如 Schumacher、McDonald 和 Poser 等诊断标准。

1.Schumacher 诊断标准

Schumacher(1965 年)临床确诊 MS 诊断标准:①病程中有 2 次或 2 次以上缓解复发,间隔 1 个月;或呈进展型,病程 6 个月。②有 2 个或以上病变体征。③病变主要在神经系统白质。④发病年龄 10~50 岁。⑤排除其他病因。

2.McDonald(1977 年)诊断标准

(1)确诊的 MS:经尸体解剖确定。

(2)临床确诊 MS:①病史中有 2 次或 2 次以上缓解复发;②CNS 有 2 个或 2 个以上分离性病灶的体征;③病变主要在 CNS 白质;④发病年龄 10~50 岁;⑤体征或症状存在的时间超过 1 年;⑥排除其他病因。

(3)早期可能或潜伏期 MS:①提示 MS 的一次发作,CNS 有 2 个或 2 个以上分离性病灶体征;②呈缓解-复发病程,仅 1 个与 MS 有关的病灶体征。

(4)进展性可能 MS:①进行性截瘫病史;②CNS 有 2 个或 2 个以上分离性病灶的体征;③排除其他病因。

(5)进展性可疑 MS:①进行性截瘫病史;②仅有 1 个病灶体征;③排除其他病因。

(6)推测的 MS:提示 MS 的一次发作,无病灶体征或仅有 1 个病灶体征;或者单侧或双侧复发性视神经炎,伴视神经以外的另一次发作,但无视神经以外的病灶体征。

3.Poser(1983 年)诊断标准(表 8-3)

表 8-3　POSER(1983 年)MS 诊断标准

诊断分类	诊断标准(符合其中 1 条)
1.临床确诊 MS(clinical definite MS,CDMS)	①病程中两次发作和两个分离病灶临床证据 ②病程中两次发作,一处病变临床证据和另一部位亚临床证据
2.实验室检查支持确诊 MS(laboralory supprted definite MS,LSDMS)	①病程中两次发作,一个病变临床证据,CSP OB/IgG(+) ②病程中一次发作,两个分离病灶临床证据,CSP OB/IgG(+) ③病程中一次发作,一处病变临床证据和另一病变亚临床证据,CSF OB/IgG
3.临床可能 MS(clinical probable MS,CPMS)	①病程中两次发作,一处病变临床证据 ②病程中一次发作,两个不同部位病变临床证据 ③病程中一次发作,一处病变临床证据和另部位病变亚临床证据
4.实验室检查支持可能 MS(laboratory supported probable MS,LSPMS)	病程中两次发作,CSF OB/IgG,两次发作须累及 CNS 不同部位,须间隔至少一个月,每次发作须持续 24 小时

(1)临床确诊的 MS:①病程中有两次发作和两个分离病灶的临床证据;②病程中有两次发作,有一处病变的临床证据和另一不同部位病变的亚临床证据。

应注意两次发作必须涉及 CNS 不同部位,至少间隔 1 个月,每次发作须至少持续 24 小时。某些病史资料也可作为两处病变之一的临床证据,如 50 岁以下患者出现 Lhermitte 征,放射线检查已排除颈椎病;因严重位置觉、实体觉缺失使手运用不灵;50 岁之前发生的典型视神经炎,视力丧失并伴眼球运动疼痛,或视力未完全丧失,但有视野缺损和辨色力障碍;有复视而无甲状腺疾病及先期眼眶外伤,当物体靠近任何一只眼睛时复视消失;40 岁以前发生的三叉神经痛等。以病史材料作为病变临床诊断证据必须慎重,如医师未亲自观察到上述发作,需有患者亲友加以证实。高温诱导试验、诱发电位、脑部 CT 和 MRI 检查也是获取 CNS 病变的亚临床证据方法,神经心理学鉴定发现 50 岁以下患者有肯定的认知缺陷对诊断本病也有帮助。表现缓解-复发病程的典型患者诊断可能很少有疑义,但应注意其非典型临床经过及症状特点,如急性型、隐匿起病及缓慢进展患者,以及缺乏视神经炎等典型症状的患者。

(2)实验室检查支持确诊 MS(laboratory-supported definite MS,LSPMS):指 CSF-IgG 寡克隆带或 CSF-IgG 合成增加,患者血清无寡克隆带,血清 IgG 水平为正常范围,需排除梅毒、亚急性硬化性全脑炎(SSPE)、类肉瘤病和胶原血管病等。

诊断标准如下:①病程中有两次发作,有一个临床或亚临床病变证据,CSF-OB 阳性或 CNS 内 IgG 合成增加(表示为 CSF-OB/IgG);②病程中有一次发作,两个分离病灶的临床证据,并有 CSF-OB/IgG;③病程中有一次发作,有一处病变的临床证据和另一不同部位病变的亚临床证据,并有 CSF-OB/IgG。

应注意病史资料不能作为临床或亚临床证据。第一次检查时的两处病变必须不同时间存在,至少间隔一个月,这种时间间隔的要求旨在尽量不把急性播散性脑脊髓炎包括在内。进展型患者最初出现轻截瘫时,不应同时存在视神经受累的临床或亚临床证据,若二者同时存在,且病情稳定进展至少 6 个月,应诊断为 MS。

(3)临床可能的 MS(clinical probable MS,CPMS):①病程中有两次发作和一处病变的临床证据,这两次发作必须涉及 CNS 不同部位,病史材料不能作为病灶的临床证据;②病程中有一次发作和两个不同部位病变的临床证据;③病程中有一次发作和一处病变的临床证据和另一不同部位病变的亚临床证据。

(4)实验室检查支持可能的 MS(laboratory-supported probable MS,LSPMS):病程中有两次发作和 CSF-OB/IgG,两次发作须累及 CNS 不同部位,间隔至少一个月,每次发作持续 24 小时。

4.关于我国 MS 临床诊断标准的建议

从上述 Schumacher、McDonald 和 Poser 等三个诊断标准,可一窥 MS 临床诊断的发展沿革,随着检测手段进步,诊断可靠性提高。目前,Poser 诊断标准被国际上广泛采用,实验室指标具有较好的预见性,VEP、B 听觉诱发电位、CSF-IgG 指数和 CSF-OB 可使 90%临床可能 MS 患者上升为实验室检查支持确诊的 MS。然而,无论从临床应用或研究角度,都应尽量减少分类层次,便于临床及实验研究减少分组,尽量多地纳入临床确诊患者;McDonald 和 Poser 标准都显得烦琐。实际上,相对于病理确诊而言,症状体征和实验室、电生理、影像学证据均应属于临床确诊,不能完全满足该标准为临床可能。目前国内外临床确诊 MS 都纳入 CSF-OB/IgG 标准,这几乎成为公认的惯例,并视为临床确诊的必要条件。1982 年华盛顿 MS 诊断专题会议新诊断标准方案,将 CSF-OB 和 CSF-IgG 指数或 24 小时鞘内 IgG 合成率定为实验室指标,将诱发电位、CT 或 MRI 定为亚临床隐匿性病灶证据。鉴于此,建议简化 MS 诊断标准,除病理确诊外,将临床诊断标准划分为两类(表 8-4)。

表8-4　建议的 MS 分类标准

诊断分类	诊断标准
1.临床确诊 MS (Clinical definite MS,CDMS)	①病程中有两次发作,CNS 有两个分离病灶的临床证据,CSF OB/IgG(+)
2.临床可能 MS (Clinical probable MS,CPMS)	①病程中两次发作(不需是 CNS 不同部位),一处病变临床证据 ②病程中一次发作,两个不同部位病变临床证据 ③病程中一次发作,一处病变临床证据,另一病变亚临床证据,CSF OB/IgG 均为(+)或(—)。符合其中 1 条即可。

注:病变亚临床证据系经 CT、MRI、VEP 和 B 听觉诱发电位证实者。

(1)临床确诊的 MS(Clinical definite MS,CDMS):①病程中有两次或两次以上发作;②CNS 有两个或两个以上分离病灶的临床证据;③CSF 寡克隆带阳性和/或 CSF-IgG 指数增高(CSF-OB/IgG)。

(2)临床可能的 MS(Clinical probable MS,CPMS):①病程中有两次发作和一处病变的临床证据,两次发作并非必须涉及 CNS 的不同部位;②病程中有一次发作和两个不同部位病变的临床证据,或病程中有一次发作和一处病变的临床证据和另一不同部位病变的亚临床证据(经 CT、MRI、VEP 和 B 听觉诱发电位等证实);③有或无 CSF-OB/IgG。

该建议标准体现 MS 作为 CNS 炎症性脱髓鞘性自身免疫疾病的两个临床特点,CNS 多数病灶及病程中缓解-复发,也突出了 MS 的免疫学特点,CSF-IgG 指数增高及 CSF 寡克隆带。该标准可简化地表示为 2-2(+)和 2-1(+&-):①临床确诊 MS(CDMS):2-2(+),即 2 次发作和 2 个病灶,CSF-OB/IgG(+);②临床可能 MS(CPMS):2-1(+&-),即 2 次发作和 1 个病灶,或 2 个病灶和 1 次发作,CSF-OB/IgG(+)或(-)。

多数 MS 患者年轻,生活正面临许多重要抉择,如教育、结婚和子女等,诊断须周密慎重。主要依据临床表现,结合必要的实验室、电生理及 MRI 检查,切忌轻率地把 MS 标签贴在患者身上,可导致医师注意力转移,将以后出现的任何神经事件都用 MS 解释,不考虑其他可能治愈的疾病。

(二)鉴别诊断

(1)急性播散性脑脊髓炎(ADEM):是急性炎症性脱髓鞘性或坏死性病变,ADEM 患者相对年轻,发病快,多有前驱病毒感染或疫苗接种史。表现广泛的 CNS 病变,出现多灶性神经功能障碍,呈自限性和单相性病程。可有发热、脑膜炎、意识障碍或昏迷等,MS 罕见。BBB 明显受损,幕下病变多见。98%的患者 MRI 显示脑室周围白质受累,40%有丘脑病变,可累及胼胝体,MS 很少累及丘脑和胼胝体。

(2)某些 MS 患者首发症状类似急性迷路性眩晕或三叉神经痛,细致神经系统检查可发现脑干受损体征,CSF 检查可能有帮助。亚急性进展患者累及传导束和脑神经可误诊脑干神经胶质瘤,病情缓解或 MRI 追踪可确诊,有些患者脑干症状可显著缓解。

(3)系统性红斑狼疮(SLE)、Sjögren 综合征、硬皮病、混合型结缔组织病和原发性胆管硬化等在 CNS 白质可出现多发病灶,系统性红斑狼疮(SM)可有复发。5%~10%的 MS 患者可检出抗核抗体或抗双链 DNA 抗体,MS 可与 SLE 并发。MRI 狼疮病灶与 MS 斑块类似,视神经和脊髓反复受累,临床连续发作类似 MS,狼疮病理损害为小梗死灶,少数患者可见炎性脱髓鞘。神经白塞病(Behcet 病)表现多灶性脑病症状,临床特征是反复发作虹膜睫状体炎、脑膜炎、口腔及生殖器黏膜溃疡，关节、肾和肺部症状等；单纯以神经症状发病者较难确诊。临床已注意到虹膜睫状体炎与 MS 联系，但有些患者后来证明为脑淋巴瘤。

（4）多发性脑海绵状血管畸形及小的脑干动静脉畸形伴多次出血发作，脑膜血管梅毒、某些少见的脑动脉炎可类似 MS 发作，血管造影可阴性，MRI 见小血管病变周围血液产物可证实诊断。神经系统以外结节性动脉周围炎或血管炎可产生类似 MS 多灶损害，有些少见患者表现复发性神经症状或类固醇反应性脊髓炎，鉴别困难，CSF-MNC 可达 $100×10^6/L$ 或更多。

（5）地中海地区慢性型布鲁杆菌病、遍及北美和欧洲的莱姆病（Lyme Disease，LD）均可导致脊髓病或脑病，影像学可见多发性白质病变。神经 Lyme 病除特征性慢性游走性红斑（ECM）外，30%～50%患者在 ECM 后 2～6 周发生脑膜炎、脑炎、脑神经炎、运动和感觉神经炎等神经症状。急性传染病史和流行病史是重要鉴别点。

（6）MS 脊髓型表现进行性痉挛性截瘫伴不同程度后索损害，易与颈椎病脊髓型混淆，但颈椎病患者常可见到由于脊神经根受累所致的颈部根性痛、颈椎固定和肌萎缩，MS 少见。反之，腹壁反射消失、阳痿，膀胱功能障碍常见于脱髓鞘脊髓病早期，颈椎病不发生或晚期发生。颈椎病 CSF 蛋白明显增高，MS 主要是 IgG 指数增高和出现 CSF 寡克隆带。最终判定 MS 脊髓型或颈椎病所致脊髓压迫需借助 MRI 和 CT 脊髓造影。应注意急性脊髓炎 MRI 可见脊髓局部肿胀，有的患者因此作了毫无意义的椎板切除术。

（7）热带痉挛性截瘫或人类嗜 T 细胞病毒-Ⅰ型（HTLV-Ⅰ）相关脊髓病（HAM），是 HTLV-Ⅰ 感染后自身免疫反应。临床及检查颇似 MS，如 35～45 岁发病，女性稍多，CSF 细胞数可增多，淋巴细胞为主，多数患者 CSF 可见寡克隆带，VEP 多表现单侧或双侧 P_{100} 潜伏期延长或伴波幅降低，B 听觉诱发电位表现波间潜伏期轻-中度延长，偶见单个波幅消失或降低，SEP 提示脊髓内传导阻滞。与 MS 鉴别点：①隐袭发病后病情进行性加重；②突出特点是痉挛性截瘫，双下肢疲乏沉重，伴腰骶部疼痛，针刺或烧灼样向足部放射，多双侧受累，可先累及上肢；③部分患者首发症状是尿急、尿频和阳痿，下肢感觉异常，数月或数年后下肢力弱加重，痉挛步态，无明显肌萎缩，感觉异常逐渐减轻，括约肌障碍日趋明显；④肌电图和神经传导速度多正常或轻度神经源性损害；⑤放免或 ELISA 可检出血清和脑脊液 HTLV-Ⅰ 抗体。

（8）肌萎缩性侧索硬化（ALS）表现肌萎缩、肌束震颤及四肢锥体束征，无感觉障碍，发病年龄较晚，慢性进行性病程，易于鉴别。

（9）脊髓亚急性联合变性（SCD）特征性表现先出现对称性后束受累，再出现侧束受累，血清维生素 B_{12} 水平降低、胃酸缺乏，巨细胞性贫血，Schilling 试验可确定维生素 B_{12} 吸收障碍。

（10）扁平颅底与颅底凹陷症常合并发生，特点如下：①多在成年后起病，缓慢进行性加重；②患者常有短颈、后发际低，颈部活动稍受限，声音嘶哑、吞咽困难、构音障碍和舌肌萎缩等后组脑神经症状，枕项部疼痛，颈强直，上肢麻木、肌萎缩和腱反射减弱等颈神经根症状，四肢无力、瘫痪及锥体束征、吞咽及呼吸困难等上颈髓及延髓症状，眼球震颤和小脑性共济失调等小脑症状，少数患者有椎-基底动脉供血不足、颅高压症状；③可合并小脑扁桃体下疝畸形，导水管狭窄和脊髓空洞症等；④X 线摄片测量枢椎齿状突位置是确诊本病的重要依据。

九、治疗

多年来 MS 的许多治疗方法被认为是成功的，但必须注意到该病自然缓解的特性。目前多数治疗方法都基于 MS 作为器官特异性自身免疫病的假说，由于迄今尚未找到 MS 特有的免疫异常证据,目前治疗的主旨在于抑制炎症性脱髓鞘病变进程,防止急性期病变进展恶化及缓解期复发,晚期采取对症及支持疗法,减轻神经功能障碍。治疗方法的选择主要依据病程分类,即复发-缓解型和进展型。

(一)复发-缓解型 MS 治疗

1.促皮质素及类固醇皮质激素

主要治疗 MS 急性发作及复发,有抗炎、免疫调节、恢复血-脑屏障(BBB)功能、减轻水肿及改善轴索传导等作用,缩短急性期和复发期病程。已证明对临床症状体征和 MRI 显示病损有作用。主张大剂量短程疗法,近期有效率达 74.8%,远期疗效尚不确定。临床常用药物如下。

(1)甲泼尼龙:显效较快,作用持久,不良反应较小,促进急性发作的恢复优于 ACTH 及其他类固醇皮质激素,近年来有取代后者的趋势。中度至严重复发患者可用 1 000 mg/d 加于 5% 葡萄糖 500 mL 静脉滴注,3~4 小时滴完,连用 3~5 天为 1 个疗程。继以泼尼松 60 mg/d 口服,12 天后逐渐减量至停药。

(2)促肾上腺皮质激素:20 世纪 70 至 80 年代很流行,可促进复发的恢复。80 U/d 静脉滴注或肌内注射 1 周;减量为 40 U/d,用 4 天;20 U/d,4 天;10 U/d,3 天。

(3)泼尼松:80 mg/d 口服 1 周;减量为 60 mg/d,用 5 天;40 mg/d,5 天;以后每 5 天减 10 mg,4~6 周为 1 个疗程。

(4)地塞米松:30~40 mg 加入生理盐水 50 mL 静脉缓慢推注,5 分钟内注完,短时间使血药浓度达到高水平,迅速有效抑制免疫活性细胞,缓解临床症状,1~2 次可望完全控制急性发作。此药不良反应较大,半衰期较长,对水电解质代谢影响较大。为避免复发可在第 1、3、5、8 和 15 天注射 5 次。也可用地塞米松 20 mg 加甲氨蝶呤 10 mg 鞘内注射,对急性发作及重症者效果好,可 1 周后再行第 2 次注射。

类固醇皮质激素应用大剂量很重要,如大剂量甲泼尼龙冲击疗法对终止或缩短急性或亚急性 MS 或 ON 恶化有效,也可口服泼尼松 60~80 mg/d,优点是不需住院。临床经验提示,严重发作尤其脊髓炎对大剂量静脉给药反应迅速,但急性恶化 MS 可无反应,有些患者疗程结束后一个月或更长时间疗效不明显,无明显可影响病程或预防复发的证据,类固醇皮质激素用药时间通常限制在 3 周内,如症状反复可延长用药时间。短期用药很少产生不良反应,可有失眠,或抑郁、急躁等,超过数周易出现肾上腺皮质功能亢进,如高血压,高血糖、糖尿病失控、骨质疏松、髋臼无菌性坏死、白内障和较少见胃肠道出血和结核病活动。适量补钾是必要的。经验表明,类固醇隔天用药几乎无效,连续口服易耐受,每月 1 次大剂量类固醇静脉滴注药脉冲疗法可使某些患者免于复发。

2.β-干扰素疗法

三种类型干扰素(interferon,IFN)即 IFN-α、-β 和 -γ 均曾用于 MS 治疗。IFN-α 和 IFN-β 称为 Ⅰ 型干扰素。分别由白细胞和成纤维细胞产生,有较强的抗病毒作用;IFN-γ 为 Ⅱ 型干扰素,由 T 细胞产生,有较强免疫调节作用。MS 患者非特异性抑制细胞效应明显减低,IFN-α 及 IFN-β 可增强抑制功能;IFN-γ 可增强 MS 病灶中活性小胶质细胞和血管周围浸润细胞表达 MHC-Ⅱ,使病情加重。IFN-β 有免疫调节作用,IFN-β1a 和 IFN-β1b 两类重组制剂已作为治疗 R-R 型 MS 推荐用药在美国和欧洲被批准上市。IFN-β1a 是糖基化重组哺乳动物细胞产物,氨基酸序列与天然 IFN-β 相同,IFN-β1b 是非糖基化重组细菌细胞产物,17 位上丝氨酸为半胱氨酸所取代。

IFN-β1a 治疗首次发作 MS 可用 22 μg 或 44 μg,皮下注射,1～2 次/周;确诊的 R-R MS,22 μg,2～3 次/周。耐受性较好,发生残疾较轻。IFN-β1b 为 250 μg,隔天皮下注射。IFN-β1a 和 IFN-β1b 均需持续用药 2 年以上,通常用药 3 年疗效下降。常见不良反应为流感样症状,持续 24～48 小时,2～3 个月后通常不再发生。IFN-β1a 可引起注射部位红肿及疼痛、肝功能损害及严重变态反应如呼吸困难。IFN-β1b 可引起注射部位红肿、触痛,偶引起局部坏死、血清转氨酶轻度增高,白细胞减少或贫血。妊娠时应立即停药。

IFN-β 主要用于 MS 缓解期治疗,剂量应个体化。两类 IFN-β 均可减少 MS 临床复发率和 MRI 显示的疾病活动,耐受性均较好,患者对 IFN-β1a 耐受似乎更好。38%患者用药 3 年后疗效下降,治疗 1 和 2 年后分别 14%和 22%的患者血清 IFN-β1a 中和活力降低。IFN-β 疗法理想的治疗时机、持续时间、长期疗效及哪种制剂疗效更好等有待解决,长期用药风险未定,轻症患者慎用,对每例患者应行药物风险及疗效评估。重组 IFN-α2a 治疗 R-R 型 MS 停药 6 个月复发,说明疗程应更长。IFN-β1b 研究提示患者治疗反应可持续 5 年。6 个月内病情持续进展和血清出现 IFN-β 中和抗体为停药指征。

3.醋酸格拉默

也称 Copolymer Ⅰ,用量 20 mg,1 次/天,皮下注射。本药是人工合成的亲和力高于天然 MBP 的无毒类似物,是 L-丙氨酸、乙谷氨酸、L-赖氨酸和 L-酪氨酸以 6.0∶1.9∶4.7∶1.0 mol/L 浓度比偶然合成的多肽混合物,免疫化学特性模拟抗原 MBP,作为"分子诱饵"进行免疫耐受治疗,可作为 IFN-β 治疗 R-R 型 MS 的替代疗法,国际 MS 协会推荐 Glatiramer acetate 和 IFN-β 作为 MS 复发期的首选治疗。本药耐受性较好,但注射部位可产生红斑,约 15%的患者注射后出现暂时性面红、呼吸困难、胸闷、心悸和焦虑等。

4.硫唑嘌呤

2～3 mg/(kg·d)口服。可抑制细胞和体液免疫,降低 MS 复发率,但不能影响残疾进展。可试用于 IFN-β 和乙酸治疗无效的 R-R 型患者,对 ON 和复发性脊髓炎也可能有效。硫唑嘌呤长期疗法是否增加非霍奇金淋巴瘤或皮肤癌的危险尚未确定。

5.大剂量免疫球蛋白静脉输注(IVIg)

0.4 g/(kg·d),连续 5 天。对降低 R-R 型患者复发率有肯定疗效,但最好在复发早期应用。可根据病情需要每月加强治疗 1 次,用量仍为 0.4 g/(kg·d),连续 3～6 个月。

(二)进展型 MS 治疗

与 R-R 型比较,进展型 MS 患者治疗反应较差,类固醇皮质激素无效,可采用非特异性免疫抑制疗法。临床常用药物有以下几种。

1.甲氨蝶呤(methotrexate,MTX)

抑制二氢叶酸还原酶,可抑制细胞及体液免疫,并有抗炎症作用。65 例非卧床慢性进展型并有中-重度残疾 MS 患者,用 MTX 每周 7.5 mg,治疗 2 年,与安慰剂组比较,病情持续恶化显著减轻。可用于进展性恶化患者,继发进展型疗效尤佳,临床取得中等疗效时毒性很小。

2.环磷酰胺

这是一种强细胞毒及免疫抑制剂,最适宜治疗快速进展型 MS,特别是甲氨蝶呤治疗无效者。大剂量静脉给药单盲对照试验,不论是否追加注射对慢性进展型均有效;每月给予冲击量也可降低 R-R 型恶化率。毒副反应有脱发、恶心、呕吐、出血性膀胱炎、白细胞减少、心肌炎、不孕症和肺间质纤维化等。其他抗肿瘤药如硫唑嘌呤、米托蒽醌可能有助于终止继发进展型 MS 病情进展,但尚无定论。

3.环孢霉素 A(cyclosporine A,CsA)

这是强力 T 细胞激活免疫抑制剂,间接影响抗体生成。用药2年可延迟完全致残时间。剂量应在 2.5 mg/(kg·d)之内,>5 mg/(kg·d)易发生肾中毒,需监测血清肌酐水平(<13 mg/L),为减少毒性可分 2~3 次口服。84%的患者出现肾脏毒性,高血压常见。

最近临床及 MRI 研究提示,IFN-β1b(及可能 IFN-β1a)可降低继发进展型 MS 病情进展速度。确诊的 SPMS 可用 IFN-β1a 44 μg,2~3 次/周,皮下注射。

(三)对症治疗

病变原发性症状、并发症及功能障碍导致精神和躯体症状可使患者陷入极端痛苦,影响正常休息和恢复。处理 MS 这种慢性致残性疾病时,医师对患者的同情心非常重要,要耐心向患者提供有关日常生活、婚姻、妊娠、用药和预防接种等方面建议,解释他们所患疾病性质和症状,应始终强调疾病的乐观方面,患者期望对病情和预后有一个坦诚的评价,许多患者认为预后不确定要比实际上病残还糟糕。

(1)规定足够的卧床休息期和康复期,保证病情最大限度地恢复,防止过度疲劳和感染,使用康复措施如牵拉带、轮椅、坡路行走、升降器,手控电瓶车等来推迟疾病的卧床期。卧床患者可使用压力转换床垫、硅树脂凝胶垫等预防褥疮。

(2)疲劳是 MS 患者常见主诉,常与急性发作有关,盐酸金刚烷胺(早晨和中午各 100 mg)或匹莫林(早晨 25~75 mg)可在一定程度上缓解症状。

(3)膀胱直肠功能障碍是治疗中的严重问题,氯化氨基甲酰甲基胆碱有助于缓解尿潴留。监测残余尿量可预防感染,尿量达 100 mL 通常可被较好耐受。尿急或尿频(痉挛性膀胱)较常见,溴丙胺太林(普鲁本辛)或盐酸奥昔布宁可使逼尿肌松弛,最好间断用药。尿潴留患者宜采取间断插导尿管方法,患者自行插管,并可减少尿路感染危险性。严重便秘可间断灌肠,肠管训练法也可能有效。

(4)严重痉挛性截瘫和大腿痛性屈肌痉挛:巴氯芬鞘内注射可能有效,可安置微型泵及内置导管;痉挛程度较轻患者口服即可有效。背侧脊神经前根切断术、脊髓切开术和闭孔神经碾压术等外科方法可使症状长期缓解。

(5)震颤:由肢体轻微运动引发的严重震颤,单侧性可采用丘脑腹外侧核切开术治疗。Hallett 等报道该型严重姿势性震颤可用异烟肼治疗,300 mg/d 口服,每周增加 300 mg,直至1 200 mg/d。每天并用吡哆醇 100 mg。少数用卡马西平或氯硝西泮有效。

十、预后

(一)MS 病程特点及影响因素

患者初次发作后可完全缓解,较少数出现一系列恶化,严重时导致四肢瘫和假性延髓性麻痹,每次均完全缓解。McAlpine 和 Compston 计算,MS 复发率为 0.3~0.4 次/年,McAlpine 患者中,1 年内复发占 30%,2 年内约 20%,5~9 年约 20%,10~30 年约 10%。约 10%患者开始即呈进展性病程,多为表现痉挛性截瘫的脊髓型。妊娠对 MS 无不利影响,但产后数月病情恶化风险可增高 2 倍。

(二)MS 临床类型与病程及预后

MS 临床类型不同,病程差异颇大,预后迥异。绝大多数预后较乐观,病后存活期长达 20~

30 年。极少数急性型病情进展迅猛,可于发病后数周内死亡,少数病后数月或数年死亡。明尼苏达州 Rochester 常居人口 60 年评估显示,74% 的 MS 患者存活 25 年,25 年时 1/3 存活者仍工作,2/3 未卧床。

(三)预后分型

与病程分类相似,按疾病进展和预后分四型。

1.良性型

急性起病,复发次数少,可完全或基本缓解,病程 10 年以上仍功能正常或轻度残疾,约占 10%。

2.复发-缓解型

急性起病,反复发作,可部分缓解或有数月至数年缓解期,每次发作均使症状加重,占 50%～60%。

3.缓解进展型

发病初期同复发,缓解型,多急性起病、反复发作,其后缓解越来越少,病情进行性加重,占 20%～30%。

4.慢性进展型

慢性隐匿起病,逐渐加重或阶梯进展,无明显缓解,病残发生早且重,占 10%～20%。

预后类型常与发病年龄有关,良性型、复发-缓解型和缓解进展型发病年龄 27～30 岁,急性、亚急性起病进展慢,预后较好。慢性进展型平均发病年龄 43 岁,单一症状较多发症状易缓解,单发症状中,复视、球后视神经炎和眩晕较痉挛性瘫、共济失调等预后好。文献报道 MS 第 1 年最可能复发,前 5 年内复发和严重残疾可能最大。

(四)病变迅速恶化及预后不良指征

(1)发病后呈进展性病程。

(2)出现运动及小脑体征。

(3)前两次复发间隔期短,复发后恢复较差。

(4)发病时 MRI 的 T_2WI 可见多发病灶。

(刘继鹏)

第二节 弥漫性硬化的诊断与治疗

弥漫性硬化又称弥漫性轴周性脑炎。1921 年,Schilder 首先以弥漫性轴周脑炎报道,故又称为谢耳德病。该病是一种发生于广泛脑白质的亚急性或慢性脱髓鞘疾病。好发于儿童。脱髓鞘病变虽弥漫,但常不对称。多认为本病是发生于幼年期的多发性硬化变异型。

一、病理

脑白质病变可累及大脑白质的任何部位,但大脑半球两侧病变常不对称,大多以一侧枕叶为主,其次为顶颞叶,病灶之间界限分明。视神经、脑干和脊髓也可发现与 MS 相似的病灶,早期可见病灶内血管周围淋巴细胞浸润和巨噬细胞反应,晚期胶质细胞增生、囊变,也可见组织坏死和空洞形成,可累及胼胝体,呈明显融合倾向。

二、临床表现

弥漫性硬化多在幼儿或青少年期呈慢性或亚急性起病,男性较女性多见。临床表现为亚急性重型脑病,病程呈进行性发展,停顿或改善极为罕见,无复发缓解的倾向。常以视力障碍为首发症状,早期可出现视野缺损、同向性偏盲及皮质盲等表现。继之出现精神、智能障碍和癫痫发作,晚期可出现四肢瘫、假性延髓性麻痹、共济失调、锥体束征、眼肌麻痹或核间性眼肌麻痹、眼球震颤、面瘫、视盘水肿、失语和大小便障碍等。本病平均病程 6.2 年,病程 1 年以内者占 40%,死因多为肺部感染。

三、辅助检查

CSF 检查细胞数正常或轻度增高,可达 $50 \times 10^6 /L$,蛋白正常或轻度增高,50%~60%患者 IgG 含量增高,一般不出现寡克隆带。

脑电图可见高波幅慢波占优势的非特异性改变。可见枕、颞区慢波、棘波及棘-慢复合波。VEP 多有异常,且与患者的视野及主观视敏度缺陷一致,提示视神经受损。

CT 可显示脑白质大片状低密度区,以枕、顶和颞区为主,累及一侧或两侧半球,但常不对称,以一侧为主,MRI 可见脑白质区域长 T_1 低信号、长 T_2 高信号的弥漫性病灶。

四、诊断

诊断应根据病史、病程及特征性临床表现,如:儿童期起病的进行性视力障碍、智能和精神衰退伴锥体束症状,神经影像学上以单侧枕叶为主同时累及大脑半球其他部位的广泛脱髓鞘病变,并结合 CSF、脑电图等辅助检查综合判定,应考虑本病。

五、鉴别诊断

应注意与肾上腺脑白质营养不良(ALD)鉴别。ALD 为性连锁遗传,仅累及男性,可根据肾上腺萎缩,伴周围神经受累及神经传导速度异常,皮肤黝黑,血中极长链脂肪酸(VLCFA)含量升高,MRI 提示病变对称加以区分。亚急性硬化型全脑炎也好发于 12 岁以下儿童,表现为进行性发展的全脑受损的症状,但病情更凶险,进展更快,血清和 CSF 中麻疹病毒抗体升高,脑电图上呈周期性 4~20 秒暴发-抑制性高波幅慢波和尖慢复合波。CT 和 MRI 可见以皮质萎缩为主伴有局灶性白质病灶,凭借这些特点可资鉴别。

六、治疗

本病目前尚无有效的治疗方法,主要采取对症及支持疗法,加强护理。有资料显示应用肾上腺皮质激素和免疫抑制剂如环磷酰胺对病情的改善作用不大。

七、预后

本病预后不良。发病后呈进行性恶化,多数患者在数月至数年内死亡,平均病程 6.2 年,但也有存活十余年的患者。患者多因合并感染死亡。

(刘继鹏)

第三节　视神经脊髓炎谱系疾病的诊断与治疗

视神经脊髓炎谱系疾病（neuromyelitis optica spectrum disorders，NMOSD）是一组自身免疫介导的以视神经和脊髓受累为主的中枢神经系统（central nervous system，CNS）炎性脱髓鞘疾病。NMOSD的发病机制主要与水通道蛋白4（AQP4）抗体相关，是不同于多发性硬化（multiple sclerosis，MS）的独立疾病实体。NMOSD好发于青壮年，女性居多，临床上多以严重的视神经炎（optic neuritis，ON）和纵向延伸的长节段横贯性脊髓炎（longitudinally extensive transverse myelitis，LETM）为主要临床特征，复发率及致残率高。

一、流行病学

NMOSD为全球性分布，以非白种人尤其亚洲人群发病居多。NMOSD多在中年起病，中位数起病年龄39岁，儿童和老年均可发病。女性多见，男女比例1：9。病程多为复发病程（80%～90%），单相病程约10%。家族性罕见，少数患者可有家族聚集现象，约占NMOSD患者的3%。NMOSD可伴发其他自身免疫疾病，诸如系统性红斑狼疮、干燥综合征、桥本甲状腺炎、重症肌无力等。马提尼克和瓜德罗普的8例Atillean女性，曾描述复发性NMOSD伴内分泌疾病。

研究表明，日本NMOSD患者占CNS脱髓鞘疾病的20%～30%，印度NMOSD占10%～23%，在西印度人中占27%，香港为36%，新加坡为48%。迄今，亚洲及全球的NMOSD发病率仍不清楚。一项丹麦的白种人NMOSD患者回顾性流行病学研究显示，年发病率为0.4/10.0万，患病率为4.4/10.0万。美国的一项NMOSD流行病学多中心分析显示，在3个医学中心的187例NMOSD患者，应用统一的诊断标准和临床的、实验室的和神经影像学定义进行描述，NMOSD患者中86例为血清NMOSD-IgG阳性，40例为NMOSD-IgG阴性，61例NMOSD患者NMOSD-IgG阳性。全部患者中29.4%最初被误诊为MS。NMOSD的起病平均年龄为41.1岁，女性占显著优势。非白种人占此群体的52.4%。NMOSD的金标准是复发性纵向扩展的横贯性脊髓炎，但NMOSD患者最初更多是以视神经炎发病。我国目前尚无NMOSD的流行病学资料。

二、病因及发病机制

NMOSD的病因及发病机制迄今未明。Lennon等报道NMOSD患者血清特有的免疫荧光自身抗体，在软脑膜及软脑膜下微血管周围及Virchow-Robin间隙发生IgG沉积，并与层粘连蛋白共定位。这种自身抗体被命名为NMOSD-IgG，证明与CNS占优势的水通道蛋白-4（AQP4）结合。NMOSD基因学研究用TaqMan探针检测177例NMOSD散发患者、14例NMOSD家族性患者，以及1 363例匹配的正常对照AQP4基因型，结果不支持AQP4基因型变化能改变NMOSD易感性。NMOSD发病与AQP4抗体有关的证据如下。

（一）免疫病理学证据

Lucchinetti等观察到，NMOSD病变区广泛的脱髓鞘和大量轴索肿胀、损伤、球体结构形成和轴索密度下降,灰白质均受累,巨噬细胞-小胶质细胞、中性粒细胞、嗜酸性粒细胞及 CD3$^+$CD8$^+$T 细胞等炎性细胞浸润。NMOSD 患者血管周围密度增加,免疫球蛋白和补体沉积,围绕血管壁呈花环状排列;AQP4 多在血管周围表达,提示 AQP4 抗体可接触并攻击靶抗原。Pittock 等和 Roemer 的研究指出,在一些 AQP4 抗体阳性患者下丘脑可受累,该区有丰富的星形胶质细胞和大量 AQP4 表达。

(二)临床证据

NMOSD 是一种复发性疾病。在 Mayo 医院 96 例 NMOSD 患者的 7 年(中位数)随访中,复发病程为 87%,单相病程为 13%,继发性进展只有 2 例。①Wingerchuk 等描述 71 例 NMOSD 患者的疾病谱,临床索引事件如视神经炎和急性脊髓炎的特点,CSF 和血清学,MRI 特征及长期病程评估,指出 NMOSD 的临床病程、CSF 及神经影像学特点均与 MS 不同,复发型 ON 或复发型脊髓炎患者最终可罹患 NMOSD,而不是 MS。②NMOSD 患者普遍存在的自身抗体与结缔组织病有密切相关,复发性脊髓炎偶可伴发红斑狼疮、混合性结缔组织病、抗磷脂抗体综合征等,提示存在 B 细胞自身免疫缺陷。与白种人对 MS 的种族易感性相似,非白种人对 NMOSD 有种族易感性。③血清 AQP4 抗体可预测 NMOSD 转归,WeiN-shenker 等经 1 年随访发现,9 例 AQP4 抗体阳性 NMOSD 患者中 4 例出现脊髓炎,1 例出现 ON 发作,而 14 例 AQP4 抗体阴性患者无 1 例复发。④AQP4 抗体滴度与疾病活动有关,Takahashi 等利用 CBA 法检测血清 AQP4 抗体,发现高滴度 AQP4 抗体的 13 例 NMOSD 患者同时有视力丧失、广泛脊髓受损及颅内病变;Jarius 等用荧光免疫沉淀法测定 AQP4 抗体并进行 5 年随访,发现复发期 AQP4 抗体滴度显著高于缓解期。⑤下丘脑和脑室周围脑病变在适当的临床背景下似乎特定地与 NMOSD-IgG/抗 AQP4 血清阳性分别相关,这种病变的特殊分布与脑中 AQP4 表达分布对应,初步研究提示抗 AQP4 自身抗体可能是致病的。⑥针对 B 细胞靶向治疗有效,Jacob 等报道 25 例 NMOSD 患者(其中 2 例未长期服免疫抑制剂,14 例抗体阳性)用利妥昔单抗治疗一或多个疗程,对疾病活动性和致残性有效率达 80%,年复发率由中位数 1.7 降至 0.0。

(三)亚临床证据

(1)病变以 AQP4 显著缺失为特点,Roemer 等研究发现 NMOSD 患者脊髓病灶中 AQP4 大量缺失,病变的血管周围有免疫球蛋白和补体激活;研究还发现在 NMOSD 早期,脊髓病灶 AQP4 大量缺失与神经胶质原纤维酸性蛋白(glial fibrillary acidic protein,GFAP)表达下降成平行关系,与 MS 的 GFAP 表达水平显著增高不同,提示 AQP4 抗体攻击星形胶质细胞并参与其迁移。

(2)Misu 等发现与 MS 相比,NMOSD 急性期 CSF 中星形胶质细胞表达的 GFAP 和 S100B 两种蛋白含量增加,NMOSD 患者 CSF 中 GFAP 浓度是 MS 的 10 000 倍。

(四)实验证据

(1)多种实验方法均证实 AQP4 抗体与靶抗原结合,通过 AQP4 内化损害血-脑屏障完整性,促进周围血管炎及星形胶质细胞和髓鞘损伤,促发 CNS 的免疫攻击,还下调细胞膜上 AQP4 表达。

(2)Hinson 等发现,AQP4 抗体导致星形胶质细胞表面 AQP4 蛋白大量丢失,破坏富含 AQP4 区域细胞外谷氨酸平衡,引发组织损伤。

(3)Waters 等和 Vincent 等研究发现,AQP4 抗体有直接细胞毒性,IgG1 及少部分 IgG4 可激活补体,导致靶细胞膜溶解,通过触发 AQP4 抗体引发免疫反应的级联放大效应,进一步导致组织损伤。

（4）Hinson 等研究发现，NMOSD-IgG 是一种结合 AQP4 胞外域的构象抗体，结合 AQP4 不同异构体（M1/M23）的胞外域可产生不同结果，M1 蛋白可被内化，M23 蛋白可抵制内化并聚集形成更大的正交排列阵（orthogonal arrays of particles，OAPs）结构，其激活补体能力远大于 M1 形成的 OAPs。NMOSD-IgG 与 AQP4 的任何一种异构体结合，都会直接引发水转运障碍及 AQP4 抗原表达下调。⑤多项研究证实，被动转移 NMOSD 患者血清 IgG 可诱发实验动物 CNS 的 NMOSD 样病变。

三、病理

NMOSD 的病理改变特点包括脊髓白质与灰质广泛的脱髓鞘及硬化斑，局部坏死和空洞形成，急性轴突损伤，伴血管周围炎性细胞如中性粒细胞及嗜酸性粒细胞浸润，IgG 及 IgM 沉积和补体激活等。视神经病变主要累及视神经和视交叉，脊髓病变多见于胸段和颈段，脑病变见于 AQP4 分布密集区如脑室周围、丘脑和延髓等，初期病变是星形细胞 AQP4 丢失，偶伴继发性脱髓鞘。脊髓和视神经血管增厚和透明样变是重要病理特征。NMOSD 病变几乎从不累及小脑，脊髓炎性坏死可能反映炎症过程严重性而不是疾病本质，受累组织常凹陷形成空洞，使症状和体征更严重和持久。无 MS 特有的神经胶质增生或极轻微，大脑皮质下弓状纤维相对不受累，都是与 MS 的区别。

Romer 等描述了两种 AQP4 缺失的 NMOSD 病变表现，一是 AQP4 缺失伴免疫复合物沉积、脱髓鞘、血管增生及玻璃样变，多见空洞形成，脊髓灰白质均受累；二是 AQP4 耗竭伴 IgG 和 IgM 沉积、补体激活和组织稀疏病灶，髓鞘脱失不明显，这类病变多同时累及脊髓和延髓，并延伸到最后区，该型提示 AQP4 抗原抗体结合可能是 NMOSD 损伤的最初病变。

四、临床表现

NMOSD 有 6 组核心临床表现：视神经炎（ON）、急性脊髓炎、极后区综合征、急性脑干综合征、急性间脑综合征和大脑综合征。

（一）ON

急性起病，迅速达峰。多为双眼同时或相继发病，伴有眼痛，视功能受损；严重者仅留光感甚至失明。

（二）急性脊髓炎

急性起病，多出现明显感觉、运动及尿便障碍。多有根性疼痛，颈髓后索受累可出现 Lhermitte 征。严重者可表现为截瘫或四肢瘫，甚至呼吸肌麻痹。恢复期易残留较长时期痛性或非痛性痉挛、瘙痒、尿便障碍等。

（三）极后区综合征

不能用其他原因解释的顽固性呃逆、恶心、呕吐，也可无临床表现。

（四）急性脑干综合征

头晕、复视、面部感觉障碍、共济失调，也可无临床表现。

（五）急性间脑综合征

嗜睡、发作性睡病、体温调节异常、低钠血症等，也可无临床表现。

(六)大脑综合征

意识水平下降、高级皮层功能减退、头痛等,也可无临床表现。

五、影像学特征

(一)ON

眼眶 MRI 显示病变节段多大于 1/2 视神经长度,视交叉易受累。急性期视神经增粗、强化,可合并视神经周围组织强化。缓解期视神经萎缩、变细,形成双轨征(图 8-2),也可以为阴性。

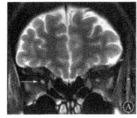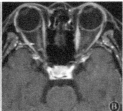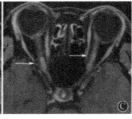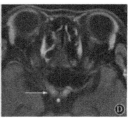

图 8-2　NMOSD 患者视神经病变 MRI 影像特征

A:T_2 像显示单侧 ON(箭头所示);B:T_1 增强像显示急性期视神经强化(箭头所示);C:T_1 增强像显示双侧 ON,病变节段>1/2 视神经(箭头所示);D:T_1 增强像显示病变累及视交叉(箭头所示)

(二)急性脊髓炎

脊髓病变长度超过 3 个椎体节段,甚至可累及全脊髓。轴位多为横贯性,累及脊髓中央灰质和部分白质,呈圆形或 H 型,脊髓后索易受累。少数病变可小于 2 个椎体节段。急性期病变肿胀明显,可呈亮斑样、斑片样或线样强化,脊膜也可强化。缓解期长节段病变可转变为间断、不连续信号(图 8-3),部分可有萎缩或空洞形成。

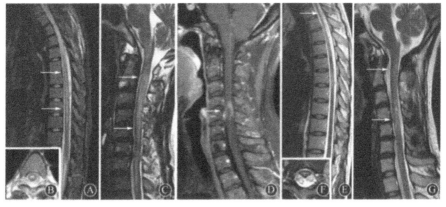

图 8-3　NMOSD 患者脊髓病变 MRI 影像特征

注:A、B:T_2 像显示脊髓长节段损害(箭头所示,A),轴位像呈中央型损害(B);C:T_2 增强像显示脊髓长节段横贯性损害,急性期脊髓肿胀(箭头所示);D:T_1 增强像显示急性期病变明显强化(箭头所示);E、F:T_2 像显示慢性期脊髓变细、萎缩(箭头所示);G:T_2 像显示慢性期病变间断、不连续(箭头所示)

(三)极后区综合征

延髓背侧为主,轴位主要累及最后区域,矢状位呈片状或线状长 T_2 信号,可与颈髓病变相连(图 8-4A～图 8-4D)

（四）急性脑干综合征

脑干背盖部、第四脑室周边、脑桥小脑脚；病变呈弥漫性、斑片状、边界不清（图8-4E、图8-4F）。

（五）急性间脑综合征

丘脑、下丘脑、第三脑室周边弥漫性病变，边界不清（图8-4I）。

（六）大脑综合征

不符合经典MS影像特征，幕上病变多位于皮层下白质，呈弥漫云雾状。可以出现点状、泼墨状病变。胼胝体病变纵向可大于1/2全长，多弥漫，边界模糊。病变可沿锥体束走行，包括基底节、内囊后肢、大脑脚。少部分可为急性播散性脑脊髓炎或肿瘤样脱髓鞘病变表现，有轻度占位效应等（图8-4G、图8-4H、图8-4J）。

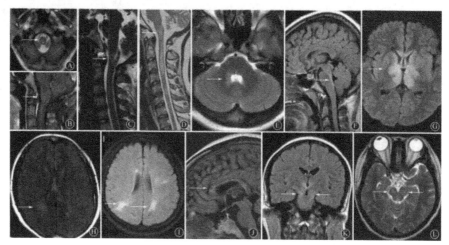

图8-4　NMOSD患者颅内病变MRI影像特征（箭头所示）

注：A：T_2像示延髓病变；B：T_1增强像显示急性期延髓病变强化；C：T_2像显示最后区线状病变；D：T_2像显示最后区片状病变，与颈髓病变相连；E、F：T_2及Flair像显示第四脑室周围病变；G：Flair像显示丘脑、下丘脑、第三脑室周围病变；H、I：Flair像显示大脑半球病灶弥漫云雾状；J：Flair像显示胼胝体弥漫病变；K、L：Flair及T_2像显示沿锥体束走行病变，累及大脑脚

六、辅助检查

（一）血清AQP4抗体

水通道蛋白4（AQP4）是聚糖类蛋白复合物的一种成分。血清AQP4抗体的发现为NMOSD与MS鉴别诊断提供了重要的实验室依据。由于检验方法不同，AQP4抗体（NMOSD-IgG）选择性结合水通道蛋白质-4，对NMOSD诊断敏感性为33%～91%（中位数63%），特异性为85%～100%（中位数为99%）。在一些非特异性自身免疫病伴颅内病变也可检测到AQP4抗体。Matiello等研究发现，AQP4抗体血清学反应和滴度可预测临床转归及疾病活动性。需要注意的是，由于实验方法敏感性差异，AQP4抗体阴性并不能除外NMOSD，患者可能处于疾病缓解期或使用免疫抑制剂治疗，可能存在其他致病性抗体等。

在儿童期与成人NMOSD患者MNO-IgG出现频率相似，当血清NMOSD-IgG阴性时在CSF中可能检出。Jarius等研究发现，在血清AQP4抗体阳性患者脑脊液AQP4抗体阳性检出率为68%，而在血清阴性的NMOSD患者脑脊液AQP4抗体为阴性，认为进行脑脊液AQP4抗体检测并不能提高NMOSD的诊断率。在系统性红斑狼疮（SLE）或斯耶格伦综合征患者都可能罹患严重的 ON 和纵向扩展的脊髓炎,也可检出 NMOSD-IgG 抗体,ANA 和可提取的核抗体(extract-able nuclear antibody,ENA)呈不同比率的阳性。

(二)血清免疫学检查

研究发现,NMOSD 患者血清中可能检出其他自身抗体,诸如 ANA、SSA、SSB、ENA、抗心磷脂抗体等,阳性率为 38%～75%;并可能有补体 C3、C4 下降。

(三)脑脊液检查

CSF 细胞数可 $>50\times10^6/L$,可见淋巴细胞和嗜中性粒细胞增多,少数患者可见嗜酸性粒细胞。Wingerchuk 等的临床研究发现,CSF-MNC $>5\times10^6/L$ 见于 73% 单相病程和 82% 复发病程患者,$>50\times10^6/L$ 见于 36% 单相病程和 34% 复发病程患者,迅速进展的 NMOSD 患者 MNC 可 $>100\times10^6/L$。复发型患者 CSF 蛋白含量显著高于单相病程患者。寡克隆带(OB)阳性率为10%～35%,OB 多随病程缓解逐渐转为阴性。14-3-3 蛋白在 NMOSD 患者中可升高。Takano 等研究发现,NMOSD 患者 CSF 神经胶质原纤维酸性蛋白(GFAP)水平在急性期明显升高,升高水平显著高于 MS 组患者,诊断敏感性为 90.9%,特异性 76.9%,可作为急性期 NMOSD 与 MS 的一项辅助鉴别诊断指标。

(四)光相干性体层摄影(OCT)

Ratchford 等利用 OCT 技术测量了 NMOSD 和 RRMS 患者视网膜神经纤维层(retinal nerve fiber layer,RNFL)厚度及黄斑体积,发现 NMOSD 患者 RNFL 厚度比 MS 患者明显变薄,黄斑体积也明显变小,两者具有显著性差异。研究还发现,患者为单侧 ON 时患眼 RNFL 厚度较健侧减少 $>15\ \mu m$ 时,诊断更倾向于 NMOSD。因此,OCT 可作为以 ON 为首发症状的 NMOSD 与 MS 早期鉴别的一种辅助手段。

七、诊断

NMOSD 的诊断原则:以"病史＋核心临床症候＋影像特征＋生物标志物"为基本依据,以 AQP4-IgG 作为分层,并参考其他亚临床及免疫学证据做出诊断,此外还需排除其他疾病可能。NMOSD 诊断标准见表 8-5。

表 8-5　NMOSD 诊断标准(IPND,2015)

AQP4-IgG 阳性的 NMOSD 诊断标准

　　(1)至少 1 项核心临床特征

　　(2)用可靠的方法检测 AQP4-IgG 阳性(推荐 CBA 法)

　　(3)排除其他诊断

AQP4-IgG 阴性或 AQP4-IgG 未知状态的 NMOSD 诊断标准

　　(1)在 1 次或多次临床发作中,至少 2 项核心临床特征并满足下列全部条件:①至少 1 项临床核心特征为 ON、急性
　　　　LETM 或延髓最后区综合征;②空间多发 T_2 个或以上不同的临床核心特征;③满足 MRI 附加条件

　　(2)用可靠的方法检测 AQP4-IgG 阴性或未检测

　　(3)排除其他诊断

核心临床特征

　　(1)ON

　　(2)急性脊髓炎

(3)极后区综合征,无其他原因能解释的发作性呃逆、恶心、呕吐

(4)其他脑干综合征

(5)症状性发作性睡病、间脑综合征,脑 MRI 有 NMOSD 特征性间脑病变

(6)大脑综合征伴有 NMOSD 特征性大脑病变

AQP4-IgG 阴性或未知状态下的 NMOSD MRI 附加条件

(1)急性 ON:需脑 MRI 有下列之一表现:①脑 MRI 正常或仅有非特异性白质病变;②视神经长 T_2 信号或 T_1 增强信号≥1/2 视神经长度,或病变累及视交叉

(2)急性脊髓炎:长脊髓病变≥3 个连续椎体节段,或有脊髓炎病史的患者相应脊髓萎缩≥3 个连续椎体节段

(3)最后区综合征:延髓背侧/最后区病变

(4)急性脑干综合征:脑干室管膜周围病变

八、鉴别诊断

NMOSD 的诊断及鉴别诊断至关重要,需要注意疾病的复杂性及检测方法的局限性等因素影响。NMOSD 患者首次发作或病程在某一阶段 AQP4-IgG 检测均可能为阴性。对于早期或临床及影像特征不典型的患者,应该充分完善实验室及其他相关检查,同时与可能疾病相鉴别,并进行动态随访,查找相关支持或排除证据。对合并其他自身抗体阳性患者,如自身免疫性脑炎,需结合临床综合评价哪一个是责任致病抗体,切忌只依据抗体阳性诊断。

(一)NMOSD 需与下列疾病鉴别诊断

1.CNS 炎性脱髓鞘病

MOGAD、MS、ADEM、TDLs 等。

2.系统性疾病

系统性红斑狼疮、白塞病、干燥综合征、结节病、系统性血管炎等。

3.血管性疾病

缺血性视神经病、脑小血管病、脊髓硬脊膜动静脉瘘、脊髓血管畸形、亚急性坏死性脊髓病等。

4.感染性疾病

结核、艾滋病、梅毒、布氏杆菌感染、热带痉挛性截瘫等。

5.代谢中毒性疾病

中毒性视神经病、亚急性联合变性、肝性脊髓病、Wernicke 脑病、缺血缺氧性脑病等。

6.遗传性疾病

Leber 视神经病、遗传性痉挛性截瘫、肾上腺脑白质营养不良等。

7.肿瘤及副肿瘤相关疾病

脊髓胶质瘤、室管膜瘤、淋巴瘤、淋巴瘤样肉芽肿、脊髓副肿瘤综合征等。

8.其他

颅底畸形、脊髓压迫症等。

(二)NMOSD 与 MS 和 MOGAD 的鉴别诊断

NMOSD 与 MS 和 MOGAD 的鉴别诊断,具体见表 8-6。

表 8-6　NMOSD 与 MS 和 MOGAD 的鉴别诊断

特征	MS	NMOSD（AQP4-IgG 阳性）	MOGAD
生物标志物	CSF 特异性 OCB 阳性	血清 AQP4-IgG 阳性	血清 MOG-IgG 阳性
女∶男	3∶1	（8～9）∶1	（1～2）∶1
常见发病年龄	30 岁	40 岁	儿童期较成人常见
病程	复发缓解型或慢性进展型	复发型多见	复发缓解型多见
临床表现	ON、部分性脊髓炎、脑干或小脑症状，认知功能障碍和累及其他 MS 典型脑区的症状	较严重 ON、LETM、极后区综合征、脑干综合征、急性间脑综合征、大脑综合征	复发性 ON、ADEM、脑炎或脑膜脑炎、视神经-脊髓炎
脑部 MRI	累及皮层/近皮层、脑室旁、幕下；病灶 3 mm～2 cm；呈卵圆形、圆形、Dawson 指状征；急性期环形或开环强化；煎蛋征	无脑部病变，或不符合经典 MS 病变；累及极后区、第四脑室、第三脑室、中脑导水管、丘脑、下丘脑、胼胝体；病变弥漫、边界欠清	不符合经典 MS 病变；ADEM，累及皮层、丘脑、下丘脑、大脑脚、脑桥；急性期可伴有脑膜强化
脊髓 MRI	短节段病灶；偏侧部分性病变	长节段病变（多长于 3 个椎体节段）；颈段及颈胸段最多受累；轴位呈横贯性；急性期肿胀明显，亮斑样强化；慢性病变可见脊髓萎缩，病变可不连续，空洞	长节段病灶（长于 3 个椎体节段），部分短节段病灶，累及腰髓和圆锥；轴位呈横贯性
视神经 MRI	短节段或未见异常	病变长（长于视神经 1/2），视神经后段或视交叉易受累	病变长，视神经前段易受累
CSF 细胞增多	轻度（<50% 患者）	常见（>70% 患者）	常见（>70% 患者）
治疗	免疫调节剂	免疫抑制剂	免疫抑制剂
预后	致残率高，与疾病进展相关	致残率高，与高复发率和发作时恢复不良相关	致残率低，发作后恢复较好

九、治疗

由于缺乏针对 NMOSD 的大样本随机双盲对照临床试验，迄今尚无 NMOSD 最佳的治疗方案。根据小规模临床研究或专家共识推荐的治疗方案包括静脉滴注糖皮质激素，静脉滴注丙种球蛋白、利妥昔单抗、糖皮质激素与硫唑嘌呤、米托蒽醌、麦考酚酸吗乙酯，淋巴细胞去除术，以及血浆交换等。

（一）分期治疗

1.急性期治疗

（1）大剂量甲泼尼龙冲击治疗：大剂量甲泼尼龙冲击疗法能减轻炎性反应、促进 NMOSD 病情缓解。从 1 g/d 开始，静脉滴注 3～4 小时，共 3 天，此后改为 500 mg/d，250 mg/d。直至减量至 60～80 mg 时改为口服，酌情逐渐减量，对激素依赖性患者，激素减量过程要慢，每周减 5 mg，至维持量（5～20 mg/d）。小计量激素维持时间应较 MS 长一些。

（2）血浆交换：临床试验表明，约半数激素治疗无效的患者经血浆交换可能改善症状，但目前 NMOSD 患者血浆交换的临床研究很少。Watanabe 等报道 6 例 AQP4 抗体阳性且激素不敏感的 NMOSD 患者（3 例 ON，3 例脊髓炎），进行 3～5 次血浆交换，每次 2～3 L，其中 3 例（1 例

ON,2 例脊髓炎)有明显恢复。欧洲神经学会联盟(European Federation of Neurological Socie-ties,EFNS)制订的《中国视神经脊髓炎谱系疾病诊断与治疗指南》,推荐对大剂量激素冲击治疗不敏感的 NMOSD 患者早期应用血浆交换疗法,隔天 1 次,最多可用 7 次,每次置换血浆55 mL/kg。

(3)免疫球蛋白静脉滴注:因 NMOSD 是体液免疫为主的疾病,免疫球蛋白静脉滴注可能有效,但目前尚无大宗临床疗效试验评估。

2.缓解期治疗

(1)小剂量糖皮质激素:一项回顾性研究发现,口服小剂量泼尼松可减少复发性 NMOSD 的复发次数,年复发率明显低于未服用激素患者,服用泼尼松<10 mg 患者的复发次数显著高于服用 10 mg 患者,但需警惕长期服用激素的严重并发症。Mandler 等报道 7 例确诊的 NMOSD 患者服用泼尼松1 mg/(kg・d),在随后 2 个月逐渐减量,并合用硫唑嘌呤 2~3 mg/(kg・d),随访 18 个月,病情稳定而未复发,残疾评分明显改善。

(2)吗替麦考酚酯:Jacob 等对 24 例 NMOSD 患者使用吗替麦考酚酯治疗(中位数剂量为 2 000 mg/d),年平均复发率要显著低于未治疗者,91%的患者(22/24)无进一步残疾加重。

(3)米托蒽醌:Weinstock-Guttman 等推荐静脉滴注米托蒽醌,每次用量 12 mg/m²,每月 1 次,连续 6 个月,之后每 3 个月 1 次,共 3 次,可有效预防 NMOSD 复发。在米托蒽醌治疗的 5 例 NMOSD 患者,2 例在最初治疗 5 个月内复发了 1 次,4 例患者 MRI 可见改善。Kim 等报道 20 例复发频繁的 NMOSD 患者用米托蒽醌治疗后,年复发率中位数减少 75%,50%的患者治疗期间无复发,所有患者残疾均有改善或趋于稳定。完成治疗后平均随访 41 个月,所有患者均未出现明显不良反应。

(4)利妥昔单抗:利妥昔单抗为 CD20 单抗,Jacob 等用利妥昔单抗治疗 NMOSD 发现,治疗前年复发率中位数为1.7,治疗后经 19 个月的随访,复发率中位数降为 0,80%的 NMOSD 患者神经功能可有改善或趋于稳定。Kim 等研究发现,30 例 NMOSD 患者用利妥昔单抗治疗 24 个月后,29 例患者复发率减少 88%,70%的患者 2 年以上无复发,97%的患者神经功能改善或趋于稳定,治疗后血清 AQP4 抗体水平显著下降。

(二)对症治疗

1.疼痛

长期以来对 NMOSD 患者疼痛的研究很少,EDSS 评分也仅涉及感觉减退或感觉过敏,未包含疼痛。Kanamori 等采用疼痛调查简表(Brief Pain Inventory,BPI)评估患者疼痛,发现疼痛见于 80%以上的 NMOSD 患者,与 MS 不足 50%相比,有显著性差异,且疼痛程度较 MS 重,推测与髓内灰质受累有关。疼痛严重降低了患者的生活质量,临床应引起重视。治疗可用非甾体抗炎药如对乙酰氨基酚、吲哚美辛、双氯芬酸、布洛芬、尼美舒利、塞来昔布等,抗癫痫药如卡马西平、普瑞巴林等,抗抑郁药如丙米嗪、阿米替林、文拉法辛等,对阵发性痛性痉挛可能有效。

2.支持对症治疗

病变累及高颈段可出现呼吸循环障碍,必要时行辅助通气及循环支持。出现尿潴留需留置尿管。长期卧床的患者需预防血栓栓塞事件和呼吸系统、泌尿系统感染。

十、预后

NMOSD 临床表现较严重,多因复发而加剧。80%~90%的 NMOSD 患者有 ON 和脊髓炎复发事件,单向病程仅为 10%。首次发病后 1 年复发率约为 60%,3 年复发率为 90%。继发进展型在 NMOSD 极少见(2.1%)。复发病程可能与女性、发病年龄较晚、临床索引事件间隔期较长、并发系统性自身免疫病等有关。

　　大多数复发型 NMOSD 患者约在数周或数月内症状缓慢恢复,但恢复多不完全,NMOSD 患者通常在多次严重的复发后遗留残疾,残疾呈累积性增加。在 Wingerchuk 等 16 例(33%)复发型患者中发生 19 次急性颈段脊髓炎所致的呼吸衰竭,单相病程患者仅 2 例(9%)发生 2 次,此 2 例患者均恢复;而复发型 15/16 例(93%)呼吸衰竭患者死亡,其中 3 例在第 1 次呼吸衰竭发作中恢复而在第 2 次发作中死亡。单相型患者 5 年生存率为 90%,复发型为 68%,皆死于呼吸衰竭。单相型患者平均随访期 16.9 年,复发型 7.7 年,单相型病损较复发型重,但长期预后如视力、肌力和感觉功能均较复发型好。在起病后 5 年,约 50% 的复发型 NMOSD 患者出现单眼或双眼全盲,独立行走困难。

(刘继鹏)

第九章

神经-肌肉接头疾病的诊断与治疗

第一节 重症肌无力的诊断与治疗

一、概述

重症肌无力(myasthenia gravis,MG)是一种由乙酰胆碱受体(AChR)抗体介导、细胞免疫依赖、补体参与,累及神经肌肉接头突触后膜,引起神经肌肉接头传递障碍,出现骨骼肌收缩无力的获得性自身免疫性疾病。极少部分 MG 患者由抗-MuSK 抗体、抗 LRP4 抗体介导。MG 主要临床表现为骨骼肌无力、易疲劳,活动后加重,休息和应用胆碱酯酶抑制剂后症状明显缓解、减轻。年平均发病率为 8.0/10 万～20.0/10 万。MG 在各个年龄阶段均可发病。在 40 岁之前,女性发病率高于男性;在 40～50 岁男女发病率相当;在 50 岁之后,男性发病率略高于女性。

二、临床表现

(一)症状

肌无力、无肌萎缩,全身骨骼肌均可受累。但在发病早期可单独出现眼外肌、咽喉肌或肢体肌肉无力;脑神经支配的肌肉较脊神经支配的肌肉更易受累。经常从一组肌群无力开始,逐渐累及其他肌群,直到全身肌无力。部分患者短期内出现全身肌肉收缩无力,甚至发生肌无力危象。

(二)体征

骨骼肌无力表现为波动性和易疲劳性,晨轻暮重,活动后加重、休息后可减轻。

三、辅助检查

(一)甲基硫酸新斯的明试验

成人肌内注射 1.0～1.5 mg;儿童可按 0.02～0.03 mg/kg,最大用药剂量不超过 1.0 mg。注射前可参照 MG 临床绝对评分标准。选取肌无力症状最明显的肌群,记录一次肌力,注射后每 10 分钟记录一次,持续记录 60 分钟。如检测结果为阴性,不能排除 MG 的诊断。

(二)肌电图检查

低频重复神经电刺激(RNS):指采用低频(2～5 Hz)超强重复电刺激神经干,波幅衰竭 10% 以上为阳性,称为波幅递减。服用胆碱酯酶抑制剂的 MG 患者需停药 12～24 小时后做此项检查,但需要充分考虑病情。

(三)相关血清抗体的检测

1.骨骼肌乙酰胆碱受体(AChR)抗体

骨骼肌 AChR 抗体为诊断 MG 的特异性抗体,50%～60%的单纯眼肌型 MG 患者血中可检测到 AChR 抗体;85%～90%的全身型 MG 患者血中可检测到 AChR 抗体,结合肌无力病史,如抗体检测结果阳性则可以确立 MG 诊断。如检测结果为阴性,不能排除 MG 诊断。

2.抗骨骼肌特异性受体酪氨酸激酶(抗-MuSK)抗体

在部分 AChR 抗体阴性的全身型 MG 患者血中可检测到抗-MuSK抗体,其余患者可能存在抗 LRP-4 抗体,以及某些神经肌肉接头未知抗原的其他抗体或因抗体水平和/或亲和力过低而无法被现有技术手段检测到。抗-MuSK 抗体阳性率,欧美国家患者较亚洲国家患者高。

3.抗横纹肌抗体

抗横纹肌抗体包括抗 titin 抗体、抗 RyR 抗体等。此类抗体在伴有胸腺瘤、病情较重的晚发型 MG 或对常规治疗不敏感的 MG 患者中阳性率较高,但对 MG 诊断无直接帮助,可以作为提示和筛查胸腺瘤的标志物。抗横纹肌抗体阳性则可能提示 MG 患者伴有胸腺肿瘤。

(四)影像学检查

纵隔CT:20%～25%的 MG 患者伴有胸腺肿瘤,80%左右的 MG 患者伴有胸腺异常;20%～25%胸腺肿瘤患者可出现 MG 症状。纵隔 CT,胸腺肿瘤检出率可达94%,部分 MG 患者的胸腺肿瘤需行增强 CT 扫描或磁共振检查才能被发现。

四、诊断依据

(一)临床表现

某些特定的横纹肌群肌无力呈斑片状分布,表现出波动性和易疲劳性;肌无力症状晨轻暮重,持续活动后加重,休息后缓解、好转。通常以眼外肌受累最常见。

(二)药理学表现

新斯的明试验阳性。

(三)RNS 检查

低频刺激波幅递减 10%以上。

(四)抗体

多数全身型 MG 患者血中可检测到 AChR 抗体,或在极少部分 MG 患者中可检测到抗-MuSK抗体、抗 LRP-4 抗体。

在具有 MG 典型临床特征的基础上,具备药理学特征和/或神经电生理学特征,临床上则可诊断为 MG。有条件的单位可检测患者血清抗 AChR 抗体等,有助于进一步明确诊断。需除外其他疾病。

五、治疗

(一)药物治疗

1.胆碱酯酶抑制剂

主要是改善症状,目前国内主要是用溴吡斯的明,成人每次口服 60～120 mg,每天 3～4 次。可在进餐前 30 分钟服用。作用时间为 6～8 小时。

2.肾上腺皮质激素

可抑制自身免疫反应,适用于各种类型的重症肌无力。它通过抑制 AchR 抗体的生成,增加突触前膜 AchR 的释放量及促使运动终板再生和修复。

(1)糖皮质激素冲击疗法:适用于住院患者,尤其是已经气管插管或用呼吸机者。甲泼尼龙 1 000 mg,静脉滴注,每天 1 次,连用 3～5 天,随后每天减半量即 500 mg、250 mg、125 mg、最后改口服泼尼松 50 mg;之后酌情逐渐减量。也可应用地塞米松 10～20 mg,静脉滴注,每天 1 次,连用 7～10 天,之后服泼尼松 50 mg,并酌情渐渐减量。也可直接口服泼尼松 80～100 mg,症状减轻后,酌情逐渐减量。上述激素应用后,症状明显减轻或消失,依个体差异酌情减量,直至停止。维持量一般在 5～20 mg;应用时间依患者病情不同而异,一般至少在一年以上,个别可长达十余年。

(2)小剂量递增法:从小剂量开始,隔天每晨顿服泼尼松 20 mg,每周递增 10 mg,直至隔天每晨顿服 60～80 mg,可使症状明显改善;明显疗效常在用药后 5 个月出现,然后逐渐减量,每月减 5 mg,至隔天 15～30 mg 维持数年。病情无变化再逐渐减量至完全停药。此法可避免用药初期病情加重。

注意事项:①许多患者在应用大剂量激素后的短期内可出现病情加重,甚至出现肌无力危象,因此,凡用激素冲击疗法者须住院,且做好抢救准备;②应用口服泼尼松均在早晨顿服;③大量和长期应用激素可诱发糖尿病、股骨头坏死、胃溃疡出血、严重的继发感染、库欣综合征等;④上述情况应让患者及其家属知情。

3.免疫抑制剂

免疫抑制剂适用于不能应用肾上腺糖皮质激素,或不耐受肾上腺皮质激素,或对肾上腺糖质激素疗效不佳者。

(1)硫唑嘌呤:口服 50～100 mg,每天 1 次。

(2)环磷酰胺:口服 50 mg,每天 2～3 次;或 200 mg,每周 2～3 次静脉注射,总量 10～20 g;或静脉滴注 1 000 mg,每 5 天 1 次,连用 10～20 次。

(3)环孢素 A:口服 6 mg/(kg·d),12 个月为 1 个疗程。

4.禁用和慎用药物

禁用奎宁、吗啡、氨基糖苷类抗生素、新霉素、多粘菌素、巴龙霉素;慎用苯二氮䓬类药、苯巴比妥等镇静剂。

(二)胸腺治疗

胸腺治疗用于伴有胸腺肿瘤、胸腺增生、药物治疗困难者。70%的患者胸腺治疗后症状缓解或治愈,常用胸腺切除和胸腺放射治疗。

(三)血浆置换

通过正常人血浆或血浆代用品置换患者血浆,能清除血浆中 AchR 抗体及免疫复合物。起效快,近期疗效好,但不持久。疗效维持 1 周～2 个月,之后随抗体水平逐渐增高而症状复现。交换量平均每次 2 L,每周 1～2 次,连用 3～8 次,适用于肌无力危象和难治性重症肌无力。

(四)大剂量静脉注射免疫球蛋白(IvIg)

外源性 IgG 可使 AchR 抗体的结合功能紊乱而干扰免疫反应,达到治疗效果。IvIg 现广泛用于本病治疗,甚至可作为首选。每次静脉滴注 IgG,0.4 g/(kg·d),3～5 天为 1 个疗程,可每个月重复 1 次。

(五)危象的处理

一旦发生呼吸肌瘫痪,应立即进行气管插管或切开,应用人工呼吸器辅助呼吸,并依不同类型的危象采用不同处理办法,如肌无力危象者加大新斯的明用量;胆碱能危象和反拗危象者暂停抗胆碱酯酶药物的应用,观察一段时间后再恢复应用抗胆碱酯酶药物,同时进行对症治疗。危象是重症肌无力最危急状态,可危及生命。不管何种危象,除了上述特殊处理外,仍继续进行以下基本处理:①保持呼吸道通畅,加强排痰,防止发生窒息;②积极控制肺部感染;③类固醇皮质激素治疗;④血浆置换(酌情选用);⑤静脉注射免疫球蛋白(酌情选用)。

六、预后

一般预后良好,有的需长期口服药物治疗。

(刘继鹏)

第二节　多发性肌炎的诊断与治疗

多发性肌炎是一组多种病因引起的弥漫性骨骼肌炎症性疾病,临床上以急性或亚急性起病、对称性四肢近端和颈肌及咽肌无力、肌肉压痛、血清酶增高为特征。

一、病因及发病机制

常见的病因是病毒感染,如流感病毒、HIV、ECHO、柯萨奇病毒感染;有的为寄生虫感染,或有恶性肿瘤。发病机制与免疫失调有关,包括细胞免疫和体液免疫的异常。可能是病原体感染改变了患者内皮细胞或肌纤维表面的抗原性,从而引发针对内皮细胞或肌细胞的免疫反应而攻击自身的肌细胞。

二、病理

肌纤维呈角形、圆形或不规则形,可见片状或散在肌纤维坏死及吞噬现象,大量炎细胞浸润,肌纤维水肿。

三、临床表现

(1)急性或亚急性起病,中青年女性多见,病前可有低热或感冒史。

(2)首发症状通常为四肢近端无力,下肢重于上肢,上楼、起蹲困难;梳头、抬头困难;构音、吞咽困难。肌肉压痛,晚期出现明显的肌肉萎缩。

(3)患者常合并其他自身免疫性疾病,如系统性红斑狼疮、干燥综合征、恶性肿瘤(乳腺肿瘤、肺癌、卵巢癌和胃癌)等。

四、辅助检查

(1)急性期周围血 WBC 增高,红细胞沉降率增快,血清 CK 明显增高,可达正常的 10 倍以上。

(2)肌电图为肌源性损害,神经传导速度正常。

(3)肌活检有确诊及鉴别诊断价值。

五、诊断及鉴别诊断

(一)诊断

根据典型的四肢近端肌无力伴压痛、无感觉障碍、血清酶活性增高、肌电图呈肌源性损害、肌活检为炎性改变则可确诊。

(二)鉴别诊断

1.脂质沉积性肌病

因有四肢近端肌无力,进展较快需与多发性肌炎鉴别,但本病无肌压痛,红细胞沉降率正常,可资鉴别。必要时可做肌肉活检。

2.肢带型肌营养不良症

因有四肢近端和骨盆、肩胛带无力和萎缩,肌酶增高而需与多发性肌炎鉴别。但本病常有家族史、无肌痛、肌活检无明显炎性细胞浸润,可资鉴别。

3.重症肌无力

主要鉴别要点是多发性肌炎患者没有"晨轻暮重"现象,新斯的明试验阴性。

六、治疗

急性期患者应卧床休息,适当体疗以保持肌肉功能和避免挛缩,注意防止肺炎等并发症。

(一)类固醇皮质激素

类固醇皮质激素为首选药物,且应该进行首次或早期冲击治疗。依患者不同情况选择不同激素。甲泼尼龙 1 000 mg,静脉滴注,每天 1 次,连用 3～5 天,随后每天减半量,如 500 mg、250 mg、125 mg,最后改口服泼尼松 60 mg;之后酌情逐渐减量;或地塞米松 20 mg,静脉滴注,每天 1 次,连用 1 周,之后改服泼尼松并酌情逐渐减量至维持量。泼尼松的维持量因人而异,一般为 5～20 mg,可应用 1～3 年。长期类固醇皮质激素治疗应注意预防不良反应,给予低糖、低盐和高蛋白饮食,用抗酸剂保护胃黏膜,注意补充钾和维生素 D,对结核病患者应进行相应的治疗。

(二)大剂量丙种免疫球蛋白治疗

有条件可为首选。丙种免疫球蛋白,0.4 g/(kg·d),静脉滴注,每月连续 3～5 天,每个月可重复一次,连续 3～5 个月。

(三)免疫抑制剂

当激素治疗不满意时加用。首选甲氨蝶呤,其次为硫唑嘌呤、环磷酰胺、环孢菌素 A,用药期间注意白细胞减少和定期进行肝肾功能的检查。

(四)血浆置换

泼尼松和免疫抑制剂治疗无效并伴有明显吞咽困难、构音障碍者可用血浆置换治疗,以去除血液中的淋巴因子和循环抗体,可改善肌无力的症状。

(五)其他

给予高蛋白和高维生素饮食,进行适当体育锻炼和理疗。重症者应预防关节挛缩及失用性肌萎缩。

七、预后

多数患者在激素冲击治疗后一周左右症状开始减轻,6 周左右症状明显改善。伴发恶性肿瘤者,如果肿瘤治疗效果好,则预后好,否则预后差。

(刘继鹏)

第十章

周围神经疾病的诊断与治疗

第一节　多发性周围神经病的诊断与治疗

多发性周围神经病旧称末梢性神经炎,是肢体远端的多发性神经损害,主要表现为四肢末端对称性的感觉、运动和自主神经障碍。

一、病因

引起周围神经病的病因有很多。

(一)感染性

病毒、细菌、螺旋体感染等。

(二)营养缺乏和代谢障碍

各种营养缺乏,如慢性酒精中毒、B族维生素缺乏、营养不良等;各种代谢障碍,如糖尿病、肝病、尿毒症、淀粉样变性、血卟啉病等。

(三)毒物

如工业毒物、重金属中毒、药物等。

(四)感染后或变态反应

血清注射或疫苗接种后。

(五)结缔组织病

如系统性红斑狼疮、结节性多动脉炎、巨细胞性动脉炎、硬皮病、类风湿关节炎等。

(六)癌性

如淋巴瘤、肺癌、多发性骨髓瘤等。

二、病理

周围神经炎的主要病理过程是轴突变性和节段性髓鞘脱失。轴突变性可原发于轴突或细胞体的损害,并可引起继发的髓鞘崩解;恢复缓慢,常需数月至 1 年或更久。节段性髓鞘脱失可见于急性感染性多发性神经炎、白喉、铅中毒等,其原发损害神经膜细胞使髓鞘呈节段性破坏。恢复迅速,使原先裸露的轴突恢复功能。

三、诊断步骤

(一)病史采集要点

1.起病情况

根据病因的不同,病程可有急性、亚急性、慢性、复发性等,可发生于任何年龄。多数患者呈数周至数月的进展病程,进展时由肢体远端向近端发展,缓解时由近端向远端发展。

2.主要临床表现

大致相同,出现肢体远端对称性的感觉、运动和自主神经功能障碍。

3.既往病史

注意询问是否有可能致病的病因,如感染、营养缺乏、代谢性疾病、化学物质接触史、肿瘤病史、家族史等。

(二)体格检查要点

一般情况尚可,可能有原发病的体征,如发热、多汗、消瘦等。高级神经活动无异常。

1.感觉障碍

四肢远端对称性深浅感觉障碍。肢体远端有感觉异常,如刺痛、蚁走感、灼热感、触痛等。检查可发现四肢末梢有手套-袜套型的深浅感觉障碍,病变区皮肤可有触痛。

2.运动障碍

四肢远端对称性下运动神经元性瘫痪。肢体远端对称性无力,其程度可从轻瘫至全瘫,可有垂腕、垂足的表现。受累肢体肌张力减低,病程久可出现肌萎缩。上肢以骨间肌、蚓状肌、大小鱼际肌为明显,下肢以胫前肌、腓骨肌为明显。

3.反射异常

上下肢的腱反射常见减低或消失。

4.自主神经功能障碍

自主神经功能障碍呈对称性异常,肢体末梢的皮肤菲薄、干燥、变冷、苍白或发绀,少汗或多汗,指(趾)甲粗糙、松脆等。

(三)门诊资料分析

从症状和体征即末梢型感觉障碍、下运动神经元性瘫痪和自主神经功能障碍等临床特点,可诊断为多发性周围神经病。

根据详细的病史询问,了解相关的病因、病程、特殊症状等,以利于综合判断。

1.药物性

呋喃类(如呋喃妥因)和异烟肼最常见,均为感觉-运动型。呋喃类可引起感觉、运动和自主神经联合受损,疼痛明显。大剂量或长期服用异烟肼干扰了维生素 B_6 代谢而致病,常见双下肢远端感觉异常或减退,浅感觉可达胸部,深感觉以震动觉改变最常见,合用维生素 B_6(剂量为异烟肼的 1/10)可以预防。

2.中毒性

如群体发病应考虑重金属或化学品中毒,需检测血、尿、头发、指甲等的重金属含量。

3.糖尿病性

表现为感觉、运动、自主神经或混合型,以混合型最常见,通常感觉障碍较重,早期出现主观感觉异常,损害主要累及小感觉神经纤维,以疼痛为主,夜间尤甚;累及大感觉纤维可引起感觉性共济失调,可发生无痛性溃疡和神经源性骨关节病。某些患者以自主神经损害为主,部分患者出现近端肌肉非对称性肌萎缩。

4.尿毒症性

该类型约占透析患者的半数,典型症状与远端性轴索病相同,大多数为感觉-运动型,初期多表现感觉障碍,下肢较上肢出现早且严重,夜间发生感觉异常及疼痛加重,透析后可好转。

5.营养缺乏性

如贫血、烟酸、维生素 B_1 缺乏等,见于慢性酒精中毒、慢性胃肠道疾病、妊娠和手术后等。

6.癌肿

可以是感觉型或感觉-运动型,前者以四肢末端开始、上升性、自觉强烈不适及疼痛,伴深浅感觉减退或消失,运动障碍较轻;后者呈亚急性经过,恶化和缓解反复出现,可在癌原发症状前期或后期发病,约半数脑脊液蛋白增高。

7.感染后

如 Guillain-Barre 综合征、疫苗接种后多发性神经病可能为变态反应。白喉性多发性神经病是白喉外毒素作用于血神经屏障较差的后根神经节和脊神经根,见于病后 8～12 周,为感觉-运动性,数天或数周可恢复。麻风性多发性神经病潜伏期长,起病缓慢,周围神经增粗并可触及,可发生大疱、溃烂和指骨坏死等营养障碍。

8.POEMS 综合征

POEMS 综合征是一种累及周围神经的多系统病变,多中年以后起病,男性较多见,起病隐袭、进展慢。依照症状、体征可有如下表现,也是病名组成。

(1)多发性神经病:呈慢性进行性感觉-运动性多神经病,脑脊液蛋白质含量增高。

(2)脏器肿大:肝脾大,周围淋巴结肿大。

(3)内分泌病:男性出现勃起功能障碍、女性化乳房,女性出现闭经、痛性乳房增大和溢乳,可合并糖尿病。

(4)M 蛋白:血清蛋白电泳出现 M 蛋白,尿检可有本周蛋白。

(5)皮肤损害:因色素沉着变黑,并有皮肤增厚与多毛。

(6)水肿:视盘水肿、胸腔积液、腹水、下肢指凹性水肿。

(7)骨骼改变:可在脊柱、骨盆、肋骨和肢体近端发现骨硬化性改变,为本病的影像学特征,也可有溶骨性病变,骨髓检查可见浆细胞增多或骨髓瘤。

9.遗传性疾病

如遗传性运动感觉性神经病(HMSN)、遗传性共济失调性多发性神经病(Refsum 病)、遗传性淀粉样变性神经病等,起病隐袭,进展缓慢,周围神经对称性、进行性变性导致四肢无力,下肢重于上肢。远端重于近端,常出现运动和感觉障碍。

10.其他

某些疾病如动脉硬化、肢端动脉痉挛症、系统性红斑狼疮、结节性多动脉炎、硬皮病、风湿病等,可致神经营养血管闭塞,为感觉-运动性表现,有时早期可有主观感觉异常。代谢性疾病如血卟啉病、巨球蛋白血症也影响周围神经,多为感觉-运动性,血卟啉病以运动损害为主,双侧对称性近端为重的四肢瘫痪。1/3～1/2 伴有末梢型感觉障碍。

(四)进一步检查项目

1.神经传导速度和肌电图

如果仅有轻度轴突变性,传导速度尚可正常;当有严重轴突变性及继发性髓鞘脱失时传导速度变慢,肌电图呈去神经性改变;节段性髓鞘脱失而轴突变性不显著时,传导速度变慢,肌电图可正常。

2.血生化检查

根据病情,可检测血糖水平、维生素 B_{12} 水平、尿素氮、肌酐、甲状腺功能、肝功能等。

3.免疫学检查

对疑有免疫疾病者,可做免疫球蛋白、类风湿因子、抗核抗体、抗磷脂抗体等检测。

4.可疑中毒者

对可疑中毒者,可根据病史做相关毒物或重金属、药物的血液浓度检测。

5.脑脊液检查

大多数无异常发现,少数患者可见脑脊液蛋白增高。

6.神经活检

对不能明确诊断或疑为遗传性的患者,可行腓神经活检。

四、诊断对策

(一)诊断要点

根据患者临床表现的特点,即以四肢远端为主的对称性下运动神经元性瘫痪、末梢型感觉障碍和自主神经功能障碍,可以临床诊断。注意临床工作时要认真询问病史,掌握不同病因所致的多发性周围神经病的特殊临床表现,有助于病因的诊断。肌电生理检查和神经肌肉活检对诊断很有帮助;神经传导速度测定,有助于亚临床型的早期诊断,并可区别轴索变性和节段性脱髓鞘改变。

(二)鉴别诊断要点

1.亚急性联合变性

早期表现类似于多发性周围神经病,随着病情进展逐渐出现双下肢软弱无力、步态不稳,双手动作笨拙;肌张力增高、腱反射亢进、锥体束征阳性和感觉性共济失调是其与多发性周围神经病的主要鉴别点。

2.周期性瘫痪

周期性瘫痪为周期性发作的短时期的肢体近端弛缓性瘫痪,无感觉障碍,发作时血清钾低于 3.5 mmol/L,心电图呈低钾改变,补钾后症状改善,不难鉴别。

3.脊髓灰质炎

肌力降低常为不对称性,多数仅累及一侧下肢的一至数个肌群,呈节段性分布,无感觉障碍,肌萎缩出现早;肌电图可明了损害部位。

五、治疗对策

(一)治疗原则

去除病因,积极治疗原发病,改善周围神经的营养代谢,对症处理。

(二)治疗计划

1.去除病因

根据不同的病因采取针对性强的措施,以消除或阻止其病理性损害。重金属和化学品中毒应立即脱离中毒环境,避免继续接触有关毒物;急性中毒可大量补液,促使利尿、排汗和通便等,加速排出毒物。重金属如铅、汞、锑、砷中毒,可用二巯丙醇(BAL)、依地酸钙钠等结合剂;如砷中毒可用二巯丙醇3 mg/kg肌内注射,4～6小时1次,2天后改为每天2次,连用10天;铅中毒用二巯丁二酸钠1 g/d,加入5%葡萄糖液500 mL静脉滴注,5～7天为1个疗程,可重复2～3个疗程;或用依地酸钙钠1 g,稀释后静脉滴注,3～4天为1个疗程,停用2天后重复应用,一般用3～4个疗程。

对各种疾病所致的多发性周围神经病,要积极治疗原发病。如糖尿病控制好血糖;尿毒症行血液透析或肾移植;黏液水肿用甲状腺素;结缔组织病、硬皮病、类风湿关节病、血清注射或疫苗接种后、感染后神经病,可应用皮质类固醇治疗;麻风病用砜类药;肿瘤行手术切除,也可使多发性神经病缓解。

2.改善神经的营养代谢

营养缺乏和代谢障碍可能是病因,或在其发病机制中起重要作用,在治疗中必须予以重视并纠正。应用大剂量B族维生素有利于神经损伤的修复和再生,地巴唑、加兰他敏也有促进神经功能恢复的作用,还可使用神经生长因子、神经节苷脂等。

3.对症处理

急性期应卧床休息,疼痛可用止痛剂、卡马西平、苯妥英钠等;恢复期可用针灸、理疗和康复治疗,以促进肢体功能恢复;重症患者护理时要定期翻身,保持肢体功能位,防止挛缩和畸形。

(陶晓杰)

第二节　多灶性运动神经病的诊断与治疗

多灶性运动神经病为仅累及运动神经的脱髓鞘性神经病,是一种免疫介导的、以肢体远端为主的、非对称性的、慢性进展的、以运动障碍为主要表现的慢性多发性单神经病,电生理特点为持续性、节段性、非对称性运动神经传导阻滞,免疫球蛋白及环磷酰胺治疗有效。

一、病因及病理

一般认为本病为自身免疫病,20%～84%的患者血中有抗神经节苷脂抗体(GM_1),并且抗体的滴度与临床表现平行,病情进展与复发时升高,使用免疫抑制剂后,随该抗体的下降病情即好转。神经节苷脂抗体,选择性地破坏运动神经的体磷脂,导致运动神经的脱髓鞘改变,继之以施万细胞的再生,使病变部的周围神经呈"洋葱球"样改变,无炎症细胞浸润及水肿,严重的伴轴突变性。病变呈灶性分布,可发生于脊神经根,多条周围神经干,同一神经干上多个部位,有的有脊髓前角神经元的脱失和尼氏小体的溶解,甚至有皮质脊髓束的损坏。

二、临床表现

本病多见于 20～50 岁的男性,儿童及老年人也可见到,男女比例为 4:1。大多数慢性起病,病情缓慢进展,中间可有不同时段的"缓解",在缓解期病情相对稳定,病程可达几年或几十年,少数人也可急性或亚急性起病,病情进展较快,但很快又进入慢性病程。临床表现以运动障碍为主,主要临床特点如下。

(一)运动障碍

呈进行性缓慢加重的肌肉无力,并且无力的肌肉,大多数伴有肌束颤动和肌肉痉挛,晚期出现肌萎缩。肌无力多从上肢远端开始,逐渐累及下肢,肌无力分布与周围神经干或其分支的支配范围一致,正中神经、桡神经、尺神经支配的肌肉最易受累;脑神经支配的肌肉及呼吸肌一般不受累。

(二)腱反射

受累的肌肉腱反射减弱,一部分正常,个别甚至亢进,无锥体束征。

(三)感觉障碍不明显

受损的神经干分布区可出现一过性疼痛或感觉异常,客观检查无感觉减退。

三、辅助检查

(一)血清学检查

血清肌酸磷酸激酶轻度增高,20%～84%的患者抗 GM_1 抗体阳性。

(二)脑脊液检查

一般正常,极少数患者蛋白有轻微的一过性升高。

(三)神经电生理检查

运动神经传导速度测定表现如下:节段性、非对称性、持续性的传导阻滞,复合肌肉动作电位,近端较远端波幅及面积下降 50% 以上,时限增加 <30%,感觉神经传导速度正常。

(四)神经活检

病变段神经脱髓鞘复髓鞘、"洋葱球"样形成,施万细胞增殖,无炎症细胞浸润。

(五)MRI 检查

可发现传导阻滞段的周围神经呈灶性肿大。

四、诊断

主要根据临床特点(典型的肌无力特征、感觉大致正常)及典型的神经电生理特征(节段性、非对称性和持续性的传导阻滞等)做出诊断,抗 GM_1 抗体滴度升高,神经活检的特征性改变有助于确定诊断。

五、鉴别诊断

(一)慢性吉兰-巴雷综合征(CIDP)

本病有客观的持久的感觉障碍,肌无力的同时不伴有肌束震颤及肌肉痉挛,腱反射减弱或消失,脑脊液蛋白明显升高,可持续 12 周,免疫激素治疗效果良好。血中无抗 GM_1 抗体。

(二)运动神经元病

该病影响脊髓前角运动细胞和锥体束,临床表现为肌无力及肌萎缩,可累及脑神经,无感觉障碍,腱反射亢进,锥体束征阳性。而 MMN 无锥体束征,病灶与周围神经支配区一致,血中可出现抗 GM_1 抗体,运动神经传导阻滞特点可以鉴别。

六、治疗

(一)静脉注射免疫球蛋白

用量 0.4 g/(kg·d)(具体用法见 GBS 的治疗),连用 5 天为 1 个疗程,用药数小时至7天即开始见效,90%的患者肌力在用药 2 周内明显提高,运动神经传导速度明显好转,疗效可维持3~6 周,症状即复发,因此,需要根据病情复发的规律,定期维持治疗。免疫球蛋白不能使抗 GM_1 抗体滴度降低。

(二)环磷酰胺

可先给大剂量治疗,而后以 1~3 mg/(kg·d)的剂量维持治疗,85%的患者症状改善,血清抗 GM_1 抗体滴度下降。

以上两种方法同时使用,可减少静脉免疫球蛋白的用量,减少复发,但明显萎缩的肌肉对治疗反应差。因部分患者经上述治疗后,原有症状好转的同时仍有新病灶的产生,所以目前认为,上述治疗只是改善症状,不能阻止新病灶的产生,病情仍处于缓慢进展状态。

(三)糖皮质激素及血浆置换

基本无效,糖皮质激素甚至可加重病情。

七、预后

本病为缓慢进行性病程,病程可达几十年,94%的患者始终能够保持工作能力。

(陶晓杰)

第三节 吉兰-巴雷综合征的诊断与治疗

吉兰-巴雷综合征(Guillain-Barrésyndrome,GBS)是一种由多种因素诱发,通过免疫介导而引起的自身免疫性脱髓鞘性周围神经病,原称格林-巴利综合征。1916 年,Guillain、Barré、Strohl报道了 2 例急性瘫痪的士兵,表现运动障碍、腱反射消失、肌肉压痛、感觉异常,无客观感觉障碍,并首次提出该病会出现脑脊液蛋白-细胞分离现象,经病理检查发现与 1859 年 Landry 报道的"急性上升性瘫痪"的病理改变非常相似。因此,被称为兰兑-吉兰-巴雷-斯特尔综合征。

急性炎性脱髓鞘性多发性神经病(acute inflammatory demyelinating polyneuropathy,AIDP)是最早被认识的经典 GBS,也是当今世界多数国家最常见的一种类型,又称急性炎性脱髓鞘性多发性神经根神经炎、急性感染性多发性神经根神经炎、急性感染性多发性神经病、急性特发性多发性神经根神经炎、急性炎性多发性神经根炎。病理特点是周围神经炎症细胞浸润、节段性脱髓鞘。临床主要表现为对称性弛缓性四肢瘫,可累及呼吸肌致呼吸肌麻痹而危及生命;脑脊液呈蛋白-细胞分离现象等。

该病在世界各地均有发病,其发病率在多数国家是(0.4～2.0)/10.0万。1984年,我国21省农村24万人口调查中,GBS的年发病率为0.8/10.0万。1993年,北京郊区两县98万人口采用设立监测点进行前瞻性监测,其年发病率为1.4/10.0万。多数学者报道GBS发病无季节倾向,但我国河北省石家庄地区多发生于夏、秋季,并有数年1次流行趋势,或出现丛集发病。

一、病因与发病机制

有关GBS的病因及发病机制目前仍不十分明确,但经研究已取得较大进展。

(一)病因

1.感染因素

流行病学资料提示发病前的前驱非特异性感染,是促发GBS的重要因素。如Hutwitz报道1034例GBS,约有70%的患者在发病前8周内有前驱感染因素,其中呼吸道感染占58%,胃肠道感染占22%,二者同时感染占10%。前驱感染的主要病原体如下:①空肠弯曲菌(*Campylobacter jejuni*,CJ)。Rhodes首先注意到GBS与CJ感染有关。Hughes提出CJ感染常与急性运动轴索性神经有关。在我国和日本,42%～76%的GBS患者血清中CJ特异性抗体增高。CJ是革兰阴性微需氧弯曲菌,是引起人类腹泻的常见致病菌之一,感染潜伏期为24～72小时,腹泻开始为水样便,以后出现脓血便,高峰期为24～48小时,1周左右恢复。GBS患者常在腹泻停止后发病。②巨细胞病毒(cytomegalovirus,CMV)是欧洲和北美洲地区GBS的主要前驱感染病原体。研究证明CMV感染与严重感觉型GBS有关,发病症状严重,常出现呼吸肌麻痹,脑神经及感觉神经受累多见。③其他病毒,如EB病毒(Epstein-Barr virus,EBV)、肺炎支原体(Mycoplasma pneumonia,MP)、乙型肝炎病毒(HBV)、带状疱疹病毒(varicella zoster virus,VZV)、单纯疱疹病毒(human herpes virus,HHV)、麻疹病毒、流行性感冒病毒、腮腺炎病毒、柯萨奇病毒、甲型肝炎病毒等。新近研究又发现屡有流感嗜血杆菌、幽门螺杆菌等感染与GBS发病有关。还有人类免疫缺陷病毒(human immunodeficiency virus,HIV)与GBS的关系也越来越受到关注。但是,研究发现人群中经历过相同病原体前驱感染,仅有少数人发生GBS,又如流行病学调查发现,许多人即使感染了CJ也不患GBS,提示感染因素不是唯一的病因,可能还与存在遗传易感性个体差异有关。

2.遗传因素

目前认为GBS的发生是具有某种易感基因的人群感染后引起的自身免疫病。国外学者报道GBS与人类白细胞抗原(HLA)基因分型(如HLA-DR3、DR2、DQBI、B35)相关联;李春岩等对31例AIDS、33例急性运动轴索型神经病(AMAN)患者易感性与人白细胞抗原(HLA)-A、B基因分型关系的研究,发现HLA-A33与AIDP易患性相关联;HLA-B15、B35与AMAN易患性相关联;郭力等发现HLA-DR16和DQ5与GBS易患性相关,而且不同GBS亚型HLA等位基因分布不同。还发现在GBS患者携带*TNF2*等位基因频率、*TNF1/2*和*TNF2/2*的基因频率都显著高于健康对照组,说明携带*TNF2*等位基因的个体较不携带者发生GBS的危险性增加,编码*TAFa*基因位于人类6号染色体短臂上(6p21区),HLA-Ⅲ类基因区内,因TAFa基因多个位点具有多态性,转录起始位点为上游第308位(—308位点),故提示*TAFa*基因启动子—308G—A的多态性与GBS的遗传易感性相关。所以,患者遗传素质可能决定个体对GBS的易感性。

3.其他因素

有报道患者发病前有疫苗接种史、外伤史、手术史等,还有人报道因其他疾病用免疫抑制剂治疗发生 GBS;也有患有其他自身免疫病者合并 GBS 的报道。

(二)发病机制

目前主要针对其自身免疫机制进行了较深入研究。

1.分子模拟学说

如果感染的微生物或寄生虫等生物性因子的某些抗原成分的结构与宿主自身组织的表位相似或相同,便可通过交叉反应启动自身免疫病的发生,这种机制在免疫学称为"分子模拟"。该学说是目前解释 GBS 与感染因子之间关系的主要理论依据。机体感染细菌或病毒后,由于它们与机体神经组织有相同的表位,针对感染原的免疫应答的同时,发生错误的免疫识别,通过抗原抗体交叉反应导致自身神经组织的免疫损伤,则引起 GBS 的发生。如空肠弯曲菌(CJ)的菌体外膜上脂多糖(LPS)结构与人类周围神经神经节苷脂的结构相似,当易患宿主感染空肠弯曲菌后,产生保护性免疫反应消除感染的同时,也发生错误的免疫识别,激活了免疫细胞产生抗神经结苷脂自身抗体,攻击有共同表位的周围神经组织,导致周围神经纤维髓鞘脱失,干扰神经传导,而形成 GBS 的临床表现。又如研究发现,乙型肝炎表面抗原(HBsAg)分子的氨基酸序列中有一段多肽与人类及某些实验动物的周围神经髓鞘碱性蛋白分子的氨基酸序列中某段多肽完全相同,以此段多肽来免疫动物,可引起实验动物的周围神经病;某些个体感染了 HBV,HBsAg 分子中的某段多肽,刺激机体免疫系统产生细胞免疫及体液免疫应答,以攻击、排斥此段多肽;因人的周围神经髓鞘碱性蛋白分子中有与此段多肽完全相同的多肽段,于是机体发生错误的免疫识别,也启动攻击周围神经髓鞘碱性蛋白分子中的此段多肽的自身免疫,导致周围神经髓鞘脱失而发生 GBS。

2.实验性自身免疫性神经炎(experimental autoimmune neuritis,EAN)动物模型研究

通过注射、口服或吸入抗原致敏,以及免疫细胞被动转移诱发等造成 EAN。如用牛 P2 蛋白免疫 Lewis 大鼠可诱发典型 EAN。其病理表现为周围神经、神经根节段性脱髓鞘及炎症反应,在神经根的周围可见到单核细胞及巨噬细胞浸润,自主神经受累,严重者可累及轴索。把 EAN 大鼠抗原特异性细胞被动转移给健康 Lewis 大鼠,经 4～5 天潜伏期后可发生 EAN。EAN 与 GBS 两者的临床表现及病理改变相似。均提示 GBS 是一种主要以细胞免疫为介导的疾病。但研究发现,将 P2 抗体(EAN 动物的血清)直接注射到健康动物的周围神经也可引起神经传导阻滞及脱髓鞘,提示体液因子也参与免疫病理过程。

3.细胞因子与 GBS 发病的研究

(1)细胞因子在 GBS 发病中起至关重要的作用。

干扰素-γ(IFN-γ)是主要由 Th_1 细胞分泌的一种多效性细胞因子,能显著增加抗原呈递细胞表达等作用,与神经脱髓鞘有关。因病毒感染,伴随产生的干扰素-γ,引起血管内皮细胞、巨噬细胞、施万细胞的 MHC-Ⅱ型抗原表达。活化的巨噬细胞可直接吞噬或通过分泌炎症介质引起髓鞘脱失,是致病的关键性因子。

肿瘤坏死因子-α(TNF-α)是由巨噬细胞和抗原激活的 T 细胞分泌,是引起炎症、自身免疫性组织损伤及选择性损害周围神经髓鞘的介质。GBS 患者急性期血清 TNF-α 质量浓度增高,且增高的程度与病变的严重程度相关,当患者康复时血清 TNF-α 质量浓度也恢复正常。

白细胞介素-2(IL-2)是由活化的 T 细胞分泌,能刺激 T 细胞增殖分化,激活 T 细胞合成更多的 IL-2 及 IFN-γ、TNF-α等细胞因子,促发炎症反应。

白细胞介素-12(IL-12)是由活化的单核/巨噬细胞、B 细胞等产生,IL-12 诱导 $CD4^+$ T 细胞

分化为 Th1 细胞并使其增殖、合成 IFN-γ、TNF-α、IL-2 等,使促炎细胞因子合成增加;同时 IL-12 抑制 CD4$^+$T 细胞分化为 Th2 细胞而合成 IL-4、IL-10,使 IL-4、IL-10 免疫下调因子合成减少。IL-12 在 GBS 中的致病作用可能是使 IFN-γ、TNF-α、IL-2 等炎细胞因子合成增加,使 IL-4、IL-10 免疫下调因子合成减少,最终促使神经脱髓鞘、轴索变性而发病。

白细胞介素-6(IL-6)是由 T 细胞或非 T 细胞产生的一种多功能的细胞因子。IL-6 的一个主要的生物学功能是促使 B 细胞增殖、分化并产生抗体。IL-6 对正常状态的 B 细胞无增殖活性,但可促进病毒感染的 B 细胞增殖,促进抗体产生。IL-6 在 GBS 发病中通过激发 B 细胞产生致病的抗体而发病。

白细胞介素-18 (IL-18)主要由单核巨噬细胞产生,启动免疫级联反应,使各种炎症细胞、细胞因子及其炎症介质释放,进入周围神经组织中引起一系列免疫病理反应,导致髓鞘脱失。总之,这一类细胞因子(TNF-α、IFN-γ、IL-2、IL-6、IL-12、IL-18 等)是促炎因子,与 GBS 发病及病情加重有关。

(2)另一类细胞因子对 GBS 具有调节免疫、减轻炎症性损害、终止免疫病理反应、促进髓鞘修复等作用。

白细胞介素-4(IL-4)是由 Th2 分泌的一种 B 细胞生长因子和免疫调节剂,可下调 Th1 细胞的活性,在疾病的发展中起免疫调节作用,可抑制 GBS 的发生。

白细胞介素-10(IL-10)是由 Th1 分泌,能抑制 Th1 细胞、单核/巨噬细胞合成 TNF-a、TNF-γ、IL-2 等致炎因子,是一种免疫抑制因子,有助于脱髓鞘的修复,则 GBS 患者症状减轻。

白细胞介素-13(IL-13)是由活化的 Th2 细胞分泌的,具有免疫抑制和免疫调节作用,能抑制单核巨噬细胞产生多种致炎因子和趋化因子,从而具有显著抗炎作用。

干扰素-β(IFN-β)是由成纤维细胞产生,具有抗病毒、抗细胞增殖和免疫调节作用,能减轻组织损伤,有利于疾病的恢复。故细胞因子 IL-4、IL-10、IL-13、TGF-β 等是抑炎细胞因子,与 GBS 临床症状缓解有关。

总之,细胞因子在 GBS 的发病过程中起至关重要的作用,促炎症细胞因子如 TNF-α、IFN-γ、IL-2、IL-6、IL-12、IL-18 等与 GBS 发病及病情加重有关,对 GBS 的发病起促进作用;抑炎症细胞因子 IL-4、IL-10、IL-13、TGF-β 等可下调炎症反应,有利于机体的恢复。促炎症细胞因子和抑炎症细胞因子两者在人体内的平衡情况影响着 GBS 的发生、发展和转归。

目前研究较公认的 GBS 发生是因某些易感基因的人群感染(如空肠弯曲菌)后,经过一段潜伏期,机体产生抗抗原成分(抗空肠弯曲菌)的抗体后发生交叉反应,抗体作用于靶位导致神经组织脱髓鞘和功能改变而致病。李海峰报道 IgM 型 CM1 抗体与 CJ 近期感染有关,CJ 感染后可通过 CM1 样结构发生交叉反应导致神经组织结构和功能的改变。李松岩报道 CM1IgG 抗体与 AMAN 及 AIDP 均相关。该抗体的产生机制可能为病原菌 CJ 及其脂多糖具有与人类神经节苷脂类似的结构,因而针对细菌的免疫反应产生了自身抗体,抗体攻击神经组织髓鞘,致使髓鞘破坏而引起发病。研究发现,在髓鞘裂解处及神经膜上有 IgG、IgM 和 C$_3$ 的沉积物,而血清中补体减少。补体 C$_3$ 降低提示补体参与免疫过程,该抗原抗体反应同时在补体参与及细胞因子的协同作用下发生 GBS。

综上所述,GBS 的发病,感染为始动因素,细胞免疫介导、细胞因子网络之间的调节紊乱和体液免疫等共同参与导致免疫功能障碍,促使周围神经髓鞘脱失而发生自身免疫病。

二、临床表现

约半数以上的患者在发病前数天或数周曾有感染史,以上呼吸道及胃肠道感染较为常见,或有其他病毒感染性疾病发生,或有疫苗接种史、手术史等。多以急性或亚急性起病。一年四季均可发病,但以夏秋季(6~10月约占75.4%)为多发;男女均可发病,男女之比1.4:1.0;任何年龄均可发病,但以30岁以下者最多。国内报道儿童和青少年为GBS发病的两个高峰。

(一)症状与体征

1.运动障碍

首发症状常为双下肢无力,从远端开始逐渐向上发展,四肢呈对称性弛缓性瘫痪,下肢重于上肢,近端重于远端,也有远端重于近端者。轻者尚可行走,重者四肢完全性瘫痪,肌张力低,腱反射减弱或消失,部分患者有轻度肌萎缩。长期卧床可出现失用性肌萎缩。GBS患者呈单相病程,发病4周后肌力开始恢复,一般无复发-缓解。急性重症患者对称性肢体无力,在数天内从下肢上升至躯干、上肢或累及支配肋间及膈肌的神经,导致呼吸肌麻痹,称为Landry上升性麻痹,表现除四肢弛缓性瘫痪外,有呼吸困难、说话声音低、咳嗽无力、缺氧、发绀,严重者可因完全性呼吸肌麻痹,而丧失自主呼吸。

2.脑神经损害

舌咽-迷走神经受损较为常见,表现吞咽困难、饮水呛咳、构音障碍、咽反射减弱或消失等;其次是面神经受损,表现为周围性面瘫;动眼神经也可受累,表现眼球运动受限;三叉神经受累,表现为张口困难及面部感觉减退。总的来说,单发脑神经受损较少,多与脊神经同时受累。

3.感觉障碍

发病后多有肢体感觉异常,如麻木、蚁行感、烧灼感、针刺感及不适感等。客观感觉障碍不明显,或有轻微的手套样、袜套样四肢末端感觉障碍,少数人有位置觉障碍及感觉性共济失调。常有Lasègue征阳性及腓肠肌压痛。

4.自主神经障碍

皮肤潮红或苍白,多汗,四肢末梢发凉,血压升高或降低,心动过速或过缓,尿潴留或尿失禁等。

5.其他

少数患者有精神症状,或有头疼、呕吐、视盘水肿,或一过性下肢病理征,或有脑膜刺激征等。

(二)GBS变异型

1.急性运动轴索型神经病(acute motor axonal neuropathy,AMAN)

免疫损伤主要的靶位是脊髓前根和运动神经纤维的轴索,导致轴索损伤,或免疫复合物结合导致轴索功能阻滞,病变多集中于周围神经近段或末梢,髓鞘相对完整无损,无明显的炎症细胞浸润,多伴有血清抗神经节苷脂GM1、GM1b、GD1a或Ga1Nac-CD1a抗体滴度增高。

AMAN的病因及发病机制不清,目前认为与CJ感染有关。据报道GBS发病前CJ感染率美国为4%、英国为26%、日本为41%、中国为51%或66%。病变以侵犯神经远端为主,临床表现主要为肢体瘫痪,无感觉障碍症状,病情严重者发病后迅速出现四肢瘫痪,伴有呼吸肌受累。早期出现肌萎缩者,预后相对不好。年轻患者神经功能恢复较好。本型流行病学特点是儿童多见,夏秋季多见,农村多见。

2.急性运动感觉性轴索型神经病

急性运动感觉性轴索型神经病(acute motor and sensory axonal neuropathy,AMSAN)也称

暴发轴索型 GBS。免疫损伤主要的靶位在轴索,但同时波及脊髓前根和背根,以及运动和感觉纤维。临床表现病情大多严重,恢复缓慢,预后较差。患者常有血清抗 GM1、GM1b 或 GD1a 抗体滴度增高。此型不常见,占 GBS 的 10%以下。

3.Miller-Fisher 综合征(MFS)

Miller-Fisher 综合征(MFS)简称 Fisher 综合征。此型约占 5%,以急性或亚急性发病。临床表现以眼肌麻痹、共济失调和腱反射消失三联征为特点,无肢体瘫,若伴有肢体肌力减低也极轻微。部分电生理显示受累神经同时存在髓鞘脱失、炎症细胞浸润和轴索传导阻滞,患者常有血清抗 GQ1b 抗体滴度增高。MFS 呈单相性病程,病后2~3 周或数月内大多数患者可自愈。

4.复发型急性炎性脱髓鞘性多发性神经根神经病

复发型急性炎性脱髓鞘性多发性神经根神经病(relapsing type of AIDP)是 AIDP 患者数周致数年后再次复发,5%~9%的 AIDP 患者有 1 次以上的复发。复发后治疗仍有效。但恢复不如第一次完全,有少数复发患者呈慢性波动性进展病程,变成慢性型 GBS。

5.纯感觉型 Guillain-Barré 综合征

表现为四肢对称性感觉障碍和疼痛,感觉性共济失调,伴有肢体无力,电生理检查符合脱髓鞘性周围神经病,病后 5~14 个月肌无力恢复良好。

6.多数脑神经型 Guillain-Barré 综合征

多数脑神经型 Guillain-Barré 综合征是 GBS 伴多数运动性脑神经受累。

7.全自主神经功能不全型 Guillain-Barré 综合征

全自主神经功能不全型 Guillain-Barré 综合征是以急性或亚急性发作的单纯全自主神经系统功能失调综合征,病前有感染史。表现为全身无汗、口干、皮肤干燥、便秘、排尿困难、直立性低血压、勃起功能障碍等,无感觉障碍和瘫痪。病程呈单相性,预后良好。

(三)常与多种疾病伴发

1.心血管功能紊乱

GBS 患者可伴有心律失常,心电图 ST 段改变;血压升高或降低;并发心肌炎、心源性休克等。经追踪观察,随神经功能恢复心电图变化也随之好转。学者们认为是交感神经脱髓鞘或交感神经节的病损所致;还有学者认为是血管活性物质儿茶酚胺和肾上腺素升高所致。因心功能障碍可致心脏骤停,故对重症 GBS 患者要心功能监护。

2.甲状腺功能亢进症

甲状腺功能亢进症与 GBS 两者是伴发还是继发尚不清楚,两者均与自身免疫功能失调有关,故伴发可能性大。

3.流行性出血热

有报道流行性出血热与 GBS 伴发。GBS 是感染后激发免疫反应致周围神经脱髓鞘病;流行性出血热是由汉坦病毒感染的自然疫源性疾病,尚未见 GBS 感染该病毒的报道,有待进一步观察研究。

4.其他

临床报道还有 GBS 与钩端螺旋体病、伤寒、支原体肺炎、流行性腮腺炎、白血病、神经性肌强直、低血钾、多发性肌炎等伴发,都有待临床观察研究。

(四)临床分型

1.轻型

四肢肌力 3 度以上,可独立行走。

2.中型

四肢肌力 3 度以下,不能独立行走。

3.重型

第Ⅸ、Ⅹ对脑神经和其他脑神经麻痹。不能吞咽,同时四肢无力到瘫痪,活动时有轻度呼吸困难,但不需要气管切开行人工呼吸。

4.极重型

在数小时至 2 天,发展到四肢瘫痪,吞咽不能,呼吸机麻痹,必须立即气管切开行人工呼吸,伴有严重心血管功能障碍或暴发型并入此型。

5.再发型

数月(4～6 个月)至 10 多年可有多次再发,轻重如上述症状,应加倍注意,往往比首发重,可由轻型直到极重型症状。

6.慢性型或慢性炎症脱髓鞘多发性神经病

由 2 个月至数月乃至数年缓慢起病,经久不愈,脑神经受损少,四肢肌肉萎缩明显,脑脊液蛋白含量持续增高。

7.变异型

纯运动型 GBS;感觉型 GBS;多脑神经型 GBS;纯自主神经功能不全型 GBS;其他还有Fisher 综合征、少数 GBS 伴一过性锥体束征和伴小脑共济失调等。

三、辅助检查

(一)脑脊液检查

1.蛋白细胞分离

病初期蛋白含量与细胞数均无明显变化,1 周后蛋白含量开始增高,病后 4～6 周达高峰,最高可达 10 g/L,一般为 1～5 g/L。蛋白含量高低与病情不呈平行关系。在疾病过程中,细胞数多为正常,有少数可轻度增高,表现蛋白-细胞分离现象。

2.免疫球蛋白含量升高

脑脊液中 IgG、IgM、IgA 含量明显升高,可出现寡克隆 IgG 带,阳性率在 70% 以上。

(二)血液检查

1.血常规

白细胞计数多数正常,部分患者中等多核白细胞计数增多,或核左移。

2.外周血

T 淋巴细胞亚群异常,急性期患者抑制 T 细胞(Ts)减少,辅助 T 细胞(Th)与 Ts 之比(Th/Ts)升高。

3.血清免疫球蛋白含量升高

血清中 IgG、Ig M、IgA 等含量均明显升高。

(三)电生理检查

1.肌电图

约有80%的患者神经传导速度减慢,运动神经传导速度减慢更明显,常有神经传导潜伏期延长,F波的传导速度减慢。当临床症状消失后,神经传导速度仍可减慢,可持续几个月或更长时间。此项检查可预测患者的预后情况。

2.心电图

多数患者的心电图正常,部分患者出现 ST 段降低、T 波低平、窦性心动过速,以及心肌劳损、传导阻滞、心房颤动等表现。

四、诊断与鉴别诊断

(一)诊断

根据如下表现,典型患者诊断并不困难:①儿童与青少年多发;②病前多有上呼吸道或胃肠道感染或疫苗接种史;③急性或亚急性起病;④表现双下肢或四肢无力,对称性弛缓性瘫痪,腱反射减弱或消失;⑤可有脑神经受损;⑥多有感觉异常;⑦脑脊液有蛋白-细胞分离现象等。

(1)进行性肢体力弱,基本对称,少数也可不对称,轻则下肢无力,重则四肢瘫,包括躯体瘫痪、延髓性麻痹、面肌至眼外肌麻痹,最严重的是呼吸机麻痹。

(2)腱反射减弱或消失,尤其是远端常消失。

(3)起病迅速,病情呈进行性加重,常在1～2周达高峰,到第4周停止发展,稳定,进入恢复期。

(4)感觉障碍主诉较多,客观检查相对较轻,可呈手套样、袜子样感觉异常或无明显感觉障碍,少数有感觉过敏,神经干压痛。

(5)脑神经受损以舌咽神经、迷走神经、面神经多见,其他脑神经也可受损,但视神经、听神经几乎不受累。

(6)可合并自主神经功能障碍,如心动过速、高血压、低血压、血管运动障碍、出汗多,可有一时性排尿困难等。

(7)病前1～3周约半数有呼吸道、肠道感染,不明原因发热、水痘、带状疱疹、腮腺炎、支原体、疟疾等,或淋雨受凉、疲劳、创伤、手术等。

(8)发病后2～4周进入恢复期,也可迁延至数月才开始恢复。

(9)脑脊液检查,白细胞计数常少于10×10^6/L,1～2周蛋白含量增高,呈蛋白-细胞分离现象,如细胞数超过10×10^6/L,以多核为主,则需排除其他疾病。细胞学分类以淋巴细胞、单核细胞为主,并可出现大量吞噬细胞。

(10)电生理检查,病后可出现神经传导速度明显减慢,F反应近端神经干传导速度减慢。

(二)鉴别诊断

1.多发性周围神经病

(1)缓慢起病。

(2)感觉神经、运动神经、自主神经同时受累,远端重于近端。

(3)无呼吸肌麻痹。

(4)无神经根刺激征。

(5)脑脊液正常。

(6)多能查到病因,如代谢障碍、营养缺乏、药物中毒,或有重金属及化学药品接触史等。

2.低钾型周期麻痹

(1)急性起病,四肢瘫痪,近端重、远端轻,下肢重、上肢轻。

(2)有反复发作史或家族史,病前常有过饱、过劳、饮酒史。

(3)无脑神经损害,无感觉障碍。

(4)脑脊液正常。

(5)发作时可有血清钾低。

(6)心电图出现 Q-T 间期延长,ST 段下移,T 波低平或倒置,可出现宽大的 U 波或 T 波、U 波融合等低钾样改变。

(7)补钾后症状迅速改善。

3.全身型重症肌无力

(1)四肢无力,晨轻夕重,活动后加重,休息后症状减轻。

(2)无感觉障碍。

(3)常有眼外肌受累,表现上眼睑下垂、复视等。

(4)新斯的明试验或疲劳试验阳性。

(5)肌电图重复刺激波幅减低。

(6)脑脊液正常。

4.急性脊髓炎

(1)先驱症状发热。

(2)急性起病,数小时或数天达高峰。

(3)脊髓横断性损害,有明显的节段性感觉平面,有传导束性感觉障碍,脊髓休克期后应出上单位瘫。

(4)括约肌症状明显。

(5)脑脊液多正常,或有轻度的细胞数和蛋白含量增多。

5.急性脊髓灰质炎

患者常未服或未正规服用脊髓灰质炎疫苗。

(1)起病时常有发热。

(2)急性肢体弛缓性瘫痪,多为节段性,瘫痪肢体多明显不对称。

(3)无感觉障碍,肌萎缩出现较早。

(4)脑脊液蛋白含量和细胞数均增多。

(5)肌电图呈失神经支配现象,运动神经传导速度可正常,或有波幅减低。

6.多发性肌炎

(1)常有发热、皮疹、全身不适等症状。

(2)全身肌肉广泛受累,以近端多见,表现酸疼无力。

(3)无感觉障碍。

(4)血常规白细胞计数增高、血沉快。

(5)血清肌酸激酶、醛缩酶和谷丙氨酸氨基转移酶明显增高。

(6)肌电图示肌源性改变。

(7)病理活检示肌纤维溶解断裂,炎细胞浸润,毛细血管内皮细胞增厚。

7.血卟啉病

(1)急性发作性弛缓性瘫痪。

(2)急性腹痛伴有恶心、呕吐。

(3)有光感性皮肤损害。

(4)尿呈琥珀色,暴露在日光下呈深黄色。

8.肉毒中毒

(1)有进食物史,如食用家制豆腐乳、豆瓣酱后发病,且与同食者一起发病。

(2)有眼肌麻痹、吞咽困难、呼吸肌麻痹、心动过缓等。

(3)肢体瘫痪轻。

(4)感觉无异常。

(5)脑脊液正常。

9.脊髓肿瘤

(1)起病缓慢。

(2)常有单侧神经根痛,后期可双侧持续痛。

(3)早期一般来说病侧肢体无力,后期双侧受损或出现脊髓横断性损害。

(4)腰椎穿刺椎管梗阻。

(5)脊髓 MRI 检查可显示占位性病变。

五、治疗

(一)一般治疗

由于 GBS 病因及发病机制不清,目前尚无特效治疗,但 GBS 的病程自限,如能精心护理及给予恰当的支持治疗,一般预后良好。急性期患者需要及时住院观察病情变化,GBS 最严重和危险的情况是发生呼吸肌麻痹,因此要严密监控患者的自主呼吸;新入院患者病情尚未得到有效控制,尤其需要观察有无呼吸肌麻痹的早期症状,如通过询问患者呼吸是否费力,有无胸闷、气短,能否吞咽及咳嗽等;观察患者的精神状态、面色改变等可了解其呼吸情况。同时:①加强口腔护理,常拍背,有痰要及时吸痰,或体位引流,清除口腔内分泌物,保持呼吸道畅通,预防呼吸道感染。②对重症患者应进行心肺功能监测,发现病情变化及时处置,如呼吸肌麻痹则及时抢救,尽早使用呼吸器,是减少病死率的关键。③有吞咽困难者应尽早鼻饲,防止食物流入气管内而窒息或引起肺部感染。④瘫痪肢体要保持功能位,适当进行康复训练,防止肌肉萎缩,促进瘫痪肢体的功能恢复。⑤定时翻身,受压部位要经常给予按摩,改善局部的血液循环,预防压疮。

(二)呼吸肌麻痹抢救

呼吸肌麻痹表现如下:①患者说话声音低,咳嗽无力;②呼吸困难或矛盾呼吸(当肋间肌麻痹时吸气时腹部下陷)。

1.呼吸肌麻痹的处理

当患者有轻度呼吸肌麻痹时,首先是口腔护理,及时清除口腔内分泌物,湿化呼吸道,用蒸汽吸入或超声雾化,2~4 次/天。每次 20 分钟,可降低痰液黏稠度,有利痰液的排出。对重症 GBS 患者要床边监护,每 2 小时测量呼吸量,当潮气量<1 000 mL 时或患者连续读数字不超过 4 时,说明换气功能不好,患者已血氧不足、二氧化碳潴留,需及时插管行人工呼吸。

2.应用人工呼吸机的指标

(1)患者呼吸浅、频率快、烦躁不安等呼吸困难,四肢末梢轻度发绀有缺氧。

(2)检测二氧化碳分压达 8.0 kPa(60 mmHg)。

(3)氧分压低于 6.5 kPa(50 mmHg)或动脉 pH 在 7.3 及以下时,均提示有缺氧和二氧化碳潴留,要尽快使用人工辅助呼吸纠正缺氧。

3.停用人工呼吸机的指征

(1)患者神经系统症状改善,呼吸功能恢复正常。

(2)平静呼吸时矛盾呼吸基本消失。

(3)肺通气功能维持正常生理需要。

(4)肺部炎症基本控制。

(5)血气分析正常。

(6)间断停用呼吸器无缺氧现象。

(7)已达 24 小时的正常自主呼吸。

4.气管切开插管的指征

(1)GBS 患者发生呼吸肌麻痹。

(2)或伴有舌咽神经、迷走神经受累。

(3)或伴有肺部感染,患者咳嗽无力,呼吸道分泌物排出有困难时,应及时行气管切开,保持呼吸道畅通。气管切开后要严格执行气管切开护理规范。

5.拔管指征

(1)患者有正常的咳嗽反射。

(2)口腔内痰液能自行咯出。

(3)深吸气时无矛盾呼吸。

(4)肺部炎症已控制。

(5)吞咽功能已恢复。

(6)血气分析正常。

(三)静脉注射免疫球蛋白(intravenousimmunoglobulin,IVIG)

(1)免疫球蛋白治疗 GBS 的机制有多种解释:①通过 IgG 的 Fc 段封闭靶细胞 Fc 受体,阻断抗原刺激和自身免疫反应。②通过 IgG 的 Fab 段结合抗原,防止产生自身抗体,或与免疫复合物中抗原结合,更易被巨噬细胞清除。③中和循环中的抗体,可影响 T、B 细胞的分化及成熟,抑制白细胞免疫反应及炎症细胞因子的产生等。

(2)临床应用指征:①急性进展期不超过 2 周,且独立行走不足 5 m 的 GBS 患者。②使用其他疗法后,病情仍继续恶化者。③对已用 IVIG 治疗,病情仍继续加重者或 GBS 复发者。④病程超过 4 周,可能为慢性炎性脱髓鞘性多发性神经病者。

(3)推荐用量:人免疫球蛋白制剂 400 mg/(kg·d),开始速度要慢,40 mL/h,以后逐渐增加至 100 mL/h,静脉滴注,5 天为 1 个疗程。该治疗见效快,不需要复杂设备,用药安全,故已推荐为重型 GBS 患者的一线用药。

(4)不良反应:有发热、头痛、肌痛、恶心、呕吐、皮疹及短暂性肝功能异常等,经减慢滴速或停药即可消失。偶见如变态反应、溶血、肾衰竭等。不良反应发生率在 1%～15%,通常低于 5%。

(5)禁忌证:免疫球蛋白过敏、高球蛋白血症、先天性 IgA 缺乏患者。

(四)血浆置换(plasma exchange,PE)

血浆置换疗法可清除患者血中的有害物质,特别是髓鞘毒性抗体及致敏的淋巴细胞、抗原-免疫球蛋白的免疫复合物、补体等,从而减轻和避免神经髓鞘的损害,改善和缓解临床症状,并缩短患者从恢复到独立行走的时间,缩短患者使用呼吸机辅助呼吸的时间,能明显降低重症的病死率。每次交换血浆量按40~50mL/kg 体重计算或 1.0~1.5 倍血浆容量计算,血容量恢复主要依靠 5% 人血清蛋白。从患者静脉抽血后分离血细胞和血浆,弃掉血浆,将洗涤过的血细胞与 5% 人血清蛋白重新输回患者体内。轻度、中度和重度患者每周应分别做 2 次、4 次和 6 次。不良反应有血容量减少、心律失常、心肌梗死、血栓、出血、感染及局部血肿等。血浆置换疗法的缺点是价格昂贵及费时等。

严重感染、心律失常、心功能不全和凝血功能异常者禁止使用。

(五)糖皮质激素

目前糖皮质激素对 GBS 的治疗作用及疗效意见尚不一致,有的学者认为急性期应用糖皮质激素治疗无效,不能缩短病程和改善预后,甚至推迟疾病的康复和增加复发率。也有报道称应用甲泼尼龙治疗轻、中型 GBS 效果较好,减轻脱髓鞘程度,改善神经传导功能;重型 GBS 患者肺部感染率较高,还有合并应激性上消化道出血者,不主张应用。临床诊疗指南:规范的临床试验未能证实糖皮质激素治疗 GBS 的疗效,应用甲泼尼龙冲击治疗 GBS 也没有发现优于安慰剂对照组。因此,AIDP 患者不宜首先推荐应用大剂量糖皮质激素治疗。

糖皮质激素不良反应:①大剂量甲泼尼龙冲击治疗能升高血压,平均动脉压增高 1.7~3.6 kPa(12~27 mmHg)。②静脉滴注速度过快可出现心律失常。③有精神症状,如语言增多、欣快等。④其他有上消化道出血、血糖升高、面部潮红、踝部水肿等。

(六)神经营养剂

神经营养药可促进周围损害的神经修复和再生;促进神经功能的恢复。常用有 B 族维生素、辅酶 A、ATP、细胞色素 C、肌苷、胞磷胆碱等。

(七)对症治疗

1.呼吸道感染

重型 GBS 患者易合并呼吸道感染,如有呼吸道感染者,除加强护理及时清除呼吸道分泌物外,还要应用有效足量的抗生素控制呼吸道炎症。

2.心律失常

重型 GBS 患者出现心律失常,多由机械通气、肺炎、酸碱平衡失调、电解质紊乱、自主神经功能障碍等引起。首先明确引起心律失常的病因,再给予相应的处理。

3.尿潴留、便秘

尿潴留可缓慢加压按摩下腹部排尿。预防便秘应鼓励患者多进食新鲜蔬菜、水果,多饮水,每天早晚按摩腹部,促进肠蠕动以防便秘。

4.心理护理

因突然发病,进展又快,四肢瘫,或不能讲话,患者会很紧张、恐惧、焦虑、悲观,心理负担很大,医护人员要鼓励开导患者,树立信心和勇气,消除不良情绪,配合治疗。

(八)康复治疗

GBS 是周围神经脱髓鞘疾病,肌肉出现失神经支配,肌肉萎缩,所以对四肢瘫痪的患者要尽早开始康复治疗,可明显改善神经功能。对肌力在Ⅲ级以上者,鼓励患者要进行主动运动锻炼。

肌力在 0～Ⅱ 级者,支具固定,保持肢体关节功能位,同时做被动运动训练和按摩,其作用是保持和增加关节活动度,防止关节挛缩变形、肌肉萎缩及足下垂,改善局部血液循环,有利于瘫痪肢体的恢复。另外,还要进行日常生活能力的训练,复合动作训练及作业(即职业)训练等。康复治疗的效果与疾病的严重程度、病程、坚持训练等有关。从患者就诊开始,早期治疗的同时就要注意早期康复治疗。康复治疗不是一朝一夕之事,要鼓励患者持之以恒、循序渐进地坚持功能练习。

(陶晓杰)

第四节　POEMS 综合征的诊断与治疗

POEMS 综合征又称 Crow-ukase 综合征。本病为多系统受累的疾病,临床上以多发性神经炎(Polyneuropathy)、脏器肿大(Organomegaly)、内分泌病(Endocrinopathy)、M 蛋白(M protein)、皮肤损害为主要表现,这五大临床表现的每一个外文字头,组合成缩写词,命名为 POEMS 综合征。因 Crow 于 1956 年首先报道骨髓瘤伴发该综合征的临床表现,Fukase 于 1968 年将其作为一个综合征提出来,故又称为 Crow-Fukase 综合征。

一、病因及病理

不完全清楚,目前多认为与浆细胞瘤、自身免疫有关。浆细胞瘤分泌毒性蛋白,对周围神经及垂体和垂体-下丘脑结构产生免疫损害,从而导致周围神经损害、内分泌和皮肤的改变。自身免疫异常,导致浆细胞产生异常免疫球蛋白,从而损害多系统,形成 POEMS 综合征。

二、临床表现

青壮年男性多见,男女比例为 2∶1,起病或急或缓,从发病到典型临床表现出现的时间不一,数月至数年不等,首发临床表现不一,有时不典型,病程的不同时期表现复杂多变,病情进行性加重,主要临床表现可归纳为以下 7 种。

(一)慢性进行性多发性神经病

见于所有患者,大多为首发症状,表现为从远端开始的肢体对称性逐渐加重的感觉、运动障碍,感觉障碍表现为向心性发展的"手套-袜套"状感觉减退,肌无力下肢较上肢为重,很快出现肌萎缩,腱反射减弱,后期消失,脑神经主要表现为视盘水肿,其支配的肌肉很少瘫痪,自主神经功能障碍主要表现为多汗,个别人在疾病的后期可出现括约肌功能障碍。

(二)脏器肿大

主要表现为肝脾大,一般为轻中度肿大,质地中等硬度,胰腺肿大也十分常见,个别人可出现心脏扩大,一部分患者可出现全身淋巴结肿大。在病后期小部分患者可出现肝硬化,门脉高压,一般不出现脾功能亢进。

(三)皮肤改变

大部分患者在病后 30 天左右即可出现明显的皮肤发黑,暴露部位明显,乳晕呈黑色,皮肤增厚、粗糙、多毛。也可出现红斑、皮疹、硬皮病样改变。皮肤改变有时可作为首发症状就诊。

(四)内分泌紊乱

明显的改变为雄性激素降低,而雌激素减低不明显,有的患者轻微升高,血催乳素升高,从而出现男性乳房发育,勃起功能障碍,男性女性化,女性乳房增大、溢乳、闭经。胰岛素分泌不足,可导致血糖升高,其中合并糖尿病的人数占总人数的 28%。甲状腺功能低下,T_3、T_4 降低,约占全部患者的 24%。

(五)血中 M 蛋白阳性

多为 IgG,其次为 IgA,国外报道可见于一半以上的患者,国内报道不足 50%。

(六)水肿

疾病的早期即可出现水肿,中期明显加重,最初眼睑及双下肢出现水肿,腹水、胸腔积液、心包积液几乎见于全部中期患者,积液量中等,有时是患者首次就诊的原因。有的患者出现腹水的同时可出现腹痛。

(七)其他

本病可引起广泛的血管病变,包括大、中、小动脉血管及微血管、静脉等,主要表现为闭塞性血管病,多发生在脑血管、腹腔的静脉,心血管偶可受累,表现为脑梗死、腹腔的静脉血栓形成及心绞痛等。疾病的中后期可出现低热、盗汗、体重下降、消瘦、杵状指等。

三、辅助检查

(一)血常规

示贫血,血沉增快。

(二)尿液检查

可有本周氏蛋白。

(三)血清学检查

血清蛋白电泳可呈现 M 蛋白,但增高不明显。

(四)脑脊液检查

脑脊液压力增高,蛋白轻、中度升高,细胞数正常,个别人可有轻微增加。

(五)内分泌检查

血 T_3、T_4 降低,血雄性激素降低,血催乳素升高,胰岛素降低等。

(六)骨体检查

可见浆细胞增生,或可出现骨髓瘤表现。

(七)肌电图

显示神经源性损害、周围神经传导速度减慢,神经活检为轴索变性及节段性脱髓鞘,间质可见淋巴细胞和浆细胞浸润。

(八)X 线检查

可见骨硬化、溶骨病灶,骨硬化常见,主要累及盆骨、肋骨、股骨、颅骨等。

四、诊断

本病表现复杂,诊断主要依靠症状,Nakaniski 提出 7 个方面的诊断标准。

(1)慢性进行性多发性神经病。

(2)皮肤改变。

(3)全身水肿。

(4)内分泌紊乱。

(5)脏器肿大。

(6)M 蛋白。

(7)视盘水肿、脑脊液蛋白升高。

其他可有低热、多汗,原因如下:①慢性多发性神经病见于所有患者;②M 蛋白是该病的主要原因。所以这两项为必备条件,具备这两项后,如再加上其他一项临床表现即可确诊。

五、鉴别诊断

(一)吉兰-巴雷综合征

该病以肢体对称性的运动障碍,从下肢开始,脑脊液有蛋白-细胞分离现象,但不具内脏肿大、M 蛋白、皮肤改变等多系统的改变。

(二)肝硬化

肝硬化主要表现为肝脾大、腹水、食管静脉曲张等门脉高压表现,可有脾功能亢进,虽可并发周围神经损害,但无 M 蛋白、骨髓瘤或髓外浆细胞瘤、皮肤等多系统表现。

(三)结缔组织病

结缔组织病表现为多脏器多系统损害,可有低热、血沉快、皮肤改变、肌炎等,但同时出现周围神经病变及脏器肿大、水肿者不常见,也不出现 M 蛋白。

六、治疗

本病无特效治疗方法,治疗的远期效果很不理想,病情反复加重。常用的治疗手段如下。

(一)免疫抑制剂

(1)泼尼松 30～80 mg,每天或隔天 1 次口服,病情缓解后减量,改为维持量维持。

(2)环磷酰胺 100～200 mg,每天 1 次。

(3)硫唑嘌呤 100～200 mg,每天 1 次。

泼尼松效果差时,联合环磷酰胺或硫唑嘌呤,如联合使用效果仍差,可加服或改服他莫昔芬,每次10～20 mg,每天 3 次,可提高疗效。

(二)神经营养药物

针对末梢神经炎可使用 B 族维生素口服,维生素 B_1 30 mg,每天 3 次,维生素 B_{12} 500 μg,每天 3 次,也可使用神经生长因子,适量肌内注射。

(三)对症治疗

血糖升高的,可使用胰岛素,根据血糖水平及反应效果适量皮下注射。甲状腺功能低下患者口服甲状腺素片,根据 T_3、T_4 水平调整用量。水肿患者适量使用利尿剂,胸腔积液及腹水多时,穿刺抽水,改善症状。重危患者可应用血浆置换法,除去 M 蛋白。

(四)化疗

对有浆细胞瘤或骨髓瘤的患者,进行有效的化疗,可迅速缓解症状。

七、预后

本病经免疫抑制剂治疗,多数患者症状可暂时缓解,但停药即复发,即使维持用药,病情也反复加重。有报告 5 年生存率 60%,个别患者可存活 10 年以上,对药物反应好的生存期长,说明生存期与药物的反应有关。

(陶晓杰)

第五节　坐骨神经痛的诊断与治疗

坐骨神经痛是一种主要表现为沿坐骨神经走行及其分布区,即臀部、大小腿后外侧和足外侧部的阵发性或持续性的疼痛。一般多为单侧。男性多见,尤以成年人为多。坐骨神经痛为周围神经系统常见疾病之一,可由很多原因引起。一般可分为原发性坐骨神经痛和继发性坐骨神经痛。原发性坐骨神经痛即坐骨神经炎,临床较少见。继发性坐骨神经痛多见,可由脊椎病变、椎管内病变、盆腔内病变、骨和关节疾病、糖尿病及臀部药物注射的位置不当等引起。本病常可影响或严重影响工作和学习。

一、病因病理

寒邪入侵腰腿局部是本病的主要病因。寒为阴邪,其性凝滞,气血为寒邪所阻,不通则痛,故腰腿局部疼痛是本病的主要症状。寒主收引,因此经脉拘急,肢体屈伸不利。

寒邪易伤人之阳气。阳虚则可导致气血凝滞。瘀血阻滞脉络,不通则痛,故临床表现为痛痹。

腰为肾之府,膝为筋之府,肝主筋。若素体肝肾亏虚,或久病肝肾失养,轻则易引起腰腿部疼痛,重则导致局部肌肉萎缩。

也有感受湿热之邪,侵入筋膜,或风寒湿痹久郁化热,灼伤筋肉,导致热痹或湿热痹。

二、诊断

(一)症状

1.疼痛

主要为沿臀部、大腿后面向腘窝部、小腿外侧直至踝部、足底部的放射痛。多呈持续性、阵发性加剧。活动时加重,休息时减轻。为了减轻疼痛,患者常采取特殊体位,站立时身体略向健侧倾斜,用健侧下肢持重,病侧下肢在髋、膝关节处微屈,造成脊椎侧凸,凸向健侧。坐位时将全身重量依靠于健侧坐骨粗隆,患肢屈曲。卧位时向健侧卧,并将患肢屈曲。行走时患肢髋关节处轻度外展外旋,膝关节处稍屈曲,足尖足掌着地而足跟不敢着地。变动体位时,往往不能及时自如地活动。

2.麻木

患肢足背外侧和小腿外侧可能有轻微感觉减退。

3.肢体无力

主要表现在大腿的伸髋、小腿的屈曲,以及足的外翻动作。

(二)体征

1.压迫痛

可能在以下 5 个区域内找到敏感的压痛点:①脊椎旁点——第 4、5 腰椎棘突旁 3 cm 处。②臀中点——坐骨结节与股骨大粗隆之间。③腘窝点——腘窝横线上 2～3 cm 处。④腓肠肌点——位于小腿后面中央。⑤踝点——外踝后方。

2.牵引痛

牵拉坐骨神经可产生疼痛。通常用直腿抬高试验,即在整个下肢伸直状态下向上抬高患肢,若患者抬高不过 70°,则为阳性。

3.反射

跟腱反射减低或消失。膝腱反射正常。

(三)病因诊断

根据坐骨神经痛的特有症状及体征,诊断并不困难。但病因诊断则不易。以下为几种较常见的疾病。

1.腰脊神经根炎

其疼痛常波及股神经,或双下肢。可由腰部外伤、病灶感染、结核病、风湿病及病毒感染引起。

2.腰椎间盘突出

起病突然。常有明显外伤史。疼痛剧烈,卧床后可减轻。相应的椎间隙和椎旁可有压痛、腰椎曲度改变、腰肌痉挛、Lasegue 征强阳性。X 线片可显示椎间隙变窄。

3.硬膜外恶性肿瘤

疼痛剧烈。往往可找到原发病。X 线片可能发现骨质破坏。

4.马尾蜘蛛膜炎

疼痛较轻,进展缓慢。可依靠脊髓碘油造影确诊。

5.马尾良性肿瘤

疼痛剧烈,范围广泛。夜间疼痛加剧。脑脊液有改变。部分患者可出现视盘水肿等颅内压增高的表现。

6.盆腔炎

疼痛较轻,有妇科体征;化验血液白细胞计数增多,血沉加速。

7.妊娠时往往可因盆腔充血或胎儿压迫引起坐骨神经痛

疼痛较轻,体征可能缺如,休息后减轻,分娩后疼痛消失。

8.潮湿或受凉引起坐骨神经痛

体征局限,一般无牵引痛。

9.臀部注射引起坐骨神经痛

疼痛出现在注射后不久,症状可轻可重。检查注射部位可发现错误。

三、鉴别诊断

类风湿关节炎、结核、肿瘤、脊柱畸形等引起的症状性坐骨神经痛可根据病史、血沉、X 线检查或腰穿查脑脊液等与坐骨神经痛做鉴别。

髋关节或骶髂关节疾病,此两者跟腱反射正常,无感觉改变,髋关节或骶髂关节活动时疼痛明显,Patrick征阳性。根据病史及检查即可与坐骨神经痛做鉴别。必要时可予 X 线检查以明确诊断。

四、并发症

本病病程久者,可并发脊柱侧弯、跛行及患肢肌肉萎缩。

五、治疗

(一)病因治疗

(1)腰椎间盘突出是坐骨神经痛最常见的病因。一般可先进行牵引或推拿治疗,若无效或大块椎间盘突出,产生脊髓或神经根较严重压迫者,则应及时行椎间盘摘除术。

(2)马尾圆锥肿瘤、腹后部或盆腔肿瘤等,应及时手术摘除。

(3)妊娠合并坐骨神经痛,休息后疼痛减轻,不必采取特殊治疗。

(4)邻近组织炎症所致者,可根据不同情况采用抗感染或抗结核治疗。

(二)对症治疗

(1)急性发作期应卧床休息,绝对睡硬板床。

(2)止痛药:可选用索米痛片、阿司匹林、保泰松、抗炎松、吲哚美辛等。

(3)维生素 B_1 100 mg,每天 1～2 次,肌内注射。维生素 B_{12} 100～250 mg,每天 1 次,肌内注射。

(4)封闭疗法:1%～2%普鲁卡因,或利多卡因行坐骨神经封闭,可获一定疗效。若在上述溶液中加入醋酸可的松 25 mg,可增强疗效。

(5)肾上腺皮质激素:可以减轻炎症反应,在炎症急性期、创伤、蛛网膜粘连等情况下可以使用。一般用泼尼松 5～10 mg,每天3 次;或醋酸可的松 25 mg,肌内注射,每天 1 次。

(6)理疗:短波透热疗法、离子透入法等,有助于止痛。

(三)其他治疗

针灸、电针、针刀、射频消融、推拿,已被证实有较好的疗效。

(陶晓杰)

第六节　周围神经肿瘤的诊断与治疗

周围神经肿瘤的分类目前尚无理想的标准,命名及译名纷乱。本节介绍临床常见的起源于神经外胚叶肿瘤如神经鞘瘤、单发神经纤维瘤、多发神经纤维瘤病、神经源性纤维肉瘤、嗜铬细胞瘤及由多种组织组成的球瘤,非新生性肿瘤损伤性神经瘤及跖神经瘤等。

一、神经鞘瘤

神经鞘瘤又名神经膜瘤、雪旺氏细胞瘤、神经瘤。起源于具施万细胞特征的双基底膜的一种细胞,是发生于周围神经系统,生长缓慢,孤立性生长的良性肿瘤。多见于周围神经及其分支上,以脑神经第Ⅷ对听神经最多见,听神经瘤是颅内肿瘤最多见的一种,约占颅内肿瘤的 90%,其次见于脊神经背根,另可见于三叉神经、面神经、舌咽神经、迷走神经、副神经和舌下神经。

肿瘤多为实质性,包膜完整,将载瘤神经纤维推向一旁,不侵犯神经纤维束,切面比较一致,均匀光滑,色灰红,内含较多胶原间质,可见厚壁供血动脉。囊性者内含黄色黏稠液可自行凝固。镜检可见为薄层纤维包膜包裹的典型神经鞘膜细胞,分为两种:安东尼氏 A 型细胞为梭形细胞,含丰富的嗜伊红细胞浆,界限不清,胞核长形或椭圆形,呈栅栏状排列。安东尼氏 B 型细胞,细胞较小,胞浆稀疏,碱性染色呈蓝色,界限明显,胞核小,呈圆形。

本病多见于成年人,病情缓慢,可经几年到十几年。随病情进展,肿瘤体积增大,压迫神经纤维束,受累神经支配区出现感觉异常,也可出现运动障碍,腱反射改变。当肿瘤位置表浅时,在体表神经径路上,可扪及梭形肿块,随神经横向活动,压迫肿瘤可产生向肢体远端部放射痛。

本病根据症状体征较易诊断。颅内及椎管内者需进一步检查。治疗以手术切除为原则,效果较好。

二、单发神经纤维瘤

单发神经纤维瘤起源于周围神经鞘膜细胞,是一种生长缓慢的良性肿瘤,多位于皮下、皮内。病理可见瘤体质地略硬,无包膜形成,分界清楚,切面可见漩涡状纤维。镜下见肿瘤由增生的神经鞘膜细胞和成纤维细胞组成。神经轴索穿越其中,并扭曲变形,伴网状纤维,胶原纤维、疏松黏液样基质。部分肿瘤,尤其位于关节附近的可恶变。

治疗宜手术切除,对离断的神经纤维,行对端吻合术。

三、多发神经纤维瘤病

多发神经纤维瘤病也称神经纤维瘤病,或神经纤维瘤,在 1882 年由 Von Recklinghausen 正式命名并全面阐述,是一种少见遗传病。临床特点为皮肤大量的牛奶咖啡色斑,以及发生在周围神经的多发性纤维瘤。发病率为4/10万。

约 50% 患者有家族史,属常染色体显性遗传,同一家族患同病者可有不同表现度。此外散发患者可由基因突变引起。病损基因位于 17q11.2 带或 22q11-q13.1 带。发病机制可能由于神经嵴分化异常或神经生长因子生成过多、活性增高,致使神经异常增生肿瘤形成。

肿瘤通常为良性,生长缓慢,有 3%～4% 发生恶变,瘤体大小不一,形态各异,无明显界限,镜下可见基本由神经鞘膜细胞组成,胞核排列形成栅栏状,也可有来自神经束膜和外膜的中胚层细胞。

发病年龄 10～70 岁,平均年龄 20 岁,男性多于女性。本病可累及多个系统、多个器官。早期可见牛奶咖啡色斑,边缘规则、界限清楚、表面光滑,好发于被衣服遮盖部位,躯干、腋窝多见,形状、大小和数目不一。若有 6 个或 6 个以上直径超过 1.5 cm 的牛奶咖啡色斑可确定本病。另皮肤纤维瘤、纤维软瘤沿神经干分布,如珠样结节,甚至丛状神经纤维瘤伴皮肤、皮下组织过度增生,引起表面皮肤或肢体弥漫性肿大,称神经纤维瘤象皮病。有随年龄增长而进展趋势。有30%～40%患者出现神经系统病变,如椎管内肿瘤、颅内听神经瘤和脑脊膜膨出约 30% 骨骼异常,可出现脊柱弯曲,四肢长骨弓状畸形等。此外,可见虹膜上粟粒状棕黄色圆形小结节等。

据家族史及各系统的临床表现,辅助检查可诊断。治疗方面,孤立的、生长速度快的和压迫神经的肿瘤均应手术治疗,恢复神经功能。

四、神经纤维肉瘤

神经纤维肉瘤又称恶性神经膜瘤、恶性雪旺氏鞘瘤和神经源性肉瘤。往往由神经纤维瘤病恶变导致,起源于神经鞘膜。

肿瘤呈白色、灰色或紫红色,质硬,切开可见坏死及黏液样物。镜下示瘤细胞呈梭形、多角形,核深染,排列呈栅状或杂乱,原浆丰富,可见瘤巨细胞。

发病年龄在 20～50 岁,临床特征是存在多年的肿瘤多迅速增长,引起受累神经分布区的感觉、运动、腱反射异常,好发于膝、腹股沟、臀、股和肩胛等处的大神经干。

因手术治疗后易复发及远处或多发转移,故应及早行根治手术,对放射治疗不敏感。

五、嗜铬细胞瘤

嗜铬细胞瘤起源于肾上腺髓质、颈动脉体、交感神经节和颈静脉球组织内的嗜铬颗粒细胞。最多见于肾上腺髓质,称嗜铬细胞瘤。临床可出现高血压及糖尿。起源于颈动脉体的肿瘤称颈动脉体瘤,位于颈部颈动脉窦及其分岔处,体积增大后可产生压迫症状,如相应神经功能缺损、脑血管供血不足等,动脉造影可见瘤内血供丰富。治疗以手术切除为主。

六、损伤性神经瘤

损伤性神经瘤又称假性神经瘤、截肢神经瘤或神经再生疤痕。多发生于神经被切断或碾伤后,由再生的神经轴索形成缠结,并与增生的神经鞘膜细胞、纤维细胞和致密胶原纤维形成肿块。常呈梭形,与周围组织粘连,有压痛,多见于残肢端,是残肢痛原因。疼痛可采用封闭治疗,如疼痛剧烈,可将该瘤松解后埋入临近组织,减少受压,个别患者可切断相应脊神经后根以止痛。

七、跖神经瘤

跖神经瘤又称足底神经瘤、摩顿氏神经瘤,或局限性跖间神经炎,是跖神经趾间分支局限性退行性变伴周围组织增生的结果。病因可与外伤及遭受机械压迫有关,以致影响局部神经及供应血管。多见于中年以上妇女的第 3、4 趾之间,非真正肿瘤。

治疗以手术切除为原则,术后神经功能不受影响。

八、球瘤

球瘤又名神经血管肿瘤,起源于皮肤真皮层内的神经血管肌球小体的肿瘤,为良性,全身皮肤都可发生。

球瘤引起剧烈的自发性疼痛,压痛明显,界限清楚。肿瘤多位于手足指(趾)甲下,严重时可将指甲挺起。

治疗采用手术切除,可行甲下切除达骨膜,一般无复发。

(陶晓杰)

第十一章

自主神经系统疾病的诊断与治疗

第一节　肢端血管痉挛症的诊断与治疗

肢端血管痉挛症是一种少见的肢端小动脉痉挛或功能性闭塞引起的局部(指/趾)缺血征象。

本症常因暴露于寒冷中或情绪激动而诱发,症状表现为肢端皮肤阵发性对称性苍白、发绀和潮红并伴疼痛。本症分为原发性和继发性两种,前者称雷诺病(Raynaud disease,RD),后者称雷诺综合征(Raynaud syndrome,RS),它继发于各种系统疾病,如血栓闭塞性脉管炎、闭塞性动脉硬化、硬皮病、遗传性冷指病及冻疮等。

一、病因及发病机制

本症为肢端小动脉痉挛所致,引起肢端小动脉痉挛的原因可归纳如下。

(一)神经机制

中枢及周围交感神经机能紊乱。研究发现,肢端小动脉壁上肾上腺素受体的密度和敏感性增加,β-突触前受体和病理生理作用,血管壁上神经末梢的反应性增高,以上均提示周围交感神经功能亢进,对正常冷刺激反应过度。一只手震动引起另一只手血管收缩,这现象可被远端周围神经阻滞而控制;身体受冷而肢端不冷可诱发肢端血管痉挛,这现象提示中枢交感性血管收缩机制的作用。

(二)血管壁和血细胞的相互作用

正常的微循环血流有赖于正常的血细胞成分、血浆成分及完整的(未受损伤)内膜。激活的血小板聚集可以阻塞血流,同时释放出血管收缩物质如血栓素 A_2、5-羟色胺(5-HT),这些物质可进一步促使血小板聚集。研究发现 RD 患者血浆纤维蛋白原增加、球蛋白增高、血黏度增高、血流变慢、血小板聚集性增高、强直的红细胞和激活的白细胞及纤维蛋白降解降低。RD 的血管壁因素不清,但已知损伤的内膜产生血管收缩物质和血管扩张物质均受到影响,RD 患者血浆中前列环素(PG12)增加、血管收缩物质增高、一氧化氮减少及 VWF 增高。以上血液及内膜的异常改变是疾病的结果,亦是进一步引起疾病的原因。

(三)炎症及免疫反应

严重的 RS 患者常伴有免疫性疾病或炎症性疾病,如结缔组织病、硬皮病、系统性红斑狼疮、结节性多动脉炎、皮肌炎、肌炎、类风湿性关节炎、混合性结缔组织病、药物性血管炎、血栓栓塞性脉管炎或闭塞性动脉硬化症,因此推测 RS 可能存在免疫或炎症基础。

二、病理及病理生理

疾病早期指趾动脉壁中无病理改变。随着病程进展,动脉壁营养紊乱,动脉内膜增生,中层纤维化,小动脉管腔变小,血流减少;少数患者由于血栓形成及机化,管腔闭塞,局部组织营养障碍。严重者可发生指趾端溃疡,偶有坏死。

根据指动脉病变状况可分为梗阻型和痉挛型,梗阻型有明显的掌指动脉梗阻,多由免疫性疾病和动脉粥样硬化伴随的慢性动脉炎所致。由于存在严重的动脉梗阻,因此对寒冷的正常血管收缩反应就足以引起症状发作。痉挛型无明显指动脉梗阻,低温刺激才引起发作。

三、临床表现

临床特征为间歇性肢端血管痉挛伴疼痛及感觉障碍,寒冷或情绪激动是主要诱因,每次发作可分为 3 个阶段。

(一)局部缺血期(苍白期)

指(趾)、鼻尖或外耳突然变白、僵冷、肢端温度降低、出冷汗和皮肤变白常伴有麻木和疼痛感,为小动脉和毛细血管收缩所致,每次发作持续时间为数分钟至数小时不等。

(二)缺氧期

即缺血期,此时皮温仍低、疼痛、皮色呈青紫或蜡状,持续数小时或数天,然后消退或转入充血期。

(三)充血期

动脉充血,皮温上升,皮色潮红,继之恢复正常。有些患者可以无苍白期或苍白期直接转入充血期,也可在苍白青紫后即恢复正常。少数病例多次发作后,指动脉闭塞,双侧指尖出现缺血、水泡、溃疡形成,甚至指尖坏疽。

四、实验室检查

(一)激发试验

(1)冷水试验:将指(趾)浸于 4 ℃左右的冷水中 1 分钟,可诱发上述典型发作。

(2)握拳试验:两手握拳1.5 分钟后,松开手指,也可出现上述变化。

(3)将手浸泡在 10～13 ℃水中,全身暴露于寒冷的环境中更易激发发作。

(二)指动脉压力测定

用光电容积描记法测定指动脉压力,如指动脉压力低于肱动脉压力且大于 5.3 kPa(40 mm-Hg),则为梗阻。

(三)指温与指动脉压关系测定

正常时,随着温度降低只有轻度指动脉压下降;痉挛型,当温度减低到触发温度时指动脉压突然下降;梗阻型,指动脉压也随着温度下降而逐渐降低,在常温时指动脉压也明显低于正常。

(四)指温恢复时间测定

用光电容积描记法测定,浸冰水 20 秒后,指温恢复正常的平均时间为 5～10 分钟,而本症患者常延长至 20 分钟以上。

（五）指动脉造影和低温（浸冰水后）

指动脉造影,此法除能明确诊断外,还能鉴别肢端动脉是否存在器质性改变。

五、诊断及鉴别诊断

主要根据临床表现为间歇性指（趾）局部麻痛、皮温降低、皮肤苍白及感觉障碍;寒冷或情绪激动诱发;冷水试验阳性可以确诊。但应与雷诺综合征区别。

六、治疗

（一）一般治疗

避免或减少肢体暴露于寒冷中,保持肢端温暖,冬天戴手套,避免指趾外伤和溃疡。

（二）药物治疗

常用药物:盐酸妥拉苏林 25 mg,每天 3 次。双氢麦角碱 1 mg,每天 1～3 次。利血平 0.25 mg,每天 2～4 次口服。氯丙嗪 25～50 mg,每天 3～4 次。上述药物效果均尚不肯定。

（三）手术治疗

交感神经切除和掌指动脉周围交感神经切除均可选用。

（罗　建）

第二节　红斑性肢痛症的诊断与治疗

红斑性肢痛症为一少见的阵发性血管扩张性疾病。其特征为肢端皮肤温度升高,皮肤潮红、肿胀,产生剧烈灼热痛,尤以足底、足趾为著,环境温度增高时,则灼痛加剧。

一、病因

本症原因未明。多见于青年男女,是一种原发性血管疾病。可能是由于中枢神经、自主神经紊乱,使末梢血管运动功能失调,肢端小动脉极度扩张,造成局部血流障碍,局部充血。当血管内张力增加,压迫或刺激邻近的神经末梢时,则发生临床症状。应用 5-羟色胺拮抗剂治疗本病获得良效,因而认为本症可能是一种末梢性 5-羟色胺被激活的疾病。有人认为,本症是前列腺素代谢障碍性疾病,其皮肤潮红、灼热及阿司匹林治疗有效,皆可能与之有关。营养不良与严寒气候均是主要的诱因。毛细血管血流研究显示这些微小血管对温度的反应增强,形成毛细血管内压力增加和明显扩张。

二、临床表现

主要的症状多见于肢端,尤以双足最为常见。表现为足底、足趾的红、热、肿、痛。疼痛为阵发性,非常剧烈,如烧灼、针刺,夜晚发作次数较多,在发作之间仍有持续性钝痛。温热、行动、肢端下垂或长时站立,皆可引起或加剧发作。晚间入寝时,常因足部温暖而发生剧痛,双足露在被外可减轻疼痛。若用冷水浸足、休息或将患肢抬高时,灼痛可减轻或缓解。

由于皮内小动脉及毛细血管显著地扩张,肢端的皮肤发红及充血,轻压可使红色暂时消失。

患部皮肤温度增高,有灼热感,有轻微指压性水肿。皮肤感觉灵敏,患者不愿穿袜子或戴手套。患处多汗。屡次发作后,可发生肢端皮肤与指甲变厚或溃破,偶见皮肤坏死,但一般无感觉及运动障碍。

三、诊断

注意肢端阵发性的红、肿、热、痛四大症状,其次病史中有受热时疼痛加剧,局部冷敷后可减轻疼痛的表现,则大多数病例的诊断并不困难。

四、鉴别诊断

但应与闭塞性脉管炎、红细胞增多症、糖尿病性周围神经炎和轻度蜂窝组织炎等相鉴别,鉴别的要点在于动脉阻塞或周围神经炎时,受累的足部是冷的。雷诺病是功能性血管间歇性痉挛性疾病,通常有苍白或发绀的阶段,受累时的指(趾)呈寒冷、麻木或感觉减退。此外,脊髓结核、亚急性脊髓联合变性、脊髓空洞症等,可发现肢端感觉异常。但它们除轻度苍白外,发作时无客观征象,各病种有感觉障碍等其他特点。

五、治疗

应注意营养,发作时将患肢抬高及施行冷敷可使症状暂时减轻。患者应穿着透气的鞋子,不要受热,避免任何足以引起血管扩张的局部刺激。

(1)对症止痛:阿司匹林小剂量口服,每次 0.3 g,1～2 次/天,可使症状显著减轻,或索米痛片、可卡因、肾上腺素及其他止痛药物等均可服用,达到暂时止痛。近年来,应用 5-羟色胺拮抗剂,如美西麦角,每次 2 mg,3 次/天,或苯噻啶,每次 0.5 mg,1～3 次/天服用,常可获完全缓解。

(2)B 族维生素应用,也有人主张短期肾上腺皮质激素冲击治疗。

(3)患肢用 1% 利多卡因和 0.25% 丁卡因混合液 10 mL,加入生理盐水 10 mL 稀释后做踝上部环状封闭及穴位注射,严重者或将其液体做骶部硬膜外局部封闭,亦有一定的效果。必要时施行交感神经阻滞术。

六、预后

本病常很顽固,往往屡次复发与缓解,经好多年而不能治愈;但也有良性类型,对治疗的反应良好。至晚期皮肤指甲变厚,甚至有溃疡形成,但决不至伴有任何致命或丧失肢体的并发症。

(罗　建)

第三节　面偏侧萎缩症的诊断与治疗

面偏侧萎缩症为一种单侧面部组织的营养障碍性疾病,其临床特征是一侧面部各种组织慢性进行性萎缩。

一、病因

本症的原因尚未明了。由于部分病例伴有包括 Horner 综合征在内的颈交感神经障碍的症状,一般认为和自主神经系统的中枢性或周围性损害有关。其他学说牵涉到局部或全身性感染、损伤、三叉神经炎、结缔组织病和遗传变性等。起病多在儿童、少年期,一般在 10～20 岁,但无绝对年限。女性患者较多。

二、病理

面部病变部位的皮下脂肪和结缔组织最先受累,然后牵涉皮肤、皮下组织、毛发和脂腺,最重者侵犯软骨和骨骼。受损部位的肌肉因所含的结缔组织与脂肪消失而缩小,但肌纤维并不受累,且保存其收缩能力。面部以外的皮肤和皮下组织、舌部、软腭、声带和内脏等也偶有涉及。同侧颈交感神经可有小圆细胞浸润。部分病例伴有大脑半球的萎缩,可能是同侧、对侧或双侧的。个别并伴发偏身萎缩症。

三、临床表现

起病隐袭。萎缩过程可以在面部任何部位开始,以眶上部、颧部较为多见。起始点常呈条状,略与中线平行,皮肤皱缩,毛发脱落,称为"刀痕"。病变缓慢地发展到半个面部,偶然波及头盖部、颈部、肩部、对侧面部,甚至身体其他部分,病区皮肤萎缩、皱褶,常伴脱发,色素沉着,毛细血管扩张,汗液分泌增加或减少,唾液分泌减少,颧骨、额骨等下陷,与健区皮肤界限分明。部分病例并呈现瞳孔变化、虹膜色素减少及眼球内陷或突出,眼球炎症、继发性青光眼、面部疼痛或轻度病侧感觉减退、面肌抽搐,以及内分泌障碍等。面偏侧萎缩症者,常伴有身体某部位的皮肤硬化。仅少数伴有临床癫痫发作或偏头痛,但约半数的脑电图记录有阵发性活动。

四、病程

发展的速度不定。大多数病例在进行数年至十余年后趋向缓解,但伴发的癫痫可能继续。

五、诊断

本症形态特殊,当患者出现典型的单侧面部萎缩,而肌力量不受影响时,不难诊断。仅在最初期可能和局限性硬皮病混淆。头面部并非后者的好发部位,本症的"刀痕"式分布也可帮助鉴别。

六、治疗

目前的治疗尚限于对症处理。有人用氢溴酸樟柳碱 5 mg 与生理盐水 10 mL 混合,做面部穴位注射,对轻症可获一定疗效。还可采取针灸、理疗、推拿等。有癫痫、偏头痛、三叉神经痛及眼部炎症者应给相应治疗。

(罗　建)

第四节　自发性多汗症的诊断与治疗

正常人在生理情况下排汗过多,可见于运动、高温环境、情绪激动以及进食辛辣食物时。另一类可为自发性,也可为炎热季节加重,这种出汗多常为对称性,且以头颈部、手掌和足底等处为明显。

一、病因

自发性多汗症病因多数不明。临床常见到下列因素。

(1)局限性及全身性多汗症:常发生于神经系统的某些器质性疾病,如丘脑、内囊、纹状体或脑干等处的损害时,可见偏身多汗。某些偏头痛、脑炎后遗症亦可见之。此外,小脑、延髓、脊髓、神经节、神经干的损伤、炎症及交感神经系统的疾病,均可引起全身或局部多汗。头部一侧多汗,常由于炎症、肿瘤或动脉瘤等刺激一侧颈交感神经节所引起。神经官能症患者因大脑皮质兴奋与抑制过程的平衡失调,亦可表现自主神经系统不稳定性,而有全身或一侧性过多出汗。

(2)先天性多汗症:往往局限于腋部、手掌和足趾等处,皮肤经常处于湿冷状态,可能与遗传因素有关。见于一些遗传性综合征,如 Spanlang-Tappeiner 综合征、Riley-Day 综合征等。

(3)多种内科疾病皆有促使全身汗液分泌过多的情况,例如结核病、伤寒等传染病、甲状腺功能亢进、糖尿病、肢端肥大症、肥胖症及铅、砷的慢性中毒等。

二、临床表现

多数病例表现为阵发性、局限性多汗,亦有泛发性、全身性,或偏侧性及两侧对称性。汗液分泌量不定,常在皮肤表面结成汗珠。气候炎热、剧烈运动或情感激动时加剧。依多汗的形式可有以下几种。

(一)全身性多汗

表现周身易出汗,外界或内在因素刺激时加剧,患者皮肤因汗液多,容易发生擦破、汗疱疹及毛囊炎等并发症。见于甲状腺功能亢进、脑炎后遗症和下丘脑损害后等。

(二)局限性多汗

好发于头、颈、腋及肢体的远端,尤以掌、跖部最易发生,通常对称地发生于两侧,有的仅发生于一侧或身体某一小片部位。有些患者的手部及足底经常淌流冷汗,尤其在情绪紧张时,汗珠不停渗流。有些患者手足部皮肤除湿冷以外,又呈苍白色或青紫色,偶尔发生水疱及湿疹样皮炎。有些患者仅有足部多汗,汗液分解放出臭味,有时起泡或脱屑、角化层增厚。腋部、阴部也容易多汗,可同时发生臭汗症。多汗患者的帽子及枕头,可以经常被汗水中的油脂所污染。截瘫患者在病变水平以上常有出汗过多,颈交感神经刺激产生局部头面部多汗。

(三)偏身多汗

表现为身体一侧多汗,除临床常遇到卒中后遗偏瘫患者有偏瘫侧肢体多汗外,常无明显神经体征。自主神经系统检查,可见多汗侧皮温偏低,皮肤划痕试验可呈阳性。

(四)耳颞综合征

一侧脸的颞部发红,伴局限性多汗症。多汗常发生于进食酸、辛辣食物刺激味觉后,引起反射性出汗,某些病例尚伴流泪。这些刺激味觉后所致的汗液分泌,同样见于颈交感神经丛、耳大和舌神经支配范围。颈交感性味觉性出汗常见于胸出口部位病变手术后。上肢交感神经切除无论是神经节或节前切除后数周或数年,约 1/3 患者发生味觉性出汗。

三、诊断

根据临床病史,症状及客观检查,诊断并不困难。

四、治疗

以去除病因为主。有时根据患者情况,可以应用下列方法。

(一)局限性多汗

特别四肢远端或颈部为主者,可用 3％～5％甲醛溶液局部擦拭,或用 0.5％醋酸铝溶液浸泡,1 次/天,每次 15～20 分钟。全身性多汗者可口服抗胆碱能药物,如阿托品或颠茄合剂、溴丙胺太林等以抑制全身多汗症。对情绪紧张的患者,可给氯丙嗪、地西泮和氨氮䓬等。有人采用 20％～25％氯化铝液酊(3 次/周)、5％～10％硫酸锌等收敛剂局部外搽,亦有暂时效果。足部多汗患者,应该每天洗脚及换袜子,必要时擦干皮肤后用 25％氯化铝溶液,疗效较好。

(二)物理疗法

可应用自来水离子透入法,2～3 次/周,以后每月 1～2 次维持,可获得疗效。有人曾提出对严重的掌、跖多汗症,可试用深部 X 线照射局部皮肤,每次 1 Gy,1～2 次/周,总量 8～10 Gy。

(三)手术疗法

对经过综合内科治疗而无效的局部性顽固性多汗症,且产生工作及生活上妨碍者,可考虑交感神经切除术。术前均应先做普鲁卡因交感神经节封闭,以测试疗效。封闭后未见效果者,一般不宜手术。

（罗　建）

第五节　神经源性直立性低血压的诊断与治疗

神经源性直立性低血压是一组原因未明的周围交感神经或中枢神经系统变性病变,直立性晕厥为其最突出表现。

一、诊断

直立性低血压是直立耐受不良的主要原因之一,临床表现主要由器官低血流灌注引起,脑血流灌注不足表现(头晕、眩晕、视物模糊、眼前发黑、无力、恶心、站立不稳、步态蹒跚、面色苍白、出冷汗和意识水平下降或丧失等)最为突出和常见,可合并肌肉灌注不足表现(枕、颈、肩和臂部疼痛或不适)、心脏灌注不足表现(心绞痛)、脊髓灌注不足表现(跛行或跌跤)及肾脏灌注不足表现(少尿)等,虚弱、嗜睡和疲倦亦为其常见表现症状通常在患者从平卧位改为站立位后 30～60 秒内出现,部分患者可在站立后 15 秒内出现或迟至30 分钟后出现。一般,持续短暂时间后消失,亦可迅速发展为晕厥。一般,在晨间较为严重,体位突然改变、过多摄入食物、高环境温度、洗热水澡、用力排便或排尿、饮酒及服用扩血管药物等常可诱发或加重直立性低血压。

有关诊断直立性低血压的标准尚未完全统一,目前采用较多的直立性低血压的诊断标准是患者从平卧位改为站立位后,动脉收缩压下降 2.7 kPa(20 mmHg)以上,或舒张压下降 1.3 kPa(10 mmHg)以上,且伴有脑血流灌注不足的表现。

如果症状提示直立性低血压,但初步检查不能确诊,应在患者早晨离床站立时或进食后测量。一次测量直立时血压没有明显下降并不足以排除直立性低血压。

临床上对诊断直立性低血压最有帮助的检查是倾斜试验,患者平卧于电动试验床,双足固定,待一定时间心血管功能稳定后,升高床头 45°～60°或直立,适时测量患者的心率和血压,可以比较准确地反映患者对体位改变的代偿功能。

直立耐受不良是指站立时出现脑血流灌注不足或自主神经过度活动表现(心悸、震颤、恶心和晕厥等),转为卧位后相应症状减轻或消失,血管迷走性晕厥、体位性心动过速综合征和直立性低血压等均以直立耐受不良为主要表现,因此诊断神经源性直立性低血压首先应与血管迷走性晕厥和体位性心动过速综合征等鉴别。与神经源性直立性低血压比较,体位性心动过速综合征交感神经过度活动表现(震颤、焦虑、恶心、出汗和肢端血管收缩等)突出,卧位变直立位时心率明显增加,而血压下降不明显。

神经源性直立性低血压尚需与继发性直立性低血压相鉴别,神经源性直立性低血压常见于中年男性,起病隐匿,早期患者症状较轻,直立相当时间后才出现症状,且较轻微;直立时不伴明显心率增加和血浆去甲肾上腺素的改变;随着病情发展,症状逐渐加重以致不能连续站立 1～2 小时;严重者于直立位时立即出现晕厥,需长期卧床直立性低血压亦可继发于糖尿病性自主神经病变、血容量不足等。继发性直立性低血压除有相应原发疾病表现外,头晕、晕厥等脑供血不足症状出现较急,伴有直立时心率明显加快,随着原发疾病的好转,脑供血不足等症状亦随着好转。一种或多种继发性直立性低血压的因素可同时存在于神经源性直立性低血压患者,使低血压症状加重。

二、病理生理

在人体全身静脉容纳大约 70% 的血容量,15% 的血容量在心肺,10% 的血容量在全身动脉,而毛细血管只有 5% 的血容量。因此,体内绝大部分血容量是在低压系统内,包括全身静脉、肺循环等。当人体从卧位变直立时,由于重力的效应及循环调节作用,500～700 mL(7～10 mL/kg)的血液快速转移至盆部和双下肢。血液的重新分布通常在 2～3 分钟内完成。由于静脉回流减少,导致心室充盈减少,可使心排血量下降约 20%,每搏输出量下降 20%～50%,导致动脉血压下降。

正常情况下,动脉血压的急剧改变会启动体内心血管系统的代偿机制,可分别刺激心肺的容量感受器及位于主动脉弓与颈动脉窦的压力感受器,冲动经迷走神经及舌咽神经传至延髓的血压调节中枢,经中枢整合后,提高交感神经的兴奋性并降低副交感神经的兴奋性,致效应器部位的去甲肾上腺素及肾上腺素水平提高,引起静脉及小血管收缩,心率加快,心脏收缩力提高以及肾脏水钠潴留,同时激活肾上腺素-血管紧张素-醛固酮系统。当这些代偿机制健全时,一般直立后收缩压有轻度下降(0.7～1.3 kPa),而舒张压有轻微提高(0.4～0.7 kPa),心率加快可达 5～

20次/分。下肢的骨骼肌与单向静脉瓣的共同作用，亦阻止血液反流，驱使血液回流至心脏。下肢骨骼肌收缩可产生12.0 kPa的驱动力，在站立或运动时都是保证血液回流的重要因素。

以上代偿机制的任一环节出现功能紊乱，都可以导致直立后血压明显下降。根据引起直立性低血压的不同病理生理机制，直立性低血压可分为以下类型：①慢性、进行性、不可逆的直立性低血压；通常是中枢或外用神经系统的进行性、退化性的病变引起，这一类直立性低血压的病理主要是血管中枢的进行性、不可逆的损害，或者是部分或全部交感神经反应的损害，此型直立性低血压最常见的原因是自主神经功能紊乱或衰竭。因此，在站立时，外周血管的收缩能力明显减弱。②急性、一过性、可逆性的直立性低血压；通常是短暂的外源性因素作用，如低血容量、麻醉、外科手术、制动或药物影响等。在直立性低血压中，此类患者占大多数。此类型直立性低血压患者，尽管交感神经系统未受损害，但有功能上的失调，如下肢静脉α肾上腺素能受体功能下降，而β肾上腺素能受体的功能却正常，导致被动性血管扩张。

由交感神经节后神经元病变引起者，副交感神经系统相对完整，中枢神经系统亦不受影响，临床表现性为单纯自主神经功能衰竭（pure autonomic failure，FAF），其特点为直立时头昏、头晕、晕厥、视物模糊、全身无力、发音含糊及共济失调。患者卧位时血压正常，但站立时则收缩压及舒张压较快地下降达2.7～5.3 kPa（20～40 mmHg）或更多。在昏厥发作时，除早期患者偶有心率代偿性增快外，一般发作时无心率的变化，也无苍白、出汗和恶心等先兆表现。可伴有无汗、阳痿、大小便障碍。血浆去甲肾上腺素水平在患者平卧时低于正常，站立时升高不明显，注射去甲肾上腺素存在失神经支配高敏现象。

由胸段脊髓侧角细胞变性引起者，病变常波及基底核、橄榄、脑桥和小脑。其自主神经功能障碍表现与由交感神经节后神经元病变引起者无差别，但随时间推移，常有帕金森综合征、小脑症状和锥体束征等出现，此时称为多系统萎缩。该病变患者安静时血浆去甲肾上腺素水平正常，但站立时不升高，对注射去甲肾上腺素的敏感性反应正常。

三、治疗

直立性低血压的治疗目的并非一定要使血压恢复正常，而是要减轻因血流灌注不足而出现的症状。因此，原则上只有在有症状时才有必要治疗。继发性直立性低血压通过积极病因治疗多可自行恢复。原发性直立性低血压因无明确病因，治疗以对症支持等综合治疗为主，而疾病以后的发展进程则由其存在的基础疾病来决定。通过教育让患者了解认识疾病及其治疗措施对争取患者配合，达到治疗效果最大化有重要作用。

认识和去除可加重原发性直立性低血压症状的因素是首要步骤。引起继发性直立性低血压的原因均可合并存在于原发性直立性低血压，因此对明确诊断的原发性直立性低血压患者，亦应注意搜寻和去除这些可加重直立性低血压的因素。

物理治疗是直立性低血压的基础治疗，维持或恢复血容量、使用拟交感性药物促血管收缩为一线治疗措施，血管升压素类似物、重组促红细胞生成素和咖啡因等为一线治疗措施的补充，α肾上腺素受体拮抗剂、β肾上腺素受体拮抗剂、生长抑素及其类似物、双羟苯丝氨酸、双氢麦角碱、多巴胺拮抗剂（甲氧氯普胺、多潘立酮）和乙酰胆碱酯酶抑制剂（溴吡斯的明）等对直立性低血压可能有效，临床研究结果尚未一致。

（一）物理治疗

物理治疗的目标是提高循环血容量和防止静脉淤血。提高患者对体位改变的耐受性。常见措施:①改善饮食习惯,应少食多餐。患者进餐后 2 小时以内避免进行过度活动,进餐后最好坐或躺一会儿,尤其是在早餐后(因更易诱发直立性低血压)。避免浓茶,戒酒。②加强肢体活动或锻炼。在床上进行双下肢锻炼,可防止下肢肌肉失去适应性。当患者坐立或双下肢垂于床边时,应间歇运动双下肢。③促进静脉回流。站立时,间歇踮脚尖或双下肢交替负重,通过肌肉收缩,可促进静脉回流。采用高至腰部的下肢弹力袜,尤在下肢静脉曲张患者,以利静脉回流。站立时使用,平卧后则取下。鼓励患者进行深而慢的呼吸运动,避免过度用力,因可增加胸腔压力而影响静脉回流。④从卧位到坐位和立位时缓慢变换体位使其有一个适应时间,减轻相应的症状。⑤夜间睡眠时,抬高上身(15°～30°)睡眠可激活肾素-血管紧张素-醛固酮系统,减少夜尿,保持血容量,并降低夜间高血压。⑥保持病室温度,不宜过高。避免直接日晒及洗热水澡或睡眠时用电热毯等。

独立按治疗计划训练和用生物反馈增强的行为训练,可以减少症状出现的次数和减轻症状。在严重病例,可以在药物治疗的同时附加倾斜训练,这样通过有规律地训练直立体位性适应过程可以完善和改善自主性反射。

(二)增加血容量

适度增加血容量有助于缓解症状,但有时可促发卧位高血压,除有充血性心力衰竭外,均不应限制钠盐的摄入,此类患者在低钠饮食时,体内保留钠的能力不足,若无禁忌,高盐饮食(每天 12～14 g)和增加饮水量(每天 2～5 L)有一定效果。

口服肾上腺皮质激素-α 氟氢可的松可增加水钠潴留,有一定治疗效果。开始每天 0.1～0.3 mg 口服,之后可根据血压调整剂量,每天剂量可达 1.0 mg,最佳有效作用为用药后 1～2 周。有卧位高血压、心肾功能不全者慎用。

吲哚美辛每天 75～150 mg,分 3 次口服可抑制肾上腺髓质前列腺素(PGA_2 和 PGE_2)合成,减少血液在外周血管的积聚。使用时注意保护胃黏膜。

(三)促进血管收缩

米多君为 α 受体激动剂,每次口服 10 mg,每天 3 次可增加站立时的收缩压,明显改善起立时头昏、头晕、晕厥等症状,是目前治疗直立性低血压效果最好的药物,不良反应有立毛反应、尿潴留和卧位时高血压等。

口服盐酸麻黄碱,每次 25 mg,每天 3～4 次;或服用苯异丙胺,每次 10～20 mg,每天 2～3 次,有一定效果。服用单胺氧化酶抑制剂如异烟肼、呋喃唑酮后可促使交感神经末梢释放去甲肾上腺素,并抑制其重吸收,常使血压增高,严重病例亦可同时应用酪胺治疗,但治疗期间,每天早晚测量血压。L-DOPS 为去甲肾上腺素的前体,每次口服 100 mg,每天 3 次可提高平均动脉压、舒张压及局部血流量,但忌用于有高热的患者。

对合并低血浆去甲肾上腺素的重症患者,可用肾上腺素口服,剂量从 15 mg,每天 3 次开始,逐渐增加剂量到 30～45 mg,每天 3 次。剂量大时常见不良反应有失眠、食欲降低、肢体震颤、快速心律失常等。

(四)其他治疗

对伴有贫血的患者,使用重组促红细胞生成素 50 U/kg,每周 3 次,连用 6～10 周,可明显改善起立时头昏、头晕和晕厥等症状和贫血。血管升压素类似物去氨加压素乙酸盐 5～40 μg 经鼻喷雾或 100～800 μg 口服可防止夜尿、体重丧失和减轻夜间体位性血压下降。咖啡因通过阻滞血管扩张性腺苷受体减轻直立性低血压患者的餐后低血压,用量为每天 100～250 mg,口服。

卧位高血压常伴随原发性直立性低血压患者,给治疗带来困难。大多数直立性低血压患者耐受连续的卧位高血压而无不幸效应,高血压性终末器官损害亦不常见。少量饮酒或用短作用降压药物可以降低卧位高血压。

盐酸哌甲酯 10～20 mg,早晨及中午各服 1 次,可提高大脑兴奋性。复方左旋多巴可改善锥体外系症状,开始剂量为每次 125 mg,每天 2 次,逐渐增加到每次 250 mg,每天 3～4 次,随时根据患者的反应调整剂量。

（罗　建）

第十二章

遗传与变性疾病的诊断与治疗

第一节 阿尔茨海默病的诊断与治疗

阿尔茨海默病(又称老年期痴呆)是由于脑功能障碍所致获得性、持续性认知功能障碍综合征。老年期痴呆患者具有以下认知领域中至少三项受损：记忆、计算、定向力、注意力、语言、运用、视空间技能、执行功能及精神行为异常,并且其严重程度已影响到患者的日常生活、社会交往和工作能力。

一、病因

(一)神经系统变性性疾病

阿尔茨海默病、额颞叶痴呆、亨廷顿病、帕金森痴呆、进行性核上性麻痹、关岛-帕金森痴呆综合征、脊髓小脑变性、自发性基底节钙化、纹状体黑质变性、异染性脑白质营养不良和肾上腺脑白质营养不良等。

(二)血管性疾病

脑梗死、脑动脉硬化(包括腔隙状态和 Binswanger 病)、脑栓塞、脑出血、血管炎症(如系统性红斑狼疮与 Behcet 综合征)、脑低灌注。

(三)外伤

外伤后脑病、拳击家痴呆。

(四)颅内占位

脑瘤(原发性、继发性)、脑脓肿及硬膜下血肿。

(五)脑积水

交通性脑积水(正常颅压脑积水)及非交通性脑积水。

(六)内分泌和营养代谢障碍性疾病

甲状腺、肾上腺、垂体和甲状旁腺功能障碍引起的痴呆；低血糖反应、糖尿病、肝性脑病、非Wilson 肝脑变性、Wilson 病、尿毒症性脑病、透析性痴呆、脂代谢紊乱、卟啉血症、严重贫血、缺氧(心脏病、肺功能衰竭)、慢性电解质紊乱和肿瘤；维生素 B_{12}、维生素 B_6 及叶酸缺乏。

(七)感染

艾滋病、真菌性脑膜脑炎、寄生虫性脑膜脑炎、麻痹性痴呆、其他各种脑炎后遗症、亚急性海绵状脑病、Gerstmann-Strausler 综合征和进行性多灶性白质脑病。

(八)中毒

酒精、某些药物(抗高血压药、肾上腺皮质激素类、非固醇类抗感染药、抗抑郁药、锂、抗胆碱制剂、巴比妥类和其他镇静安眠药、抗惊厥药、洋地黄制剂、抗心律失常药物、阿片类药物及多种药物滥用)。

(九)工业毒物和金属

铝、砷、铅、金、铋、锌、一氧化碳、有机溶剂、锰、甲醇、有机磷、汞、二硫化碳、四氯化碳、甲苯类、三氯甲烷。

阿尔茨海默病(Alzheimer's disease,AD)是一种以认知功能障碍、日常生活能力下降及精神行为异常为特征的神经系统退行性疾病,是老年期痴呆最常见的原因之一。其特征性病理改变为老年斑、神经原纤维缠结和选择性神经元与突触丢失。临床特征为隐袭起病及进行性认知功能损害。记忆障碍突出,可有视空间技能障碍、失语、失算、失用、失认及人格改变等,并导致社交、生活或职业功能损害。病程通常为 4~12 年。绝大多数阿尔茨海默病为散发性,约 5% 有家族史。

二、流行病学

阿尔茨海默病发病率随年龄增长而逐步上升。欧美国家 65 岁以上老人阿尔茨海默病患病率为5%~8%,85 岁以上老人患病率高达 47%~50%。我国 60 岁以上人群阿尔茨海默病患病率为3%~5%。目前我国约有 500 万痴呆患者,主要是阿尔茨海默病患者。发达国家未来 50 年内阿尔茨海默病的发病率将增加 2 倍。预计到 2025 年全球将有 2 200 万阿尔茨海默病患者,到 2050 年阿尔茨海默病患者将增加到 4 500 万。发达国家阿尔茨海默病已成为仅次于心血管病、肿瘤和卒中而位居第 4 位的死亡原因。

三、病因学

(一)遗传学因素——基因突变学说

迄今已筛选出 3 个阿尔茨海默病相关致病基因和 1 个易感基因,即第 21 号染色体的淀粉样前体蛋白(β amyloid precursor protein,APP)基因、第 14 号染色体的早老素 1(presenilin1,PS-1)基因、第 1 号染色体的早老素 2(presenilin2,PS-2)基因和第 19 号染色体的载脂蛋白 E(apolipoprotein E,apoE)ε4 等位基因。前三者与早发型家族性阿尔茨海默病有关,apoEε4 等位基因是晚发性家族性阿尔茨海默病的易感基因。

(二)非遗传因素

脑外伤、感染、铝中毒、吸烟、高热量饮食、叶酸不足、受教育水平低下及一级亲属中有唐氏综合征等都会增加阿尔茨海默病患病风险。

四、发病机制

目前针对阿尔茨海默病的病因及发病机制有多种学说,如淀粉样变级联假说、tau 蛋白过度磷酸化学说、神经递质功能障碍学说、自由基损伤学说、钙平衡失调学说等。任何一种学说都不能完全解释阿尔茨海默病所有的临床表现。

(一)淀粉样变级联假说

脑内β淀粉样蛋白(β amyloid,Aβ)产生与清除失衡所致神经毒性Aβ(可溶性Aβ寡聚体)聚集和沉积启动阿尔茨海默病病理级联反应,并最终导致NFT和神经元丢失。Aβ的神经毒性作用包括破坏细胞内Ca^{2+}稳态、促进自由基的生成、降低K^+通道功能、增加炎症性细胞因子引起的炎症反应,并激活补体系统、增加脑内兴奋性氨基酸(主要是谷氨酸)的含量等。

(二)tau蛋白过度磷酸化学说

神经原纤维缠结的核心成分为异常磷酸化的tau蛋白。阿尔茨海默病脑内细胞信号转导通路失控,引起微管相关蛋白——tau蛋白过度磷酸化、异常糖基化及泛素蛋白化,使其失去微管结合能力,自身聚集形成神经原纤维缠结。

(三)神经递质功能障碍

脑内神经递质活性下降是重要的病理特征。可累及乙酰胆碱系统(ACh)、兴奋性氨基酸、5-羟色胺、多巴胺和神经肽类等,尤其是基底前脑胆碱能神经元减少,海马突触间隙ACh合成、储存和释放减少,谷氨酸的毒性作用增加。

(四)自由基损伤学说

阿尔茨海默病脑内超氧化物歧化酶活性增强,脑葡萄糖-6-磷酸脱氢酶增多,脂质过氧化,造成自由基堆积。后者损伤生物膜,造成细胞内环境紊乱,最终导致细胞凋亡;损伤线粒体造成氧化磷酸化障碍,加剧氧化应激;改变淀粉样蛋白代谢过程。

(五)钙稳态失调学说

阿尔茨海默病患者神经元内质网钙稳态失衡,使神经元对凋亡和神经毒性作用的敏感性增强;改变APP剪切过程;导致钙依赖性生理生化反应超常运转,耗竭ATP,产生自由基,造成氧化损伤。

(六)内分泌失调学说

流行病学研究结果表明,雌激素替代疗法能降低绝经妇女患阿尔茨海默病的危险性,提示雌激素缺乏可能增加阿尔茨海默病发病率。

(七)炎症反应

神经毒性Aβ通过与特异性受体如糖基化蛋白终产物受体、清除剂受体和丝氨酸蛋白酶抑制剂酶复合物受体结合,活化胶质细胞。后者分泌补体、细胞因子及氧自由基,启动炎症反应,形成由Aβ、胶质细胞及补体或细胞因子表达上调等共同构成的一个复杂的炎性损伤网络,促使神经元变性。

五、病理特征

本病的病理特征大体上呈弥散性皮质萎缩,尤以颞叶、顶叶、前额区及海马萎缩明显。脑回变窄,脑沟增宽,脑室扩大。镜下改变包括老年斑(senile plaque,SP)、神经原纤维缠结(neural fibrillar ytangles,NFT)、神经元与突触丢失、反应性星形胶质细胞增生、小胶质细胞活化及血管淀粉样变。老年斑主要存在于新皮质、海马、视丘、杏仁核、尾状核、豆状核、Meynert基底核与中脑。镜下表现为退变的神经轴突围绕淀粉样物质组成细胞外沉积物,形成直径$50\sim200~\mu m$的球形结构。主要成分为Aβ、早老素1、早老素2、α_1抗糜蛋白酶、apoE和泛素等。神经原纤维缠结主要成分为神经元胞质中过度磷酸化的tau蛋白和泛素的沉积物,以海马和内嗅区皮质最为常见。其他病理特征包括海马锥体细胞颗粒空泡变性,轴索、突触异常断裂和皮质动脉及小动脉淀粉样变等。

六、临床表现

本病通常发生于老年或老年前期,隐匿起病,缓慢进展。以近记忆力减退为首发症状,逐渐累及其他认知领域,并影响日常生活与工作能力。早期对生活丧失主动性,对工作及日常生活缺乏热情。病程中可出现精神行为异常,如幻觉、妄想、焦虑、抑郁、攻击、收藏、偏执、易激惹性、人格改变等。最常见的是偏执性质的妄想,如被窃妄想、认为配偶不忠有意抛弃其的妄想。随痴呆进展,精神症状逐渐消失,而行为学异常进一步加剧,如大小便失禁、不知饥饱等,最终出现运动功能障碍,如肢体僵硬、卧床不起。1996 年国际老年精神病学会制定了一个新的疾病现象术语,即"痴呆的行为和精神症状"(the behavioral and psychological symptoms of dementia,BPSD),来描述痴呆过程中经常出现的知觉、思维内容、心境或行为紊乱综合征。这是精神生物学、心理学和社会因素综合作用的结果。

七、辅助检查

(一)神经影像学检查

头颅 MRI:早期表现为内嗅区和海马萎缩。质子磁共振频谱(¹H-megnetic resonance spectroscoper,¹H-MRS):对阿尔茨海默病早期诊断具有重要意义,表现为扣带回后部皮质肌醇(myo-inositol,mI)升高。额颞顶叶和扣带回后部出现 N-乙酰门冬氨酸(N-acetylaspartate,NAA)水平下降。SPECT 及 PET:SPECT 显像发现额颞叶烟碱型 AChR 缺失,以及额叶、扣带回、顶叶及枕叶皮质 5-HT 受体密度下降。PET 显像提示此区葡萄糖利用下降。功能性磁共振成像(functional MRI,fMRI):早期阿尔茨海默病患者在接受认知功能检查时相应脑区激活强度下降或激活区范围缩小和远处部位的代偿反应。

(二)脑脊液蛋白质组学

脑脊液存在一些异常蛋白的表达,如 apoE、tau 蛋白、APP 及 AChE 等。

(三)神经心理学特点

神经心理学特点通常表现为多种认知领域功能障碍和精神行为异常,以记忆障碍为突出表现,并且日常生活活动能力受损。临床常用的痴呆筛查量表有简明智能精神状态检查量表(mini-mental state examination,MMSE)、画钟测验和日常生活能力量表等。痴呆诊断常用量表有记忆测查(逻辑记忆量表或听觉词语记忆测验)、注意力测查(数字广度测验)、言语流畅性测验、执行功能测查(stroop 色词-干扰测验或威斯康星卡片分类测验)和神经精神科问卷。痴呆严重程度评定量表有临床痴呆评定量表(clinical dementia rating,CDR)和总体衰退量表(global deterioration scale,GDS)。总体功能评估常用临床医师访谈时对病情变化的印象补充量表(CIBIC-Plus)。额叶执行功能检查内容包括启动(词语流畅性测验)、抽象(谚语解释、相似性测验)、反应-抑制和状态转换(交替次序、执行-不执行、运动排序测验、连线测验和威斯康星卡片分类测验)。痴呆鉴别常用量表有 Hachinski 缺血量表评分(HIS)及汉密尔顿焦虑、抑郁量表。

1.记忆障碍

记忆障碍是阿尔茨海默病典型的首发症状,早期以近记忆力减退为主。随病情进展累及远记忆力。情景记忆障碍是筛选早期阿尔茨海默病的敏感指标。

2.其他认知领域功能障碍

其他认知领域功能障碍表现为定向力、判断与思维、计划与组织能力、熟练运用及社交能力下降。

3.失用

失用包括结构性失用(画立方体)、观念-运动性失用(对姿势的模仿)和失认、视觉性失认(对复杂图形的辨认)、自体部位辨认不能(手指失认)。

4.语言障碍

阿尔茨海默病早期即存在不同程度的语言障碍。核心症状是语义记忆包括语义启动障碍、语义记忆的属性概念和语义/词类范畴特异性损害。阿尔茨海默病患者对特定的词类(功能词、内容词、名词、动词等)表现出认知失常,即词类范畴特异性受损。可表现为找词困难、命名障碍和错语等。

5.精神行为异常

阿尔茨海默病病程中常常出现精神行为异常,如幻觉、妄想、焦虑、易激惹及攻击等。疾病早期往往有较严重的抑郁倾向,随后出现人格障碍、幻觉和妄想,虚构不明显。

6.日常生活活动能力受累

阿尔茨海默病患者由于失语、失用、失认、计算不能,通常不能继续原来的工作,不能继续理财。疾病晚期出现锥体系和锥体外系病变,如肌张力增高、运动迟缓及姿势异常。最终患者可呈强直性或屈曲性四肢瘫痪。

(四)脑电图检查

早期 α 节律丧失及电位降低,常见弥散性慢波,且脑电节律减慢的程度与痴呆严重程度相关。

八、诊断标准

(一)美国《精神障碍诊断与统计手册》第 4 版制定的痴呆诊断标准

(1)多个认知领域功能障碍。①记忆障碍:学习新知识或回忆以前学到的知识的能力受损。②以下认知领域至少有 1 项受损:失语;失用;失认;执行功能损害。

(2)认知功能障碍导致社交或职业功能显著损害,或者较原有水平显著减退。

(3)隐匿起病,认知功能障碍逐渐进展。

(4)同时排除意识障碍、神经症、严重失语及脑变性疾病(额颞叶痴呆、路易体痴呆及帕金森痴呆等)或全身性疾病所引起的痴呆。

(二)阿尔茨海默病临床常用的诊断标准

阿尔茨海默病临床常用的诊断标准有 DSM-Ⅳ-R、ICD-10 和 1984 年 Mckhann 等制定的美国国立神经病学或语言障碍和卒中-老年性痴呆及相关疾病协会研究用诊断标准(NINCDS-ADRDA),将阿尔茨海默病分为肯定、很可能、可能等不同等级。

1.很可能为阿尔茨海默病

(1)痴呆:老年或老年前期起病,主要表现为记忆障碍和一个以上其他认知领域功能障碍(失语、失用和执行功能损害),造成明显的社会或职业功能障碍。认知功能或非认知功能障碍进行性加重。认知功能损害不是发生在谵妄状态,也不是由于其他引起进行性认知功能障碍的神经系统或全身性疾病所致。

（2）支持诊断：单一认知领域功能如言语（失语症）、运动技能（失用症）、知觉（失认症）的进行性损害；日常生活能力损害或精神行为学异常；家族史，尤其是有神经病理学或实验室证据者；非特异性 EEG 改变如慢波活动增多；头颅 CT 示有脑萎缩。

（3）排除性特征：突然起病或卒中后起病。病程早期出现局灶性神经功能缺损体征如偏瘫、感觉缺失、视野缺损、共济失调。起病时或疾病早期出现抽搐发作或步态障碍。

2.临床可能阿尔茨海默病

临床可能阿尔茨海默病有痴呆症状，但没有发现足以引起痴呆的神经、精神或躯体疾病；在起病或病程中出现变异；继发于足以导致痴呆的躯体或脑部疾病，但这些疾病并不是痴呆的病因；在缺乏可识别病因的情况下出现单一的、进行性加重的认知功能障碍。

3.肯定阿尔茨海默病

符合临床很可能痴呆诊断标准，并且有病理结果支持。

根据临床痴呆评定量表、韦氏成人智力量表（全智商）可把痴呆分为轻度、中度和重度痴呆三级。具体标准有以下几点。

（1）轻度痴呆：虽然患者的工作和社会活动有明显障碍，但仍有保持独立生活能力，并且个人卫生情况良好，判断能力几乎完好无损。全智商 55～70。

（2）中度痴呆：独立生活能力受到影响（独立生活有潜在危险），对社会和社会交往的判断力有损害，不能独立进行室外活动，需要他人的某些扶持。全智商 40～54。

（3）重度痴呆：日常生活严重受影响，随时需要他人照料，即不能维持最低的个人卫生，患者已变得语无伦次或缄默不语，不能作判断或不能解决问题。全智商 40 以下。

九、鉴别诊断

（一）血管性痴呆

血管性痴呆可突然起病或逐渐发病，病程呈波动性进展或阶梯样恶化。可有多次卒中史，既往有高血压、动脉粥样硬化、糖尿病、心脏疾病、吸烟等血管性危险因素。通常有神经功能缺损症状和体征，影像学上可见多发脑缺血软化灶。每次脑卒中都会加重认知功能障碍。早期记忆功能多正常或仅受轻微影响，但常伴有严重的执行功能障碍，表现为思考、启动、计划和组织功能障碍，抽象思维和情感也受影响；步态异常常见，如步态不稳、拖曳步态或碎步。

（二）Pick 病

与 Pick 病鉴别具有鉴别价值的是临床症状出现的时间顺序。Pick 病早期出现人格改变、言语障碍和精神行为学异常，遗忘出现较晚。影像学上以额颞叶萎缩为特征。约 1/4 的患者脑内存在 Pick 小体。阿尔茨海默病患者早期出现记忆力、定向力、计算力、视空间技能和执行功能障碍。人格与行为早期相对正常。影像学上表现为广泛性皮质萎缩。

（三）路易体痴呆

路易体痴呆主要表现为波动性持续（1～2 天）认知功能障碍、鲜明的视幻觉和帕金森综合征。视空间技能、近事记忆及注意力受损程度较阿尔茨海默病患者严重。以颞叶、海马、扣带回、新皮质、黑质及皮质下区域广泛的路易体为特征性病理改变。病程 3～8 年。一般对镇静剂异常敏感。

（四）增龄性记忆减退

50 岁以上的社区人群约 50% 存在记忆障碍。此类老年人可有记忆减退的主诉，主要影响记忆的速度与灵活性,但自知力保存,对过去的知识和经验仍保持良好。很少出现计算、命名、判断、思维、语言与视空间技能障碍,且不影响日常生活活动能力。神经心理学测查证实其记忆力正常,无精神行为学异常。

(五)抑郁性神经症

抑郁性神经症是老年期常见的情感障碍性疾病,鉴别如表 12-1。

表 12-1　真性痴呆与假性痴呆鉴别

鉴别要点	假性痴呆	真性痴呆
起病	较快	较缓慢
认知障碍主诉	详细、具体	不明确
痛苦感	强烈	无
近事记忆与远事记忆	丧失同样严重	近事记忆损害比远事记忆严重
界限性遗忘	有	无
注意力	保存	受损
典型回答	不知道	近似性错误
对能力的丧失	加以夸张	隐瞒
简单任务	不竭力完成	竭力完成
对认知障碍的补偿	不设法补偿	依靠日记、日历设法补偿
同样困难的任务	完成有明显的障碍	普遍完成差
情感	受累	不稳定,浮浅
社会技能	丧失较早,且突出	早期常能保存
定向力检查	常答"不知道"	定向障碍不常见
行为与认知障碍严重程度	不相称	相称
认知障碍夜间加重	不常见	常见
睡眠障碍	有	不常有
既往精神疾病史	常有	不常有

抑郁性神经症诊断标准(《中国精神疾病分类方案与诊断标准》,第 2 版,CCMD-Ⅱ-R)有以下几点。

1.症状

心境低落每天出现,晨重夜轻,持续 2 周以上,至少有下述症状中的 4 项:①对日常活动丧失兴趣,无愉快感;精力明显减退,无原因的持续疲乏感。②精神运动性迟滞或激越。伴发精神症状如焦虑、易激惹、淡漠、疑病症、强迫症状或情感解体(有情感却泪流满面地说我对家人无感情)。③自我评价过低、自责、内疚感,可达妄想程度。④思维能力下降、意志行为减退、联想困难。⑤反复想死的念头或自杀行为。⑥失眠、早醒、睡眠过多。⑦食欲缺乏,体重明显减轻或性欲下降。⑧性欲减退。

2.严重程度

社会功能受损;给本人造成痛苦和不良后果。

3.排除标准

不符合脑器质性精神障碍、躯体疾病与精神活性物质和非依赖性物质所致精神障碍;可存在某些分裂性症状,但不符合精神分裂症诊断标准。

(六)轻度认知功能损害(mild cognitive impairment,MCI)

过去多认为 MCI 是介于正常老化与痴呆的一种过渡阶段,目前认为 MCI 是一种独立的疾病,患者可有记忆障碍或其他认知领域损害,但不影响日常生活。

(七)帕金森痴呆疾病

帕金森痴呆疾病早期主要表现为帕金森病典型表现,多巴类药物治疗有效。疾病晚期出现痴呆及精神行为学异常(错觉、幻觉、妄想及抑郁等)。帕金森痴呆属于皮质下痴呆,多属于轻中度痴呆。

(八)正常颅压性脑积水

正常颅压性脑积水常见于中老年患者,隐匿性起病。临床上表现为痴呆、步态不稳及尿失禁三联征。无头痛、呕吐及视盘水肿等症。腰穿脑脊液压力不高。神经影像学检查有脑室扩大的证据。

(九)亚急性海绵状脑病

亚急性海绵状脑病急性或亚急性起病,迅速出现智能损害,伴肌阵挛,脑电图在慢波背景上出现特征性三相波。

十、治疗

由于本病病因未明,至今尚无有效的治疗方法。目前仍以对症治疗为主。

(一)神经递质治疗药物

1.拟胆碱能药物

拟胆碱能药物主要通过抑制 AChE 活性,阻止 ACh 降解,提高胆碱能神经元功能。有 3 种途径加强胆碱能效应:ACh 前体药物、胆碱酯酶抑制剂(acetylcholinesterase inhibitor,AChEI)及胆碱能受体激动剂。

(1)补充 ACh 前体:包括胆碱及卵磷脂。动物试验表明,胆碱和卵磷脂能增加脑内 ACh 生成,但在阿尔茨海默病患者身上未得到证实。

(2)胆碱酯酶抑制剂(AChEI)为最常用和最有效的药物。通过抑制乙酰胆碱酯酶而抑制乙酰胆碱降解,增加突触间隙乙酰胆碱浓度。第一代 AChEI 他克林,由于肝脏毒性和胃肠道反应而导致临床应用受限。第二代 AChEI 有盐酸多奈哌齐、艾斯能、石杉碱甲、毒扁豆碱、加兰他敏、美曲磷脂等,具有选择性好、作用时间长等优点,是目前治疗阿尔茨海默病的首选药物。①盐酸多奈哌齐是治疗轻中度阿尔茨海默病的首选药物。开始服用剂量为 5 mg/d,睡前服用。如无不良反应,4～6 周后剂量增加到 10 mg/d。不良反应主要与胆碱能作用有关,包括恶心、呕吐、腹泻、肌肉痉挛、胃肠不适、头晕等,大多在起始剂量时出现,症状较轻,无肝毒性。②重酒石酸卡巴拉丁用于治疗轻中度阿尔茨海默病。选择性抑制皮质和海马 AChE 优势亚型-G1。同时抑制丁酰胆碱酯酶,外周胆碱能不良反应少。开始剂量 1.5 mg,每天 2 次或 3 次服用。如能耐受,2 周后增至 6 mg/d。逐渐加量,最大剂量12 mg/d。不良反应包括恶心、呕吐、消化不良和食欲缺乏等,随着治疗的延续,不良反应的发生率降低。③石杉碱甲是我国学者从石杉科石杉属植物蛇足石杉(千层塔)提取出来的新生物碱,不良反应小,无肝毒性。适用于良性记忆障碍、阿尔茨海默病和脑器质性疾病引起的记忆障碍。0.2～0.4 mg/d,分 2 次口服。④加兰他敏:由石蒜科植物沃氏雪莲花和水仙属植物中提取的生物碱,用于治疗轻中度阿尔茨海默病。推荐剂量为 15～30 mg/d,1 个疗程至少 8～10 周。不良反应有恶心、呕吐及腹泻等。缓慢加大剂量可增强加兰他敏的耐受性。1 个疗程至少 8～10 周。无肝毒性。⑤美曲丰:属于长效 AChEI,不可逆性抑制中枢神经系统乙酰胆碱酯酶。胆碱能不良反应小,主要是胃肠道反应。⑥庚基毒扁豆碱:是毒扁豆碱亲脂性衍生物,属长效 AChEI。毒性仅为毒扁豆碱的 1/50,胆碱能不良反应小。推荐剂量40～60 mg/d。

(3)胆碱能受体(烟碱受体或毒蕈碱受体)激动剂:以往研究过的非选择性胆碱能受体激动剂包括毛果芸香碱及槟榔碱等因缺乏疗效或兴奋外周 M 受体而产生不良反应,现已弃用。选择性作用于 M_1 受体的新药正处于临床试验中。

2.N-甲基-D-天冬氨酸(NMDA)受体拮抗剂

此型代表药物有盐酸美金刚,用于中重度阿尔茨海默病治疗。

(二)以 Aβ 为治疗靶标

未来治疗将以 Aβ 为靶点减少脑内 Aβ 聚集和沉积作为药物干预的目标。包括减少 Aβ 产生、加快清除、阻止其聚集,或对抗 Aβ 的毒性和抑制它所引起的免疫炎症反应与凋亡的方法都成为合理的阿尔茨海默病治疗策略。

此类药物目前尚处于研究阶段。α 分泌酶激动剂不是首选的分泌酶靶点。APPβ 位点 APP 内切酶(beta site amyloid precursor protein cleavage enzyme,BACE)1 和高度选择性 γ 分泌酶抑制剂可能是较好的靶途径。

1.Aβ 免疫治疗

Aβ42 主动免疫阿尔茨海默病小鼠模型能清除脑内斑块,并改善认知功能。Aβ 免疫治疗的可能机制:抗体 FC 段受体介导小胶质细胞吞噬 Aβ 斑块、抗体介导的淀粉样蛋白纤维解聚和外周 Aβ 沉积学说。2001 年轻中度阿尔茨海默病患者 Aβ42 主动免疫Ⅰ期临床试验显示人体较好的耐受性。Ⅱ期临床试验结果提示,Aβ42 主动免疫后患者血清和脑脊液中出现抗 Aβ 抗体。ⅡA 期临床试验部分受试者出现血-脑屏障损伤及中枢神经系统非细菌性炎症。炎症的出现可能与脑血管淀粉样变有关。为了减少不良反应,可采取其他措施将潜在的危险性降到最低,如降低免疫剂量、诱发较为温和的免疫反应、降低免疫原的可能毒性、表位疫苗诱发特异性体液免疫反应,或是使用特异性被动免疫而不激发细胞免疫反应。通过设计由免疫原诱导的 T 细胞免疫反应,就不会直接对 Aβ 发生反应,因此不可能引起传统的 T 细胞介导的自身免疫反应。这种方法比单纯注射完整的 Aβ 片段会产生更多结构一致的 Aβ 抗体,并增强抗体反应。这一假设已经得到 APP 转基因鼠和其他种的动物试验的证实。将 Aβ 的第 16～33 位氨基酸进行部分突变后,也可以提高疫苗的安全性。通过选择性地激活针对 β 淀粉样蛋白的特异性体液免疫反应、改进免疫原等方法,避免免疫过程中所涉及的细胞免疫反应,可能是成功研制阿尔茨海默病疫苗的新方法。另外,人源化 Aβ 抗体的被动免疫治疗可以完全避免针对 Aβ 细胞反应。如有不良反应出现,可以停止给药,治疗药物会迅速从身体内被清除。虽然主动免疫能够改善阿尔茨海默病动物的精神症状,但那毕竟只是仅由淀粉样蛋白沉积引起行为学损伤的模型。Aβ42 免疫不能对神经元纤维缠结有任何影响。神经元纤维缠结与认知功能损伤密切相关。

2.金属螯合剂治疗

Aβ 积聚在一定程度上依赖于 Cu^{2+}/Zn^{2+} 的参与。活体内螯合这些金属离子可以阻止 Aβ 聚集和沉积。抗生素氯碘羟喹具有 Cu^{2+}/Zn^{2+} 螯合剂的功能,治疗 APP 转基因小鼠数月后 Aβ 沉积大大减少。相关药物已进入Ⅱ期临床试验。

(三)神经干细胞(nerve stem cell,NSC)移植

神经干细胞移植临床应用最关键的问题是如何在损伤部位定向诱导分化为胆碱能神经元。目前,体内外 NSC 的定向诱导分化尚未得到很好的解决,尚处于试验阶段。

(四)tau 蛋白与阿尔茨海默病治疗

以 tau 蛋白为位点的药物研究和开发也成为国内、外学者关注的焦点。

(五)非胆碱能药物

长期大剂量吡拉西坦、茴拉西坦或奥拉西坦能促进神经元 ATP 合成,延缓阿尔茨海默病病程进展,改善命名和记忆功能。银杏叶制剂可改善神经元代谢,减缓阿尔茨海默病进展。双氢麦角碱:为 3 种麦角碱双氢衍生物的等量混合物,有较强的 α 受体阻断作用,能改善神经元对葡萄糖的利用。可与多种生物胺受体结合,改善神经递质传递功能。1～2 mg,每天 3 次口服。长期使用非类固醇抗感染药物能降低阿尔茨海默病的发病风险。选择性COX-2抑制剂提倡用于阿尔茨海默病治疗。辅酶 Q 和单胺氧化酶抑制剂司来吉林能减轻神经元细胞膜脂质过氧化导致的线粒体 DNA 损伤。他汀类药物能够降低阿尔茨海默病的危险性。钙通道阻滞药尼莫地平可通过调节阿尔茨海默病脑内钙稳态失调而改善学习和记忆功能。神经生长因子和脑源性神经营养因子能够改善学习、记忆功能和促进海马突触重建,减慢残存胆碱能神经元变性,现已成为阿尔茨海默病治疗候选药物之一。

(六)精神行为异常的治疗

一般选择安全系数高、不良反应少的新型抗精神病药物,剂量通常为成人的 1/4 左右。小剂量开始,缓慢加量。常用的抗精神病药物有奥氮平(5 mg)、维斯通(1 mg)或思瑞康(50～100 mg),每晚一次服用,视病情而增减剂量。阿尔茨海默病患者伴发抑郁时首先应加强心理治疗,必要时可考虑给予小剂量抗抑郁药。

十一、预后

目前的治疗方法都不能有效遏制阿尔茨海默病进展。即使治疗病情仍会逐渐进展,通常病程为4～12 年。患者多死于并发症,如肺部感染、压疮和深静脉血栓形成。加强护理对阿尔茨海默病患者的治疗尤为重要。

十二、康复与护理

康复应以护理和心理支持为主。通过行为治疗矫正患者各种不良行为如吸烟、饮酒及高盐高脂饮食等。对可能迷路的患者,衣兜里放置写有姓名、住址、联系电话等内容的卡片,防止走失。对于已经丧失环境适应能力的患者,应在家里护理,督促和训练进餐、穿衣、洗浴及如厕。同时合理地训练患者的记忆、理解、判断、计算和推理能力。必要时建立家庭病房,医务人员定期指导。医护人员和看护人员要与患者保持融洽的关系,给予患者安慰,取得信赖。鼓励患者参加适宜的社交活动,树立生活信心,消除心境低落和孤单感。

(李　琳)

第二节　额颞叶痴呆的诊断与治疗

额颞叶痴呆(frontotemporal dementia,FTD)是始于中年的进行性痴呆,特点是缓慢发展的性格改变及社会性衰退(包括社会品行极度改变、释抑制行为)。随后出现智能、记忆和言语功能的损害,(偶然)伴有淡漠、欣快和锥体外系症状。神经病理学表现是选择性额叶或颞叶萎缩,而神经炎斑及神经纤维缠结的数量未超出正常的老龄化进程,社交及行为异常的表现出现在明显的记忆损害之前。目前已认为 FTD 是仅次于阿尔茨海默病和路易小体痴呆的另一种常见中枢神经系统退行性疾病,约占老年期痴呆人群 20%。由于对本病的认识不足,诊断上多将其划归在阿尔茨海默病或其他痴呆症群,加上流行病调查资料有限,因此其诊断率可能远低于实际发病率。综合各国痴呆的尸检提示 FTD 的患病率为 1%～12%。

FTD 的发病年龄低于阿尔茨海默病,好发于老年前期,以 45～65 岁为多发年龄段。

FTD 可合并运动神经元病(motor neural disease,MND)或帕金森综合征。尽管与额叶变性有关的症状群很多,而且组织病理改变也不尽相同。但近年来,已倾向采用 FTD 这一诊断来概括这一临床症状群。

随着临床研究的进展,研究者提出了额颞叶退行性病变(frontotemporal lobar degeneration,FTLD)这一概念,包括额颞叶痴呆(FTD)、语义性痴呆(SD)和进行性非流畅性失语(progressive nonfluent aphasia,PNFA)。

一、病因和发病机制

FTD 的病因及发病机制尚不清楚。研究显示额颞叶痴呆与 Pick 病患者额叶及颞叶皮质 5-HT 能递质减少,推测额颞叶功能减退可能与 5-HT 系统改变有关。脑组织及脑脊液中 DA 释放也有下降,而未发现胆碱能系统异常。但有报道发现在不具有 Pick 小体的 FTD 患者的颞叶中,毒蕈碱样乙酰胆碱受体的数量明显减少,尤其是 M1 型受体。与突触前胆碱能神经元受损不同,这种胆碱受体神经元损害更为严重,并且胆碱酯酶抑制剂治疗无效。40%～50%患者有阳性家族史。在具有常染色体显性遗传家族的患者中,发现与 17 号染色体长臂 17q6-22 有关。

(一)病因和发病机制

在 Pick 型和微空泡化型中观察到有 tau 基因突变,提示这两种病理类型有共同的基因基础。在临床表现为单纯额颞叶痴呆的患者中,观察到与 3 号染色体的突变有关,而额颞叶痴呆伴发运动神经元病的患者与 9 号染色体突变有关。其他的危险因素有电抽搐治疗和酒精中毒。

正常成年人脑表达有 6 种 tau 的异构体,这 6 种异构体是由单一基因编码,通过对外显子2、3 和10 的可变剪接(alternative splicing)而产生的。外显子 10 的编码决定了 tau 蛋白是含有3 个还是 4 个微管结合重复片段(three or four microtubule binding repeats,3R-tau 或 4R-tau)。4R-tau 比3R-tau 具有更强的刺激微管组装的能力,但也更容易被磷酸化而聚集形成双螺旋纤维细丝。在正常人脑中,3R-tau 和4R-tau的表达比例大约是 1,但在某些 17 号染色体连锁性额颞叶痴呆合并帕金森综合征(frontotemporal dementia with Parkinsonismlinked to chromosome17,FTDP-17)的患者,至少发现有 15 种发生在 tau 基因上的突变引起 tau 外显子10 的可变剪接失调,导致患者脑中 3R-tau 和 4R-tau 的比例失衡。此外,3R-tau/4R-tau比例失调不仅见于 FTD(3R-tau>4R-tau),还见于进行性核上性麻痹(progressive supranuclear palsy,PSP)(3R-tau <4R-tau)、基底节退行性病(corticobasal degeneration,3R-tau<4R-tau)以及Down 综合征(Down's syndrome,3R-tau>4R-tau)。

常染色体显性遗传家族史的 FTD 患者中有 25%～40%可检测到微管相关蛋白 tau(MAPT)基因突变,包括第 9、10、11、12、13 外显子等位点突变。这种 tau 蛋白异常所致疾病,现又被命名为 tau 蛋白病(tauopa thies),它包括 FTD 和 PSP。但仍有 60%有阳性家族史的 FTD

患者不能发现 *MAPT* 基因存在突变。

Morris(2001)对 22 个常染色体显性遗传的 FTD 的家族进行了 *tau* 基因突变分析,结果表明有半数的家族存在着位于 17q6-22 的 *tau* 基因突变,目前已发现 30 余个突变位点。病理上发现在神经元或胶质细胞有 tau 蛋白沉积的病例中,全部观察到 *tau* 基因突变。而另两个病理上分别表现为泛素沉积和细胞丢失伴空泡化的家族均未观察到 *tau* 基因突变。但由于来源于不同研究小组的报告提示 FTD 的基因突变的多相性,目前在 FTD 的基因突变类型、病理类型和临床类型之间还找不出一致性。

有关 FTD 精神症状神经生物学基质的研究甚少,影像学研究发现,有语言障碍的 FTD 患者左额-颞叶萎缩显著,而那些有行为综合征的 FTD 患者表现为双侧或右侧左额-颞叶病理改变。还有证据表明,攻击行为与 FTD 患者左侧眶额部皮质灌流减少有关。

（二）病理

FTD 脑部大体病理表现为双侧额叶,颞叶前端的局限性萎缩。有时可见纹状体、基底节、桥核、脑神经核和黑质改变,杏仁核与海马的 CA1 区有明显萎缩,而 Meynert 基底核相对完好。光镜下可见萎缩脑叶皮质神经元缺失、微空泡形成、胶质增生和海绵样变,这种改变以皮质Ⅱ层明显。神经元和胶质可见 tau 的沉积,部分神经元胞质内含有均匀的界限清楚的嗜银 Pick 小体,约 15％病理出现 Pick 小体。此外还有其他病理改变,如老年斑、神经原纤维缠结或 Lewy 小体。FID 的组织学观察分为 3 种主要类型。

1.组织微空泡变类型

该型最常见,占全部病例的 60％,主要以皮层神经元的丢失和海绵样变性或表层神经毡的微空泡化为特征,胶质增生轻微,无肿胀的神经元,残留细胞内无 Pick 小体。边缘系统和纹状体可受累但轻微。

2.Pick 型

Pick 型约占 25％,表现为皮层神经元丢失,伴广泛和明显的胶质细胞增生,细胞微空泡化,残留细胞内可出现 Pick 小体,大多数病例中 tau 蛋白及泛素免疫组化染色阳性,边缘系统和纹状体受累可能比较严重。

3.混合型

混合型约占 15％,患者临床表现为 FTD 伴运动神经元病变,病理上多表现为微空泡化型,极少情况下为 Pick 型,同时伴有运动神经元病的组织病理改变。许多免疫组织化学方法有助于 FTD 的诊断和排除诊断,tau 蛋白抗体免疫组化染色是诊断 FTD 的最基本方法,泛素免疫组化染色也作为常规检查的重要手段,因部分 tau 染色阴性的组织可能会呈现泛素阳性。有些病例泛素染色可显示 Lewy 小体,此时采用α-共核蛋白（α-synuclein）免疫组化染色可排除路易体痴呆。

由于目前对 FTD 的退行性病变发生及进展的机制并不清楚,对 FTD 的病理诊断有一定的局限性。而且 FTD 众多的临床症群中并不全部具有相应的病理改变。采用病理诊断的手段主要是用于确定病理改变的部位,累及的范围及程度,排除我们已知的某些疾病,并试图确立与某些症群相关的病理基础,如 FTD 的去抑制症状与眶额和颞叶前端受累有关。情感淡漠提示病变累及额极及后外侧额叶皮层,刻板性动作的出现与纹状体及颞叶的累及有关,颞叶新皮层尤其颞叶中下回的损害与语义性痴呆有关。另外有些研究表明半球病变的非对称性受累可影响其行为学表现,右半球病变与患者社会性行为异常改变相关。

最近研究发现,FTD特别是17-染色体关联的FTD[即连锁于17号染色体伴帕金森综合征的额颞叶痴呆(hereditary frontotemporal dementia with Parkinsonismlinked to chromosome,简称FTDP-17)],呈常染色体显性遗传,在第17号染色体上已发现 *tau* 基因编码区和内含子的多个错义和缺失突变,导致tau蛋白功能改变、过度磷酸化,形成FTDP-17病理性tau蛋白,引起了额颞叶痴呆和帕金森综合征表现)。FTDP-17病理性tau蛋白等位基因的发现强烈表明病理性tau蛋白是神经退行性病变的一个主要原因,或者至少与一些病理心理学表现形式有关。

二、临床表现

(一)症状

行为改变可能是由于前额皮层和皮层下边缘系统密集连接变化所致,这些区域是产生和调节人类行为特别是情绪和人格特质的脑部重要结构。行为改变是FTD的主要症状,称为行为型FTD综合征,包括行为脱抑制、冲动和粗鲁的社会行为。在行为型FTD综合征中,还有各种不同的症状:①脱抑制综合征,脱抑制、随境转移和无目的的活动过多,这些症状与扣带前回额叶和颞叶萎缩有关联。②淡漠综合征,情感淡漠、缺乏活力和意志丧失,发生于额叶广泛萎缩并延续到额颞叶皮质。

由于FTD隐袭性起病,渐进性发展,且早期记忆力和空间定向力保留,故早期难以辨认。FTD最早最常见的症状是人格和行为的变化。至中晚期,主要临床特征为有明显的性格和行为异常、明显的语言障碍。

1.FTD早期的临床表现

(1)社会人际交往能力下降:表现为不遵循社会行为道德规范,脱抑制,有放纵自身行为。

(2)个人行为障碍:表现为明显偏离日常行为表现,出现消极,懒惰,或者有时表现为活动过度,如徘徊等。

(3)表达能力下降:表现为不能描述个人的症状,在遇上困难时不能表达自己的要求;而记忆和空间定向力早期相对保留。

2.FTD中晚期的临床表现

(1)情感障碍:情感迟钝,表现为丧失表达感情的能力,如不能表达个人的喜怒哀乐,社会情感障碍表现为局促不安,缺乏同情心。

(2)言语障碍:较为明显,表现为表达困难,而模仿能力相对保留。刻板性使用单句、词甚至是某个音节,最后患者多出现缄默状态。

(3)行为障碍:可有刻板性的动作,如不自主搓手、踮脚等。使用物品的行为异常表现为"利用行为",即患者仅去抓拿、使用出现在他们视野中的物品,而不管该物品是否合适,如患者可能去端眼前的空杯子喝酒。

(4)饮食紊乱:饮食习惯常改变,表现为食欲增加,爱吃甜食。

(5)控制能力削弱:思维僵化,固执,注意力涣散和冲动行为。

(6)Kluve-Buay综合征:即表现为额叶损害症状,常见摸索行为、抓握反射、口探索症,强迫探索周围物体(抓、摸眼前物体)。

(7)幻觉:与其他痴呆相比,FTD的幻觉比较少见。

(8)人格改变:表现为不修边幅,不讲卫生。

由于FTD患者的认知状态相对正常,空间和时间准确定位可维持很长时间,经常惹是生非,家属因难以忍受他们这种异常行为而前来就诊者较多。这类患者在晚期可出现运动障碍,加之以前与家属成员积怨较多,缺乏照料,往往生活质量十分低劣。

(二)分型

目前的临床分型主要根据早期临床表现,也有根据影像学资料和病理变化分型。

1.行为型 FTD(behavioral FTD)

行为型 FTD 占 FTD 的 40%～60%。该型以进行性人格特征和行为改变为标记,空间技能和记忆相对保留。患者内省力缺失,不能意识到自己疾病的发展,对自身的人格改变不关心、不苦恼。临床表现为性兴趣明显增加或减退,失抑制性如愚蠢样、无目的活动过度、使用物品的行为异常、不恰当的诙谐,以及个人卫生和修饰能力下降。不过,偶尔有患者能够获得或利用艺术或音乐技能,特别是 FTD 的"颞叶变异者"。部分患者表现为刻板、仪式样行为。40%～65% 有冲动行为,情感淡漠、不关心、冷淡、兴趣减退、人际疏远及缺乏同情心也较常见,而抑郁症状相对少见。

失抑制性的 FTD 病理改变主要限于额眶中和颞前区;而淡漠性的病理改变多半在右侧额叶,也遍及额叶并向额皮质背外侧延伸;刻板性行为的 FTD 病理改变主要为纹状体变化及皮质(以颞叶为主而非额叶)受累。

2.语义性痴呆(semantic dementia,SD)

有关 SD 的患病比例报道颇不一致,为 6%～40%。SD 以言语障碍为特征,即言语缺乏流畅性、词义丧失、找词时的停顿或语义性言语错乱,知觉障碍主要表现为家庭成员脸面再认或物体命名损害。而知觉对比、模仿画图、单词的重复应用、根据音标调整单词的听写能力均保持。SD总伴有颞叶萎缩,但颞叶萎缩并不是 SD 的唯一病理解释。SD 病理表现可各种各样,有时可合并阿尔茨海默病。

3.原发性进行性失语(primary progressive aphasia,PPA)

PPA 在 FTD 中的比例为 2%～20%,其主要临床症状为慢性、进行性语言功能衰退,找词困难,说话流利性降低(非流利性失语)或踌躇不定,以及语言理解困难和构音障碍,痴呆发展比较晚。这种发病形式提示为左侧半球语言皮质存在局灶性病损(即左侧额颞叶),但影像学通常并不能发现脑萎缩。这种仅出现语言功能障碍而无明显认知功能衰退证据的病程可长达 10～12 年。PPA 患者的痴呆发生率可能在数年后达到 50% 左右。

需要说明的是,在疾病后期,额颞叶变性、原发性进行性失语、语义性痴呆等,症状多重叠,不易分型。例如约有 16% 的 FTD 是 SD 与 PPA 的混合型。

三、检查

(一)临床检查

神经系统查体一般无局灶性阳性体征,或仅存有病理反射。可出现原始反射,如吸吮反射与强握反射,大小便失禁,低血压及血压不稳等躯体征。部分患者合并有帕金森病,可有肌强直及运动减少。部分患者合并有肌萎缩性侧索硬化症,可有该疾病的典型表现。

(二)神经心理学

FTD 的神经心理学特征是执行功能受损、持续言语、排序功能障碍、反馈使用不当和额叶测试功能缺陷。表现为额叶相关的功能如抽象、计划和自我调控行为的严重异常,不能良好完成顺序动作。与阿尔茨海默病相比,FTD 患者早期即出现判断力、解决问题能力、社会、家庭事务处理能力及自理能力等方面明显降低,建构和计算能力优于阿尔茨海默病患者,概念、空间和运用能力保留完好。所以日常生活能力量表评定(ADL)较阿尔茨海默病患者差,而记忆和计算能力优于阿尔茨海默病。在散发型、有家族史无 *tau* 基因突变和有 *tau* 基因突变的 3 类 FTD 中,淡漠在散发型与 tau 阴性组多见,tau 阴性组执行运用障碍更为多见,而抑郁、偏执、妄想等精神症状只见于散发型。

尽管 FTD 与阿尔茨海默病在症状学上有差异,但对于绝大多数常见的痴呆或其他痴呆性疾病来说,要把他们区别开来可能是困难的。那种生前被诊断为阿尔茨海默病,死后在病理学上诊断为 FTD 的情况并不少见。其中原因是那些符合 FTD 诊断的患者也可能符合 NINCDS-ADRDA中阿尔茨海默病的诊断。认知变化指明额叶功能受损,患者表现为注意缺陷,抽象思维贫乏,精神活动转移困难,这些现象可反映在额叶功能损害的神经心理测验中,如威斯康星卡片分类测试(WCST)、伦敦塔测试(tower of London test)或 Hanoi 塔测试(tower of Hanoi test)、线索标记测试(trail making test)和 Stroop 测试。

FTD 各类亚型的认知损害也有差异,颞叶萎缩严重的 FTD 患者显示严重的语义记忆损害,而额叶萎缩明显的 FTD 患者表现为注意和执行功能的缺陷。虽然 FTD 的记忆障碍发生率较高,但患者通常能保留定向,甚至到了疾病晚期还能够良好地追踪最近某人所发生的事情,他们在顺行性记忆的测定上损害没有阿尔茨海默病明显。不过,顺行性记忆测试的具体操作有较多的变数,与认知功能测试不同,患者常不能根据"自由回忆"完成测试。在疾病晚期,伴随远期记忆的严重丧失,可发生明显的遗忘。因此,虽然严重遗忘是阿尔茨海默病最初的特征,但是由于 FTD 的疾病早期阶段就很有可能累及海马和内嗅区,遗忘也存在于许多 FTD 患者。FTD 在音素流畅性任务(给予一个特殊的字,然后让受试者在有限的时间内尽可能说出更多单词的能力。如给予一个"公"字,可以有公正、公证、公信、公平等)和分类流畅性任务(在有限的时间内,说出归属于某种语义分类的词汇的能力,例如让患者说出动物的名称,狮、虎、豹等)的执行能力较差,甚至差于阿尔茨海默病患者,但他们又能够较好地进行图片命名、词-图匹配和其他一些语言测验。FTD 与阿尔茨海默病最显著的差异是神经心理学结果显示 FTD 通常保持视觉空间能力。不过,神经心理学测试的操作可能会受到注意缺损、无效的补救策略、不良的组织能力、自我监督的缺乏和兴趣缺乏等因素干扰。

FTD 常常会受到优势半球不对称的影响,左脑受损的 FTD 显示词汇测定的操作能力较差,右侧 FTD 显示 IQ 测试和非词汇评定(例如设计流畅性、图片排列)的操作能力较差,以及 WCST 的持续反应数增加和概括力水平数下降。

对于 FTD,简易精神状态检查(MMSE)不是有用的筛检工具,因为严重受损的 FTD 患者(甚至在需要护理的时候)会显示正常的 26~30 的 MMSE 分值。有的研究发现 FTD 与阿尔茨海默病之间仅有词汇性顺行性记忆方面的差异。多数研究发现,在应用 MMSE 评定痴呆的严重性时,阿尔茨海默病患者仅存在非语言性测验如视觉结构、非词汇性记忆和计算等方面的操作缺陷。总体上,FTD 在执行功能和语言功能上的损害比记忆操作更严重,而阿尔茨海默病则相反。FTD 具有较好的编码功能,可以通过提示回忆,其记忆下降的速度要慢于阿尔茨海默病。FTD 可以根据 WAIS-R 的词汇(vocabulary)、积木图案(block design)亚测试配对联系学习评定与阿尔茨海默病鉴别,其精确率达 84%。

(三)神经影像学

Lund 和 Manchester 标准的效度一直以神经影像学为金标准来评定,其中与"口部活动过度、社交意识丧失、持续和刻板行为、进行性言语减少及空间定向和行为能力保持"等有关的标准能够成功地区别 FTD 和阿尔茨海默病,但诸如"抑郁/焦虑、疑病、心理僵化、模仿言语、隐袭起病以及晚期缄默症"等标准则对 FTD 和阿尔茨海默病的鉴别诊断无帮助。

1.CT/常规 MRI

CT 发现 FTD 有对称或不对称性额颞叶萎缩,而半球后部相对正常,侧脑室可扩大,尾状核头部可见萎缩。根据病程不同,受累区域显示不同程度的萎缩,最终显示"刀片"样改变。不同亚型显示不同的区域萎缩:行为改变者显示右侧额叶萎缩,进行性失语显示优势半球外侧裂周围区域的萎缩。

MRI 在测定脑体积方面比 CT 优越,MRI 对局部脑萎缩的研究具有较好的空间解决能力、几乎没有颅骨伪影以及在 FTD 受累的眶额区和颞区更能提供证据,并可用于与阿尔茨海默病的鉴别。MRI 可发现 FTD 额颞叶的显著萎缩,当然也有例外,如顶叶萎缩。受累皮质下白质 T_2WI 呈现显著增强的信号。FTD 和阿尔茨海默病两者虽都有多部位的萎缩,但 FTD 在额中部和颞前区的萎缩较阿尔茨海默病明显。

虽然颞中叶萎缩与阿尔茨海默病有关,但 FTD 也能出现颞叶改变。行为型 FTD 在 MRI 的特征是右侧额叶萎缩,或者说 FTD 的行为表现可能与右侧额叶萎缩相关。阿尔茨海默病则显示两侧额叶萎缩。

PPA 最常见的结构特征是在 CT 或 MRI 上被描述为左外侧裂周围区域萎缩,更典型的表现是在前外侧裂周围区域。SD 的脑萎缩与之相反,更多地表现在后外侧裂周围区域。或者是颞中叶、颞内侧和颞的两极萎缩,萎缩在颞前叶最明显,颞后叶较轻。左侧颞叶萎缩比右侧颞叶或两侧颞叶更多见。

FTD 海马萎缩的类型和阿尔茨海默病不同,阿尔茨海默病表现为海马均匀性萎缩,而 FTD 表现为前端萎缩。

2.磁共振波谱法

与阿尔茨海默病相鉴别的另一有效手段是磁共振波谱法(MRS),MRS 为研究活体人脑内大量精神药物及代谢物提供了有用的方法,使用锂-7MRS 和氟-19MRS 已经获取精神药物对于靶器官(如大脑)的药代动力学和药效动力学特点资料。质子和磷-31MRS 可测量几种重要脑代谢物的脑内浓度,明显提高了人们对大量精神障碍病理生理学的认识。

MRS 对鉴别诊断可提供有价值的资料,MRS 显示 FTD 患者额叶乙酰天冬氨酸、谷氨酸和谷氨酰胺浓度下降比阿尔茨海默病显著,而肌醇浓度上升明显高于阿尔茨海默病患者,提示神经元丧失和胶质增生。MRS 对 FTD 与阿尔茨海默病的鉴别诊断准确率高达 92%。FTD 与阿尔茨海默病相比,FTD 患者额叶乙酰天冬氨酸浓度下降 28%,谷氨酸和谷氨酰胺下降 16%,肌醇上升 19%。

3.PET/SPECT

功能性影像学显示左侧 Sylvian 区低灌流是 PPA 或 SD 的特征,而行为型 FTD 则表现为右侧或双侧额叶低灌流。PET 检测发现,FTD 患者脑部代谢降低主要见于额前皮质的背外侧和腹侧、额极和扣带回前部区域,亦可见于双侧额叶前部、右侧顶叶下部和双侧纹状体。

SPECT 扫描可发现双侧对称性额颞叶的局限性异常。采用突触后多巴胺 D_2 受体的配体[123]I-苯甲酰胺(^{123}I-benzamide,[123]I-BZ M)SPECT 检查 FTD 和阿尔茨海默病,并与[99m]Tc-HMPAO SPECT 结果比较,[99m]Tc-H MPAO SPECT 提示阿尔茨海默病和 FTD 均呈额叶低灌注,而[123]I-BZ M SPECT 提示 FTD 额叶上部区域配体吸收率明显低于阿尔茨海默病,表明在 FTD 患者额叶皮质 DA 系统受损比阿尔茨海默病明显严重。

显示灌流特性的 HMPAO SPECT 和显示代谢特征的 FDG-PET 研究典型的显示额颞叶区功能下降,这些缺陷在 FTD 的早期就能看到,相反在阿尔茨海默病病例中,要到较晚时期才能看到(颞顶叶缺陷)。

(四)实验室检查

1.CSF

文献报道中有关 CSF 中 tau 蛋白浓度的结果大相径庭,或明显高于正常人群,明显低于健康对照者。而 Aβ-42 水平虽显著低于对照者,但又显著高于阿尔茨海默病患者。加上 CSF 中 tau 蛋白浓度与 MMSE 评分无关。因此,CSF 中 tau 蛋白和 Aβ-42 水平与 FTD 病情无相关性。CSF 星形细胞中的 S2100β,是一种钙结合蛋白,其浓度的升高可能反映 FTD 有明显的星形胶质细胞增生。但 S2100β 水平与 FTD 发病年龄、病情及病程等均无关。因此,S2100β 也不作为 FTD 的常规检查。

2.组织病理学

FTD 的萎缩皮质处,神经元数量明显减少,残存神经元呈现不同程度的变性、萎缩,其中胞体呈梨形膨大的变性细胞称之为 Pick 细胞,而其胞质内存在与细胞核大小相似、嗜银性球形的包涵体称之为 Pick 小体。检测 Pick 小体的最佳标志为 tau 染色抗体,泛素也存在于 Pick 小体内,但泛素标志与 tau 并不一致。电镜研究 Pick 小体主要由大量 tau 原纤维杂乱排列形成,对泛素、α-共核蛋白和 ApoE 等抗体也可着色。这些 tau 免疫反应、分散的微丝样物,呈狭窄、不规则卷曲的带状,宽度约 15 nm,交叉空间＞150 nm,且周围并无包膜。部分神经胶质细胞内也可发现有 Pick 小体样包涵物。

(五)电生理

疾病早期脑电图检查常表现为正常,在中晚期可见单侧或双侧额区或颞区出现局灶性电活动减慢,但无特异性诊断价值。P300 和 N400 均显示有认知功能缺损现象。

四、诊断和鉴别诊断

(一)诊断

由于本病临床、病理改变和基因类型之间缺乏一致性,在诊断上有难度。青壮年发病者有时可误诊为精神分裂症或心境障碍,而中老年发病者又容易与其他的变性疾病和系统疾病相混淆。其在症状学上最突出的特点为隐袭起病、进展性发展的行为异常和语言障碍。需除外中枢神经系统导致认知和行为异常的其他进行性疾病,如脑血管病性痴呆、帕金森病和进行性舞蹈病等。导致痴呆的系统疾病如甲状腺功能低下、人类免疫缺陷病毒感染等亦需除外。

既往诊断经典型 Pick 病必须在脑组织的神经元内观察到 Pick 小体,但大多数 FTD 并无 Pick 小体出现,而且 Pick 小体也可见于其他神经变性病,如皮质基底节变性(CBD)及进行性核上性瘫痪(PSP)等。所以,是否存在 Pick 小体对于 FTD 的诊断并无肯定价值。

有关 FTD 诊断标准尚不统一,DSM-Ⅳ 没有单独的额颞叶痴呆诊断。ICD-10 和我国的 CC-MD-3 虽然没有额颞叶痴呆诊断名称,但标出的匹克病(Pick disease)性痴呆实际性质与额颞叶痴呆相似,可供参考。

1.ICD-10 的匹克病性痴呆诊断标准

(1)进行性痴呆。

(2)突出的额叶症状,伴欣快、情感迟钝、粗鲁的社交行为、脱抑制及淡漠或不能静止。

(3)异常的行为表现常在明显的记忆损害之前出现。

2.CCMD-3 的匹克病所致精神障碍诊断标准

起始于中年(常在 50~60 岁之间)的脑变性病导致的精神障碍,先是缓慢发展的行为异常、性格改变,或社会功能衰退,随后出现智能、记忆及言语功能损害,偶可伴有淡漠、欣快及锥体外系症状。神经病理学改变为选择性额叶或颞叶萎缩,而老年斑及神经原纤维缠结的数量未超出正常老龄化进程。

(1)符合脑变性病所致精神障碍的诊断标准,在疾病早期记忆和顶叶功能相对完整。

(2)以额叶受损为主,至少有下列 3 项中的 2 项:①情感迟钝或欣快;②社交行为粗鲁、不能安静,或自控能力差;③失语。

(3)缓慢起病,逐步衰退。

(4)排除阿尔茨海默病、脑血管病所致精神障碍或继发于其他脑部疾病的智能损害。

3.Chow 标准

(1)50~60 岁时发病(平均 56 岁)。

(2)以失抑制或犯罪行为起病。

(3)社交意识丧失。

(4)强迫行为。

(5)精神错乱或冲动(此症也可见于阿尔茨海默病,但以 FTD 多见)。

(6)心境异常(常为忧郁,有时欣快)。

(7)刻板重复语言。

4.Lund 和 Manchester 标准

(1)核心诊断:①隐袭起病,进行性发展;②早期的社会人际行为下降或社交意识丧失;③早期的人际协调行为损害;④早期的情感平淡;⑤早期的内省力丧失。

(2)支持诊断。①行为障碍:个人卫生及修饰能力下降,心理僵化和缺乏灵活性,注意分散并不能持久,口部活动过度和进食改变,持续和刻板行为,利用行为(使用出现在他们视野中的物品);②言语障碍:言语表达改变(非自发地、节约地讲话),刻板言语,模仿言语,持续言语,晚期缄默症;③生理体征:原始反射,失禁,运动不能、僵直和木僵,血压下降或不稳定;④检查:神经心理学检查提示在没有严重遗忘、失语或空间知觉障碍的情况下额叶测验明显损害,脑电图检查提示尽管有痴呆证据但常规脑电图正常,结构性或功能性脑影像学检查提示优势半球的前额和颞前回异常。

(3)排除诊断:①突发事件后急性起病;②起病与颅脑外伤有关;③早期出现严重的健忘;④空间定向障碍;⑤讲话呈痉挛性、慌张和缺乏逻辑;⑥肌阵挛;⑦皮层脊髓衰弱;⑧小脑性共济失调症;⑨手足徐动症。

(4)相对排除诊断:①典型慢性酗酒史;②持续高血压;③血管性疾病史(如心绞痛、间歇性跛行);④全身性疾病(如甲状腺功能减退)或物质诱导性疾病等。

此标准可 100% 鉴别 FTD 与阿尔茨海默病。早期以个人和社交意识丧失、口部活动过度,以及刻板、重复行为对鉴别两种疾病的敏感度为 63%~73%,特异度可高达 97%~100%。

5.Work Group 标准

(1)出现行为或认知缺陷,表现为早期进行性人格改变,以行为调整困难为特征,常导致不合适的反应或活动;表现为早期进行性语言功能改变,以对语言理解异常或严重命名困难及词义异常为特征。

(2)社交或职业功能明显异常,或以往功能水平的明显降低。

(3)病程以渐进性发病、持续性进展为特征。

(4)第1条症状排除由其他神经系统疾病(如脑血管病)、全身性疾病(如甲状腺功能减退)或物质诱导性疾病等引起。

(5)这些缺陷症状在谵妄状态时不发生。

(6)这些异常不能以精神疾病诊断解释(如忧郁)。

6.Mckhann(2001 年)标准

(1)行为和认知功能的异常表现:①早期进行性人格改变,突出表现为难以调整行为规范,导致经常不适当的反应或行为;②早期进行性语言功能改变,其特点是语言表达困难、赘述或者严重的命名困难以及词义理解困难。

(2)标准(1)中①或②列举的异常可以导致社会或者职业功能的严重损害。

(3)逐渐起病,功能持续性下降。

(4)标准(1)中①或②列举的功能障碍不是由于其他神经系统疾病(如脑血管病)、系统性原因(如甲状腺功能减退)或者某种物质诱发引起。

(5)此类功能障碍不是由于谵妄或精神疾病引起,如躁狂症、抑郁症。

(二)鉴别诊断

FTD 早期有各种行为异常,易被误诊为阿尔茨海默病、血管性痴呆、精神分裂症、麻痹性神经梅毒、正常压力脑积水、心境障碍及路易体痴呆等。

1.阿尔茨海默病

FTD 在症状上须和阿尔茨海默病进行鉴别。尽管 FTD 和阿尔茨海默病均可在老年前期发病,但阿尔茨海默病往往随年龄的增加发病率升高,而 FTD 很少在 75 岁以上发病。FTD 常在疾病的早期出现行为异常,而阿尔茨海默病则很少出现。与 FTD 不同,阿尔茨海默病早期可保留正常的社会行为,尽管存在记忆障碍,但患者还能通过主观努力克服其记忆缺陷,并保留其在社会的体面。

FTD 行为改变的特点是刻板和饮食行为,以及社会意识丧失,这些症状只发生在 FTD,而不发生在阿尔茨海默病患者。FTD 患者比阿尔茨海默病表现为更多的情感淡漠、脱抑制、欣快和异常的动作行为。

随着阿尔茨海默病病情的发展,可出现对某些情况的判断缺陷,比如借了钱不还,但这常因与他们的记忆障碍有关,而不像 FTD 带有某种主动性。阿尔茨海默病的情感淡漠多发生在个别情况下,而不像 FTD,其情感淡漠是贯穿性的,表现出对他人和社会的漠不关心。另外,阿尔茨海默病早期可出现明显的学习和记忆障碍,随着病情的发展,远近记忆都会丧失。但大多数 FTD 患者早期记忆损害轻微,比如存在记忆损害的 FTD 患者可回忆近期的某些事件,但当进行记忆测试的时候却不一定得到好的成绩,因为 FTD 虽然在早期记忆和空间定向力相对保留,但因患者注意力高度涣散,常缺乏主动性,可影响到该项检查的结果。另外,FTD 比阿尔茨海默病更有可能出现运动神经元病。

神经影像学方面,SPECT 提示阿尔茨海默病和 FTD 均呈额叶低灌注,而采用突触后多巴胺 D_2 受体的配体 SPECT 检查提示 FTD 额叶上部区域配体吸收率明显低于阿尔茨海默病,表明在 FTD 患者额叶皮质 DA 系统受损比阿尔茨海默病明显严重。这无疑是这两种痴呆鉴别的有效手段。与阿尔茨海默病相鉴别的另一有效手段是 MRS,其对 FTD 与阿尔茨海默病的鉴别诊断准确率高达 92%。FTD 患者额叶乙酰天冬氨酸、谷氨酸和谷氨酰胺浓度下降比阿尔茨海默病显著,而肌醇浓度上升明显高于阿尔茨海默病患者。

神经心理学方面,可应用 MMSE、CDR 测试,FTD 患者 CDR 分值明显低于阿尔茨海默病,早期即出现判断力、解决问题能力,社会、家庭事务处理能力及自理能力等方面明显降低,而阿尔茨海默病患者记忆损害最重。

2.血管性痴呆

血管性痴呆病程呈阶梯样进展或波动,生活和工作能力下降,但在个人卫生、修饰和人际交往等人格方面保持完整。认知损害分布不均匀,如记忆损害明显,而判断、推理及信息处理损害轻微,自知力可保持较好。而 FTD 隐袭性起病,渐进性发展,且早期记忆力和空间定向力保留。社会人际交往能力下降,表达能力下降,情感迟钝,可有刻板性的动作。

3.精神分裂症

FTD 的情感迟钝,刻板性的动作,刻板性使用单句,甚至缄默状态,以及不修边幅,不讲卫生,思维僵化,固执,注意力涣散等表现,可能会与精神分裂症相似。但中老年期出现的精神分裂症多以听幻觉、被害或嫉妒妄想症状突出,且生活自理能力基本正常,更无运动神经功能障碍。随着病程的进展,FTD 的智力下降更能作为鉴别要点。

4.抑郁症

中老年期抑郁症患者多思维困难,反应迟缓,音调低沉,动作笨拙,易与 FTD 早期伴有忧郁者相混。但抑郁症仅表现为词语学习和逻辑记忆的自由回忆及语义流畅的损害。而 FTD 表现为刻板性使用单句、词,甚至是某个音节。抑郁症患者可通过鼓励,在短时间内表现出良好的记忆力、注意力和计算力,一般无智能障碍和自我放纵的人格改变。

5.路易体痴呆

研究发现 FTD 与路易小体痴呆在 17 号染色体存在基因连锁关系,甚至有人称为 17 号染色体连锁的额颞叶痴呆和帕金森病(frontotemporal dementia and parkinsonismlinked to chromo-some17,FT DP-17)。FTD 至中晚期与路易体痴呆表现相似,有运动功能障碍,加之应用金刚烷胺和左旋多巴/卡比多巴治疗均有一定效果,故有学者认为两组可能系同一组疾病。路易体痴呆患者的 Pick 小体中 α-共核蛋白呈阳性,FTD 的 Pick 小体中 α-共核蛋白呈阴性,两者可以区别。海马的齿状颗粒细胞,额、颞叶皮层的中小细胞存在嗜银球形小体,这种嗜银小体同时表达 tau 和泛素。这不仅有利于 Pick 小体与 Lewy 小体的鉴别,也有利于与运动神经元型额颞叶痴呆的泛素阳性、tau 阴性的神经细胞包涵物区别。

6.麻痹性神经梅毒

麻痹性神经梅毒(paretic neurosyphilis,PN)又名麻痹性痴呆,是由梅毒螺旋体侵犯大脑引起的一种晚期梅毒的临床表现,5%～10% 的梅毒患者可发展成为麻痹性痴呆。该病隐袭起病,发展缓慢。以神经麻痹、进行性痴呆及人格障碍为特点。随后,出现进行性痴呆,常有欣快、夸大、抑郁或偏执等精神病色彩。不洁性交史,梅毒螺旋体感染可疑史,阿-罗瞳孔都可考虑麻痹性痴呆。麻痹性神经梅毒血清康华反应强阳性、螺旋体荧光抗体吸附(fluorescent treponema antibody absorption,FTA-ABS)试验几乎所有神经梅毒患者都呈阳性,可与 FTD 鉴别。

7.正常压力脑积水

正常压力脑积水是脑膜或蛛网膜增厚和粘连,阻碍了脑脊液正常循环,特别是在脑基底池或大脑凸面处阻止脑脊液正常流向上矢状窦所引起。表现为步态共济失调、皮质下痴呆和排尿中断临床三联症。正常压力脑积水虽然有意志缺失、记忆力减退和情感淡漠症状,但早期没有社会人际行为下降或人际协调行为损害。此外,健忘、注意力下降和思维缓慢伴有记忆力缺陷的皮质下痴呆特征以及脑室扩张、腰穿 CSF 压力正常而无视盘水肿等均是正常压力脑积水的特征。

五、预防和治疗

本病目前尚缺乏特异性治疗,由于此类疾病并不出现阿尔茨海默病的胆碱能递质改变的神经生化学异常,所以用于治疗阿尔茨海默病的胆碱酯酶抑制剂并不能改善 FTD 症状。尸解和PET 的神经生物化学研究表明该病有 5-HT 代谢异常,因此,使用某些选择性 5-羟色胺再摄取抑制剂(SSRIs)对 FTD 的症状可能有效,如氟伏沙明(fluvoxamine)、舍曲林(sertra line)、氟西汀(fluxetine)和帕罗西汀(paroxetine)可改善患者的脱抑制、抑郁、强迫动作和摄食过量等症状。

DA 受体激动剂应用尚有争议,因为有诱发精神症状的危险。溴隐亭(bromocriptine)可能改善部分额叶症状,如执行能力和双重任务操作能力。溴隐亭的使用剂量开始为 $1.25\sim2.50$ mg,每天 2 次,以后在 $2\sim4$ 周内每隔 $3\sim5$ 天增加 $2.5\sim5.0$ mg,找到最佳疗效的最小剂量。

对于攻击性行为,推荐使用 $5\text{-}HT_2/D_2$ 受体比值较高的第二代抗精神病药物,如奥氮平与利培酮。

卡马西平对于 Klver-Bucy 综合征有效。如出现明显的反应性神经胶质增生,可用抗感染剂治疗。有运动功能障碍者,应用金刚烷胺和左旋多巴/卡比多巴治疗均有一定效果。

神经生长因子可能促进受累神经元的生长、存活和分化,神经肽的作用尚未确定。基因治疗可能有一定前景,干细胞的效果尚需进一步探讨。

FTD 患者的管理主要是通过社会、精神病专家和志愿者构建支持网络,向患者提供日间的、临时休息以及最基本的居民护理的设施,以减轻患者家庭的负担。最好是由为老年患者提供服务的精神病机构来收治这类患者,即使有些早期发作的痴呆或行为损害者还未达到老年期也应如此。

（李　琳）

第三节　血管性痴呆的诊断与治疗

血管性痴呆(vascular dementia,VD)是指由脑血管病变引起的认知功能障碍综合征。血管性痴呆是老年期痴呆最常见的类型之一,仅次于阿尔茨海默病。临床上通常表现为波动性病程及阶梯式进展,早期认知功能缺损呈"斑块"状分布。

一、流行病学

65 岁以上人群痴呆患病率约为 5%,血管性痴呆患病率为 $2\%\sim3\%$。随年龄增长,血管性痴呆的发病率呈指数增长。卒中后痴呆患病率为 12%～31%。欧美老年期痴呆中血管性痴呆占 20%～30%。目前认为,血管性痴呆是我国老年期痴呆的主要组成部分。

二、危险因素

血管性痴呆的危险因素包括年龄、吸烟、酗酒、文化程度低、高血压病、动脉粥样硬化、糖尿病、心肌梗死、心房颤动、白质损害、脂代谢紊乱和高同型半胱氨酸血症等。负性生活事件、脑卒中家族史、高脂饮食等是血管性痴呆发病相关因素。apoEε4 会增加血管性痴呆的危险性。

高血压病是血管性痴呆最重要的危险因素。有效控制高血压,尤其是收缩压,可明显降低血管性痴呆的发生。年龄是比较明确的危险因素。吸烟及酗酒能增加脑卒中和痴呆的危险性。文化程度与血管性痴呆的发病率成负相关。文化程度愈高,血管性痴呆发病率愈低。

三、病因

病因包括全身性疾病如动脉粥样硬化、高血压病、低血压、心脏疾病(瓣膜病、心律失常、附壁血栓和黏液瘤等)、血液系统疾病(镰状细胞贫血、血黏度增高和血小板增多)及炎性血管病,也可以由颅内病变如腔隙性脑梗死、Binswanger 病、白质疏松、皮质下层状梗死、多发性梗死、出血(外伤性、自发性、蛛网膜淀粉样血管病)、颅内动脉病、炎症性(肉芽肿性动脉炎、巨细胞性动脉炎)及非炎症性(淀粉样血管病、烟雾病)所致。

四、发病机制

(一)分子机制

本病神经递质功能异常。

1.胆碱能通路受损

胆碱能神经元对缺血不耐受。基底前脑胆碱能神经元接受穿通动脉供血,而后者易受高血压影响而发生动脉硬化。缺血性卒中容易损伤胆碱能纤维投射,导致脑内胆碱不足。

2.兴奋性氨基酸的神经毒性作用

细胞内过量谷氨酸受体激活,继发钙超载,导致大量氧自由基产生,造成线粒体与 DNA 损伤。

3.局部脑血流改变

慢性脑内低灌注引起海马 CAI 区锥体细胞凋亡及神经元丧失,导致记忆功能障碍。血管性痴呆与脑缺血关系密切:缺血半暗带细胞内钙超载、兴奋性氨基酸、自由基,以及缺血后的基因表达、细胞凋亡和迟发性神经元坏死等。

(二)遗传机制

伴皮质下梗死和白质脑病的常染色体显性遗传性脑动脉病缺陷基因 Notch 3 基因定位于 19q12。apoE 基因多态性与血管性痴呆关系密切。apoEε 4 等位基因增加了血管性痴呆的患病危险。

五、病理

血管性痴呆主要病理改变为脑微血管病变,包括脑卒中后严重的筛状变及白质病变。主要累及皮质、海马、丘脑、下丘脑、纹状体和脑白质等,导致纹状体-苍白球-丘脑-皮质通路破坏。

六、临床表现

临床表现与卒中发生的部位、大小及次数有关。

(一)认知功能损害

突然起病,病情呈阶梯性进展。早期表现为斑片状认知功能损害,最后出现全面性认知功能障碍。病变部位不同,引起的认知功能障碍领域不同,可表现为皮质、皮质下或两者兼而有之,或仅表现为某一重要部位的功能缺失。左侧大脑半球(优势半球)病变可能出现失语、失用、失读、失写及失算等症状;右侧大脑半球皮质病变可能有视空间障碍。皮质下神经核团及其传导束病变可能出现强哭强笑等症。有时,还可出现幻觉、自言自语、木僵、缄默和淡漠等精神行为学异常。通常首先累及言语回忆和与视空间技能损害有关的执行功能,记忆障碍较轻。因此,血管性痴呆筛查量表不应以记忆障碍作为筛查和评估的主要标准,应改为存在两种以上认知领域损害,可以包括或不包括记忆损害。

(二)精神行为学异常

病程不同阶段出现精神行为学异常,如表情呆滞、强哭、强笑、抑郁、焦虑、情绪不稳和人格改变等。典型的抑郁发作更为常见。

(三)局灶性神经功能缺损症状和体征

多数患者有卒中史或短暂脑缺血发作史,有局灶性神经功能缺损的症状、体征及相应的神经影像学异常。优势半球病变可出现失语、失用、失读和失算等症;大脑右半球皮质病变可出现视空间技能障碍;皮质下神经核团及传导束病变可出现运动、感觉及锥体外系症状,也可出现强哭、强笑等假性延髓麻痹症状。影像学检查可见多发腔隙性软化灶或大面积脑软化灶,可伴有脑萎缩、脑室扩大及白质脱髓鞘改变。

(四)辅助检查

血液流变学异常、颅内多普勒超声检查可见颅内外动脉狭窄或闭塞。事件相关电位(P300)可辅助判断某些器质性或功能性认知功能障碍。脑电图可见脑血栓形成区域局限性异常。头颅CT或MRI可见新旧不等的脑室旁、半卵圆中心、底节区低密度病灶并存的特点。

七、临床类型

(一)多发梗死性痴呆

多发梗死性痴呆为最常见的类型,常有一次或多次卒中史,病变可累及皮质、皮质下白质及基底节区。当梗死脑组织容量累积达80~150 mL时即可出现痴呆。常有高血压、动脉硬化和反复发作的卒中史。典型病程为突然发作、阶梯式进展和波动性认知功能障碍。每次发作遗留不同程度的认知功能损害和精神行为学异常,最终发展为全面性认知功能减退。临床上主要表现为局灶性神经功能缺损症状和体征(如偏瘫、失语、偏盲和假性延髓麻痹)和突发的认知功能损害。神经影像学可见脑内多发低密度影和脑萎缩。

(二)大面积脑梗死性痴呆

大面积脑梗死性痴呆为单次脑动脉主干闭塞引起的痴呆。大面积脑梗死患者常死于急性期,少数存活者遗留不同程度的认知功能障碍。

(三)关键部位梗死性痴呆

关键部位梗死性痴呆是指与脑高级皮质功能相关的特殊部位梗死所致的痴呆,包括皮质(海马与角回)或皮质下(丘脑、尾状核、壳核及苍白球)。

(四)皮质下血管性痴呆

皮质下血管性痴呆包括多发腔隙性梗死性痴呆、腔隙状态、Binswanger 病、伴皮质下梗死和白质脑病的常染色体显性遗传性脑动脉病、脑淀粉样血管病导致的痴呆,与小血管病变有关。主要表现为皮质下痴呆综合征,即执行功能障碍为主,记忆损害较轻,早期出现精神行为学异常。

(五)分水岭区梗死性痴呆或低灌注性痴呆

分水岭区梗死性痴呆或低灌注性痴呆急性脑血流动力学改变(如心搏骤停、脱水和低血压)后分水岭梗死所致痴呆。

(六)出血性痴呆

出血性痴呆指脑出血及慢性硬膜下血肿造成的痴呆。蛛网膜下腔出血及正常颅压脑积水导致的痴呆是否包括在内尚有争议。

(七)其他病因引起的痴呆

其他病因引起的痴呆包括原因不明和罕见的脑血管病引起的痴呆,如烟雾病和先天性血管异常等合并的痴呆。

八、诊断标准

2011 年美国国立神经系统疾病与卒中研究所和瑞士国际神经科学研究协会(National Institute of Neurological Disorders and Stroke and the Association International epour la Researcheetl Enseigmenten Neurosciences,NINDS-AIREN)诊断标准如下。

(一)临床很可能血管性痴呆

(1)痴呆符合美国《精神障碍诊断与统计手册》第 4 版(diagnostic and staristical manual of disorders,fourth edition,DSM-Ⅳ)-R 诊断标准:临床主要表现为认知功能明显下降,尤其是自身前后对比。神经心理学检查证实有两个以上认知领域的功能障碍(如记忆、定向、注意、计算、言语、视空间技能以及执行功能),其严重程度已干扰日常生活,并经神经心理学测验证实。同时,排除意识障碍、神经症、严重失语及脑变性疾病(额颞叶痴呆、路易体痴呆及帕金森痴呆等)或全身性疾病所引起的痴呆。

(2)脑血管疾病的诊断:临床表现有脑血管疾病引起的局灶性神经功能缺损症状和体征,如偏瘫、中枢性面舌瘫、感觉障碍、偏盲或言语障碍等,符合头颅 CT 或 MRI 上相应病灶,可有或无卒中史。Hachinski 缺血评分≥7 分。影像学检查(头颅 CT 或 MRI)有相应的脑血管病证据,如多发脑梗死、多个腔隙性脑梗死、大血管梗死、重要部位单个梗死(如丘脑、基底前脑)或广泛的脑室周围白质病变。

(3)痴呆与脑血管疾病密切相关:卒中前无认知功能障碍。痴呆发生在脑卒中后的 3 个月内,并持续 3 个月以上。或认知功能障碍突然加重、波动或呈阶梯样逐渐进展。支持血管性痴呆诊断:早期认知功能损害不均匀(斑块状分布);人格相对完整;病程波动,多次脑卒中史;可呈现步态障碍、假性延髓麻痹等体征;存在脑血管病的危险因素;Hachinski 缺血量表≥7 分。

(二)可能为血管性痴呆

(1)符合痴呆诊断。

(2)有脑血管病和局灶性神经系统体征。

(3)痴呆和脑血管病可能有关,但在时间或影像学方面证据不足。

（三）确诊为血管性痴呆

（1）临床诊断为很可能或可能的血管性痴呆。

（2）尸检或活检证实不含超过年龄相关的神经元纤维缠结（NFTS）和老年斑（SP）数及其他变性疾病组织学特征。

当血管性痴呆合并其他原因所致的痴呆时，建议用并列诊断，而不用"混合性痴呆"的诊断。

九、鉴别诊断

（一）阿尔茨海默病

阿尔茨海默病患者的认知功能障碍以记忆障碍为主，呈进行性下降。血管性痴呆患者早期表现为斑片状认知功能损害，主要表现为执行功能受损。病程呈波动性进展或阶梯样加重。脑血管病史、神经影像学改变以及 Hachinski 缺血量表有助于鉴别血管性痴呆与阿尔茨海默病。评分≥7 分者为血管性痴呆；5～6分者为混合性痴呆；≤4 分者为阿尔茨海默病。

（二）谵妄

谵妄是以意识障碍为特征的急性脑功能障碍综合征。除意识障碍外，还有丰富的视幻觉及听幻觉，症状在短时间（数小时或数天）内出现，并且 1 天中有波动趋势（表 12-2）。

表 12-2　谵妄与痴呆的鉴别诊断

鉴别要点	谵妄	痴呆
发病形式	急	不恒定
进展情况	快	缓慢
自诉能力减退	不经常	经常
注意力	佳	差
定向力	完全丧失	选择性失定向
记忆力	完全性记忆障碍	远期比近期好
语言	持续而不连贯	单调或失语
睡眠障碍	有	不定

（三）正常颅压性脑积水

当血管性痴呆患者出现脑萎缩或脑室扩大时，需要与本病鉴别。后者主要表现为进行性认知功能损害、共济失调步态和尿失禁三大主征。隐匿起病，无明确的脑卒中史，影像学无脑梗死的证据。

（四）某些精神症状

脑卒中累及额颞叶可能出现某些精神症状，如淡漠、欣快及易激惹，甚至出现幻觉。优势半球顶叶损害可出现 Gerstmann 综合征（失写、失算、左右分辨障碍及手指失认）及体象障碍等，容易误诊为痴呆。但上述症状与脑血管病同时发生，随病情加重而加重，随病情好转而好转，甚至消失。症状单一，持续时间短暂，不能认为是痴呆。

（五）去皮质状态

去皮质状态多由于严重或多次卒中所致双侧大脑半球广泛的损害。患者无思维能力，但保留脑干的生理功能，视、听反射正常。肢体可出现无意识动作。可以进食，但不能理解语言，不能执行简单的命令。而痴呆患者能听懂别人的叙述，执行简单的命令，保留一定的劳动与生活能力。

(六)各型失语

患者不能言语或者不能理解他人的言语,但患者一般能有条不紊地处理自己的日常生活和工作。行为合理,情绪正常。也可以借助某种表情或动作与他人进行简单的信息交流。痴呆患者早期一般无明显言语障碍。有自发言语,也能听懂别人的语言。

(七)麻痹性痴呆

麻痹性痴呆属于三期脑实质性梅毒。主要表现为进行性认知功能损害,常合并有某些神经系统体征(如瞳孔异常、腱反射减低及共济失调步态等),有特异性血清学及脑脊液免疫学阳性结果。

(八)皮质-纹状体-脊髓变性

皮质-纹状体-脊髓变性通常表现为迅速进展的痴呆,伴小脑性共济失调、肌阵挛。

(九)血管性认知功能障碍

血管性痴呆传统的诊断标准要求患者有记忆力下降和其他认知领域功能损害,其严重程度达到痴呆标准,该诊断标准具有明显的局限性。首先,血管性痴呆诊断标准是建立在阿尔茨海默病的概念上,但记忆障碍并非是血管性痴呆的典型症状。其次,血管性痴呆的诊断需要认知功能损害程度达到痴呆诊断标准,客观上阻止了识别早期血管性痴呆患者,使其失去有效治疗和防止认知功能损害持续进展的最佳时机。为此,一些学者建议用血管性认知功能障碍(vascular cognitive impairment,VCI)取代血管性痴呆。

血管性认知功能障碍是指由脑血管病引起或与脑血管病及其危险因素密切相关的各种程度的认知功能损害,包括非痴呆血管性认知功能障碍、血管性痴呆和伴有血管因素的阿尔茨海默病即混合性痴呆。血管性认知功能障碍比血管性痴呆所包括的范围更为广泛,包括血管因素引起的所有认知功能障碍。血管危险因素或脑卒中史是诊断血管性认知功能障碍所必需,局灶性神经功能缺损体征,突发性、阶梯样进展的病程特点不是血管性认知功能障碍诊断所必需。Hachinski 缺血量表对血管性认知功能障碍诊断非常有用。血管性认知功能障碍概念的提出为血管病所致认知功能损害的早期预防和干预提供了理论依据。

(十)混合性痴呆

混合性痴呆是指既具有阿尔茨海默病典型的临床表现,同时又具备血管性危险因素的痴呆患者。脑血管性损害和原发退行性改变同时存在。至少 1/3 的阿尔茨海默病患者存在血管性损害,而 1/3 的血管性痴呆患者存在阿尔茨海默病样病理学改变。阿尔茨海默病患者的血管性损害促进临床症状的发展,存在 1 次或 2 次腔隙性卒中时,表现出临床症状的风险增加 20 倍。最常见的混合性痴呆类型是具有典型阿尔茨海默病临床特征的患者在卒中后症状突然恶化。这种混合性痴呆类型称为"卒中前痴呆"。另一个常见的现象是有"单纯性"阿尔茨海默病症状的痴呆患者存在血管损害,这种"无症状"血管损害只有在神经影像学检查或组织活检时才能发现。目前,很可能低估了在临床诊断为阿尔茨海默病的患者中血管损害对痴呆的促成作用。高龄个体中,单纯性阿尔茨海默病并不能在所有患者中出现临床痴呆症状。腔隙性卒中促成了许多阿尔茨海默病患者痴呆的临床表现。血管损害很可能在晚发性阿尔茨海默病患者中起非常重要的作用。为了描述痴呆的不同类型,Kalaria 和 Ballard 提出了一种连续统一体,其中一端是单纯性阿尔茨海默病,另一端是单纯性血管性痴呆,在两者之间出现了不同的组合。单纯性血管性痴呆和单纯性阿尔茨海默病的诊断通常采用各自的标准(NINDS-AIREN 和 NINCDS-ADRDA),而阿尔茨海默病伴 CVD 或混合性痴呆的诊断则有困难。通过询问照料者以确定先前是否存在 MCI 症状有助于识别卒中导致症状加重的早期阿尔茨海默病患者。在某些患者中,缺血评分也可能提供倾向于血管性病因的证据。

十、治疗

血管性痴呆的治疗分为预防性治疗和对症治疗。预防性治疗着眼于血管性危险因素的控制,即卒中的一级和二级预防。对症治疗即三级预防,主要包括痴呆的治疗。

(一)一级预防

一级预防主要是控制血管性痴呆危险因素如高血压病、糖尿病、脂代谢紊乱、肥胖、高盐高脂饮食、高凝状态、脑卒中复发、心脏病、吸烟、睡眠呼吸暂停综合征及高同型半胱氨酸血症等。积极治疗卒中急性期的心律失常、充血性心力衰竭、癫痫及肺部感染有助于血管性痴呆预防。颅内外血管狭窄者进行介入治疗、球囊扩张术和颈动脉支架成形术改善脑血供。有高血压病、脑动脉硬化及卒中史者,定期进行认知功能测查。一旦发现认知功能减退,应积极给予治疗。重点预防卒中复发。低灌注引起者应增加脑灌注,禁用降压治疗。

(二)二级预防

二级预防主要是指脑血管病的处理,包括脑卒中急性期与康复期治疗及脑卒中复发的防治。积极改善脑循环、脑细胞供氧,预防新血栓与再梗死等。脑卒中急性期积极治疗脑卒中,防治各种并发症,改善脑功能,避免缺血脑细胞受到进一步损害。

(三)三级预防

三级预防主要指对认知功能障碍的处理,主要包括胆碱酯酶抑制药、神经营养和神经保护药、N-甲基-D-天冬氨酸(N-methyl-D-aspartate,NMDA)受体拮抗剂、抗氧化药、改善微循环药、益智药、激素替代治疗和抗生素治疗等。目前,血管性痴呆的治疗分为作用于胆碱能及非胆碱能系统两大类。

1.作用于胆碱能的药物

胆碱酯酶抑制剂,如乙酰胆碱酯酶抑制剂(acetylcholinesterase inhibitor,AchEI)已开始用于轻中度血管性痴呆治疗。代表药物有盐酸多奈哌齐、重酒石酸卡巴拉汀和加兰他敏等。

(1)多奈哌齐:每天 5～10 mg 口服能改善轻中度血管性痴呆和混合性痴呆患者的认知功能。不良反应有恶心、呕吐、腹泻、疲劳和肌肉痉挛;但在继续治疗中会消失。无肝毒性。

(2)重酒石酸卡巴拉汀(rivastigmine):为丁酰胆碱酯酶和乙酰胆碱酯酶双重抑制剂。口服吸收好,易通过血-脑屏障,对中枢神经系统的胆碱酯酶具有高度选择性,改善皮质下血管性痴呆患者的注意力、执行功能、日常生活能力和精神行为学异常。

(3)加兰他敏(galantamine):具有抑制胆碱酯酶和调节烟碱型胆碱受体(nAChR)而增加胆碱能神经传导的双重调节作用。能明显改善血管性痴呆及轻中度阿尔茨海默病伴 CVD 患者的认知功能、整体功能、日常生活活动能力和精神行为学异常。

(4)石杉碱甲(huperzia A):是我国科技人员从植物药千层塔中分离得到的一种选择性、可逆性 AChEI,可选择性降解中枢神经系统的乙酰胆碱,增加神经细胞突触间隙乙酰胆碱浓度,适用于轻中度血管性痴呆患者。

2.非胆碱能药物

(1)脑代谢活化剂:代表药物有吡拉西坦、奥拉西坦、胞磷胆碱、氢麦角碱、都可喜、脑活素和双氢麦角碱等。吡拉西坦诱导钙内流,改善再记忆过程,还可提高脑葡萄糖利用率和能量储备,促进磷脂吸收以及 RNA 与蛋白质合成,具有激活、保护和修复神经细胞的作用。都可喜为阿米三嗪和萝巴辛的复方制剂,可加强肺泡气体交换,增加动脉血氧分压和血氧饱和度,有抗缺氧及改善脑代谢和微循环的作用,尚可通过其本身的神经递质作用促进脑组织新陈代谢。双氢麦角碱能改善脑循环,促进脑代谢,直接作用于中枢神经系统多巴胺和 5-羟色胺受体,有增强突触前神经末梢释放递质与刺激突触后受体的作用;改善神经传递功能;抑制 ATP 酶、腺苷酸环化酶的活性,减少 ATP 分解,从而改善细胞能量平衡,使神经元电活动增加。甲氯芬酯可抑制体内某些氧化酶,促进神经元氧化还原作用,增加葡萄糖的利用,兴奋中枢神经系统,改善学习和记忆。另外,胞磷胆碱、脑活素、细胞色素 C、ATP 和辅酶 A 等亦可增强脑代谢。

(2)脑循环促进剂:减少脑血管阻力,增加脑血流量或改善血液黏滞度,提高氧利用度,但不影响正常血压。常用的有麦角衍生物,代表药物双氢麦角碱和尼麦角林,能阻断 α 受体,扩张脑血管,改善脑细胞代谢。

(3)脑血管扩张药:代表药物钙通道阻滞剂尼莫地平,属于二氢吡啶类钙通道阻滞剂,作用于 L 型钙通道,具有良好的扩张血管平滑肌的作用,增加容量依赖性脑血流量,减轻缺血半暗带钙超载。每天口服 90 mg,连续 12 周,可改善卒中后皮质下血管性痴呆的认知功能障碍。对小血管病特别有效,对皮质下血管性痴呆有一定益处。

(4)自由基清除剂:如维生素 E、维生素 C 及银杏叶制剂。早期给予银杏叶制剂可以改善脑血液循环、清除自由基,保护脑细胞,起到改善痴呆症状及延缓痴呆进展的作用。

(5)丙戊茶碱(propentofylline):抑制神经元腺苷重摄取、CAMP 分解酶,还可通过抑制过度活跃的小胶质细胞和降低氧自由基水平而具有神经保护作用,能改善血管性痴呆患者的认知功能和整体功能。

(6)N-甲基-D-天冬氢酸(NMDA)受体阻断剂:代表药物有美金刚,被认为是治疗血管性痴呆最有前途的神经保护剂,能与 AChEI 联合应用。

(7)精神行为学异常的治疗:抗精神障碍药物用量应较成年人低。抑郁状态宜采用毒性较小的药物,如选择性 5-羟色胺再摄取抑制剂和 NE 再摄取抑制剂。还可配合应用情绪稳定剂如丙戊酸钠等。

十一、康复与护理

由于血管性痴呆患者通常表现为斑片状认知功能障碍,且常合并局灶性神经功能缺损体征,心理治疗、语言和肢体功能训练较阿尔茨海默病有一定的侧重性。

(尚成镇)

第四节 腓骨肌萎缩症的诊断与治疗

腓骨肌萎缩症又称 Charcot-Marie-Tooth 病(CMT)或为遗传性运动感觉性周围神经病,由 Charcot、Marie 和 Tooth(1886 年)首先报道,是遗传性周围神经病中最常见的类型,发病率为 1/2 500。遗传方式多为常染色体显性遗传,少部分是常染色体隐性遗传、X-性连锁显性遗传和

X-性连锁隐性遗传。临床特征为儿童或青少年起病,足内侧肌和腓骨肌进行性无力和萎缩、伴有轻到中度感觉减退、腱反射减弱和弓形足。根据神经传导速度不同将 CMT 分为 1 型(脱髓鞘型)和 2 型(轴索型):正中神经运动传导速度<38 m/s为 1 型,正常或接近正常为 2 型。基因定位后进一步将 CMT1 型分为 1A、1B、1C 和 1D 四个亚型,CMT2 型分为 2A、2B、2C 和 2D 四个亚型,以 CMT1A 型最常见。

一、病因与发病机制

CMT1 型是本病的标准型,占 CMT 的 50%,主要为常染色体显性遗传,少部分是常染色体隐性遗传、X-性连锁显性遗传和 X-性连锁隐性遗传。根据基因定位至少有四个亚型:①CMT1A:占 CMT1 型的 71%,基因位于染色体 17p11.2-12,该基因编码 22 kD 的周围神经髓鞘蛋白 22(peripheral myelin protein 22,PMP22),主要分布在髓鞘施万细胞膜,占周围神经髓鞘蛋白的 2%~5%,其功能可能与维持髓鞘结构的完整性、调节细胞的增殖有关。它的重复突变导致 *PMP*22 基因过度表达(基因剂量效应)而使施万细胞的增殖失调,故引起髓鞘脱失(节段性脱髓鞘)和髓鞘再生(洋葱球样结构),*PMP*22 基因重复突变的机制可能是父源精子生成过程中的 *PMP*22 基因的同源重组;另有一小部分患者因 *PMP*22 基因的点突变,产生异常 PMP22 蛋白而致病。②CMT1B:较少见,基因位于染色体 1q22-23,该基因编码周围神经髓鞘蛋白零(peripheral myelin protein zero,PMP0,或 P0),主要分布在髓鞘,占周围神经髓鞘蛋白的 50%,其功能可能为髓鞘两个板层之间的黏附分子,以形成和维护髓鞘的致密结构,调节施万细胞的增殖。*P*0 基因突变可使 P0 蛋白减少而导致髓鞘的形成障碍和施万细胞的增殖失调。③CMT1C:基因定位尚不明确。④CMT1D:基因位于 10q21.1-22.1,为早生长反应 2(early growth response-2,*EGR* 2)基因突变造成 Schwann 细胞增殖紊乱和髓鞘的生长障碍。

CMT2 型占 CMT 的 20%~40%,主要为常染色体显性遗传,与其有关的基因至少有五个位点:染色体 1p35-36(CMT2A)、3q13-22(CMT2B)、7p14(CMT2D)、8p21(CMT2E)和 7q11-21(CMT2F)。CMT2E 为神经丝轻链(neurofilament protein light polypeptide,NF-L)基因突变所致。正常时该基因编码神经丝轻链蛋白,它构成有髓轴突的细胞骨架成分,具有轴突再生和维持轴突寿命的功能。当该基因突变时可引起神经丝轻链蛋白减少而导致轴突的结构和功能障碍。

CMTX 型,占 CMT 的 10%~20%,主要为 X 连锁显性遗传,基因位于 Xq13.1,该基因(Cx32)编码髓鞘间隙连结蛋白 Cx32,分布在周围神经髓鞘和脑。目前,发现 *Cx*32 基因有 30 多种突变,包括碱基置换、插入、缺失和移码突变等,大多发生在基因编码区,也可发生在启动子区和剪接位点,使 Cx32 蛋白减少,髓鞘的结构和功能障碍,并可引起男性患者脑干听觉诱发电位异常。

二、病理

周围神经轴突和髓鞘均受累,远端重于近端。CMT1 型神经纤维呈对称性节段性脱髓鞘,部分髓鞘再生,施万细胞增生与修复组成同心圆层而形成"洋葱头"样结构(因而也称为腓骨肌萎缩症肥大型),造成运动和感觉神经传导速度减慢。CMTX 型与 CMT1 型的病理改变类似。CMT2 型主要为轴突变性(故又称为腓骨肌萎缩症神经元型)和有髓纤维慢性进行性减少,运动感觉传导速度改变不明显;前角细胞数量轻度减少,当累及感觉后根纤维时,薄束变性比楔束更严重;自主神经保持相对完整,肌肉为簇状萎缩。

三、临床表现

(一)CMT1 型(脱髓鞘型)

(1)儿童晚期或青春期发病。周围神经对称性、进行性变性导致远端肌萎缩,开始是足和下肢,数月至数年可波及手肌和前臂肌。拇长伸肌、趾长伸肌、腓骨肌和足固有肌等伸肌早期受累,屈肌基本正常,产生马蹄内翻足和爪形趾、锤状趾畸形,常伴有弓形足和脊柱侧弯,腓肠肌神经变性导致行走时垂足,呈跨阈步态。仅少数病例先出现手肌和前臂肌肌萎缩,而后出现下肢远端肌萎缩。

(2)检查可见小腿肌肉和大腿的下 1/3 肌肉无力和萎缩,形似鹤腿,若大腿下部肌肉受累也称"倒立的香槟酒瓶"状,屈曲能力减弱或丧失,受累肢体腱反射消失。手肌萎缩,并波及前臂肌肉,变成爪形手。萎缩很少波及肘以上部分或大腿的中上 1/3 部分。深浅感觉减退可从远端开始,呈手套、袜套样分布;伴有自主神经功能障碍和营养代谢障碍,但严重的感觉缺失伴穿透性溃疡罕见。部分患者伴有视神经萎缩、视网膜变性、眼震、眼肌麻痹、突眼、瞳孔不对称、神经性耳聋、共济失调和肢体震颤等。

(3)病程缓慢,在很长时期内都很稳定,颅神经通常不受累。部分患者虽然存在基因突变,但无肌无力和肌萎缩,仅有弓形足或神经传导速度减慢,有的甚至完全无临床症状。

(4)脑脊液正常,少数病例蛋白含量增高。

(二)CMT2 型(轴索型)

CMT2 型发病晚,成年开始出现肌萎缩,部位和症状与 CMT1 型相似,但程度较轻;脑脊液蛋白含量正常。

四、辅助检查

(一)肌电图和神经传导速度检测

检查神经传导速度(NCV)对分型至关重要。CMT1 型正中神经运动 NCV 从正常的50 m/s 减慢为 38 m/s 以下,通常为 15～20 m/s,在临床症状出现以前可检测到运动 NCV 减慢。CMT2 型 NCV 接近正常。肌电图示两型均有运动单位电位波幅下降,有纤颤或束颤电位,远端潜伏期延长,呈神经源性损害。多数患者有感觉电位消失。

(二)诱发电位检测

X 连锁显性遗传患者脑干听觉诱发电位和视觉诱发电位异常,躯体感觉诱发电位的中枢和周围传导速度减慢,说明患者中枢和周围神经传导通路受损。

(三)肌肉及神经活检

肌肉活检显示为神经源性肌萎缩。神经活检 CMT1 型的周围神经改变主要是脱髓鞘和施万细胞增生形成"洋葱头";CMT2 型主要是轴突变性。神经活检还可排除其他遗传性神经病,如 Refsum 病(可见有代谢产物沉积在周围神经),自身免疫性神经病(可见淋巴细胞浸润和血管炎)。

(四)基因分析

临床上不易对 CMT1 型和 CMT2 型进一步分出各亚型,需用基因分析的方法来确定各亚型。如 CMT1A 可用脉冲电场凝胶电泳法检测 *PMP*22 基因的重复突变,用 DNA 测序法检测其点突变;CMT1B 可用单链构象多态性(SSCP)法或 DNA 测序法检测 *P*0 基因的点突变;CMTX 可用 DNA 测序法检测 *Cx*32 基因的点突变。

(五)脑脊液

脑脊液通常正常,少数病例蛋白含量增高。血清肌酶正常或轻度升高。

五、诊断

(一)临床诊断依据

(1)儿童期或青春期出现缓慢进展的对称性双下肢无力。

(2)"鹤腿",垂足、弓形足,可有脊柱侧弯。

(3)腱反射减弱或消失,常伴有感觉障碍。

(4)常有家族史。

(5)周围神经运动传导速度减慢,神经活检显示"洋葱头"样改变(CMT1 型)或轴索变性(CMT2 型)及神经源性肌萎缩。

(6)基因检测 *CMT*1A 基因重复及相应基因的点突变等。

(二)CMT1 型与 CMT2 型的鉴别

1.发病年龄

CMT1 型 12 岁左右,CMT2 型 25 岁左右。

2.神经传导速度

CMT1 型明显减慢,CMT2 型正常或接近正常。

3.基因诊断

CMT1 型中的 CMT1A 为 17 号染色体短臂(17p 11.2)1.5Mb 长片段(其中包含 *PMP*22 基因)的重复或 *PMP*22 基因的点突变;CMT2 型中的 CMT2E 为 *NF-L* 基因的点突变。

六、鉴别诊断

(一)远端型肌营养不良症

四肢远端肌无力、肌萎缩、渐向上发展,需与 CMT 鉴别;但该病成年起病,肌电图显示肌源性损害,运动传导速度正常可资鉴别。

(二)家族性淀粉样多神经病

家族性淀粉样多神经病通常在 20~45 岁起病,以下肢感觉障碍和自主神经功能障碍为早期特征,多需借助神经活检或 DNA 分析加以区别。

(三)慢性炎症性脱髓鞘性多发性神经病

慢性炎症性脱髓鞘性多发性神经病进展相对较快,无足畸形,CSF 蛋白含量增多,泼尼松治疗效果较好,易与 CMT 鉴别。

(四)慢性进行性远端型脊肌萎缩症

该病的肌萎缩分布和病程类似 CMT 病,但伴有肌肉跳动、EMG 显示为前角损害,无感觉传导障碍可与 CMT 鉴别。

(五)遗传性共济失调伴肌萎缩

遗传性共济失调伴肌萎缩又称 Roussy-Lévy 综合征。儿童期缓慢起病,有腓骨肌萎缩、弓形足、脊柱侧凸、四肢腱反射减弱或消失,肌电图运动传导速度减慢需与 CMT 鉴别;但该病尚有站立不稳、步态蹒跚和手震颤等共济失调表现与 CMT 不同,也有认为该病是 CMT 的变异型。

（六）遗传性压迫易感性神经病

因有肌无力、萎缩和传导速度减慢及显性遗传需与 CMT 鉴别，但 HNPP 是一种反复发作的轻微的一过性疾病，在轻微牵拉、压迫或外伤后反复出现肌无力、麻木和肌萎缩、踝反射消失及弥漫性神经传导速度减慢，神经活检为节段性脱髓鞘和腊肠样结构改变。预后良好。

（七）植烷酸贮积病

植烷酸贮积病也称遗传性共济失调性多发性神经炎样病（heredopathia atactica polyneuritiformis），由挪威神经病学家 Refsum（1949）首先报道，故又称 Refsum 病。因有对称性肢体无力和肌萎缩及腱反射减弱而需与 CMT 鉴别。但本病除有多发性周围神经损害外，还有小脑性共济失调、夜盲、视网膜色素变性和脑脊液蛋白增高等特点，易与 CMT 区别。

七、治疗

目前，尚无特殊治疗方法，主要是对症治疗和支持疗法，垂足或足畸形可穿着矫形鞋。药物治疗可用维生素类促进病变神经纤维再生，神经肌肉营养药有一定帮助。针灸理疗及肌肉和跟腱锻炼、按摩可增强其伸缩功能。纠正垂足可穿高跟鞋、长筒靴或矫正鞋，踝关节挛缩严重者可手术松解或肌腱移植。勿过度劳累，注意保暖。

预防：应首先进行基因诊断，确定先证者的基因型，然后利用胎儿绒毛、羊水或脐带血，分析胎儿的基因型以建立产前诊断，终止妊娠。

八、预后

因病程进展缓慢，预后尚好。大多数患者发病后仍可存活数十年，对症处理可提高患者的生活质量。

（尚成镇）

第五节　遗传性共济失调的诊断与治疗

遗传性共济失调指一组以慢性进行性脑性共济失调为特征的遗传变性病。临床症状复杂，交错重叠，具有高度的遗传异质性，分类困难。

三大特征：①世代相接的遗传背景；②共济失调的临床表现；③小脑损害为主的病理改变。

部位：遗传性共济失调主要累及小脑及其传导纤维，并常累及脊髓后柱、锥体束、脑桥核、基底节、脑神经核、脊神经节及自主神经系统。

传统分类：根据主要受累部位分为脊髓型、脊髓小脑型和小脑型。

Harding（1993）提出根据发病年龄、临床特征、遗传方式和生化改变的分类方法已被广泛接受。近年来，常染色体显性小脑共济失调（autosomal dominant cerebellar ataxia，ADCA）部分亚型的基因已被克隆和测序，弄清了致病基因三核苷酸如（CAG）的拷贝数逐代增加的突变是致病原因。因为 ADCA 的病理改变以小脑、脊髓和脑干变性为主，故又称为脊髓小脑性共济失调（spinocerebellar ataxia，SCA），根据其临床特点和基因定位可分为 SCA1-21 种亚型。

一、Friedreich 型共济失调

(一)概述

1.概念

Friedreich 型共济失调是小脑性共济失调的最常见特发性变性疾病,由 Friedreich(1863)首先报道。

2.发病特点

Friedreich 型共济失调为常染色体隐性遗传,男女均受累,人群患病率为 2/10 万,近亲结婚发病率高,可达 5.6%～28.0%。

3.临床特征

儿童期发病,肢体进行性共济失调,腱反射消失,Babinski 征阳性,伴有发音困难、锥体束征、深感觉异常、脊柱侧突、弓形足和心脏损害等。

(二)病因及发病机制

Friedreich 共济失调(FRDA)是由位于 9 号染色体长臂(9q13-12.1)frataxin 基因非编码区 GAA 三核苷酸重复序列异常扩增所致。95% 以上的患者有该基因第 18 号内含子 GAA 点异常扩增,正常人 GAA 重复 42 次以下,患者异常扩增(66～1 700 次)形成异常螺旋结构可抑制基因转录。Friedreich 共济失调的基因产物 frataxin 蛋白主要位于脊髓、骨骼肌、心脏及肝脏等细胞线粒体的内膜,其缺陷可导致线粒体功能障碍而发病。

(三)病理

肉眼脊髓变细,以胸段为著。镜下脊髓后索、脊髓小脑束和皮质脊髓束变性,后根神经节和 Clark 柱神经细胞丢失;周围神经脱髓鞘,胶质增生;脑干、小脑和大脑受累较轻;心脏因心肌肥厚而扩大。

(四)临床表现

1.发病年龄

通常 4～15 岁起病,偶见婴儿和 50 岁以后起病者。

2.主要症状

(1)进展性步态共济失调,步态不稳、步态蹒跚、左右摇晃及易于跌倒。

(2)2 年内出现双上肢共济失调,表现动作笨拙、取物不准和意向性震颤。

(3)早期阶段膝腱反射和踝反射消失,出现小脑性构音障碍或暴发性语言,双上肢反射及部分患者双膝腱反射可保存。

(4)双下肢关节位置觉和振动觉受损,轻触觉、痛温觉通常不受累。

(5)双下肢无力发生较晚,可为上或下运动神经元损害,或两者兼有。

(6)患者在出现症状前 5 年内通常出现伸性跚反射,足内侧肌无力和萎缩导致弓形足伴爪型趾。

3.体格检查

体格检查可见水平眼震,垂直性和旋转性眼震较少,双下肢肌无力,肌张力低,跟膝胫试验和闭目难立征阳性,下肢音叉振动觉和关节位置觉减退是早期体征;后期可有 Babinski 征、肌萎缩,偶有括约肌功能障碍。约 25% 患者有视神经萎缩,50% 有弓形足,75% 有上胸段脊柱畸形,85% 有心律失常、心脏杂音,10%～20% 伴有糖尿病。

4.辅助检查

(1)骨骼 X 片:骨骼畸形。

(2)CT 或 MRI:脊髓变细,小脑和脑干受累较少。

(3)心电图:常有 T 波倒置、心律失常和传导阻滞。

(4)超声心动图:心室肥大、梗阻。

(5)视觉诱发电位:波幅下降。

(6)DNA 分析:FRDA 基因 18 号内含子 GAA>66 次重复。

(五)诊断及鉴别诊断

1.诊断

(1)儿童或少年期起病,逐渐从下肢向上肢发展的进行性共济失调,深感觉障碍,如下肢振动觉、位置觉消失和腱反射消失等。

(2)构音障碍,脊柱侧凸,弓形足,MRI 显示脊髓萎缩,心脏损害及 FRDA 基因 GAA 异常扩增。

2.鉴别诊断

不典型病例需与以下几种疾病鉴别。

(1)腓骨肌萎缩症:遗传性周围神经病,可出现弓形足。

(2)多发性硬化:缓解-复发病史和 CNS 多数病变的体征。

(3)维生素 E 缺乏:可引起共济失调,应查血清维生素 E 水平。

(4)共济失调-毛细血管扩张症:儿童期起病小脑性共济失调,特征性结合膜毛细血管扩张。

(六)治疗

无特效治疗,轻症给予支持疗法和功能锻炼,矫形手术如肌腱切断术可纠正足部畸形。较常见的死因为心肌病变。在出现症状 5 年内不能独立行走,10~20 年内卧床不起,平均患病期约为 25 年,平均死亡年龄约为 35 岁。

二、脊髓小脑性共济失调(spinocerebellar ataxia,SCA)

(一)概述

1.概念

脊髓小脑性共济失调是遗传性共济失调的主要类型,包括 SCA1-29。

2.特点

成年期发病,常染色体显性遗传和共济失调.并以连续数代中发病年龄提前和病情加重(遗传早现)为表现。

3.分类

Harding 根据有无眼肌麻痹、锥体外系症状及视网膜色素变性归纳为 3 组 10 个亚型,即 ADCA Ⅰ型、ADCA Ⅱ型和 ADCA Ⅲ型。这为临床患者及家系的基因诊断提供了线索,SCA 的发病与种族有关,SCA1-2 在意大利、英国多见,中国、德国和葡萄牙以 SCA3 最常见。

(二)病因及发病机制

常染色体显性遗传的脊髓小脑性共济失调具有遗传异质性,最具特征性的基因缺陷是扩增的 CAG 三核苷酸重复编码多聚谷氨酰胺通道,该通道在功能不明蛋白和神经末梢上发现的 P/Q 型钙通道 á1A 亚单位上;其他类型突变包括 CTG 三核苷酸(SCA8)和 ATTCT 五核苷酸

（SCA10）重复序列扩增,这种扩增片断的大小与疾病严重性有关。

SCA 是由相应的基因外显子 CAG 拷贝数异常扩增产生多聚谷氨酰胺所致（SCA8 除外）。每一 SCA 亚型的基因位于不同的染色体,其基因大小及突变部位均不相同。

SCA 有共同的突变机制造成 SCA 各亚型的临床表现雷同。然而,SCA 各亚型的临床表现仍有差异,如有的伴有眼肌麻痹,有的伴有视网膜色素变性,提示除多聚谷氨酰胺毒性作用之外,还有其他因素参与发病。

（三）病理

SCA 共同的病理改变是小脑、脑干和脊髓变性和萎缩,但各亚型各有特点,如 SCA1 主要是小脑、脑干的神经元丢失,脊髓小脑束和后索受损,很少累及黑质、基底节及脊髓前角细胞;SCA2 以下橄榄核、脑桥和小脑损害为重;SCA3 主要损害脑桥和脊髓小脑束;SCA7 的特征是视网膜神经细胞变性。

（四）临床表现

SCA 是高度遗传异质性疾病,各亚型的症状相似,交替重叠。SCA 典型表现是遗传早现现象,表现为同一家系发病年龄逐代提前,症状逐代加重。

1.共同临床表现

（1）发病年龄:30～40 岁,也有儿童期及 70 岁起病者。

（2）病程:隐袭起病,缓慢进展。

（3）主要症状:首发症状多为下肢共济失调,走路摇晃、突然跌倒;继而双手笨拙及意向性震颤,可见眼震、眼球慢扫视运动阳性、发音困难、痴呆和远端肌萎缩。

（4）体格检查:肌张力障碍、腱反射亢进、病理反射阳性、痉挛步态和震颤觉和本体感觉丧失。

（5）后期表现:起病后 10～20 年患者不能行走。

2.各亚型表现

除上述共同症状和体征外,各亚型各自的特点构成不同的疾病。

（1）SCA1 的眼肌麻痹,尤其上视不能较突出。

（2）SCA2 的上肢腱反射减弱或消失,眼球慢扫视运动较明显。

（3）SCA3 的肌萎缩、面肌及舌肌纤颤、眼睑退缩形成凸眼。

（4）SCA5 病情进展非常缓慢,症状也较轻。

（5）SCA6 的早期大腿肌肉痉挛、下视震颤、复视和位置性眩晕。

（6）SCA7 的视力减退或丧失,视网膜色素变性,心脏损害较突出。

（7）SCA8 常有发音困难。

（8）SCA10 的纯小脑征和癫痫发作。

（五）辅助检查

（1）CT 或 MRI:小脑和脑干萎缩,尤其是小脑萎缩明显,有时脑干萎缩。

（2）脑干诱发电位可异常,肌电图:周围神经损害。

（3）脑脊液:正常。

（4）确诊及区分亚型可用外周血白细胞进行 PCR 分析,检测相应基因 CAG 扩增情况,证明 SCA 的基因缺陷。

（六）诊断及鉴别诊断

1.诊断

根据典型的共性症状，结合 MRI 检查发现小脑、脑干萎缩，排除其他累及小脑和脑干的变性病即可确诊。虽然各亚型具有特征性症状，但临床上仅根据症状体征确诊为某一亚型仍不准确（SCA7 除外），均应进行基因诊断，用 PCR 方法可准确判断其亚型及 CAG 扩增次数。

2.鉴别诊断

Friedreich 型共济失调与多发性硬化、CJD 及感染引起的共济失调鉴别。

（七）治疗

尚无特效治疗，对症治疗可缓解症状。

（1）药物治疗：左旋多巴可缓解强直等锥体外系症状；氯苯胺丁酸可减轻痉挛；金刚烷胺改善共济失调；毒扁豆碱或胞磷胆碱促进乙酰胆碱合成，减轻走路摇晃、眼球震颤等；共济失调伴肌阵挛首选氯硝西泮；试用神经营养药，如 ATP、辅酶 A、肌苷和 B 族维生素等。

（2）手术治疗：可行视丘毁损术。

（3）物理治疗、康复训练及功能锻炼可能有益。

（尚成镇）

第六节　多系统萎缩的诊断与治疗

多系统萎缩（multiple systematrophy，MSA）是一种少见的散发性、进行性的神经系统变性疾病。起病隐匿，症状多样，表现复杂。主要临床表现为锥体外系、小脑、自主神经和锥体系的损害，并可形成多种组合的临床表现。在生前有时难以与帕金森病或单纯性自主神经功能衰竭（pure autonomic failure，PAF）相鉴别。MSA 的概念于 1969 年首先提出，主要涵盖橄榄脑桥小脑萎缩（olivopontocerebellar atrophy，OPCA），Shy-Drager 综合征（Shy-Drager syndrome，SDS）和纹状体黑质变性（striatonigral degeneration，SND）3 种主要临床病理综合征。1989 年发现少突胶质细胞包涵体（glial cytoplasmic inclusions，GCIs）是 MSA 的共同标志，1998 年发现 GCIs 主要是由 α-突触核蛋白（α-synuclein）构成的，因此认定本病为一种有共同临床病理基础的单一疾病。

一、病因和病理

病因仍不明确。病理上发现中枢神经系统多部位进行性的神经元和少突胶质细胞的丢失。脊髓内中间外侧柱的节前细胞丧失，可引起直立性低血压、尿失禁和尿潴留。小脑皮层、脑桥核、下橄榄核的细胞丧失，可引起共济失调。壳核和苍白球的细胞丧失可致帕金森综合征表现。除细胞丧失外，还有严重的髓鞘变性和脱失。过去认为，灰质神经元破坏是导致 MSA 的原因，自从发现了 GCIs 以来，目前认为 MSA 更主要的是累及白质，GCIs 是原发病损还是继发的细胞损害标志仍不清楚。少突胶质细胞中存在大量的 GCIs 是 MSA 的标志之一，可用 Gallyas 银染识别，并且是泛素（ubiquitin）和 α-突触核蛋白染色阳性，可呈戒指状、火焰状和球形。电镜下，GCIs 由直径 20～30 nm 的纤维丝松散聚集，包绕细胞器。另外，部分神经元中也有泛素和 α-突触核蛋白染色阳性的包涵体。

二、临床表现

MSA 多于中年起病,男性多发,常以自主神经功能障碍首发。据报道,美国、英国和法国的发病率各为(1.9～4.9)/10 万、(0.9～8.4)/10 万、(0.8～2.7)/10 万,国内尚无人群的调查报告。MSA 进展较快,发病后平均存活 6～9 年。根据其临床表现,可归纳如下。

(一)自主神经功能障碍

MSA 患者半数以上以自主神经症状起病,最终 97％患者有此类症状。SDS 为主要表现者,直立性低血压是其主要临床表现,即站立 3 分钟内收缩压至少下降 2.7 kPa(20 mmHg)或舒张压至少下降 1.3 kPa(10 mmHg),而心率不增加。患者主诉头晕、眼花、注意力不集中、疲乏、口齿不清、晕厥,严重者只能长期卧床。进食10～15 分钟后出现低血压也是表现之一,这是静脉容量改变和压力感受反射障碍所致。60％的 MSA 患者可同时有直立性低血压和平卧位高血压[>25.3/14.7 kPa(190/110 mmHg)]。其他自主神经症状还有尿失禁和尿潴留,出汗减少、阳痿和射精困难,可有大便失禁。此类患者早期还常有声音嘶哑,睡眠鼾声、喘鸣。晚期患者常可出现周期性呼吸暂停。

(二)帕金森综合征

MSA 中 46％以帕金森综合征起病,最终 91％患者均有此类症状。运动迟缓和强直多见,震颤少见,但帕金森病特征性的搓丸样静止性震颤极少见。部分年轻患者早期对左旋多巴有效,多数患者对其无效。

(三)小脑功能障碍

5％患者以此为首发症状,但最终约有半数患者出现共济失调。主要表现为步态不稳、宽基步态、肢体的共济失调,以及共济失调性言语。

(四)其他

还有半数患者有锥体束受损表现,如腱反射亢进、巴宾斯基征阳性。神经源性和阻塞性的睡眠呼吸暂停也可发生。

MSA 患者的临床表现多样,但仍有规律可循,可以按不同症状群进行区分。在临床上,以帕金森症状为主者称为 MSA-P,以共济失调为主者称为 MSA-C,以直立性低血压为主者可称为 Shy-Drager 综合征。不管何种类型,随疾病发展,各个系统均可累及,最终卧床不起,直至死亡。

三、辅助检查

MSA 患者脑脊液检查正常。肌电图检查,特别是肛周和尿道括约肌的检查可见部分失神经支配。头颅 MRI 可见脑干、小脑有不同程度的萎缩,T$_2$ 加权序列可见脑桥出现"十"字征,以帕金森症样表现的 MSA 患者中,部分可见壳核外侧缘屏状核出现条状高信号。

四、诊断与鉴别诊断

根据缓慢起病,晕厥和直立性低血压、行动缓慢和步态不稳等表现,头颅 MRI 显示脑干小脑萎缩和脑桥"十"字征者,可考虑本病。但是应与脊髓小脑性共济失调、帕金森病、进行性核上性麻痹以及 PAF 等相鉴别。临床上,本病强直多、震颤少,对多巴反应差等,可与帕金森病相鉴别。MSA 患者眼球运动上下视不受限,早期不摔倒,有明显的自主神经功能障碍等与进行性核上性麻痹相区别。MSA 患者无明确家族史,中年后起病,常伴头昏、喘鸣等,可与脊髓小脑性共济失调相鉴别。MSA 和 PAF 的鉴别主要依靠临床表现,即随病程延长是否出现中枢神经系统表现。PAF 较为少见,不累及中枢神经系统,仅累及周围的交感和副交感神经,病情进展缓慢,预后较好。

五、治疗

MSA 的病因不明确,其治疗只能是对症处理。对帕金森综合征可给予左旋多巴、多巴胺受体激动剂和抗胆碱能药,但效果不如帕金森病好。对于自主神经功能障碍以缓解症状和提高生活质量为目的。

(一)一般治疗

体位改变要慢,切忌突然坐起或站立。避免诱发血压降低,慎用影响血压药物。多采用交叉双腿、蹲位、压迫腹部、前倾等体位可能会预防直立性低血压的发作。穿束腹紧身裤和弹力袜能增加回心血量。在床上头部和躯干较腿部抬高 $15°\sim20°$,这种体位可促进肾素释放和刺激压力感受器。增加水和盐分摄入。在进食后低血压者,可少食多餐,饭前喝水或咖啡。

(二)药物治疗

有多种药物可治疗直立性低血压,但没有一种是理想的。

(1)口服类固醇皮质激素氟氢可的松,$0.1\sim0.4$ mg/d,可增加水、钠潴留,升高血容量和血压,但应避免过度,防止心力衰竭。对平卧位高血压,要慎用。

(2)米多君(midodrine)是选择性 α 受体激动剂,每次 2.5 mg,2 次/天开始,逐步增加至 10 mg,$2\sim3$ 次/天。

(3)促红细胞生成素 $25\sim50$ U/kg 体重,皮下注射,3 次/周,防治贫血,增加红细胞容积,使收缩压升高。

(4)其他如去氨升压素、麻黄碱和吲哚美辛等效果有限。

(5)对平卧位高血压,应选用短效钙通道阻滞剂、硝酸酯类或可乐定等。应避免平躺时喝水、穿弹力袜,头高位多可避免平卧位高血压。

(6)对排尿功能障碍和性功能障碍,可作相应处理。有睡眠呼吸暂停者,可用夜间正压通气。对吸气性喘鸣可能需行气管切开。

(尚成镇)

第七节 运动神经元病的诊断与治疗

运动神经元病(motor neuron disease,MND),是一组主要侵犯上、下运动神经元的慢性变性疾病。病变范围包括脊髓前角细胞、脑干运动神经元、大脑皮质锥体细胞及皮质脊髓束、皮质核束(皮质延髓束)。临床表现为下运动神经元损害所引起的肌萎缩、肢体无力和上运动神经元损害的体征,其中以上、下运动神经元合并受损者为最常见,一般无感觉缺损。这类患者俗称"渐冻人",大多数患者发生于 $30\sim50$ 岁,$90\%\sim95\%$ 的患者为散发性,$5\%\sim10\%$ 为家族性,通常呈常染色体显性遗传。年患病率 0.13/10 万~1.40/10 万,男女患病率之比为(1.2~2.5):1。起病隐袭,进展缓慢。患者常常伴有并发症。

MND 在世界各地的发病率无多大差别,但是在关岛和日本纪伊半岛例外,当地 MND 的发病率高。MND 的病死率为 0.7/10 万~1.0/10 万。种族、居住环境和纬度与发病无关。

一、病因

本病病因至今尚未明了,为此提出了多种可能的病因学说,涉及病毒感染、环境因素、免疫因素、兴奋性氨基酸(EAA)学说、凋亡学说及遗传因素等,但均未被证实。

(一)病毒感染学说

很早就提出慢病毒感染学说,但由于始终无确切证据证明肌萎缩侧索硬化(ALS)患者神经系统内存在慢病毒而几乎被放弃,1985 年后该理论再度被提出。脊髓灰质炎病毒对运动神经元有特殊的选择性,似提示 ALS 可能是一种非典型的脊髓灰质炎病毒感染所致,但至今尚无从患者脑脊髓组织及脑脊液中分离出脊髓灰质炎病毒包涵体的报道。亦有提出,人类免疫缺陷病毒(HIV)可能损害脊髓运动神经元及周围神经引起运动神经元病。在动物试验中,应用 ALS 患者脑脊液组织接种至灵长类动物,经长期观察,未能复制出人类 ALS 的病理改变,未能证明 ALS 是慢病毒感染所致。

(二)环境学说

某些金属,如铅、铝和铜等,对神经元有一定的毒性。在某些 ALS 的高发地区,水及土壤中的铅含量增高。以铅等金属进行动物中毒试验,发现这些动物可出现类似人类 ALS 的临床及病理改变,只是除有运动神经元损害外,尚有感觉神经等的损害。此外,在有铜/锌超氧化物歧化酶(Cu/Zn-SOD 即 SOD-1)基因突变的家族性 ALS(FALS)患者中,由于 SOD 酶的稳定性下降,体内可能产生过多的 Cu 和 Zn,这些贮积的金属成分可能对神经元有毒性作用。而总的来说,目前尚无足够的证据说明人类 ALS 是由这些金属中毒所致的。

(三)免疫学说

ALS 患者血及脑脊液中免疫球蛋白的异常增高,使人们注意到 ALS 与免疫异常间的关系。Duarte 等还发现,患者血清单克隆免疫球蛋白较正常人明显升高。Zavalishin 等也证实,ALS 患者的血清及脑脊液中有抗神经元结构成分的抗体存在,且脑脊液中的含量高于血清。目前,研究较多的是 ALS 与抗神经节苷脂抗体间的关系,神经节苷脂为嗜酸性糖脂,是神经细胞的一种成分,对神经元的新陈代谢和电活性起调节作用。据报道,10%~15%ALS 患者存在有此抗体,这些患者多为下运动神经元受损明显的患者,且研究显示,此抗体滴度似乎与病情严重程度有关,但不能证实 ALS 与抗体的因果关系。

新近还发现,ALS 患者血清中尚有抗钙通道抗体存在。Smith 等在动物试验中发现,75%ALS 患者血清 IgG 能与兔 L-型通道蛋白起抗原抗体反应,其强度与 ALS 病程进程呈正相关。Kimura 等也发现,ALS 患者 IgG 能特异性地与电压依赖性钙通道亚单位结合。以上试验都证实了 ALS 患者血清中存在抗电压依赖性钙通道的抗体,此抗体不仅能影响电压依赖性钙通道,还能改变激动药依赖性钙通道及钙依赖性神经递质的释放。

在细胞免疫方面,亦有报道 ALS 患者 CD3、CD8 及 CD4/CD8 比例异常,但对此方面尚无统一的结论。

(四)兴奋性氨基酸(EAA)学说

兴奋性氨基酸包括谷氨酸、天冬氨酸及其衍生物红藻氨酸(KA)、使君子氨酸(QA)、鹅膏氨酸(IA)和 N-甲基 D-天冬氨酸(NMDA)。兴奋性氨基酸的兴奋毒性可能参与 ALS 的发病。谷氨酸与 NMDA 受体结合可致钙内流,激活一系列蛋白酶和蛋白激酶,使蛋白质的分解和自由基的生成增加,脂质过氧化过程加强,神经元自行溶解。此外,过量钙还可激活核内切酶,使 DNA 裂解及核崩解。ALS 的病变主要局限在运动神经系统可能与谷氨酸的摄取系统有关。

(五)细胞凋亡学说

Tews 等在 ALS 患者肌肉组织中发现了大量 DNA 片段,大量凋亡促进因子 Bax、ICE 及抗凋亡因子 Bcl-2 的表达,推断程序性细胞死亡在 MND 发病机制中起重要作用,并为以后抗凋亡治疗提供了理论依据。

(六)遗传学说

Siddiqe 等以微卫星 DNA 标记对 6 个 FALS 家系进行遗传连锁分析,将 FALS 基因定位于 21 号染色体长臂。已确认,此区主要包括了 *SOD*-1、谷氨酸受体亚单位 GluR5、甘氨酰胺核苷酸合成酶和甘氨酰胺核苷酸甲酰转移酶四种催化酶基因,现今认为 FALS 的发病与 *SOD*-1 基因突变关系密切,20%~50%FALS 是由于 *SOD*-1 基因突变所致。迄今为止,已经发现 5 种遗传方式、139 种突变类型;其中,大多数是错义突变,少数是无义、插入和缺失突变。非神经元(包括小胶质细胞)的突变在 ALS 中的作用越来越受到重视。

SOD-1 基因突变所致的细胞毒性作用,可能与 SOD-1 酶不稳定性有关,此可加速体内毒性物质的聚积,并可能产生对神经细胞的高亲和力,从而加重对神经细胞的损害。但尚不足以解释运动神经元损害及中年后发病等现象。有人提出,*SOD*-1 基因突变致基因产物的结构改变,使之产生新的蛋白功能,即所谓的"功能的获得"理论,但对这种具有"新"功能的蛋白质的作用尚有待进一步研究。

另外,近年来对神经微丝与 ALS 发病间的研究正逐渐受到重视。Hirano 等曾指出,无论是散发性或家族性 ALS 的神经元胞体及轴索内均有神经微丝的蓄积。Lee 等动物试验表明,神经微丝轻链基因点突变时,可复制出人类 ALS 的临床病理特征。众所周知,运动神经元较一级神经元大,且轴突极长,所以此细胞内的细胞骨架蛋白对维持运动神经元的正常生存较重要,此骨架蛋白功能异常,似可致运动神经元易损性增加。

Jemeen Sreedharan 及其在英国和澳大利亚的同僚,对英国的一个遗传性 ALS 的大家族进行了分析。他们在一个叫作 TAR DNA binding protein(TDP-43)的基因中发现了一种变异,而该变异看来与该疾病有关。研究人员在受 ALS 影响的神经元中发现了团簇状泛素化包涵体,其主要成分就是 TDP-43 蛋白,这些结果进一步加强了 TDP-43 与该疾病之间的关联性。研究显示,TDP-43 蛋白的生长不仅是这种基因导致的有害不良反应,而且可能是造成运动神经元最终死亡的原因。

综上所述,虽然 ALS 的病因有多种学说,但任何一种都不能很好地解释 ALS 的发病特点,可能是几种因素的综合作用,亦不能排除还有其他作用因素的存在。新近研究揭示出 *SOD*-1、*TDP*-43 基因突变与 FALS 间的联系最具振奋性,为最终揭示 ALS 病因提供了线索。

二、病理

脊髓前角和脑干神经运动核的神经细胞明显减少和变性,脊髓中以颈、腰膨大受损最重,延髓部位的舌下神经核和疑核也易受波及,大脑皮质运动区的巨大锥体细胞即 Betz 细胞也可有类似改变,但一般较轻。大脑皮质脊髓束和大脑皮质脑干束髓鞘脱失和变性。脊神经前根萎缩、变性。应用脂肪染色可追踪至脑干和内囊后肢甚至辐射冠，并可见髓鞘退变后反应性巨噬细胞的集结。动眼神经核很少被累及。肌肉表现出神经源性萎缩的典型表现。在亚急性与慢性病例中可看到肌肉内有神经纤维的萌芽，可能是神经再生的证据。

三、临床表现

根据病变部位和临床症状，可分为下运动神经元型（包括进行性脊肌萎缩症和进行性延髓麻痹），上运动神经元型（原发性侧索硬化症）和混合型（肌萎缩侧索硬化症）3型。关于它们之间的关系尚未完全清楚，部分患者乃系这一单元疾病在不同发展阶段的表现，如早期只表现为肌萎缩以后才出现锥体束症状而呈现为典型的肌萎缩侧索硬化，但也有的患者病程中只有肌萎缩，极少数患者则在病程中只表现为缓慢进展的锥体束损害症状。

（一）肌萎缩侧索硬化症（amyotrophic lateral sclerosis，ALS）

本病起病隐袭，缓慢进展，临床表现为进行性发展的上、下肢肌萎缩、无力、锥体束损害以及延髓麻痹，一般无感觉缺损。大多数患者发生于30～50岁，男性较女性发病率高2～3倍。多从一侧肢体开始，继而发展为双侧。首发症状为手指活动不灵，精细操作不准确，握力减退，继而手部肌肉萎缩，表现为"爪形手"，然后向前臂、上臂和肩胛带肌发展，肌萎缩加重，肢体无力，直至瘫痪。肌萎缩区肌肉跳动感，与此同时患肢的腱反射亢进，并出现病理反射。上肢受累后不久或同时出现下肢症状，两下肢多同时发病，肌萎缩一般不明显，但腱反射亢进与病理反射较显著，即下肢主要表现为上运动神经元受累的特征。感觉系统客观检查无异常，患者主观有麻木、发凉感。随着病程延长，无力症状扩展到躯干及颈部，最后累及面部及延髓支配肌肉，表现延髓麻痹的临床表现。至疾病晚期，双侧胸锁乳突肌萎缩，患者无力转颈和抬头，多数病例还出现皮质延髓束、皮质脑桥束受累的脑干上运动神经元损害症状，如下颌反射、吸吮反射等亢进。病初一般无膀胱括约肌功能障碍，后期可出现排尿功能异常。呼吸肌受累，导致呼吸困难、胸闷和咳嗽无力，患者多死于肺部感染。

少数不典型病例的首发症状，可从下肢远端开始，以后累及上肢和躯干肌。关岛的Chamorro族及日本纪伊半岛当地人群的肌萎缩侧索硬化常合并帕金森病和痴呆，称帕金森痴呆和肌萎缩侧索硬化复合征。

（二）进行性脊肌萎缩症（progressive spinal muscular atrophy）

运动神经元变性仅限于脊髓前角细胞，而不累及上运动神经元，表现为下运动神经元损害的症状和体征。发病年龄在20～50岁，男性较多，隐袭起病，缓慢进展，50岁以后发病极少见。临床主要表现为上肢远端的肌肉萎缩和无力，严重者出现爪形手。再发展至前臂、上臂和肩部肌群的肌萎缩。肌萎缩区可见肌束震颤。肌张力低、腱反射减弱或消失，感觉正常，锥体束阴性。首发于下肢者少见，本病预后较肌萎缩侧索硬化症好。

（三）原发性侧索硬化

本病仅限于上运动神经元变性而不累及下运动神经元。本病少见，男性居多。临床表现为锥体束受损。病变多侵犯下胸段，主要表现为缓慢进行性痉挛性截瘫或四肢瘫，双下肢或四肢无力，肌张力高，呈剪刀步态，腱反射亢进，病理征阳性，无感觉障碍。上肢症状出现晚，一般不波及颈髓和骶髓，故无膀胱直肠功能障碍。

（四）进行性延髓麻痹（progressive bulbar paralysis）

本病多发病于老年前期，仅表现为延髓支配的下运动神经元受累，大多数患者迟早会发展为肌萎缩侧索硬化症。临床特征表现为构音不良、声音嘶哑、鼻音、饮水呛咳、吞咽困难及流涎等。检查时可见软腭活动和咽喉肌无力，咽反射消失，舌肌明显萎缩，舌肌束颤似蚯蚓蠕动。下部面肌受累可表现为表情淡漠、呆板。如果双侧皮质延髓束受累时，可出现假性延髓麻痹症状群。本病发展迅速，通常在1～2年，因呼吸肌麻痹或继发肺部感染而死亡。

四、诊断和鉴别诊断

根据发病缓慢隐袭，逐渐进展加重，具有双侧基本对称的上或下、或上下运动神经元混合损害症状，而无客观感觉障碍等临床特征，肌电图呈神经源性损害表现，肌肉活检为失神经性肌萎缩的典型病理改变，并排除了有关疾病后，一般诊断并不困难。

本病脑脊液的压力、成分和动力学检查均属正常，少数患者蛋白量可有轻度增高。虽有肌萎缩但血清酶学检查（磷酸肌酸激酶、乳酸脱氢酶等）多为正常。部分 MND 患者 CSF 及血中谷氨酸盐水平升高，这可能是由于谷氨酸盐转运异常所致。这一发现有助于临床对抗谷氨酸盐治疗效果的评价。脑脊液中神经递质相关因子如乙酰胆碱合成酶降低，细胞色素 c 降低，谷氨酸转氨酶降低，而胶原纤维酸性蛋白（GFAP）片段升高。这些生化改变往往先于临床症状而出现。

患肌的肌电图（EMG）可见纤颤、正尖和束颤等自发电位，运动单位电位的时限宽、波幅高和可见巨大电位，重收缩时运动单位电位的募集明显减少。肌电图检查时应多选择几块肌肉包括肌萎缩不明显的肌肉进行检测，胸锁乳突肌、胸段脊肌和舌肌 EMG 对诊断非常重要。腹直肌 EMG 检查本病胸段脊髓的临床下运动神经元损害，可提高临床早期诊断率。建立三叉神经颈反射（TCR）检测方法并用于检测 ALS 最早累及的上颈段及延髓区脑干的临床下运动神经元损害，可提高亚临床的检出率。应用运动单位计数的方法和技术对 ALS 病情变化进行动态评估和研究，可客观监测疾病发展的自然过程，定量评估病情进展与治疗的效果。应用单纤维 EMG 技术对早期 ALS 与颈椎病进行鉴别。

脊髓磁共振检查可显示脊髓萎缩。应用弥散张力磁共振成像（difusion tensor imaging，DTI）技术能早期发现 ALS 上运动神经元损害。

五、主要诊断依据

（1）中年后发病，进行性加重。

（2）表现为上、下运动神经元损害的症状和体征。

（3）无感觉障碍。

（4）脑脊液检查无异常。

（5）肌电图呈神经源性损害表现。神经传导速度往往正常。

（6）肌肉活检为失神经性肌萎缩的典型病理改变。

（7）已排除颈椎病、颈髓肿瘤、脊髓空洞症和脑干肿瘤等。

六、诊断标准

1998 年，Rowland 提出以下诊断标准。

（一）ALS 必须具备的条件

（1）20 岁以后起病。

(2)进展性,无明显的缓解期和平台期。

(3)所有患者均有肌萎缩和肌无力,多数有束颤。

(4)肌电图示广泛失神经。

(二)支持脊髓性肌萎缩(SMA)的条件

(1)上述的下运动神经元体征。

(2)腱反射消失。

(3)无 Hoffmann 和 Babinski 征。

(4)神经传导速度正常。

(三)支持 ALS 的条件

(1)具备支持脊髓性肌萎缩诊断的下运动神经元体征。

(2)必须有 Hoffmann 或 Babinski 征阳性或有膝、踝震挛。

(3)可有假性延髓麻痹和情感不稳定或强哭强笑(emotional lability)。

(4)多为消瘦体型。

(四)有可疑上运动神经元体征的 ALS(即 ALS-PUMNS)

(1)上述下运动神经元受累体征。

(2)肢体有肌无力和肌萎缩但腱反射保留,有肌肉抽动。

(3)无 Hoffmann 或 Babinski 征或膝、踝震挛。

七、鉴别诊断

(一)颈椎病

颈椎病为中老年人普遍存在的脊椎退行性变,当引起上肢肌萎缩,伴下肢痉挛性肌力弱,且无感觉障碍时,与运动神经元病表现相似,有时鉴别甚为困难。但颈椎病病程十分缓慢,再根据颈椎 X 射线片或颈椎 CT 扫描或脊髓 MRI 上的阳性发现,并与临床症状仔细对比分析,可做出正确判断。

(二)颅颈区畸形

颅底凹陷症等颅颈区畸形,可引起后 4 对脑神经损害,上肢肌萎缩,下肢痉挛性瘫痪,但多早年起病,病程缓慢,常有颈项短、小脑损害症状及感觉障碍,X 射线片有相应阳性发现,可做鉴别。

(三)脊髓和枕骨大孔附近肿瘤

颈髓肿瘤可引起一侧或两侧上肢肌萎缩伴痉挛性截瘫,后者还有后 4 对脑神经损害症状,但肿瘤有神经根性刺激症状和感觉障碍,膀胱排尿功能障碍常见,双侧症状往往不对称,脑脊液蛋白增高,可有椎管梗阻表现,脊髓造影和磁共振检查可提供较确切诊断依据。

(四)脊髓蛛网膜炎

颈髓蛛网膜炎也可引起上肢肌萎缩和下肢痉挛性瘫痪,但多呈亚急性起病,病情常有反复,双侧症状不对称,感觉障碍弥散而零乱,脑脊液常有异常。

(五)继发于其他疾病的肌萎缩侧索硬化症状群

如某些代谢障碍(低血糖等)、中毒(汞中毒等),以及恶性肿瘤有时也可引起类似肌萎缩侧索硬化症的临床表现;此时,须注意查找原发疾病。

八、治疗

(一)处理原则

MND 作为一种神经系统慢性致死性变性疾病,目前尚无将其治愈的方法。在考虑 MND 治疗的具体方案时,可参考 1999 年美国神经病学会发布的运动神经元病处理原则。

(1)要高度重视患者自身的决定和自主性,要充分考虑患者及其家属的社会文化心理背景。

(2)给予患者及其家属充分的信息和时间以便做出对各种处理方案的选择,而且这些选择会随病情变化而改变。

(3)医务人员应给予患者连续和完整的医疗和护理。

(二)主要治疗方法

当前的主要治疗包括病因治疗、对症治疗和多种非药物的支持治疗。现阶段治疗研究的发展方向包括神经保护药、抗兴奋毒性药物、神经营养因子、抗氧化和自由基清除剂、干细胞和基因治疗等方面。

(1)维生素 E 和 B 族维生素口服。

(2)三磷腺苷(ATP)100 mg,肌内注射,每天 1 次;辅酶Ⅰ100 U,肌内注射,每天 1 次;胞磷胆碱250 mg,肌内注射,每天 1 次,可间歇应用。

(3)针对肌肉痉挛可用地西泮 2.5～5.0 mg,口服,每天 2～3 次;巴氯芬(baclofen)50～100 mg/d,分次服。

(4)利鲁唑(力如太):能延长 MND 患者的存活期,但不能推迟发病时间。它通过 3 种机制发挥抑制作用,即抑制兴奋性氨基酸的释放、抑制兴奋性氨基酸受体受刺激后的反应及维持电压门控钠离子通道的非活动状态。用药方法为 50 mg,每天 2 次,口服,疗程为 1.0～1.5 年。该药耐受性好,常见不良反应有恶心、乏力和丙氨转氨酶升高。

(5)患肢按摩,被动活动。

(6)吞咽困难者,以鼻饲维持营养和水分的摄入。

(7)呼吸肌麻痹者,以呼吸机辅助呼吸。

(8)防治肺部感染。

(9)干细胞移植:干细胞作为一种具有较强自我更新能力和多向分化潜能的细胞,近年来在神经系统疾病治疗方面引起了医学界的普遍关注。研究发现,把神经干细胞直接移植到成年鼠脊髓损伤部位,可明显减轻脊髓损伤所导致的神经功能缺损。但治疗 MND 是否有效,仍处于试验阶段。

(10)神经营养因子:常用的神经生长因子有碱性成纤维细胞生长因子(bFGF)。bFGF 是一种广谱的神经元保护剂,动物试验表明它可以延缓 MND 的进程,防止肌肉萎缩和运动神经元变性。其他还有胰岛样生长因子-1(IGF-1)、睫状神经营养因子(CNTF)、脑源性神经营养因子(BDNF)、胶质细胞源性神经营养因子(GDNF)、非肽类神经营养因子和神经营养因子-3(NT-3)等。由于神经营养因子的半衰期短,体内生物利用度低,降解快,故应用到人体还受很多因素的限制。

(11)基因工程治疗:特异高产的生长因子基因可以通过肌内注射重组腺病毒转染而到达运动神经元,然后经轴突逆向传输至神经元胞体,并通过注射肌肉的选择来决定基因转至脊髓的特定部位。此方法在动物试验中已取得成功。

(12)过氧化物歧化酶(SOD):磷脂酰胆碱铜/锌过氧化物歧化酶(PC-SOD)通过清除自由基,而达到延缓 MND 的进程,防止肌肉萎缩和运动神经元变性的作用。

(13)神经一氧化氮合酶抑制药:MND 患者 CNS 中一氧化氮含量增高,SOD 活性下降,因此神经一氧化氮合酶抑制药能推迟发病时间及延缓脊髓运动神经元变性。

(14)免疫治疗:IVIG(静脉注射免疫球蛋白)治疗抗 GM1 抗体阳性的运动神经元综合征。IVIG 含有抗 GM1 独特型抗体,能阻止抗 GM1 与相应抗原的结合,从而达到治疗目的。但也有报道认为其作用机制与此无关。

(15)免疫抑制药治疗:MND 存在免疫功能异常,有自身抗体存在,属于一种自身免疫性疾病,故免疫抑制药治疗理论上有效,实践中效果并不令人满意。IL-6 及可溶性 IL-6 受体复合物,可激发信号传导成分 gp130 形成同源二聚体,具有神经保护作用。

(16)其他治疗:钙通道阻滞剂、中医中药、莨菪类药物(主要作用机制是改善患者的脊髓微循环,国内有报道此疗法效果尚可,但重复性并不理想)、变构蛇神经毒素、拟促甲状腺释放激素 JT-2942 等均可治疗 MND。

九、病程及预后

本病为一进行性疾病,但不同类型的患者病程有所不同,即使同一类型患者其进展快慢亦有差异。肌萎缩侧索硬化症平均病程 3 年左右,进展快的甚至起病后 1 年内即可死亡,进展慢的病程有时可达 10 年以上。成人型脊肌萎缩症一般发展较慢,病程长达 10 年以上。原发性侧索硬化症临床罕见,一般发展较为缓慢。死亡多因延髓麻痹、呼吸肌麻痹、合并肺部感染或全身衰竭所致。

(尚成镇)

第十三章

感染性疾病的诊断与治疗

第一节 结核性脑膜炎的诊断与治疗

结核性脑膜炎(tuberculous meningitis,TBM)是由结核分枝杆菌侵入蛛网膜下腔引起的软脑膜、蛛网膜非化脓性慢性炎症病变。在肺外结核中有 5%～15% 的患者累及神经系统,其中又以结核性脑膜炎最为常见,约占神经系统结核的 70%。TBM 的临床表现主要有低热、头痛、呕吐、脑膜刺激征。TBM 在任何年龄均可发病,多见于青少年。艾滋病患者、营养不良者、接触结核传染源者、神经疾病患者、酒精中毒者是患病的高危人群。自 20 世纪 60 年代推广卡介苗接种后,该病的发病率显著降低。近年来,因结核杆菌的基因突变、抗结核药物研制相对滞后等,结核病的发病率及死亡率逐渐升高。

一、病因与发病机制

TBM 是由结核分枝杆菌感染所致。结核分枝杆菌可分为四型:人型、牛型、鸟型、鼠型。前两型对人类有致病能力,其他两型致病者甚少。结核菌的 90% 的原发感染灶发生于肺部。当机体防御功能发生障碍时,或结核菌数量多,毒力大,不能被机体控制其生长繁殖时,则可通过淋巴系统、血流播散进入脑膜、脑实质等部位。

TBM 的发病通常有以下两个途径。

(一)原发性扩散

结核菌由肺部、泌尿系统、消化道等原发结核灶随血流播散到脑膜及软脑膜下,形成结核结节。在机体免疫力降低等因素诱发下,病灶破裂,蔓延到软脑膜、蛛网膜及脑室,形成粟粒性结核或结核瘤病灶,最终导致 TBM。

(二)继发性扩散

结核菌从颅骨或脊椎骨的结核病灶直接进入颅内或椎管内。

TBM 的早期引起脑室管膜炎、脉络丛炎,导致脑脊液分泌增多,可并发交通性脑积水;结核性动脉内膜炎或全动脉炎可发展成类纤维性坏死或完全干酪样化,导致血栓形成,发生脑梗死而偏瘫。

二、临床表现

该病可发生于任何年龄,约80%的患者在40岁以前发病,儿童约占全部患者的20%。TBM的临床表现与年龄有关,年龄越小者早期症状越不典型。儿童可以呈急性发病,发热、头痛、呕吐明显,酷似化脓性脑膜炎;艾滋病患者或特发性 CD4$^+$ 细胞减少者合并 TBM 时无反应或呈低反应的改变,临床症状很不典型;老年 TBM 患者的头痛及呕吐症状、颅内高压征和脑脊液改变不典型,但结核性动脉内膜炎引起脑梗死的较多。一般起病隐匿,症状轻重不一,早期表现多为所谓的"结核中毒症状",随病情进展,脑膜刺激征及脑实质受损症状明显。

(一)症状与体征

1.结核中毒症状

患者出现低热或高热,头痛,盗汗,食欲缺乏,全身倦怠无力,精神萎靡不振,情绪淡漠或激动不安等。

2.颅内高压征和脑膜刺激征

发热、头痛、呕吐及脑膜刺激征是 TBM 早期常见的临床表现,常持续1~2周。早期由于脑膜、脉络丛和室管膜炎症反应,脑脊液生成增多,蛛网膜颗粒吸收下降,形成交通性脑积水,颅内压轻度至中度升高;晚期蛛网膜、脉络丛和室管膜粘连,脑脊液循环不畅,形成完全或不完全梗阻性脑积水,颅内压明显升高,出现头痛、呕吐、视盘水肿,脉搏和呼吸减慢,血压升高。神经系统检查有颈强直,克尼格征呈阳性、布鲁津斯基征呈阳性,但婴儿和老人的脑膜刺激征可不明显;颅内压明显升高者可出现视盘水肿、意识障碍,甚至发生脑疝。

3.脑实质损害症状

该症状常在发病4~8周出现,脑实质炎症或血管炎可引起脑梗死;结核瘤、结核结节等可致抽搐、瘫痪、精神障碍及意识障碍等。偏瘫多为结核性动脉炎使动脉管腔狭窄、闭塞而引起的脑梗死所致;四肢瘫可能由基底部浓稠的渗出物广泛地浸润了中脑的动脉,引起缺血、双侧大脑中动脉或双侧颈内动脉梗死所致。不自主运动常由丘脑下部或纹状体血管炎症所致,但较少见。急性期可表现出轻度谵妄状态,定向力减退,甚至出现妄想、幻觉、焦虑、木僵状态,严重者可能深昏迷。晚期可有智力减退、行为异常。部分患者临床好转后,尚可遗留情感不稳、发作性抑郁等。

4.脑神经损害症状

20.0%~31.3%的 TBM 患者因渗出物刺激、挤压、粘连等而有脑神经损害,在单侧或双侧视神经、动眼神经、展神经多见,引起复视、斜视、眼睑下垂、眼外肌麻痹、一侧瞳孔散大、视力障碍等;也可引起面神经瘫痪、吞咽及构音障碍等。

(二)临床分期

1.前驱期

多在发病后1~2周。患者开始常有低热、盗汗、头痛、恶心、呕吐、情绪不稳、便秘、体质量下降等。儿童患者常有性格的改变,例如,以往活泼愉快的儿童,变得精神萎靡、易怒、好哭、睡眠不安。

2.脑膜炎期

多在发病后2~4周。颅内压增高使头痛加重,呕吐变为喷射状,部分患者有恶寒、高热、严重头痛,意识障碍轻,可见脑神经麻痹,脑膜刺激征与颈项强直明显,深反射活跃。克尼格征与布鲁津斯基征呈阳性,嗜睡与烦躁不安相交替,可有癫痫发作。婴儿可能前囟饱满或膨隆,眼底检查可发现脉络膜上的血管附近有圆形或长圆形灰白色、外围黄色的结核结节及视盘水肿。随病程进展,颅内压增高日渐严重,脑脊液循环、吸收有障碍而发生脑积水。脑血管炎症所致的脑梗死累及大脑动脉,导致偏瘫及失语等。

3.晚期

多在发病后 4 周以上。以上症状加重,脑功能障碍日渐严重,昏迷加重,可有较频繁的去大脑强直或去皮质强直性发作,大小便失禁,常有弛张高热,呼吸不规则或潮式呼吸,血压下降,四肢肌肉松弛,反射消失,严重者可因呼吸中枢及血管运动中枢麻痹而死亡。

(三)临床分型

1.浆液型

该类型即浆液型结核性脑膜炎,是由邻近结核病灶引起的,但未发展成具有明显症状的原发性自限性脑膜反应。主要病变是脑白质水肿。可出现轻度头痛、嗜睡和脑膜刺激征,脑脊液淋巴细胞数轻度升高,蛋白含量正常或稍高,糖含量正常。有时脑脊液完全正常。呈自限性病程,一般 1 个月左右即自然恢复。该型只见于儿童。

2.颅底脑膜炎型

该类型局限于颅底,常有脑神经损害,部分患者呈慢性硬脑膜炎表现。

3.脑膜脑炎型

早期未及时抗结核治疗,患者出现脑实质损害,出现精神症状、意识障碍、颅内压增高、肢体瘫痪等。

三、辅助检查

(一)血液检查

1.血常规

血常规检查大多正常,部分患者在发病初期白细胞轻度至中度增加,中性粒细胞增多,血沉加快。

2.血液电解质

部分患者伴有血管升压素异常分泌综合征,可出现低钠血症和低氯血症。

(二)免疫检查

约半数患者的皮肤结核菌素试验结果为阳性。小儿患者的阳性率可达 93%,但小儿 TBM 晚期、使用激素后则多数呈阴性;晚期患者往往揭示病情严重,机体免疫反应受到抑制,预后不良。该试验呈阴性不能排除结核。为 TBM 患者做卡介苗皮肤试验(皮内注射 0.1 mL 冻干的卡介苗新鲜液),24~48 小时出现的硬丘疹直径超过 5 mm 为阳性,其阳性率可达 85%。

(三)脑脊液检查

1.常规检查

(1)性状:疾病早期脑脊液不一定有明显改变,当病程进展时脑脊液压力升高,可达 3.92 kPa (400 mmH$_2$O),晚期可因炎症粘连、椎管梗阻而压力偏低,甚至出现"干性穿刺";脑脊液外观为无色、透明,或呈毛玻璃样的浑浊,静置 24 小时后约 65% 出现白色网状薄膜。后期有的脑脊液可呈黄变,偶有因渗血或出血而呈橙黄色。

(2)细胞数:脑脊液的白细胞数呈轻度到中度升高[(50~500)×10^6/L],以淋巴细胞为主。

2.生化检查

(1)蛋白质:脑脊液蛋白含量中度升高,通常达 1～5 g/L,晚期患者有椎管阻塞,脑脊液蛋白含量可高达 10～15 g/L,脑脊液呈黄色,一般病情越重,脑脊液蛋白含量越高。

(2)葡萄糖:脑脊液中葡萄糖含量多明显降低,常在 1.65 mmol/L 以下。在抽取脑脊液前 1 小时,采血的同时测定血糖,脑脊液中的葡萄糖含量为血糖含量的 1/2～2/3(脑脊液中葡萄糖含量正常值为 45～60 mmol/dL),如果 TBM 患者经过治疗后脑脊液糖含量仍低于 1.1 mmol/L,提示预后不良。

(3)氯化物:正常脑脊液中的氯化物含量 120～130 mmol/L,较血氯水平高,为血中的 1.2～1.3 倍。脑脊液中的氯化物容易受到血氯含量波动的影响,氯化物含量降低常见于结核性脑膜炎、细菌性脑膜炎等,在 TBM 患者的脑脊液中最为明显。

值得注意的是,TBM 患者的脑脊液的常规和生化改变与机体的免疫反应性有关,对机体无免疫反应或低反应者,往往 TBM 的病理改变明显,而脑脊液的改变并不明显,例如,艾滋病患者伴 TBM 时即可如此。

3.脑脊液涂片检查细菌

常用脑脊液 5 mL 以 3 000 转/分离心 30 分钟,沉淀,涂片,找结核杆菌。方法简便、可靠,但敏感性较差,镜检阳性率较低(20％～30％),薄膜涂片反复检查阳性率稍高(57.9％～64.6％)。

4.脑脊液结核菌培养

脑脊液结核菌培养是诊断结核感染的金标准,但耗时长且阳性率低(10％左右)。结核菌涂片加培养阳性率可达 80％,但需 2～5 周;涂片加培养,再加豚鼠接种的阳性率为80％～90％。

5.脑脊液酶联免疫吸附试验

可检测脑脊液中的结核菌可溶性抗原和抗体,敏感性和特异性较强,但病程早期阳性率仅为 16.7％;酶联免疫吸附试验(enzyme linked immunosorbent assay,ELISA)测定中性粒细胞集落因子的阳性率可达 90％左右;如用抗生物素蛋白-生物素复合 ELISA(avidin-biotin complex-ELISA,ABC-ELISA)测定脑脊液的抗结核抗体,阳性率可达 70％～80％。随着病程延长,阳性率增加,也存在假阳性的可能。

6.脑脊液聚合酶链反应(PCR)检查

早期诊断率高达 80％,应用针对结核菌 DNA 的特异性探针可检测出痰和脑脊液中的小量结核菌,用分子探针可在 1 小时查出结核菌。该法操作方便,敏感性高,但特异性不强,假阳性率高。

7.脑脊液腺苷脱氨酶的检测

TBM 患者脑脊液中的脑脊液腺苷脱氨酶显著增加,一般超过 10 U/L,提示细胞介导的免疫反应升高,区别于其他性质的感染。

8.脑脊液中的免疫球蛋白测定

TBM 患者脑脊液中的免疫球蛋白含量多升高,一般以 IgG、IgA 含量升高为主,IgM 含量也可升高。病毒性脑膜炎患者的脑脊液中仅 IgG 含量升高,化脓性脑膜炎患者的脑脊液中 IgG 及 IgM 含量升高,故有助于与其他几种脑膜炎区别。

9.脑脊液淋巴细胞转化试验

该方法即 ^{3}H 标记胸腺嘧啶放射自显影法。在结核菌素精制蛋白衍生物的刺激下,淋巴细胞的转化率明显升高,具有特异性,有早期诊断意义。

10.脑脊液乳酸测定

正常人脑脊液乳酸的浓度为 10～20 mg/dL，TBM 患者的正常人脑脊液乳酸明显升高，抗结核治疗数周后才降至正常值。此项测定有助于 TBM 的鉴别诊断。

11.脑脊液色氨酸试验

阳性率可达 95％～100％。取脑脊液 2～3 mL，加 5 mL 浓盐酸及 2 滴 2％的甲醛溶液，混匀后静置 4～5 分钟，再慢慢沿管壁加入 1 mL 0.06％的亚硝酸钠溶液 1 mL，静置 2～3 分钟，如两液接触面出现紫色环则为阳性。

12.脑脊液溴化试验

该试验即测定血清与脑脊液中溴化物的比值。正常比值为 3∶1，患者患有结核性脑膜炎时该比值明显下降，接近 1∶1。

13.脑脊液荧光素钠试验

用 10％荧光素钠溶液以 0.3 mL/kg 肌内注射，2 小时后采集脑脊液标本，在自然光线下与标准液比色，如含量＞0.000 03％为阳性，阳性率较高。

(四)影像学检查

1.X 线检查

胸部 X 线检查如发现肺活动性结核病灶，有助于该病的诊断。头颅 X 线片可见颅内高压的现象，有时可见蝶鞍附近的基底部和侧裂处有细小的散在性钙化灶。

2.脑血管造影

其特征性改变为脑底部中小动脉狭窄或闭塞。血管狭窄与闭塞的好发部位为颈内动脉虹吸部和大脑前动脉、大脑中动脉的近端，还可出现继发性侧支循环建立。脑血管造影的异常率占半数以上。

3.CT 检查

CT 检查可发现脑膜钙化、脑膜强化、脑梗死、脑积水、软化灶、脑实质粟粒性结节和结核瘤、脑室扩大、脑池改变及脑脓肿等改变。

4.MRI 检查

MRI 检查可显示脑膜强化，有结节状强化物，脑室扩大、积水，视交叉池及环池信号异常；脑梗死主要发生在大脑中动脉皮质区与基底节；结核瘤呈大小不等的圆形信号，T_2WI 上中心部钙化，呈低信号，中心部为干酪样改变，呈较低信号，其包膜呈低信号，周围水肿呈高信号，T_1WI 显示低信号或略低信号。

(五)脑电图检查

TBM 患者的脑电图异常率为 11％～73％。成人 TBM 患者早期的脑电图多为轻度慢波化，小儿 TMB 患者的脑电图可显示高波幅慢波，严重者显示特异性、广泛性的 0.5～3.0 c/s 的慢波。治疗后症状好转，脑电图也有改善，且脑电图一般先于临床症状改善。

四、诊断与鉴别诊断

(一)诊断

根据结核病史或接触史，呈亚急性或慢性起病，常有发热、头痛、呕吐、颈项强直和脑膜刺激征，脑脊液的淋巴细胞数增多，糖含量降低；颅脑 CT 或 MRI 有脑膜强化，就要考虑到 TBM 的可能性。脑脊液的抗酸杆菌涂片、结核杆菌培养和 PCR 检测有助于 TBM 的诊断。

（二）鉴别诊断

需要区别 TBM 与下列疾病。

1.新型隐球菌性脑膜炎

该病呈亚急性或慢性起病,脑脊液改变与 TBM 类似。该病患者的颅内高压特别明显,脑神经损害出现比 TBM 晚,脑脊液糖含量降低特别明显。临床表现及脑脊液改变酷似 TBM,但该病起病更缓,病程长,精神症状比结核性脑膜炎重,尤其是视力下降最为常见。该病多无结核中毒症状,脑脊液涂片墨汁染色可找到隐球菌。临床上可与 TBM 并存,应予注意。

2.化脓性脑膜炎

重症 TBM 的临床表现与化脓性脑膜炎相似,脑脊液细胞数＞1 000×10⁶/L,需要与化脓性脑膜炎区别。脑脊液乳酸含量＞300 mg/L,有助于化脓性脑膜炎的诊断;反复腰椎穿刺、细菌培养、治疗试验可进一步明确诊断。

3.病毒性脑膜炎

该病发病急,早期脑膜刺激征明显,高热者可伴意识障碍,1/3 的患者首发症状为精神症状。脑脊液无色透明,无薄膜形成,糖及氯化物含量正常。虽然 TBM 早期或轻型患者脑脊液改变与病毒性脑膜炎相似,但病毒性脑膜炎患者 4 周左右明显好转或痊愈,病程较 TBM 短,可资鉴别。

4.脑膜癌

该病患者的脑脊液可以出现细胞数及蛋白含量升高、糖含量降低,因此该病容易与 TBM 混淆。但多数患者颅内高压的症状明显,以头痛、呕吐、视盘水肿为主要表现,病程进行性加重,脑脊液细胞检查可发现肿瘤细胞,颅脑 CT/MRI 检查或脑膜活检有助于明确诊断。

五、治疗

TBM 的抗结核治疗应遵循早期、适量、联合、全程和规范治疗的原则,并积极处理颅内高压、脑水肿、脑积水等并发症。

（一）一般对症处理

患者应严格卧床休息。对患者要精心护理,加强营养支持疗法,注意水电解质平衡;意识障碍或瘫痪患者注意变换体位,防止肺部感染及压疮的发生。

（二）抗结核治疗

治疗原则是早期、适量、联合、全程和规范用药。遵循治疗原则进行治疗是提高疗效、防止复发和减少后遗症的关键。只要患者的临床症状、体征及辅助检查高度提示 TBM,即使抗酸染色结果为阴性也应立即开始抗结核治疗。选择容易通过血-脑屏障、血-脑脊液屏障的药物及杀菌作用强、毒性低的药物联合应用。在症状、体征消失后,仍应维持用药 1.5～2.0 年。

常用抗结核药物:主要的一线抗结核药物的用量、用药途径及用药时间见表 13-1。

表 13-1　主要的一线抗结核药物的用法

药物	儿童日用量	成人日用量	用药途径	用药时间
异烟肼	10～20 mg/kg	600 mg,1 次	静脉注射或口服	1～2 年
利福平	10～20 mg/kg	450～600 mg,1 次	口服	6～12 个月
吡嗪酰胺	20～30 mg/kg	500 mg,3 次	口服	2～3 个月

药物	儿童日用量	成人日用量	用药途径	用药时间
乙胺丁醇	15~20 mg/kg	750 mg,1 次	口服	2~3 个月
链霉素	20~30 mg/kg	750 mg,1 次	肌内注射	3~6 个月

1.异烟肼

异烟肼可抑制结核杆菌 DNA 合成,破坏菌体内酶活性,干扰分枝菌酸的合成,对细胞内、外的结核杆菌均有杀灭作用,易通过血-脑屏障,为首选药。主要不良反应有周围神经病、肝损害、精神异常和癫痫发作。为了预防发生周围神经病,用药期间加用维生素 B_6。

2.利福平

其杀菌作用与异烟肼相似,较链霉素强。该药主要在肝脏代谢,经胆汁排泄。该药与细菌的 RNA 聚合酶结合,干扰 mRNA 的合成,对细胞内、外的结核菌均有杀灭作用,其不能透过正常的脑膜,只部分通过炎症性脑膜,是治疗结核性脑膜炎的常用药物。该药的药效维持 6~12 个月。该药与异烟肼合用时,对肝脏有较大的毒性作用,故在服药期间要注意肝功能,有损害迹象应减少剂量。利福喷汀是一种长效的利福平衍生物,不良反应较利福平少,成人每次口服 600 mg,每天 1 次。

3.吡嗪酰胺

该药为烟酰胺的衍生物,具有抑菌和杀菌作用,对吞噬细胞内的结核菌杀灭作用较强,作用机制是干扰细菌内的脱氢酶,使细菌利用氧有障碍。酸性环境有利于该药发挥杀菌作用,pH 5.5 时,该药的杀菌作用最强。该药与异烟肼或利福平合用,可防止耐药性的产生,并可增强疗效。该药能够自由通过正常和炎症性脑膜,是治疗 TBM 的重要抗结核药物,与其他抗结核药无交叉耐药性,主要用于对其他抗结核药产生耐药的患者。常见不良反应有肝损害,关节炎(高尿酸所致,表现为肿胀、强直、活动受限),眼和皮肤黄染等。

4.乙胺丁醇

乙胺丁醇是一种有效的口服抗结核药,通过与结核菌内的二价锌离子络合,干扰多胺和金属离子的功能,影响戊糖代谢和脱氧核糖核酸、核苷酸的合成,抑制结核杆菌的生长,经肾脏排泄,杀菌作用较吡嗪酰胺强。该药对生长繁殖状态的结核杆菌有杀灭作用,对静止状态的细菌几乎无影响。其在治疗中的主要作用是防止结核杆菌产生抗药性。该药不宜单独使用,应与其他抗结核药合用。主要不良反应有视神经损害、末梢神经炎、变态反应等。

5.链霉素

链霉素为氨基糖苷类抗生素,仅对吞噬细胞外的结核菌有杀灭作用,为半效杀菌药。该药主要通过干扰氨基酰-tRNA 和核蛋白体 30S 亚单位结合,抑制 70S 复合物的形成,抑制肽链延长、蛋白质合成,致细菌死亡。该药虽不易透过血-脑屏障,但易透过炎症性脑膜,故适用于 TBM 的急性炎症反应时期。用药期间密切观察链霉素的毒性反应(第Ⅷ对脑神经损害如耳聋、眩晕、共济失调,肾脏损害),一旦发现,及时停药。

抗结核治疗选用药物的注意事项包括以下几项:①药物的抗结核作用是杀菌还是抑菌作用;②作用于细胞内还是细胞外;③能否通过血-脑屏障;④对神经系统及肝肾的毒性反应;⑤治疗 TBM 的配伍。

药物配伍常用方案:以往的标准结核化学治疗方案是在 12~18 个月的疗程中每天用药。而目前多主张采用两阶段疗法(强化阶段和巩固阶段)和短程疗法(6~9个月)。

世界卫生组织建议应至少选择3种抗结核药物联合治疗,常用异烟肼、利福平和吡嗪酰胺,对耐药菌株需加用第4种药,如链霉素或乙胺丁醇。对利福平不耐药菌株,总疗程9个月已足够;对利福平耐药菌株需连续治疗18~24个月。目前常选用的方案有4HRZS/14HRE(即在强化阶段4个月联用异烟肼、利福平、吡嗪酰胺及链霉素,在巩固阶段14个月联用异烟肼、利福平及乙胺丁醇),病情严重尤其是伴有全身血行结核时可选用6HRZS/18HRE(即在强化阶段6个月联用异烟肼、利福平、吡嗪酰胺及链霉素,在巩固阶段18个月联用异烟肼、利福平及乙胺丁醇)进行化学治疗。异烟肼快速代谢型的成年患者1天剂量可加至900~1 200 mg,但应注意保肝治疗,防止肝损害,并同时给予维生素 B_6 以预防该药导致的周围神经病。因为乙胺丁醇有对视神经的毒性作用,所以对儿童患者尽量不用乙胺丁醇。因为链霉素对听神经有影响,对孕妇应尽量不选用链霉素。因抗结核药物常有肝、肾功能损害,用药期间应定期复查肝、肾功能。

近年来,国内外关于耐药结核菌的报道逐年增加,贫困、健康水平低下、不合理的抗结核治疗、疾病监测和公共卫生监督力度的削弱是导致结核菌耐药产生的主要原因。目前全世界有2/3的结核病患者处于发生耐多药结核病的危险之中。如病程提示有原发耐药或通过治疗发生继发耐药时,应及时改用其他抗结核药物。世界卫生组织耐多药结核病治疗指南规定:根据既往用药史及耐药性测定结果,最好选用4~5种药物,至少选用3种从未用过的药物,如卷曲霉素、氟喹诺酮类药(如左氧氟沙星)、帕司烟肼、利福喷汀、卡那霉素。可在有效的抗结核治疗基础上,加用各种免疫抑制剂(如干扰素、白细胞介素-2)进行治疗,以提高疗效。

(三)辅助治疗

1.糖皮质激素

在有效的抗结核治疗中,肾上腺皮质激素具有抗炎、抗中毒、抗纤维化、抗过敏及减轻脑水肿的作用,与抗结核药物合用可提高对 TBM 的疗效和改善预后。对于脑水肿引起颅内压增高、伴局灶性神经体征和蛛网膜下腔阻塞的重症 TBM 患者,随机双盲临床试验的结果显示,诊断明确的 TBM 患者,在抗结核药物联合应用的治疗过程中宜早期合用肾上腺皮质激素药物,以小剂量、短疗程、递减的方法使用。静脉滴注地塞米松,成人剂量为10~20 mg/d,情况好转后改为口服泼尼松,30~60 mg/d,临床症状和脑脊液检查明显好转,病情稳定时开始减量,一般每周减量1次,每次减量 2.5~5.0 mg,治疗 6~8 周,总疗程不宜超过 3 个月。

2.维生素 B_6

为减轻异烟肼的毒性反应,一般加用维生素 B_6,30~90 mg/d,口服,或 100~200 mg/d,静脉滴注。

3.降低脑水肿和控制抽搐

颅内压增高者应及早应用甘露醇、呋塞米或甘油果糖治疗,以免发生脑疝;抽搐者,可用地西泮、苯妥英钠等抗癫痫药。

4.鞘内注射

重症患者在全身用药时可加用鞘内注射以提高疗效。多采用小剂量的异烟肼与地塞米松联合应用。药物鞘内注射的方法:50~100 mg 异烟肼,5~10 mg 地塞米松,1次注入,2~3 次/周。待病情好转,脑脊液正常,则逐渐停用。为减少蛛网膜粘连,可用 4 000 U 糜蛋白酶、1 500 U 透明质酸酶鞘内注射。但脑脊液压力较高者慎用。抗结核药物的鞘内注射有加重脑和脊髓的蛛网膜炎的可能性,不宜常规应用,应从严掌握。

（四）后遗症的治疗

蛛网膜粘连可导致脑积水,可行脑脊液分流术。脑神经麻痹、肢体瘫痪者,可针灸、理疗,加强肢体功能锻炼。

（陶金霞）

第二节　急性细菌性脑膜炎的诊断与治疗

急性细菌性脑膜炎引起脑膜、脊髓膜和脑脊液化脓性炎性改变,又称急性化脓性脑膜炎。流感嗜血杆菌、肺炎链球菌、脑膜炎双球菌、脑膜炎奈瑟菌为常见的引起急性细菌性脑膜炎的细菌。

一、临床表现

（一）一般症状和体征

该病呈急性或暴发性发病,病前常有上呼吸道感染、肺炎和中耳炎等其他系统感染。患者的症状、体征可因具体情况表现不同,成人多见发热、剧烈头痛、恶心、呕吐、畏光、颈强直、克尼格征和布鲁津斯基征等,严重时出现不同程度的意识障碍,如嗜睡、精神错乱、昏迷。患者出现脑膜炎症状前,如患有其他较严重的感染性疾病,并已使用抗生素,但所用抗生素剂量不足或对抗生素不敏感,患者可能只以亚急性起病的意识水平下降为脑膜炎的唯一症状。

婴幼儿和老年人患细菌性脑膜炎时脑膜刺激征可表现不明显或完全缺如。婴幼儿临床只表现发热、易激惹、昏睡和喂养不良等非特异性感染症状,老年人可因其他系统疾病掩盖脑膜炎的临床表现,须高度警惕,需腰椎穿刺方可确诊。

脑膜炎双球菌感染可出现暴发型脑膜脑炎,脑部微血管先痉挛后扩张,大量血液积聚,炎性细胞渗出,导致严重的脑水肿和颅内压增高。暴发型脑膜炎的病情进展极为迅速,患者于发病数小时内死亡。华-佛综合征发生于$10\%\sim20\%$的患者,表现为融合成片的皮肤瘀斑、休克及肾上腺皮质出血,多合并弥散性血管内凝血(disseminated intravascular coagulation,DIC)。皮肤瘀斑首先见于手掌和脚掌,可能是免疫复合体沉积的结果。

（二）非脑膜炎体征

紫癜和瘀斑被认为是脑膜炎双球菌感染疾病的典型体征。发现心脏杂音,应考虑心内膜炎的可能,应进一步检查。非脑膜炎体征还有面部感染。

（三）神经系统并发症

细菌性脑膜炎病程中可出现局限性神经系统症状和体征。

1.神经麻痹

炎性渗出物在颅底积聚和药物毒性反应可造成多数颅神经麻痹,造成前庭耳蜗损害,多见于展神经和面神经。

2.脑皮质血管炎性改变和闭塞

该症状表现为轻偏瘫、失语和偏盲,可于病程早期或晚期脑膜炎性病变过程结束时发生。

3.癫痫发作

局限和全身性发作皆可见。局限性脑损伤、发热、低血糖、电解质紊乱、脑水肿和药物的神经毒性,均可能为其原因。癫痫发作在疾病后期脑膜炎已被控制的情况下出现,则意味着患者存有继发性并发症。

4.急性脑水肿

细菌性脑膜炎可出现脑水肿和颅内压增高,严重时可导致脑疝。对颅内压增高必须积极处理,如给予高渗脱水剂、抬高头部、过度换气,必要时脑室外引流。

5.其他

脑血栓形成和颅内静脉窦血栓形成,硬膜下积脓和硬膜下积液,脑脓肿形成甚至破裂。长期的后遗症除神经系统功能异常外,10%~20%的患者还可出现精神和行为障碍及认知功能障碍。少数儿童患者有发育障碍。

二、诊断要点

(一)诊断

根据患者呈急性或暴发性发病,表现出高热、寒战、头痛、呕吐、皮肤出现瘀点或瘀斑等全身性感染中毒症状,颈强直,出现克尼格征,可伴动眼神经、展神经和面神经麻痹,严重患者出现嗜睡、昏迷等不同程度的意识障碍,脑脊液培养发现致病菌方能确诊。

(二)辅助检查

1.外周血常规

白细胞计数增多和核左移,红细胞沉降率升高。

2.血培养

血培养应作为常规检查,常见病原菌感染阳性率可达75%,若在使用抗生素2小时内腰椎穿刺,脑脊液培养不受影响。

3.腰椎穿刺和脑脊液检查

这两项检查可判断严重程度、预后及观察疗效。腰椎穿刺对细菌性脑膜炎几乎无禁忌证,相对禁忌证包括严重颅内压增高、意识障碍等。典型脑脊液为脓性或浑浊外观,细胞数为$(1\,000\sim10\,000)\times10^6/L$,早期中性粒细胞占85%~95%,后期以淋巴细胞及浆细胞为主;蛋白含量升高,可达1~5 g/L,糖含量降低,氯化物也常降低,致病菌培养呈阳性,革兰染色阳性率达60%~90%,有些患者早期脑脊液的离心沉淀物可发现大量细菌,特别是流感杆菌和肺炎链球菌。

4.头颅 CT 或 MRI 等影像学检查

早期可与其他疾病区别,后期可发现脑积水(多为交通性)、静脉窦血栓形成、硬膜下积液或积脓、脑脓肿等。

三、治疗方案及原则

(一)一般处理

一般处理包括降温、控制癫痫发作、维持水及电解质平衡等。低钠可加重脑水肿。出现 DIC 应及时给予肝素化治疗。采取血化验和培养,保留输液通路,头颅 CT 检查排除颅内占位病变,立即行诊断性腰椎穿刺。当脑脊液检查的结果支持化脓性脑膜炎的诊断时,应立即转入感染科或内科,并立即开始适当的抗生素治疗,等待血培养化验结果才开始治疗是不恰当的。

(二)抗生素选择

表 13-2 中的治疗方案可供临床医师选择,具体方案应由感染科医师决定。

表 13-2　细菌性脑膜炎治疗的抗生素选择

人群	常见致病菌	首选方案	备选方案
新生儿(<1个月)	B 或 D 组链球菌、肠杆菌科、李斯特菌	氨苄西林+庆大霉素	氨苄西林+头孢噻肟或头孢曲松
婴儿(1~3个月)	肺炎链球菌、脑膜炎球菌、流感杆菌	氨苄西林+头孢噻肟或头孢曲松+地塞米松	氯霉素+庆大霉素
婴儿(>3个月),儿童(<7岁)	肺炎链球菌、脑膜炎球菌、流感杆菌	头孢噻肟或头孢曲松+地塞米松+万古霉素	氯霉素+万古霉素或用头孢吡肟替代头孢噻肟
儿童(7~17岁)和成人	肺炎链球菌、脑膜炎球菌、李斯特菌、肠杆菌科	头孢噻肟或头孢曲松+氨苄西林+万古霉素	青霉素过敏者用氯霉素+复方新诺明
儿童(7~17岁)和成人	肺炎链球菌(抗药发生率高)	万古霉素+第三代头孢菌素+利福平	氯霉素
人类免疫缺陷病毒感染者	梅毒、李斯特菌、隐球菌、结核杆菌	病原不清时进行抗隐球菌治疗	
有外伤或做过神经外科手术者	金黄色葡萄球菌、革兰阴性菌、肺炎链球菌	万古霉素+头孢他啶(对假单胞菌属细菌+用鞘内庆大霉素),甲硝唑	万古霉素+美罗培南

表 13-3　脑室内应用抗生素的剂量

抗生素	指　征	每天剂量
万古霉素	对苯甲异噁唑青霉素抗药	5~20 mg
庆大霉素	革兰阴性菌严重感染	2~8 mg(典型剂量为 8 mg/d)
氨基丁卡霉素	对庆大霉素抗药	5~50 mg(典型剂量为 12 mg/d)

(三)脑室内用药

脑室内使用抗生素的利弊尚未肯定,一般情况下不推荐使用。某些特殊情况下,如脑室外引流或脑积水时,药代动力学及药物分布改变,可考虑脑室内给药。表 13-3 供参考。

(四)类固醇皮质激素的应用

为预防神经系统后遗症,可在应用抗生素前或同时应用类固醇激素治疗。在小儿流感杆菌脑膜炎治疗前可给予地塞米松,0.15 mg/kg,1 次/6 小时,共 4 天,或 0.4 mg/kg,1 次/12 小时,共 2 天。

(陶金霞)

第三节　新型隐球菌性脑膜炎的诊断与治疗

一、概述

新型隐球菌性脑膜炎是由新型隐球菌感染所致,是中枢神经系统最常见的真菌感染。该病的发病率虽很低,但病情重,病死率高,且临床表现与结核性脑膜炎颇为相似,常易误诊。

隐球菌是条件致病菌,接触鸽子排泄物是发生新型隐球菌病的主要原因,但只有当宿主免疫力低下时才会致病。该病常见于全身性免疫缺陷性疾病、慢性衰竭性疾病,如获得性免疫缺陷综合征(AIDS)、淋巴肉瘤、网状细胞肉瘤、白血病、霍奇金淋巴瘤、多发性骨髓瘤、结节病、结核病、糖尿病、肾病及红斑狼疮。

二、临床表现

该病通常起病隐袭,多呈亚急性或慢性起病,急性起病仅占10%,进展缓慢,多见于30～60岁的人,男性患者较多。鸽子饲养者的患病率较一般人群高数倍。5%～10%的AIDS患者可发生隐球菌性脑膜炎。几乎所有的该病患者均有肺部感染,但由于症状短暂、轻微,临床易被忽略。

该病典型的表现为间歇性头痛、呕吐及不规则低热,常见脑膜刺激征,如颈强直及克尼格征,可见意识障碍、癫痫发作及精神障碍等。发热仅见于半数患者,头痛可为持续性或进行性加重,大多数患者可出现颅内压增高、视盘水肿和小脑受累的症状及体征。由于脑底部蛛网膜下腔渗出明显,蛛网膜粘连常引起多数颅神经受损,可因脑室系统梗阻而出现脑积水。少数患者以精神症状(如烦躁不安、人格改变、记忆减退及意识模糊)为主,大脑、小脑或脑干的较大肉芽肿偶尔引起偏瘫、失语和共济失调等局灶性神经体征,少见的症状有视力模糊、眼球后疼痛、复视和畏光等。约15%的患者无脑膜炎症状、体征。

新型隐球菌感染也可引起遍及全脑的隐球菌结节,大至肉眼可见,小至显微镜下方可查见,炎性反应较轻。隐球菌结节聚积于视神经,可引起视神经萎缩,较大的隐球菌结节可出现颅内占位病变症状,隐球菌结节偶见于脑室内、脊髓、脊髓硬膜外或硬膜下等。

该病通常呈进行性加重,平均病程为6个月,偶见几年内病情反复缓解和加重者。该病预后不良,无并发症的新型隐球菌性脑膜炎病死率为40%,未经抗真菌治疗的患者病死率高达87%,但极个别患者也可自愈。

三、诊断要点

(一)诊断

根据患者隐袭起病,呈慢性病程,具有真菌感染的条件;以间歇性头痛、呕吐及不规则低热等发病,出现脑膜刺激征,颅内压增高,出现精神障碍、意识障碍、癫痫发作、脑神经损害和局灶性神经体征;脑脊液的压力升高,淋巴细胞数升高,蛋白含量升高,糖含量降低,脑脊液墨汁染色检出隐球菌,可确诊。

(二)辅助检查

1.脑脊液检查

脑脊液压力升高[>1.96 kPa(200 mmH$_2$O)],淋巴细胞升高[(10~500)×10^6/L],蛋白含量升高,糖含量降低。

2.脑脊液隐球菌检查

脑脊液中检出隐球菌是确诊的关键,脑脊液经离心沉淀后,将沉渣涂片,以印度墨汁染色,隐球菌检出率为30%~50%。Sabouraud琼脂培养基培养或动物接种发现隐球菌也具有确诊价值。

3.影像学检查

头颅CT或MRI检查可发现脑膜炎和脑膜脑炎的各种原发和继发的影像学表现,较特征的是见到扩张的Virchow-Robin腔、凝胶状假性囊肿和脉络丛肉芽肿;非特异性表现有弥漫性脑水肿、弥漫性脑膜强化、脑实质低密度灶、交通性或梗阻性脑积水、脑实质或室管膜钙化等多种。偶可见到脑实质内低密度病灶,有增强现象,是隐球菌性肉芽肿的表现。25%~50%的隐球菌性脑膜炎患者的头颅CT无任何变化。

四、治疗方案及原则

(一)抗真菌治疗

1.单独两性霉素B(amphotericin B,AmB)治疗

两性霉素B目前仍是治疗中枢神经系统隐球菌感染最有效的药物。两性霉素B无口服制剂,只能静脉给药,也可经小脑延髓池、侧脑室或椎管内给药或经Ommaya储液囊做侧脑室或鞘内注射。

单独应用时多从小剂量开始,突然给予大剂量或有效剂量可使病情恶化。成人开始用药,一般每天静脉给药0.30~0.75 mg/kg,逐渐增加至每天1.0~1.5 mg/kg,按患者寒战、发热和恶心的反应大小决定增长的量和速度。当达到支持剂量时,因该药的半衰期较长,可改为隔天给药1次。其间应按临床反应和有无毒副作用,特别是肾的毒性反应来调节剂量。血清肌酐升高至221 μmol/L(2.5 mg/dL)时应减量或停药,直至肝功能改善。治疗1个疗程的用药总剂量远比每次用药的单剂量大小重要,前者是治疗成败的决定因素。治疗中枢神经系统感染,成人用药总剂量为2~3 g。两性霉素的毒副作用较多。该药的不良反应多且严重,常见的是肾脏毒性、低血钾和血栓形成性静脉炎,此外还有高热、寒战、头痛、呕吐、血压下降、氮质血症等,偶可出现心律失常、惊厥、血尿素氮水平升高、白细胞或血小板计数减少等。使用阿司匹林、抗组胺药物、输血和暂时降低给药剂量,是控制不良反应的有效手段。

2.合并用药

两性霉素B[从0.3 mg/(kg·d)开始,逐渐增量,总剂量为2~3 g]与口服氟胞嘧啶[100 mg/(kg·d)]合并使用是较理想的治疗方案,比单纯使用一种药物的治疗有效率和改善率高,复发患者也较少,减少不良反应。疗效观察要依赖脑脊液的改变,合并治疗2~4周,当脑脊液转变为正常后,可改为用氟康唑治疗,剂量为400~800 mg/d[10 mg/(kg·d),口服或静脉滴注],疗程为1~3个月。若同时服用苯妥英钠,应检测肝功能。

(二)手术治疗

脑和脊髓肉芽肿压迫脑室系统,导致梗阻性脑积水和颅内压增高,药物治疗常难奏效,可行

骨片减压术,对脑积水者可行侧脑室穿刺引流术或侧脑室分流减压术。

(三)对症及全身支持疗法

对颅内压增高者可用脱水剂(如 20％甘露醇、甘油果糖和呋塞米)降颅内压治疗,预防脑疝,保护视神经。因病程长,病情重,机体慢性消耗很大,故须注意患者的全身营养,防治肺部感染及泌尿系统感染等,应注意水、电解质平衡,进行全面护理。

(陶金霞)

第四节 单纯疱疹病毒性脑炎的诊断与治疗

神经系统病毒感染性疾病的临床分类较多,依据发病及病情进展速度可分为急性和慢性病毒感染,根据病原学中病毒核酸的特点可分为 DNA 病毒感染和 RNA 病毒感染两大类,具有代表性的人类常见的神经系统病毒有单纯疱疹病毒、巨细胞病毒、柯萨奇病毒等。单纯疱疹病毒性脑炎(herpes simplex virus encephalitis,HSE)也称急性出血坏死性脑炎,是由Ⅰ型单纯疱疹病毒(HSV-Ⅰ)感染引起的急性脑部炎症,是最常见的一种非流行性中枢神经系统感染性疾病,是成年人群中散发性、致命性脑炎的最常见病因。病毒通常潜伏于三叉神经半月节内,当机体免疫功能降低时,潜伏的病毒再激活,沿轴突入脑而发生脑炎。病变主要侵犯颞叶内侧面、扣带回、海马回、岛叶和额叶眶面。

一、诊断

(一)临床表现

无明显季节性和地区性,无性别差异。

(1)急性起病,部分患者可有口唇疱疹病史。

(2)前驱症状有卡他症状、咳嗽等上呼吸道感染症状及头痛、高热等,体温可达 40 ℃。

(3)神经系统症状多种多样,常有人格改变、记忆力下降、定向力障碍、幻觉或妄想等精神症状。重症患者可有不同程度的意识障碍,如嗜睡、昏睡、昏迷,且意识障碍多呈进行性加重。

(4)局灶性神经功能受损症状多呈两侧明显不对称,如偏瘫、偏盲、眼肌麻痹。常有不同形式的癫痫发作,严重者呈癫痫持续状态,全身强直阵挛性发作;也可有扭转、手足徐动或舞蹈样多动等多种形式的锥体外系表现。肌张力升高,腱反射亢进,可有轻度的脑膜刺激征,重者还可表现为去脑强直发作或去皮质状态。

(5)出现脑膜刺激征,重症者可见去大脑强直。

(6)颅内压增高,甚至脑疝形成。

(二)辅助检查

(1)血中白细胞和中性粒细胞增多,血沉加快。

(2)脑脊液压力升高、细胞数增加,最多可达 $1\,000\times10^6$/L,淋巴细胞和单核细胞占优势;蛋白含量轻度至中度升高,一般低于 1.5 g/L;糖和氯化物一般正常。

(3)脑组织活检或脑脊液中检出单纯疱疹病毒颗粒或抗原,或者血清、脑脊液中抗体滴度有 4 倍以上升高,可确诊该病。

(4)脑电图早期即出现异常,有与病灶部位一致的异常波,如呈弥漫性高波幅慢波。最有诊断价值的为左右不对称、以颞叶为中心的周期2~3 Hz的同步性放电。

(5)影像学改变:CT多在起病后6~7天显示颞叶、额叶边界不清的低密度区,有占位效应,其中可有不规则的高密度点、片状出血影,增强后可见不规则线状影。MRI早期在T_2加权像上可见颞叶和额叶底面周围边界清楚的高信号区。

(三)诊断依据

(1)急性起病,有发热、脑膜刺激征、脑实质局灶性损害症状。

(2)以意识障碍、精神紊乱等颞叶综合征为主。

(3)脑脊液变化特点有压力升高、细胞数轻度至中度增加,最多可达$1\ 000\times10^6$/L,以淋巴细胞和单核细胞占优势;蛋白含量轻度至中度升高,一般低于1.5 g/L;糖和氯化物一般正常。脑电图出现以颞叶为中心的、左右不对称、2~3 Hz周期同步性弥漫性高波幅慢波,最有诊断价值。头颅CT扫描可在颞叶、额叶出现边界不清的低密度区,有占位效应,其中可有不规则的高密度点、片状出血影,增强后可见不规则线状影。MRI扫描早期在T_2加权像上可见颞叶和额叶底面周围边界清楚的高信号区。

(4)确诊需做血和脑脊液的病毒学及免疫学检查。

(四)鉴别诊断

1.结核性脑膜炎

该病亚急性起病,中毒症状重,脑膜刺激症状明显。有特异性脑脊液改变:外观无色透明或浑浊呈毛玻璃状,放置数小时后可见白色纤维薄膜形成,直接涂片,可找到结核杆菌。脑脊液压力正常或升高,细胞数增至$(11\sim500)\times10^6$/L,以淋巴细胞为主,糖和氯化物含量降低,氯化物低于109.2 mmol/L,葡萄糖低于2.2 mmol/L,蛋白含量中度升高,抗结核治疗有效。

2.化脓性脑膜炎

该病起病急,感染症状重,多好发于婴幼儿、儿童和老年人。常有颅内压增高、脑膜刺激症状、脑实质受累表现。血常规显示白细胞增多,中性粒细胞增多。脑电图表现为弥漫性慢波。脑脊液白细胞增多,常在$(1.0\sim10)\times10^9$/L,蛋白含量升高,糖和氯化物含量降低。脑脊液细菌培养和细菌涂片可检出病原菌。

3.新型隐球菌性脑膜炎

该病以头痛剧烈、视力下降为主要临床表现,无低热、盗汗等结核毒血症状。脑脊液墨汁染色呈阳性和真菌培养可资鉴别。

4.其他病毒引起的中枢神经系统感染

例如,巨细胞病毒性脑炎,亚急性或慢性起病,出现意识模糊、记忆力减退、情感障碍、头痛等症状和体征,血清、脑脊液的病毒学和免疫学检查可明确具体的病毒类型。

二、治疗

(一)治疗原则

及早、足量、足程应用抗病毒治疗,抑制炎症,降低颅内压,积极地对症和全身支持治疗,防止并发症等。

(二)治疗方案

(1)抗病毒治疗:应选用广谱、高效、低毒的药物。常选用阿昔洛韦,30 mg/(kg·d),分3次静脉滴注,连用 14～21 天;或选用更昔洛韦,5～10 mg/(kg·d),静脉滴注,连用 10～14 天。当临床表现提示单纯疱疹病毒性脑炎时,即应给予阿昔洛韦治疗,不必等待病毒学结果而延误治疗。

(2)免疫治疗:能控制炎症反应和减轻水肿,可早期、大量和短程给予糖皮质激素,临床上多用地塞米松 10～20 mg/d,每天 1 次,静脉滴注,连用 10～14 天,而后改为口服泼尼松 30～50 mg,晨起服 1 次,病情稳定后每 3 天减 5～10 mg,直至停止。病情严重时可采用甲泼尼龙冲击疗法,用量为每次 500～1 000 mg,静脉滴注,每天 1 次,连续 3 天,而后改为泼尼松,每次 30～50 mg,口服,每天上午 1 次,以后 3～5 天减 5～10 mg,直至停止。还可选用干扰素或转移因子等。

(3)针对高热、抽搐、精神错乱、躁动不安、颅内压增高等症状可分别给予降温、抗癫痫、镇静和脱水降颅内压等相应处理。

(4)应注意保持营养、水电解质平衡、呼吸道通畅等全身支持治疗,并防治各种并发症。

(5)恢复期可采用理疗、按摩、针灸等促进肢体功能恢复。

(陶金霞)

第五节 脑蛛网膜炎的诊断与治疗

脑蛛网膜炎又称浆液性脑膜炎、局灶性粘连性蛛网膜炎,是脑的蛛网膜发生炎症,慢性者可粘连或形成囊肿,可引起脑组织损害及脑脊液循环障碍。

现代医学认为,该病多数继发于急性或慢性软脑膜感染,以结核最为常见,颅脑外伤、蛛网膜下腔异物刺激、颅外感染也可引起该病。蛛网膜急慢性炎症性损害为其病理基础。

一、病因

(一)特发性蛛网膜炎
部分患者的病因尚不明确。

(二)继发性蛛网膜炎
该类型既可继发于颅内疾病,又可继发于颅外的疾病。颅内见于蛛网膜下腔出血、急性或慢性脑膜感染、颅脑外伤、脑寄生虫病等;颅外分为局灶性和全身性感染,前者如中耳炎、鼻炎、鼻窦炎、乳突炎、龋齿、咽喉部感染;后者如结核、流行性感冒、梅毒、流行性腮腺炎、风湿热、伤寒、百日咳、白喉、败血症、疟疾,其中以结核、流行性感冒常见。

(三)医源性蛛网膜炎
该类型为诊疗操作过程所引起的蛛网膜炎,诊疗操作如脑室或髓鞘内药物注射、脑池造影检查、颅脑手术及介入治疗。

二、病理

蛛网膜呈弥漫性或局限性增厚,常与硬脑膜、软脑膜、脑组织、脑神经发生粘连。有的形成囊肿,其中含脑脊液。脑蛛网膜炎粘连可以影响脑脊液循环及吸收,从而引起脑室扩大,形成脑积水。显微镜下见大量的炎性细胞浸润,网状结构层呈现纤维增殖型变化。脑部病变部位主要侵犯大脑半球凸面、脑底部、小脑半球凸面及脑桥小脑脚。

三、临床表现

任何年龄均可发病,以中年多见。大多数患者以慢性或亚急性起病,小部分急性发病。根据起病的形式和病变部位不同,临床表现可以分为以下五型。

(一)急性弥漫型

该型主要为急性脑膜炎综合征的表现,但程度较轻,局灶性神经系统体征不明显。症状在数天或数周内可改善,或呈波动性发病。

(二)慢性弥漫型

该型慢性起病,除脑膜炎综合征的表现外,常伴有颅内压增高和脑神经损害的症状。

(三)半球凸面型

该型常有局限性癫痫、单瘫、偏瘫、失语、感觉障碍、精神及行为异常,临床表现与脑肿瘤相似。此外,还可伴有颅内压增高的症状。

(四)幕上脑底型

病变主要累及视交叉与第三脑室底部。视交叉损害表现为头痛、视力减退或失明、视野缺损。视神经检查可见一侧或两侧视力下降,单侧或双颞侧偏盲,中心暗点、旁中心暗点或向心性周边视野缩小,眼底可见视盘水肿或视神经萎缩。第三脑室底部损害表现为烦渴、尿崩、肥胖、嗜睡、糖代谢异常等。

(五)颅后窝型

病变堵塞第四脑室出口可造成阻塞性脑积水,常表现为颅内高压症、眼球震颤、共济失调及展神经麻痹。病变累及脑桥小脑脚常出现第Ⅴ、Ⅵ、Ⅶ、Ⅷ对脑神经损害及小脑体征等。

四、辅助检查

(一)实验室检查

压力正常或升高,细胞数及蛋白含量轻度升高,多数患者的脑脊液完全正常。

(二)影像学检查

CT 和 MRI 显示颅底部脑池闭塞及脑室扩大。脑 MRI 在 T_2 加权像上可见脑表面局部脑脊液贮积与囊肿形成。

(三)放射性核素脑显像

放射性核素脑池扫描可见核素在脑池及蛛网膜颗粒内淤积,吸收延迟。

五、诊断

根据发病前有蛛网膜下腔出血、头部外伤、颅内或颅外感染来诊断。根据脑室内介入治疗史、起病的形式、症状缓解与复发的特点,结合脑 CT 或 MRI 影像学改变,可以诊断。从病因方面,在排除继发性和医源性的蛛网膜炎外,应考虑特发性的可能。

六、治疗

(一)病因治疗

对已明确的细菌或结核菌感染者必须应用抗生素或抗结核药物治疗。

(二)抗感染治疗

对弥漫性蛛网膜炎患者可应用肾上腺皮质激素治疗,如地塞米松 5～10 mg/d,静脉滴注,连用7～14 天。

(三)抗粘连治疗

解除粘连可用 5 mg 糜蛋白酶或 5～10 mg 胰蛋白酶,肌内注射,每天 1 次。对严重粘连的患者可髓鞘内注射糜蛋白酶或地塞米松,每周 1 次。药物治疗无效者可根据病情进行蛛网膜粘连松解术。

(四)对颅内高压的处理

对有颅内高压者应给予高渗性脱水剂,如 20%甘露醇、甘油果糖。经药物治疗无效、脑积水进行性加重或颅内压增高而致脑疝形成的早期患者,可施行脑脊液分流术。

(五)手术治疗

对造成明显压迫症状的蛛网膜囊肿,可考虑手术摘除。

(陶金霞)

第六节　流行性脑脊髓膜炎的诊断与治疗

流行性脑脊髓膜炎简称流行性脑膜炎或"流脑",是由脑膜炎双球菌引起的急性化脓性脑脊髓膜炎,具有发病急、变化多、传播快、流行广、危害大、死亡率高等特点。该病在临床上以突起发热、头痛、呕吐、皮肤黏膜有瘀点、脑膜刺激征阳性及脑脊液呈化脓性改变为主要特征。严重者可出现感染性中毒性休克或脑实质损害,并危及生命。脑膜炎的主要病变部位在软脑膜和蛛网膜,表现为脑膜血管充血、出现炎症、水肿,可引起颅内压增高。暴发型脑膜脑炎病变主要在脑实质,引起脑组织充血、坏死、出血及水肿,颅内压显著升高,严重者发生脑疝而死亡。

流行病学调查表明,该病遍布于世界各国,呈散发或大、小流行,儿童发病率高。世界各大洲年发病率在 1/10 万～10/10 万,全世界年新发流脑患者 30 万～35 万人,病死率为 5%～10%。从流脑的发病趋势看,发展中国家的发病率高于发达国家,非洲撒哈拉以南的地区有"流脑流行带"之称,在流行年度发病率可高达 400/10 万～800/10 万。我国发病率低于 1/10 万,病死率在 6%以下,呈周期性流行,一般3～5 年为小流行,7～10 年为大流行。近年来,由于我国流动人口的增加,城镇发病年龄组发生变化,流行年发病人群在向高龄组转移。

一、病因与发病机制

(一)病因

脑膜炎双球菌自鼻咽部侵入人体后,其发展过程取决于人体与病菌之间的相互作用。如果人体健康且免疫力正常,则可迅速将病菌消灭或成为带菌者;如果机体缺乏特异性杀菌抗体,或者病菌的毒力强,病菌则从鼻咽部侵入血流形成菌血症或败血症,随血液循环再侵入脑脊髓膜,形成化脓性脑脊髓膜炎。目前认为先天性或获得性 IgM 缺乏或减少,补体 C_3 或 C_3～C_9 缺乏易引起发病,甚至是反复发作或呈暴发型。此外,有人认为特异性 IgA 增多及其与病菌形成的免疫复合物也是引起发病的因素。

脑膜炎双球菌属奈瑟菌属,为革兰染色阴性双球菌。菌体呈肾形或豆形,多成对排列,或4个相连。该菌对营养的要求较高,用血液琼脂或巧克力培养基,在 35～37 ℃,含 5%～10% CO_2、pH 7.4～7.6 的环境中易生长,低于 32 ℃ 或高于 41 ℃ 不能生长。传代 16～18 小时,该菌生长旺盛,抗原性最强。该菌含自溶酶,如不及时接种易溶解死亡。该菌对外界环境的抵抗力弱,不耐热,温度高于 56 ℃,环境干燥,该菌极易死亡。该菌对寒冷有一定的耐受力,对一般消毒剂敏感。该菌在漂白粉、乳酸中 1 分钟死亡,被紫外线照射 15 分钟死亡。

该菌的荚膜多糖是分群的依据,分为 A、B、C、D、X、Y、Z、29E、W135、H、I、K、L 13 个菌群。此外,尚有部分菌株不能被上述菌群抗血清所凝集,被称为未定群,在带菌者分离的脑膜炎双球菌中占 20%～50%,一般无致病能力。根据细菌壁脂蛋白多糖成分的不同,还可进一步分成不同的血清亚群。其中以 A、B、C 群常见,A、B、C 群占 90% 以上。C 群的致病力最强,B 群次之,A 群最弱。国内调查显示,流行期间 A 群带菌率与流脑发病呈平行关系,是主要流行菌株。但近年来流脑流行菌群的变迁研究结果显示,我国流脑患者及健康人群携带的菌株中,C 群流脑菌株的比例呈上升趋势,流脑流行菌群正在发生从 A 群到 C 群的变化,C 群流脑在我国已经逐渐成为流行的优势菌群。

(二)发病机制

脑膜炎双球菌从鼻咽部进入人体后,如人体健康或有免疫力,大多数情况下只在鼻咽部生长繁殖,而无临床症状(带菌状态)。部分人可出现上呼吸道轻度炎症,出现流涕、咽痛、咳嗽等症状,而获得免疫力。如人体免疫力低下、一时性下降或脑膜炎双球菌毒力强,脑膜炎双球菌可经鼻咽部黏膜进入毛细血管和小动脉,侵入血液循环。部分感染者表现为暂时性菌血症,出现皮肤黏膜出血点。仅极少数患者由于缺乏特异性抗体,脑膜炎双球菌通过自身荚膜多糖所具有的抗吞噬屏障作用避免自身被宿主清除,发展为败血症并出现迁徙性病灶。

引起脑膜炎和暴发型脑膜炎的物质主要是细菌释放的内毒素和肽聚糖。内毒素导致血管内皮细胞、巨噬细胞、星形细胞和胶质细胞损伤,使其产生大量的细胞因子、血管脂类和自由基等炎症介质,使血-脑屏障的通透性升高,引起脑膜的炎症反应。同时,这些炎症介质可引起脑血管循环障碍,导致脑血管痉挛、缺血及出血。内毒素还可以引起休克和弥散性血管内凝血。皮肤、内脏广泛出血可造成多器官衰竭。严重脑水肿时,脑组织向小脑幕及枕骨大孔突出,形成脑疝,患者出现昏迷加深、瞳孔变化及呼吸衰竭。

二、临床表现

该病可发生于任何年龄,5 岁以下儿童容易罹患,2 岁左右的婴幼儿患病率比较高,但近年来青年人发病的也不少见,因此,应高度警惕,加强防范。发病季节一般从冬末春初开始,4 月份达到高峰,5 月下旬逐步减少,冬春季节为流行高峰期。该病呈急性或暴发性发病,病前常有上呼吸道感染史,潜伏期多为 2～3 天。临床上病情常复杂多变,轻重不一。

(一)症状与体征

1.症状

有发热、头痛、肌肉酸痛、食欲缺乏、精神萎靡等毒血症症状。幼儿哭啼吵闹、烦躁不安等。重者有剧烈头痛、恶心、喷射样呕吐等高颅内压征,意识障碍表现为谵妄、昏迷等。

2.体征

主要表现有脑膜刺激征,如颈项强直,角弓反张,克尼格征和布鲁津斯基征呈阳性。

(二)临床分型与分期

根据临床表现分为普通型、暴发型、轻型和慢性败血症型。

1.普通型

普通型约占90％。病程经过分为四期。

(1)前驱期:大多数患者可无任何症状,部分患者有低热、咽喉疼痛、鼻咽黏膜充血、分泌物增多及咳嗽,少数患者常在唇周及其他部位出现单纯疱疹。此期采取鼻咽拭子做培养可以发现脑膜炎双球菌阳性,前驱期可持续1～2天。

(2)败血症期:患者常无明显的前驱症状,突然出现寒战、高热,伴头痛、肌肉酸痛、食欲减退及精神萎靡等毒血症症状;幼儿则有哭啼吵闹、烦躁不安、皮肤感觉过敏及惊厥等。半数以上患者的皮肤黏膜可见瘀点或瘀斑,严重者瘀点或瘀斑成片,散在于全身皮肤。危重患者的瘀斑迅速扩大,中央坏死或形成大疱,多数患者于1～2天发展到脑膜炎期。

(3)脑膜炎期:症状多与败血症期的症状同时出现,除持续高热和毒血症症状外,以中枢神经系统症状为主;大多数患者于发病后24小时左右出现脑膜刺激征,如颈后疼痛、颈项强直、角弓反张、克尼格征和布鲁津斯基征呈阳性,1天或2天后患者进入昏迷状态。在此期患者出现持续高热,头痛剧烈,呕吐频繁,皮肤感觉过敏,还会出现畏光、狂躁、惊厥、昏迷等。

婴幼儿发病常不典型,出现高热、拒乳、烦躁及哭啼不安,脑膜刺激征可缺如,但惊厥、腹泻及咳嗽较成人多见,由于颅内压增高,可有前囟突出,但有时往往因呕吐频繁、高热失水而反见前囟下陷,给临床诊断带来一定困难,应加以鉴别。多数患者通常在2～5天进入恢复期。

(4)恢复期:经治疗,体温逐渐降至正常,皮疹开始消退,症状逐渐好转,神经系统检查正常。约10％的患者出现口唇疱疹,患者一般在1～3周痊愈。

2.暴发型

少数患者起病急骤,病情凶险,如没有被及时抢救,常于24小时之内死亡。病死率高达50％,婴幼儿患者的病死率可达80％。

(1)休克型:该型多见于儿童。患儿突起高热,头痛,呕吐,精神极度萎靡。常在短期内全身出现广泛瘀点、瘀斑,而且迅速融合成大片,皮下出血,或继以大片坏死。面色苍灰,唇周及指端发绀,四肢厥冷,皮肤呈花纹样,脉搏细速,血压明显下降。脑膜刺激征大都缺如,易并发弥散性血管内凝血。脑脊液大多清亮,细胞数正常或轻度增加,血及瘀点培养常为阳性。若不及时抢救患者多在24小时内死亡。

(2)脑膜脑炎型:也多见于儿童。除具有严重的中毒症状外,患者频繁惊厥,迅速陷入昏迷;有阳性锥体束征及两侧反射不等;血压持续升高,部分患者出现脑疝,如小脑扁桃体疝入枕骨大孔内,压迫延髓,此时患者昏迷加深,瞳孔先缩小,很快散大;双侧肌张力升高或强直,上肢多内旋,下肢伸展,呈去大脑强直状态;呼吸不规则,快慢深浅不匀,或为抽泣样,或为点头样,或为潮式,此类呼吸常提示呼吸有突然停止的可能。

(3)混合型:是该病最严重的一型,病死率常高达80％,兼有两种暴发型的临床表现,常同时或先后出现。

3.轻型

多发生于流行性脑脊髓膜炎流行后期,起病较缓,病变轻微,临床表现为低热、轻微头痛及咽痛等上呼吸道症状,皮肤可有少数细小出血点和脑膜刺激征,脑脊液多无明显变化,咽拭子培养可有病原菌。

4.慢性败血症型

该型不多见,多发于成人,病程迁延数周或数月。临床表现为间歇性发热,反复出现寒战、高热,皮肤有瘀点、瘀斑。少数患者脾大。关节疼痛也多见,发热时关节疼痛加重呈游走性。也可发生化脓性脑膜炎、心内膜炎或肾炎,导致病情恶化。

三、辅助检查

(一)血常规

白细胞总数数明显升高,一般在 $20 \times 10^9/L$ 左右,高者可达 $40 \times 10^9/L$ 或以上。以中性粒细胞增多为主,有时高达 90%,核左移,有时出现类白血病反应。并发弥散性血管内凝血者血小板减少。

(二)脑脊液检查

脑脊液检查是诊断流脑的重要依据。对颅内压增高的患者,腰椎穿刺时要慎重,穿刺时不宜将针芯全部拔出,而应缓慢放出少量脑脊液做检查。穿刺后患者应平卧 $6 \sim 8$ 小时,以防引起脑疝。必要时先给予脱水剂。

脑脊液在病程初期可见压力升高、外观仍清亮,稍后则浑浊似脓样。细胞数、蛋白含量和葡萄糖含量尚无变化。白细胞计数常达 $1\,000 \times 10^6/L$,以中性粒细胞为主。在典型的脑膜炎期,脑脊液的压力明显增高,外观呈浑浊米汤样或脓样,白细胞计数常明显升高,绝大多数为中性粒细胞。蛋白含量显著升高,葡萄糖含量明显降低,有时甚或测不出,氯化物含量降低。如临床上表现为脑膜炎而病程早期脑脊液检查正常,则应于 $12 \sim 24$ 小时后再复查脑脊液,以免漏诊。

(三)细菌学检查

1.涂片检查

涂片检查包括皮肤瘀点和脑脊液沉淀涂片检查。做皮肤瘀点检查时,用针尖刺破瘀点上的皮肤,挤出少量血液和组织液涂于载玻片上,革兰染色后镜检,阳性率为 $60\% \sim 80\%$。此法简便易行,是早期诊断的重要方法之一;脑脊液沉淀涂片染色,有脑膜炎症状的患者阳性率为 50%,无症状患者阳性率 $<25\%$。

2.细菌培养

抽取患者的 $5 \, mL$ 静脉血进行血培养、皮肤瘀点刺出液或脑脊液培养,阳性率约为 30%。应在使用抗菌药物前进行检测,出现阳性结果,可确诊。还可进行分群鉴定,应同时做药物敏感试验。

(四)血清免疫学检查

1.抗原测定

测定细菌抗原的免疫学试验主要有对流免疫电泳、乳胶凝集试验、金黄色葡萄球菌 A 蛋白协同凝集试验、酶联免疫吸附试验或免疫荧光法、反向被动血凝试验等,其用以检测血液、脑脊液或尿液中的荚膜多糖抗原。一般在病程 $1 \sim 3$ 天可出现阳性。此法较细菌培养阳性率高,方法简便、快速、敏感、特异性强,有助于早期诊断。

2.抗体测定

测定抗体的免疫学试验有间接血凝试验、杀菌抗体试验及放射免疫分析法检测,阳性率约为

70％。固相放射免疫分析法（SPRIA）可定量检测 A 群脑膜炎双球菌特异性抗体,阳性率高达90％,明显高于其他方法,但因抗体升高较晚,故不能将该抗体数作为早期诊断指标。

（五）其他实验室检查

1.奈瑟菌属鉴定

用专有酶进行快速鉴定,鉴定奈瑟菌属细菌的时间已由 48 小时缩短到 4 小时,这是比较快速的一种鉴定方法。

2.放射免疫分析法（radio immunoassay,RIA）检测脑脊液微球蛋白

此项检测更敏感,早期脑脊液检查结果正常时此项检测结果即可升高,恢复期可正常,故有助于早期诊断、鉴别诊断、病情检测及预后判断。

3.核酸检测

应用 PCR 检测患者急性期的血清或脑脊液中脑膜炎双球菌的 DNA 特异片段是更敏感的方法,而且不受早期抗生素治疗的影响。常规 PCR 的特异性为 95％,敏感性为 100％,可用于可疑性流脑患者的快速诊断,但仍有许多局限性;而荧光定量 PCR 更具有常规 PCR 无法比拟的优点。

（六）影像学检查

1.颅脑 CT 扫描

早期或轻型脑膜炎的 CT 检查结果可无异常表现。若持续感染,CT 平扫可显示基底池、纵裂池和蛛网膜下腔密度轻度升高,原因是脑膜血管增生,炎症渗出。脑室变小、蛛网膜下腔消失,可能是脑皮质充血和白质水肿引起弥漫性脑肿胀。由于脑膜血管充血和血-脑屏障破坏,脑膜和脑皮质在静脉注射造影剂后可以有异常的带状或脑回样强化。CT 检查还有助于发现化脓性脑膜炎的并发症和后遗症。

2.颅脑 MRI 扫描

颅脑 MRI 扫描对脑膜炎的早期非常敏感。早期炎症表现为病灶边界不清、范围较大的 T_1WI 低信号、T_2WI 高信号,同时可见斑片状不均匀轻度强化。脑膜炎早期表面的炎症波及脑膜,局部脑膜有强化;后期呈 T_1WI 稍高信号,T_2WI 稍低信号。

（七）脑电图检查

脑电图检查以弥漫性或局限性异常慢波化背景活动为特征。少数患者的脑电图有棘波、棘慢综合波。某些患者的脑电图正常。

四、诊断与鉴别诊断

（一）诊断

（1）该病在冬春季节流行,多见于儿童,大流行时在成人中也不少见。

（2）突起高热、头痛、呕吐,皮肤黏膜有瘀点、瘀斑（在病程中增多并迅速扩大）,脑膜刺激征呈阳性。患者迅速出现脑实质损害或感染性休克临床症状提示暴发型,应引起重视。

（3）周围血常规中白细胞计数明显升高,脑脊液检查及细菌学检查呈阳性即可确诊。免疫学检查阳性率较高,有利于早期诊断。

（二）鉴别诊断

1.流行性乙型脑炎

该病在夏、秋季流行,发病多集中于 7 月、8 月、9 月。患者有蚊虫叮咬史,起病后脑实质损害

严重,惊厥、昏迷较多见,皮肤一般无瘀点。脑脊液早期清亮,晚期微浑浊,细胞数一般为$(100\sim500)\times10^6/L$,很少超过$1\,000\times10^6/L$,中性多核细胞占多数,后淋巴细胞占多数;蛋白含量稍增加,糖含量正常或略高,氯化物含量正常。确诊有赖于双份血清补体结合试验、血凝抑制试验等及从脑组织中分离病毒。

2.虚性脑膜炎

某些急性严重感染患者(如患有伤寒、大叶性肺炎及其他细菌所致的败血症)有显著毒血症时,可产生神经系统症状及脑膜刺激征,脑脊液除压力升高外,一般无其他变化。

3.病毒性脑膜炎

多种病毒可引起脑膜炎,患者多于2周内恢复。脑脊液的外观正常,白细胞计数一般小于$1\,000\times10^6/L$,淋巴细胞为90%~100%。糖及氯化物含量正常,蛋白含量稍增加。涂片及细菌培养检查未发现细菌。外周血白细胞计数不高。

4.中毒性痢疾

该病发病急。患者一开始即有高热,抽搐发生得较早,有些患者有脓血便。如患者无大便,对其可用生理盐水灌肠后,留粪便标本镜检,可发现脓细胞。

5.结核性脑膜炎

患者多有结核史。检查可能发现肺部结核病灶。该病起病缓慢,伴有低热、盗汗、消瘦等症状,无瘀点和疱疹。结核菌素试验呈阳性,脑脊液的细胞数为数十至数百个,以淋巴细胞为主。脑脊液在试管内放置12~24小时有薄膜形成,把薄膜和脑脊液沉淀涂片,抗酸染色,可检出结核杆菌。

6.其他化脓性脑膜炎

患者脑以外的部位可同时存在化脓性病灶或出血点。脑脊液浑浊或为脓性,白细胞计数一般超过$2\,000\times10^6/L$,有大量脓细胞,涂片或细菌培养检查可发现致病菌。确切的诊断有赖于脑脊液、血液细菌学和免疫学检查。

7.流行性腮腺炎脑膜脑炎

该病患者多有接触腮腺炎患者的病史。该病多发生在冬、春季节,注意检查腮腺是否肿胀。临床上有先发生脑膜脑炎后出现腮腺肿大者,如腮腺肿胀不明显,可做血和尿淀粉酶测定。

五、治疗

流行性脑脊髓膜炎的西医治疗以用大剂量磺胺嘧啶、青霉素、头孢菌素类、氯霉素等抗菌治疗为主,并注意抗休克、纠正血压、纠正酸中毒、减轻脑水肿、止痉等对症治疗。

(一)一般治疗

必须强调早期诊断,就地住院,隔离治疗。保持病室环境安静,室内空气流通,患者要卧床休息,饮食以热量高、富于营养的流质或半流质为宜。对昏迷不能进食的患者,可适当静脉输入液体,注意纠正水、电解质及酸碱平衡紊乱,使每天尿量保持在$1\,000\ mL$以上。对昏迷者应加强口腔和皮肤黏膜的清洁护理,防止压疮、呼吸道感染、泌尿系统感染及角膜溃疡发生。密切观察患者的血压、脉搏、体温、意识、瞳孔、呼吸等的变化。

(二)抗生素治疗

一旦高度怀疑脑膜炎双球菌感染,应在30分钟内给予抗生素治疗,做到早期足量应用抗生素,对病情严重者可联合应用两种以上抗菌药物。

1.青霉素

青霉素在脑脊液中的浓度为血液浓度的 10%～30%。大剂量静脉滴注使脑脊液内的青霉素迅速达到有效杀菌浓度。维持时间长达 4 小时。迄今未发现耐青霉素菌株。青霉素剂量:儿童每天(20～40)×10⁴U/kg,成人每天 20×10⁴U/kg,分次静脉滴注,可用每次(320～400)×10⁴U,静脉滴注,每 8 小时 1 次;疗程为 5～7 天。对青霉素不宜行鞘内注射,因可引起发热、肌肉颤搐、惊厥、脑膜刺激征、呼吸困难、循环衰竭等严重不良反应。

2.磺胺药

磺胺嘧啶易透过血-脑屏障,在脑脊液中的浓度较高,是治疗普通型的常用药物。但该药对败血症期患者疗效欠佳,有较大的不良反应,一般用于对青霉素过敏者、轻症患者或流行期间大面积治疗。常用量为成人 6～8 g/d,儿童 75～100 mg/(kg·d),分 4 次口服,首次剂量加倍。由于原药在偏酸性的尿液中易析出结晶,可损伤肾小管,引起结晶尿、血尿、腰痛、少尿、尿闭,甚至尿毒症,故应用时给予等量碳酸氢钠及足量水分(使成人每天尿量保持在 1 200 mL 以上)。注意血尿、粒细胞减少、药物疹及其他毒性反应的发生。对病情较重或频繁呕吐,不能口服药物的患者,可用 20%磺胺嘧啶钠注射液 50 mg/kg,稀释后静脉滴注或静脉推注,病情好转后改为口服。疗程为 5～7 天。也可选用磺胺甲基嘧啶、磺胺二甲基嘧啶或磺胺甲噁唑,疗程为 5～7 天,对重症患者可适当延长。停药以临床症状消失为指标,不必重复腰椎穿刺。如菌株对磺胺药敏感,患者于用药后 1～2 天体温下降,神志转为清醒,脑膜刺激征于 2～3 天减轻而逐渐消失。若用药后一般情况及脑膜刺激征在 1～2 天无好转或加重,可能为耐磺胺药菌株引起的,改用其他抗生素,必要时重复腰椎穿刺,再次进行脑脊液常规培养,做药物敏感试验。近年来,脑膜炎双球菌耐磺胺药菌株不断增加,故提倡改青霉素为首选药物。

3.氯霉素

氯霉素易透过血-脑屏障,在脑脊液中的浓度为血液浓度的 30%～50%,适用于青霉素过敏和不宜用磺胺药的患者,或病情危重需要用两种抗菌药物及原因未明的化脓性脑膜炎患者。脑膜炎双球菌对其非常敏感。剂量为成人 2～3 g/d,儿童 40～50 mg/(kg·d),分次口服或肌内注射,疗程为 5～7 天。重症患者可联合应用青霉素、氯霉素。使用氯霉素应密切注意其不良反应,尤其是对骨髓的抑制。新生儿、老人慎用氯霉素。

4.氨苄西林

氨苄西林对脑膜炎双球菌、流感嗜血杆菌和肺炎链球菌均有较强的抗菌作用,故适用于病原菌尚未明确的 5 岁以下的流脑患儿。肌内注射,每天按体质量 50～100 mg/kg,分 4 次给药;静脉滴注或静脉注射,每天按体质量 100～200 mg/kg,分 2～4 次给药,疗程为 5～7 天。该药的不良反应与青霉素相仿,变态反应较常见,大剂量氨苄西林静脉给药可发生抽搐等神经系统毒性症状,应予以注意。

5.第三代头孢菌素

此类药物对脑膜炎双球菌的抗菌活性强,易透过血-脑屏障,不良反应少,适用于病情危重、又不能使用青霉素或氯霉素的患者。①头孢曲松钠(首选):抗菌活性强,对青霉素过敏或耐药的重症患者可选用。成人和 12 岁以上儿童 2～4 g/d,12 岁以下的儿童 75～100 mg/(kg·d),分 1～2 次静脉滴注或静脉注射,疗程为 5～7 天。②头孢噻肟钠:常用量为成人 2～6 g/d,儿童 50～100 mg/(kg·d),分 2～3 次静脉滴注或静脉注射。成人严重感染者每 6～8 小时用 2～3 g,1 天最高剂量不超过 12 g,疗程为 5～7 天。

(三)控制脑水肿

给头部降温以防治脑水肿。及时控制、减轻脑水肿的关键是早期发现颅内压增高,及时脱水治疗,防止脑疝。

1.甘露醇

125 mL 20%的甘露醇,静脉滴注,4~6 次/天。对于有脑疝先兆者,用 250 mL 甘露醇快速静脉滴注或静脉推注,可同时交替合用呋塞米,每次 20~40 mg,直到颅内高压症状好转。

2.甘油果糖

250 mL 10%的甘油果糖,1~每天 2 次,静脉滴注。

3.七叶皂苷钠

将 20~25 mg 七叶皂苷钠加入 250 mL 5%的葡萄糖注射液中,静脉滴注,每天 1 次。七叶皂苷钠有抗感染、抗渗出、增加静脉张力、降低水肿及改善微循环的作用。在用药过程中,应注意循环血容量的补充,可使患者保持轻度脱水状态。为减轻毒血症,降低颅内压,加强脱水疗效,可同时应用糖皮质激素。

4.人血清蛋白

每次 5~10 g,1~每天 2 次,静脉滴注。

(四)呼吸衰竭治疗

给患者吸氧、吸痰,给予洛贝林、尼可刹米、二甲弗林、哌甲酯等呼吸中枢兴奋剂。患者呼吸停止时应立即行气管插管或气管切开术,进行间歇正压呼吸。

(五)抗休克治疗

休克患者的变化十分迅速。抗休克治疗必须抢时间,抓关键,全力以赴地采用各种措施,力求改善微循环功能,恢复正常代谢。如患者面色青灰,皮肤湿冷,有花斑,发绀,眼底动脉痉挛,血压下降,呈休克状态,可应用微循环改善剂。大量反复应用有颜面潮红、躁动不安、心率增快、尿潴留等不良反应。

1.补充血容量

只有及时补足血容量,改善微循环和每搏排出量,才能力争在短时期内改善微循环,逆转休克。静脉快速滴注右旋糖酐-40,每天 500~1 000 mL。然后根据休克纠正程度、血压、尿量、中心静脉压等,加用平衡液、葡萄糖氯化钠注射液。可根据先盐后糖、先快后慢原则,见尿补钾,适时补充血浆、清蛋白等胶体溶液。

2.扩容改善微循环

(1)山莨菪碱:每次 10~20 mg,静脉注射;儿童每次 0.5~1.0 mg/kg,每 15~30 分钟注射 1 次。直至血压上升、面色红润、四肢转暖、眼底动脉痉挛缓解后,可延长至 0.5~1.0 小时注射 1 次;待血压稳定,病情好转后改为 1~4 小时注射 1 次。

(2)东莨菪碱:成人每次用量为 1 mg,儿童为每次 0.01~0.02 mg/kg,静脉注射,10~30 分钟注射 1 次,减量方法同上。

(3)阿托品:每次 0.03~0.05 mg/kg,以 0.9%氯化钠注射液稀释静脉注射,每 10~30 分钟注射 1 次,减量方法同上。

在经上述处理后,如休克仍未纠正,可应用血管活性药物,一般首选多巴胺,剂量为每分钟 2~6 μg/kg,根据血压情况调整速度和浓度。还可用酚妥拉明(每次 5~10 mg)或酚苄明(每次 0.5~1.0 mg/kg),加入液体内,缓慢静脉滴注。

应用上述药物后,若动脉痉挛有所缓解,而血压仍有波动或不稳定,可给予 20～30 mg 间羟胺,静脉滴注或与多巴胺联合应用。

3.抗凝治疗

经积极的抗休克治疗,病情未见好转,临床疑有弥散性血管内凝血,皮肤黏膜出血点即使未见增加,也应考虑有弥散性血管内凝血存在,应做有关凝血及纤溶的检查,并开始肝素治疗;若皮肤瘀点不断增多,且有融合成瘀斑的趋势,不论有无休克,均可应用肝素治疗,剂量每次为 0.5～1 mg/kg,静脉推注或加于 100 mL 5％的葡萄糖注射液内缓慢静脉滴注,以后每 4～6 小时可重复1次,一般 1～2 次即可。用肝素时应做试管法凝血时间测定,使凝血时间控制在正常时间的2 倍左右(15～30 分钟)。用肝素后可输新鲜血液以补充被消耗的凝血因子。如果有继发纤溶征象,可把 4～6 g 6-氨基己酸加入 100 mL 10％的葡萄糖注射液内,静脉滴注,或把 0.1～0.2 g 氨甲苯酸加入 10％的葡萄糖注射液内,静脉滴注或静脉注射。若患者出现低凝消耗伴纤溶亢进,则应输新鲜全血、血浆、维生素 K 等,以补充被消耗的凝血因子。

(六)糖皮质激素治疗

糖皮质激素有抗炎、抗过敏、抗休克、减轻脑水肿、降颅内压等作用,对重症流脑患者可大剂量、短疗程、冲击应用。该类药可增强心肌收缩力,解除细菌内毒素造成的血管痉挛,从而减轻外周血管阻力,稳定细胞的溶酶体膜和减轻毒血症,并可抑制血小板凝集,对感染中毒性休克合并弥散性血管内凝血者也有一定作用。常用量:地塞米松,成人 10～20 mg,儿童按 0.2～0.5 mg/(kg·d),分1～2 次静脉滴注;氢化可的松 100～500 mg/d,静脉滴注。病情控制后迅速减量停药。用药不得超过 3 天。

(七)对症治疗

1.镇静止痛

高热、头痛明显者,可用解热镇痛药,如阿司匹林或吲哚美辛。对癫痫发作者给予地西泮、氯硝西泮、苯妥英钠、卡马西平及丙戊酸钠等。

2.纠正酸中毒

感染中毒性休克往往伴有严重酸中毒,如不及时纠正,可使病情恶化和加重,可用 5％的碳酸氢钠注射液(儿童每次 3 mL/kg;成人轻症 200～500 mL/d,危重者可用 500～800 mL/d)静脉滴注。也可先给总量的 1/3～1/2,以后根据病情及实验室检查结果酌情补充。

3.强心药物

对心功能不全或心力衰竭者应及时给予洋地黄类强心药物,如把 0.2～0.4 mg 毛花苷 C 加入 20 mL 0.9％的氯化钠注射液中,缓慢静脉注射。

(陶金霞)

第十四章

损伤性疾病的诊断与治疗

第一节　原发性脑损伤的诊断与治疗

一、脑震荡

脑震荡是指头颅遭受暴力作用后,大脑功能发生一过性功能障碍,出现的以短暂性意识障碍、近事遗忘为特征的临床综合征。脑震荡是脑损伤中最常见、最轻型的原发性脑损伤。

(一)损伤机制与病理

脑震荡的损伤机制目前尚不明确,现有的各种学说都不能全面解释所有与脑震荡有关的问题。对脑震荡所表现的伤后短暂性意识障碍有多种不同的解释,可能与暴力所致的脑血循环障碍、脑室系统内脑脊液冲击、脑中间神经元受损及脑细胞生理代谢紊乱所致的异常放电等因素有关。近年来,认为脑干网状结构上行激活系统受损才是引起意识丧失的关键因素,其依据:①以上诸因素皆可引起脑干的直接与间接受损;②脑震荡动物实验中发现延髓有线粒体、尼氏体、染色体改变,有的伴溶酶体膜破裂;③生物化学研究中,脑震荡患者的脑脊液化验中,乙酰胆碱、钾离子浓度升高,这两种物质的浓度升高使神经元突触发生传导阻滞,从而使脑干网状结构不能维持人的觉醒状态,出现意识障碍;④临床发现,轻型脑震荡患者行脑干听觉诱发电位检查,一半病例有器质性损害;⑤近来认为脑震荡、原发性脑干损伤、弥漫性轴索损伤的损伤机制相似,只是损伤程度不同,有人将脑震荡归于弥漫性轴索损伤的最轻类型,只不过病变局限,损害更趋于功能性而易于自行修复,因此意识障碍呈一过性。

过去曾认为脑震荡仅是脑的生理功能一时性紊乱,在组织学上并无器质性改变。但近年来的临床及实验研究表明,暴力作用于头部,可以造成冲击点、对冲部位、延髓及高颈髓的组织学改变。实验观察到,伤后瞬间脑血流增加,但数分钟后脑血流量反而显著减少(约为正常的 1/2),半小时后脑血流开始恢复正常;颅内压在着力后的瞬间立即升高,数分钟后颅内压下降。脑的大体标本上看不到明显变化;光镜下仅能见到轻度变化,如毛细血管充血、神经元胞体肿大和脑水肿;电镜下观察,在着力部位,脑皮质、延髓和上部颈髓见到神经元的线粒体明显肿胀,轴突肿胀,白质部位有细胞外水肿的改变,提示血-脑屏障的通透性增加。这些改变在伤后半小时可出现,1 小时后最明显,并多在 24 小时内自然消失。这种病理变化可解释伤后的短暂性脑干症状。

(二)临床表现

1.短暂性脑干症状

外伤作用于头部后立即发生意识障碍,表现为神志不清或完全昏迷,持续数秒、数分钟或十几分钟,但一般不超过半小时。患者可同时伴有面色苍白、出汗、血压下降、心动徐缓、呼吸浅慢、肌张力降低、各种生理反射迟钝或消失等表现,但随意识恢复可很快趋于正常。

2.逆行性遗忘(近事遗忘)

患者清醒后不能回忆受伤当时乃至伤前一段时间内的情况,但对往事(远记忆)能够忆起,这可能与海马回受损有关。

3.其他症状

其他症状有头痛、头昏、乏力、恶心、呕吐、畏光、耳鸣、失眠、心悸、烦躁、思维和记忆力减退等,一般持续数周或数月,之后症状多可消失。有的症状持续数月或数年,即称为脑震荡后综合征或脑外伤后综合征。

4.神经系统查体

无阳性体征发现。

(三)辅助检查

(1)颅骨 X 线检查:无骨折发现。

(2)颅脑 CT 扫描:颅骨及颅内无明显异常改变。

(3)脑电图检查:伤后数月脑电图多属正常。

(4)脑血流检查:伤后早期可有脑血流量减少。

(5)腰椎穿刺:颅内压正常,部分患者可出现颅内压降低。脑脊液为无色透明,不含血,白细胞数正常。生化检查结果多在正常范围,有的可查出乙酰胆碱含量大增,胆碱酯酶活性降低,钾离子浓度升高。

(四)救治原则与措施

(1)病情观察:伤后可让患者在急症室观察 24 小时,注意意识、瞳孔、肢体活动和生命体征的变化。对回家的患者,应嘱其家属在 24 小时内密切注意患者的头痛、恶心、呕吐和意识情况,如症状加重应来院检查。

(2)对症治疗:患者头痛较重时,嘱其卧床休息,减少外界刺激,可给予罗通定或其他止痛剂。对于烦躁、忧虑、失眠者给予地西泮、氯氮䓬等;另可给予改善自主神经功能的药物、神经营养药物及钙通道阻滞剂尼莫地平等。

(3)伤后应向患者做好病情解释,说明该病不会影响日常工作和生活,解除患者的顾虑。

二、脑挫裂伤

脑挫裂伤是指头颅受到暴力打击而致脑组织发生的器质性损伤,脑组织挫伤或结构断裂,是一种常见的原发性脑损伤。

(一)损伤机制与病理

暴力作用于头部,在冲击点和对冲部位均可引起脑挫裂伤。脑挫裂伤多发生在脑表面的皮质,呈点片状出血,如脑皮质和软脑膜仍保持完整,即为脑挫伤,如脑实质破损、断裂,软脑膜亦撕裂,即为脑挫裂伤。脑挫裂伤严重时合并脑深部结构的损伤。

脑挫裂伤灶周围常伴局限性脑水肿,包括细胞毒性水肿和血管源性水肿,前者神经元胞体增大,主要发生在灰质,多于伤后立即出现,后者为血-脑屏障的破坏,血管通透性增加,细胞外液增加,主要发生在白质,伤后2~3天最明显。

重型脑损伤合并硬膜下血肿时,常发生弥漫性脑肿胀。一般多在伤后24小时内发生,短者伤后20~30分钟即出现。其病理形态变化可分三期:①早期,伤后数天,显微镜下可见脑实质内点状出血、水肿等变化,脑皮质分层结构不清或消失,灰质和白质的分界不清,神经细胞大片消失或缺血变性,神经轴索肿胀、断裂、崩解,星形细胞变性,少突胶质细胞肿胀,血管充血水肿,血管周围间隙扩大。②中期,大致在损伤数天至数周,损伤部位出现修复性病理改变。皮层内出现大小不等的出血区,损伤区皮层结构消失,病灶逐渐出现小胶质细胞增生,形成格子细胞,吞噬崩解的髓鞘及细胞碎片,星形细胞及少突胶质细胞增生肥大,白细胞浸润,从而进入修复过程。③晚期,为挫伤后数月或数年,病变为胶质瘢痕所代替,陈旧病灶区脑膜与脑实质的瘢痕粘连,神经细胞消失或减少。

(二)临床表现

(1)意识障碍:脑挫裂伤患者多于伤后立即昏迷,一般意识障碍的时间较长,短者半小时、数小时或数天,长者数周或数月,有的患者为持续性昏迷或植物生存,甚至昏迷数年至死亡。有些患者在原发昏迷清醒后,因脑水肿或弥漫性脑肿胀,再次昏迷,出现中间清醒期,容易误诊为合并颅内血肿。

(2)生命体征改变:患者伤后除立即出现意识障碍外,可先出现迷走神经兴奋症状,表现为面色苍白、冷汗、血压下降、脉搏缓慢、呼吸深慢,以后转为交感神经兴奋症状。在入院后一般生命体征无多大改变,体温在38℃左右,脉搏和呼吸可稍加快,血压正常或偏高。如出现血压下降或休克,应注意是否合并胸腹脏器或肢体骨盆骨折等。如脉搏徐缓有力(尤其是慢于60次/分钟),血压升高,且伴意识障碍加深,常表示继发性脑受压存在。

(3)患者清醒后,有头痛、头昏、恶心、呕吐、记忆力减退和定向障碍,严重时智力减退。

(4)癫痫:早期性癫痫多见于儿童,表现形式为癫痫大发作和局限性发作,发生率为5%~6%。

(5)神经系统体征:体征有偏瘫、失语、偏侧感觉障碍、同向偏盲和局灶性癫痫。若伤后早期没有局灶性神经系统体征,而在观察治疗过程中出现新的定位体征时,应行进一步检查,以排除或证实脑继发性损害。昏迷患者可出现不同程度的脑干反应障碍,脑干反应障碍的平面越低,提示病情愈严重。

(6)外伤性脑蛛网膜下腔出血可引起脑膜刺激征象,可表现为头痛、呕吐、畏光、皮肤痛觉过敏、颈项强直、克尼格征呈阳性、布鲁津斯基征呈阳性。

(三)辅助检查

1.颅骨X线平片

多数患者可发现颅骨骨折,颅内生理性钙化斑可出现移位。

2.CT扫描

脑挫裂伤区可见点片状高密度区,或高密度区与低密度区互相混杂,同时脑室可因脑水肿受压变形;弥漫性脑肿胀可见于一侧或两侧大脑半球,侧脑室受压缩小或消失,中线结构向对侧移位;并发蛛网膜下腔出血时,纵裂池呈纵行宽带状高密度影;脑挫裂伤区脑组织坏死液化后,表现为CT值近脑脊液的低密度区,可长期存在。

3.MRI

MRI一般极少用于急性脑挫裂伤患者诊断,因为其成像较慢且急救设备不能带入机房,但

MRI对小的出血灶、早期脑水肿、脑神经及颅后窝结构显示较清楚,有其独特优势。

4.脑血管造影

在缺乏CT的条件下,病情需要可行脑血管造影以排除颅内血肿。

(四)诊断与鉴别诊断

根据病史和临床表现及CT扫描,一般病例诊断无困难。脑挫裂伤可以和脑干损伤、视丘下部损伤、脑神经损伤、颅内血肿合并存在,也可以和躯体合并损伤同时发生,因此要进行细致、全面的检查,以明确诊断,及时处理。

1.颅内血肿

颅内血肿患者多有中间清醒期,颅内压升高明显,神经局灶体征逐渐出现,如需进一步明确则行CT扫描。

2.轻度脑挫裂伤

轻度脑挫裂伤早期最灵敏的诊断方法是CT扫描,它可显示皮层的挫裂伤及蛛网膜下腔出血;如超过48小时则主要依靠脑脊液光度测量来判定有无外伤后蛛网膜下腔出。

(五)救治原则与措施

1.非手术治疗

(1)严密观察病情变化:伤后72小时以内,每1~2小时观察1次生命体征、意识、瞳孔的改变;把重症患者送到重症加强护理病房(ICU)观察,监测包括颅内压在内的各项指标;对颅内压升高、生命体征改变者及时复查CT,排除颅内继发性改变;对轻症患者通过急性期观察后治疗,治疗方法与脑震荡的相同。

(2)保持呼吸道通畅:及时清理呼吸道内的分泌物。对昏迷时间长,合并颌面骨折、胸部外伤、呼吸不畅者,应尽早行气管切开术,必要时行辅助呼吸,防治缺氧。

(3)对症处理高热、躁动、癫痫发作、尿潴留等,防治肺部、泌尿系统感染,治疗上消化道溃疡等。

(4)防治脑水肿及降低颅内压。

(5)改善微循环:严重脑挫裂伤后,患者微循环有明显变化,表现血液黏度增加,红细胞、血小板易聚积,因此引起微循环淤滞、微血栓形成,导致脑缺血、缺氧,加重脑损害的程度。可采取血液稀释疗法,用低分子右旋糖酐,静脉滴注。

(6)外伤性蛛网膜下腔出血患者若伤后数天内脑膜刺激症状明显,可反复腰椎穿刺,将有助于改善脑脊液循环,促进脑脊液吸收,减轻症状,另外可应用尼莫地平防治脑血管痉挛,改善微循环,减轻脑组织缺血、缺氧的程度,从而减轻继发性脑损害。

2.手术治疗

原发性脑挫裂伤多无须手术,但继发性脑损害引起颅内压升高乃至脑疝时需手术治疗。重度脑挫裂伤合并脑水肿患者当出现以下情况:①在采用脱水等降颅内压措施治疗的过程中,患者意识障碍仍逐渐加深,保守疗法无效;②一侧瞳孔散大,有脑疝征象;③CT显示成片的脑挫裂伤混合密度影,周围广泛脑水肿,脑室受压明显,中线结构明显移位;④合并颅内血肿,骨折片插入脑内。开放性颅脑损伤患者常需手术治疗。手术采取骨瓣开颅,清除失活脑组织,若脑压仍高,可行颞极和/或额极切除的内减压手术,若局部无肿胀,可考虑缝合硬膜,但常常需敞开硬脑膜行去骨瓣减压术;广泛脑挫裂伤、脑水肿严重时可考虑两侧去骨瓣减压;对脑挫裂伤后期并发脑积水者可行脑室引流、分流术;对术后颅骨缺损者3个月后行颅骨修补。

3.康复治疗

可行理疗、针灸、高压氧疗法,另可给予促进神经功能恢复的药物,如胞磷胆碱。

三、脑干损伤

脑干损伤是一种特殊类型的脑损伤,是对中脑、脑桥和延髓损伤而言的。原发性脑干损伤占颅脑损伤的 2%～5%,因造成原发性脑干损伤的力常较重,脑干损伤常与脑挫裂伤同时存在,其伤情也较一般脑挫裂伤严重。

(一)损伤机制

1.直接外力作用所致脑干损伤

(1)有加速或减速伤时,脑干与小脑幕游离缘、斜坡和枕骨大孔缘相撞击而致伤,其中以脑干被盖部损伤多见。

(2)暴力作用时,颅内压升高,压力向椎管内传递时,形成对脑干的冲击伤。

(3)颅骨骨折造成直接损伤。

2.间接外力作用所致脑干损伤

主要见于坠落伤和挥鞭样损伤。

3.继发性脑干损伤

颞叶沟回疝、脑干受挤压导致脑干缺血。

(二)病理

1.脑干震荡

临床有脑干损伤的症状和体征。

2.脑干挫裂伤

脑干挫裂伤表现为脑干表面的挫裂及内部的点片状出血。发生继发性脑干损伤时,脑干常扭曲变形,内部有出血和软化。

(三)临床表现

1.意识障碍

原发性脑干损伤患者伤后常立即发生昏迷,昏迷为持续性,时间一般较长,很少出现中间清醒或中间好转期,如有,应想到合并颅内血肿或其他原因导致的继发性脑干损伤。

2.瞳孔和眼运动改变

瞳孔和眼运动改变与脑干损伤的平面有关。中脑损伤时,初期两侧瞳孔不等大,伤侧瞳孔散大,对光反应消失,眼球向下外倾斜;两侧损伤时,两侧瞳孔散大,眼球固定。脑桥损伤时,可出现两瞳孔极度缩小,两侧眼球内斜、向偏斜或两侧眼球分离等征象。

3.去脑强直

去脑强直是中脑损伤的表现,头部后仰,两上肢过伸和内旋,两下肢过伸,躯体呈角弓反张状态。开始可为间断性发作,轻微刺激即可诱发,以后逐渐转为持续状态。

4.锥体束征

锥体束征是脑干损伤的重要体征之一,包括肢体瘫痪、肌张力升高,腱反射亢进和病理反射出现等。在脑干损伤早期,由于多种因素的影响,锥体束征的出现常不恒定;但基底部损伤时,体征常较恒定,如脑干一侧性损伤则表现为交叉性瘫痪。

5.生命体征变化

(1)呼吸功能紊乱:脑干损伤常在伤后立即出现呼吸功能紊乱。当中脑下端和脑桥上端的呼吸调节中枢受损时,出现呼吸节律的紊乱,如潮式呼吸;当脑桥中下部的长吸中枢受损时,可出现抽泣样呼吸;当延髓的吸气和呼气中枢受损时,则发生呼吸停止。在脑干继发性损害的初期,如小脑幕切迹疝形成时,先出现呼吸节律紊乱,潮式呼吸,在脑疝的晚期颅内压继续升高,小脑扁桃体疝出现,压迫延髓,呼吸即停止。

(2)心血管功能紊乱:当延髓损伤严重时,表现为呼吸心跳迅速停止,患者死亡。较高位的脑干损伤时出现的呼吸循环紊乱常先有一个兴奋期,此时脉搏缓慢而有力,血压升高,呼吸深快或呈喘息样呼吸,之后转入衰竭,脉搏频速,血压下降,呈潮式呼吸,最终心跳、呼吸停止。一般呼吸停止在先,在人工呼吸和药物维持血压的条件下,心跳仍可维持数天或数月,最后患者往往因心力衰竭而死亡。

(3)体温变化:脑干损伤后有时可出现高热,这多由交感神经功能受损,出汗的功能出现障碍,影响体热的发散所致。当脑干功能衰竭时,体温可降至正常以下。

6.内脏症状

(1)上消化道出血:为脑干损伤应激引起的急性胃黏膜病变所致。

(2)顽固性呃逆。

(3)神经源性肺水肿:是由交感神经兴奋,引起体循环及肺循环阻力增大所致。

(四)辅助检查

1.腰椎穿刺

脑脊液的压力正常或轻度升高,多呈血性。

2.颅骨 X 线平片

颅骨骨折的发生率高,亦可根据骨折的部位,结合受伤机制推测脑干损伤的情况。

3.颅脑 CT、MRI 扫描

原发性脑干损伤表现为脑干肿大,有点片状密度升高区,脚间池、桥池、四叠体池及第四脑室受压或闭塞。继发性脑疝的脑干损伤除显示继发性病变的征象外,还可见脑干受压扭曲,向对侧移位。MRI 可显示脑干内小出血灶与挫裂伤,由于不受骨性伪影的影响,显示较 CT 清楚。

4.颅内压监测

颅内压监测有助于鉴别原发性或继发性脑干损伤,继发者可有颅内压明显升高,原发者升高不明显。脑干听觉诱发电位可以反映脑干损伤的平面与程度。

(五)诊断与鉴别诊断

原发性脑干损伤伤后即出现持续性昏迷状态并伴脑干损伤的其他症状、体征,而不伴有颅内压升高,可借 CT、MRI 检查以明确脑干损伤并排除脑挫裂伤、颅内血肿,以此也可与继发性脑干损伤相区别。脑干损伤平面的判断除依据脑干听觉诱发电位外,还可以借助各项脑干反射加以判断。随脑干损伤部位的不同,可出现相应平面生理反射的消失与病理反射的引出。

1.生理反射

(1)睫脊反射:刺激锁骨上区,引起同侧瞳孔扩大。

(2)额眼轮匝肌反射:用手指牵拉患者眉梢外侧的皮肤并固定之,然后用叩诊锤叩击手指,引起同侧眼轮匝肌收缩而闭目。

(3)垂直性眼前庭反射或头眼垂直反射:患者在头俯仰时双眼球与头的动作呈反方向上下垂

直移动。

(4)瞳孔对光反射:光刺激引起瞳孔缩小。

(5)角膜反射:轻触角膜引起双眼轮匝肌收缩而闭目。

(6)嚼肌反射:叩击颏部引起咬合动作。

(7)头眼水平反射或水平眼前庭反射:头左右转动时双眼球呈反方向水平移动。

(8)眼心反射:压迫眼球引起心率减慢。

2.病理反射

(1)掌颏反射:轻划手掌大鱼际肌处皮肤引起同侧颏肌收缩。

(2)角膜下颌反射:轻触角膜引起闭目,并反射性引起翼外肌收缩,使下颌向对侧移动。

(六)救治原则与措施

原发性脑干损伤的病情危重,死亡率高,损伤较轻的小儿及青年可以恢复良好。一般治疗措施与重型颅脑损伤相同。尽早行气管切开术,采用亚低温疗法,防治并发症。原发性脑干损伤一般不采用手术,对继发性脑干损伤,着重于及时解除颅内血肿、脑水肿等引起急性脑受压的因素,包括手术及减轻脑水肿的综合治疗。

四、弥漫性轴索损伤

弥漫性轴索损伤(diffuse axonal injury,DAI)是在特殊的生物力学机制作用下,脑内发生以神经轴索肿胀、断裂、轴缩球形成为特征的一系列病理生理变化,临床上以意识障碍为主要特点的综合征。DAI 占重型颅脑损伤的 28%～42%,病死率高达 50%,恢复良好者不及 25%。DAI 常见于交通事故,另见于坠落、打击等,诊断与治疗都较为困难。

(一)损伤机制与病理

DAI 的致伤机制不甚明确,研究人员通过对动物 DAI 模型的力学分析,认为瞬间旋转作用及弥漫施力所产生的脑内剪应力是形成 DAI 的关键因素。典型的动物模型包括以下两种:Gennarelli 等制备的狒狒瞬间旋转负荷 DAI 模型,使狒狒的头颅分别于矢状面、冠状面、水平面在 10～22 毫秒内旋转 60°,观察到动物大脑 DAI 的病理学变化;Marmarou 与 Foda 等制备了弥漫打击负荷 DAI 动物模型,其方法是将大鼠置于海绵垫上,在颅骨表面置一个铁盘,于 2 m 高处放落 450 g 物体打击铁盘,从而制备了该动物模型。

DAI 好发于胼胝体脑干上端背外侧、脑白质、基底核、内囊、小脑等神经轴索集聚区。上述好发区域有点状出血灶,偶见脑干上端背外侧呈组织疏松或空泡状,以后可演变为棕色颗粒状结构及瘢痕形成。光镜下可观察到 DAI 轴缩球,为 DAI 光镜下典型改变,苏木精-伊红染色呈粉红色的类圆形小体的平均直径为 5～20 μm,轴缩球是轴索断裂后近断端轴浆溢出膨大而成的。电镜下最早可发现神经纤维结构紊乱,轴索节段性肿胀,数周后,可出现轴索及髓鞘多节段断裂,常发生于郎飞结处;吞噬细胞侵入,特征性小胶质细胞群出现;数月后轴索远端华勒氏变性、胶质增生、瘢痕形成。

(二)临床表现

(1)意识障碍:DAI 患者多伤后立即昏迷,昏迷程度深,持续时间较长,极少有清醒期,此为 DAI 的典型临床特点。

(2)体征:部分 DAI 患者出现瞳孔征象,单侧或双侧瞳孔扩大,许多 DAI 患者的双眼向病变对侧偏斜和强迫下视。

（3）其余临床表现似脑干损伤及重型脑挫裂伤。

（三）辅助检查

（1）CT扫描：显示大脑皮质与白质之间、灰质核团与白质交界区、脑室周围、胼胝体、脑干背外侧及脑内散在的小出血灶，不伴水肿，无占位效应，有时伴蛛网膜下腔出血、脑室内出血及弥漫性肿胀。

（2）MRI对脑实质内小出血灶与挫裂伤显示得更为清楚。

（四）诊断与鉴别诊断

DAI的临床诊断较为困难，多发于交通事故坠落伤后，患者长时间深度昏迷（6小时以上），其诊断更依赖于影像学检查。CT、MRI显示好发区域组织撕裂出血的影像学特点，另外无颅脑明确结构异常的伤后持续植物生存状态、创伤后弥漫性脑萎缩都需考虑此诊断，确诊需病理检查。

DAI需与原发性脑干损伤、广泛性脑挫裂伤相区别。原发性脑干损伤应属于DAI的较重的一类；广泛脑挫裂伤有时亦出现长时间昏迷、植物生存状态，但DAI的脑水肿、颅内压升高不明显，而且CT上无明显的占位效应，有散在小出血灶。

（五）救治原则与措施

患者需要重症监护，一般可采用过度换气、吸氧、脱水、用巴比妥类药物治疗，亦可应用冬眠、亚低温治疗措施。还可应用脑细胞功能恢复药物系统治疗，但应早期应用。现临床中已开始应用尼莫地平、自由基清除剂、兴奋性氨基酸阻滞剂等，目前疗效仍难以确定。此外需加强对并发症的治疗，防治感染。

五、下丘脑损伤

下丘脑损伤指颅脑损伤过程中，由于颅底骨折或头颅受暴力打击，直接伤及下丘脑而出现的特殊的临床综合征。

（一）损伤机制与病理

下丘脑深藏于颅底蝶鞍上方，因此暴力作用方向直接或间接经过下丘脑者，皆可能导致局部损伤。此外，小脑幕切迹下疝时亦可累及此区域。

下丘脑损伤时，常出现点、灶状出血，局部水肿软化以及神经细胞的坏死，亦有缺血性变化，常可累及垂体柄及垂体，构成严重神经内分泌紊乱的病理基础。

（二）临床表现

1.意识及睡眠障碍

下丘脑后外侧区与中脑被盖部均属上行网状激动系统，维持人生理觉醒状态，因而急性下丘脑损伤时，患者多呈嗜睡、浅昏迷或深昏迷状态。

2.体温调节障碍

下丘脑具有体温调节功能，当下丘脑前部损害时，机体出现散热功能障碍，可出现中枢性高热；其后部损伤出现产热和保温作用失灵而引起体温过低；如合并结节部损伤，可出现机体代谢障碍，体温将更进一步降低，如下丘脑广泛损伤，则体温随环境温度变化而变化。

3.内分泌代谢功能紊乱

（1）下丘脑视上核、室旁核受损或垂体柄视上核垂体束受累：致抗利尿激素合成释放障碍，引起中枢性尿崩。

（2）下丘脑-垂体-靶腺轴的功能失调：可出现糖、脂肪代谢失调,尤其是糖代谢紊乱,表现为高血糖,常与水代谢紊乱并存,出现高渗高糖非酮性昏迷,患者极易死亡。

4.自主神经功能紊乱

下丘脑的自主神经中枢受损,可出现血压波动,或高或低,以低血压多见;血压不升伴低体温常是预后不良的征兆;呼吸功能紊乱表现为呼吸浅快或减慢;视前区损害可发生急性神经源性肺水肿;消化系统主要表现为急性胃黏膜病变,引起上消化道出血,重者可出现胃十二指肠穿孔。

5.局部神经体征

局部神经体征主要是鞍区附近的脑神经（包括视神经、视束、滑车神经等）受累体征。

（三）辅助检查

1.颅骨 X 线平片

多伴颅底骨折,骨折线常经过蝶骨翼、筛窦、蝶鞍等部位。

2.颅脑 CT 扫描

颅脑 CT 扫描可显示下丘脑不规则的低密度、低信号的病变区,鞍上池消失或有蛛网膜下腔出血,第三脑室前部受压消失,还可见颅底骨折及额颞底面脑挫裂伤征象。

（四）诊断与鉴别诊断

孤立而局限的下丘脑原发损伤极为少见,在头颅遭受外伤的过程中,常出现多个部位的损伤,因此下丘脑损伤的诊断常受到其他部位脑损伤引起的症状的干扰,在临床上只要具有一种或两种下丘脑损伤的表现,就应想到有下丘脑损伤的可能性。特别是鞍区及其附近有颅底骨折时,更应提高警惕。

（五）救治原则与措施

急性下丘脑原发性损伤是严重的脑损伤之一,治疗上按重型颅脑损伤的治疗原则进行。早期应注意采用强有力的措施控制高热和脑水肿,控制自主神经症状的发生、发展也是十分重要的,中枢性尿崩可采用替代疗法。

（罗　建）

第二节　开放性颅脑损伤的诊断与治疗

开放性颅脑损伤是颅脑各层组织开放伤的总称,它包括头皮裂伤、开放性颅骨骨折及开放性脑损伤,而不是开放性脑损伤的同义词。硬脑膜是保护脑组织的一层坚韧的纤维膜屏障,此层破裂与否,是区分脑损伤为闭合性或开放性的分界线。

开放性颅脑损伤的原因很多,大致划为两大类,即非火器性与火器性。

一、非火器性颅脑损伤

各种造成闭合性颅脑损伤的原因都可造成头皮、颅骨及硬脑膜的破裂,造成开放性颅脑损伤。在和平时期的颅脑损伤中,以闭合伤居多,开放性伤约占 16.8%,而后者中又以非火器颅脑损伤较多。

（一）临床表现

1.创伤的局部表现

开放性颅脑伤的原因、暴力不同，产生损伤的程度与范围差别极大。创伤多位于前额、额眶部，亦可发生于其他部位，可为单发或多发，伤口整齐或参差不齐，有时沾有头发、泥沙及其他污物，有时骨折片外露，有时致伤物如钉、锥、铁杆嵌顿于骨折处或颅内。头皮血运丰富，出血较多，当大量出血时，需考虑是否存在静脉窦破裂。

2.脑损伤症状

患者常有不同程度的意识障碍与脑损害表现，脑部症状取决于损伤的部位、范围与程度。其临床表现与闭合性颅脑损伤的临床表现相同。

3.颅内压改变

有开放性脑损伤时，因颅骨缺损，血液，脑脊液及破碎、液化、坏死的脑组织可经伤口流出，或产生脑膨出，颅内压力在一定程度上可得到缓冲。如伴脑脊液大量流失，可出现低颅压状态。创口小时可与闭合性脑损伤一样，出现脑受压征象。

4.全身症状

开放性颅脑损伤时出现休克的机会较多，不仅因外出血造成失血性休克，还可由于颅腔呈开放性，脑脊液与积血外溢，颅内压升高得到缓解，颅内压引起的代偿性血压升高效应减弱。同时伴有的脊柱、四肢及胸腹伤可有相应的症状及体征。

（二）辅助检查

1.X线平片

颅骨的 X 线平片检查有助于了解骨折的范围、骨碎片与异物在颅内的存留情况。

2.颅脑 CT 扫描

该检查可显示颅骨、脑组织的损伤情况，能够对碎骨片及异物定位，发现颅内或脑内血肿等继发性改变。CT 较 X 线平片更能清楚地显示 X 线吸收系数低的非金属异物。

（三）诊断

开放性颅脑损伤一般易于诊断，根据病史、检查伤口内有无脑脊液或脑组织，即可确定开放性损伤的情况。X 线平片及 CT 扫描更有利于伤情的诊断。少数情况下，硬脑膜裂口很小，可无脑脊液漏，初诊时难以确定是否为开放性脑损伤，而往往手术探查时才能明确。

（四）救治原则与措施

1.治疗措施

首先做创口止血、包扎，纠正休克。患者入院后有外出血时，应对其采取临时性止血措施，同时检查患者的周身情况，有无其他部位严重合并伤，是否存在休克或处于潜在休克。当患者出现休克或处于休克前期时，最重要的是先采取恢复血压的有力措施，加快输液、输血，不必顾虑因此而加重脑水肿的问题，当生命体征趋于平稳时，才适于进行脑部清创。

2.手术原则

（1）早期清创：按一般创伤处理的要求，尽早在伤后 6 小时内进行手术。在目前有力的抗生素防治感染的条件下，可延长时限至伤后 48 小时。

（2）彻底清创手术的要求：早期彻底清创术，应一期缝合脑膜，将开放性脑损伤转为闭合性，经清创手术；对脑水肿仍严重者，则不宜缝合硬脑膜，而需进行减压术，避免发生脑疝。

（3）患者并存脏器伤时，应在输血的条件下，迅速处理内脏伤，第二步行脑清创术。这时如有颅内血肿,脑受压危险,伤情特别急,需有良好的麻醉处理,输血、输液以稳定血压,迅速应用简捷的方法,制止内出血,解除脑受压。

(4)对颅骨缺损一般在伤口愈合后3～4个月进行修补为宜,感染伤口修补颅骨至少在愈合半年后进行。

3.手术方法

应注意的是,术中如发现硬脑膜颜色发蓝、颅内压升高,疑有硬膜下血肿,应切开硬脑膜探查处理。脑搏动正常,表明脑内无严重伤情,无必要切开探查,以免将感染带入脑部。开放性脑损伤的清创应在直视下进行,逐层由外及里冲净伤口,去除污物、血块,摘除碎骨片与异物,仔细止血,吸去糜烂失活的脑组织,同时要珍惜脑组织,不做过多的切除。保留一切可以保留的脑血管,避免因不必要的电凝或夹闭脑的主要供血动脉及回流静脉引起或加重脑水肿、脑坏死及颅内压升高。脑挫裂伤较严重,颅内压升高,虽经脱水仍无缓解,可容许做内减压术。清创完毕,所见脑组织已趋回缩、颅内压已降低的情况下,缝合硬脑膜及头皮。

钢钎、钉、锥等较粗大的锐器刺入颅内,有时伤器在颅骨骨折处所嵌顿。如伤员一般情况好,无明显颅内出血症状,不宜立即拔出,特别是位于动脉干与静脉窦所在处和鞍区的创伤。应拍摄头颅X线片了解颅内伤器的大小、形态和位置,异物靠近大血管时,应进一步行脑血管造影,查明异物与血管等邻近结构的关系,据此制定出手术方案,术前做好充分的输血准备。行开颅手术时,先切除金属异物四周的颅骨进行探查,若未伤及静脉,扩大硬脑膜破口,在直视下,徐徐将异物取出,随时观察伤道深处有无大出血,然后冲洗伤道、止血,放置引流管,缝合修补硬脑膜,闭合伤口,术后24～36小时拔除引流管。

颅面伤所致开放性脑损伤,常涉及颌面、鼻窦,眼部及脑组织。

清创术的要求:①做好脑部清创与脑脊液漏的修补处理;②清除可能引起创伤感染的因素;③兼顾功能与整容。手术时要先扩大额部伤口或采用冠状切口,翻开额部皮瓣,完成脑部清创与硬膜修补术,然后对鼻窦作根治性处理,最后处理眼部及颌面伤。

脑挫裂伤、脑水肿及感染的综合治疗与闭合性颅脑外伤的综合治疗相同。

二、火器性颅脑损伤

火器性颅脑损伤是神经外科的一个重要课题。战争时期,火器性颅脑损伤是一种严重战伤,尤其是火器性颅脑穿通伤,处理复杂,病死率高;在和平时期也是棘手的问题。创伤医学及急救医学的发展,虽使火器性颅脑损伤的病理生理过程得到进一步阐明,火器性颅脑损伤的抢救速度、诊疗条件也有了很大的提高,但是其病死率仍高。

(一)分类

目前按硬脑膜是否破裂将火器性颅脑损伤简化分为非穿通伤和穿通伤两类。

1.非穿通伤

常有局部软组织或伴颅骨损伤,但硬脑膜尚完整,创伤局部与对冲部位可能有脑挫裂伤,或形成血肿。此类多为轻、中型伤,少数可为重型。

2.穿通伤

穿通伤即开放性脑损伤。颅内多有碎骨片、弹片或枪弹存留,伤区脑组织有不同程度的破坏,并发弹道血肿的机会多,属重型伤,通常将穿通伤又分为以下几种。

(1)非贯通伤:只有入口而无出口,在颅内入口附近常有碎骨片与异物,金属异物存留在颅内,多位于伤道的最远端,局部脑挫裂伤较严重。

（2）贯通伤：有入口和出口,入口小,出口大。颅内入口及颅外皮下出口附近有碎骨片,脑挫裂伤严重,若伤及生命中枢,伤员多在短时间内死亡。

（3）切线伤：头皮、颅骨和脑呈沟槽状损伤或缺损,碎骨片多在颅内或颅外。

（4）反跳伤：弹片穿入颅内,受到入口对侧颅骨的抵抗,变换方向反弹,停留在脑组织内,构成复杂伤道。

此外按投射物的种类又可分为弹片伤、枪弹伤,也可按照损伤部位来分类,以补充上述的分类法。

（二）损伤机制与病理

火器性颅脑损伤的病理改变与非火器伤有所不同,伤道中脑的病理改变分为三个区域。

1.原发伤道区

原发伤道区是反映伤道的中心部位,内含毁损、液化的脑组织,与血块交融,杂有颅骨碎片、头发、布片、泥沙以及弹片或枪弹等。伤道的近侧可由于碎骨片造成支道,间接增加脑组织的损伤范围,远侧则形成贯通伤、盲管或反跳伤。脑膜与脑的出血容易在伤道内聚积形成硬膜外、硬膜下、脑内或脑室内血肿。伤道内的血肿可位于近端、中段与远端。

2.挫裂伤区

在原发伤道的周围,脑组织呈点状出血和脑水肿,神经细胞、少枝胶质细胞及星形细胞肿胀或崩解。致伤机制是高速投射物穿入密闭颅腔后的瞬间,在脑内形成暂时性空腔,产生超压现象,冲击波向周围脑组织传递,使脑组织顿时承受高压及相继的负压作用而引起脑挫裂伤。

3.震荡区

震荡区位于脑挫裂区周围,伤后数小时逐渐出现血循环障碍、充血、淤血、外渗及水肿等,但尚为可逆性。

另外,脑部可能伴有冲击伤,乃由爆炸引起的高压冲击波所致,脑部可发生点状出血、脑挫裂伤和脑水肿。

脑部的病理变化可随创伤类型、伤后时间、初期外科处理以及后期治疗情况而有所不同。脑组织的血液循环与脑脊液循环出现障碍,颅内继发性出血与血肿形成,急性脑水肿,并发感染等,皆可使病理改变复杂化。

（三）临床表现

1.意识障碍

伤后意识水平是判断火器性颅脑损伤轻重的最重要指标,是手术指征和预后估计的主要依据。但颅脑穿通伤有时局部有较重的脑损伤,可不出现昏迷。应强调连续观察神志变化的过程,例如,伤员在伤后出现中间清醒期或好转期,或受伤当时无昏迷,随后转入昏迷,或意识障碍呈进行性加重,都反映伤员存在急性脑受压征象。在急性期,应警惕创道或创道邻近的血肿,慢性期的变化可能为脓肿。

2.生命体征的变化

重型颅脑伤员伤后多数立即出现呼吸、脉搏、血压的变化。伤及脑干部位重要生命中枢者,可早期发生呼吸紧迫、缓慢或间歇性呼吸,脉搏转为徐缓或细远、脉律不整与血压下降等中枢性衰竭征象。呼吸深而慢、脉搏慢而有力、血压升高的进行变化是颅内压升高、脑受压和脑疝的危象,常指示颅内血肿。开放伤引起外出血,大量脑脊液流失,可引起休克和衰竭。出现休克时应注意查明有无胸、腹伤,大的骨折等严重合并伤。

3.脑损伤症状

伤员可因脑挫裂伤、血肿、脑膨出而出现相应的症状和体征。蛛网膜下腔出血可引起脑膜刺激征,下丘脑损伤可引起中枢性高热。

4.颅内压升高

火器性颅脑损伤急性期并发颅内血肿的机会较多,但弥漫性脑水肿更使人担忧,主要表现为头痛、恶心、呕吐及脑膨出。慢性期常有颅内感染、脑水肿,表现为脑突出、意识转坏和视盘水肿,到一定阶段,反映到生命体征变化,并最终出现脑疝体征。

5.颅内感染

穿通伤的初期处理不彻底或过迟,易引起颅内感染。主要表现为高热、颈强直、脑膜刺激征。

6.颅脑创口的检查

这对火器性颅脑损伤是一项特别重要的检查。出入口的部位、数目、形态、出血、污染情况均很重要,出入口的连线有助于判断穿通伤是否横过重要结构。

(四)辅助检查

1.颅骨 X 线平片

对火器性颅脑损伤应争取在清除表面砂质等污染后常规拍摄颅片。拍片不仅可以明确是非贯通伤还是贯通伤,颅内是否留有异物,还可以了解确切位置,对指导清创手术有重要作用。

2.脑超声波检查

观察中线波有无移位,作为参考。二维及三维超声有助于对颅内血肿、脓肿,脑水肿等继发性改变的判断。

3.脑血管造影

在无 CT 设备的情况下,脑血管造影有很大价值,可以提供血肿的部位和大小的信息。脑血管造影还有助于外伤性颅内动脉瘤的诊断。

4.CT 扫描

颅脑 CT 扫描对颅骨碎片、弹片、创道、颅内积气、颅内血肿、弥漫性脑水肿和脑室扩大等情况的诊断,既正确又迅速,对内科有效的监护也有特殊价值。

(五)诊断

作战时,因伤员多,要求检查简捷扼要,迅速明确颅脑损伤的性质和有无其他部位的合并伤。早期强调头颅 X 线平片检查,对明确诊断及指导手术有重要意义;对晚期存在的并发症、后遗症可根据具体情况选择诊断检查方法,包括脑超声波、脑血管造影及 CT 扫描等。在和平时期,火器性颅脑损伤的伤员如能及时被送往有条件的医院,早期进行包括 CT 扫描在内的各种检查,可使诊断确切,以利于早期治疗。

(六)救治原则与措施

1.急救

(1)保持呼吸道通畅:简单的方法是把下颌向前推拉,让患者侧卧,吸除呼吸道分泌物和呕吐物,也可插管过度换气。

(2)抢救休克:早期足量的输血、输液和保持呼吸道通畅是治疗枪伤的两大原则。

(3)严重脑受压的急救:伤员在较短时间内出现单侧瞳孔散大或双瞳变化,呼吸转慢,估计不能转送至手术医院时,则应迅速扩大穿通伤入口(因为创道浅层血肿常可涌出而使部分伤员获救),然后再考虑转送。

(4)创伤包扎:现场抢救只简单地包扎伤口,以减少出血,有脑膨出时,用敷料绕其周围,保护脑组织以免污染和增加损伤。直接送专科处理,但对已出现休克或已有中枢衰竭征象者,应就地急救,不宜转送。尽早开始大剂量抗生素治疗,应用破伤风抗毒素。

2.优先手术次序

大量伤员到达时,伤员手术的顺序大致如下。

(1)有颅内血肿等脑受压征象者或伤道有活动性出血者,优先手术。

(2)对颅脑穿通伤的手术优先于非穿通伤,其中脑室伤有大量脑脊液漏及颅后窝伤,也应尽早处理。

(3)同类型伤,对先到达者先处理。

(4)对危及生命的胸、腹伤优先处理,然后再处理颅脑伤;如同时已有脑疝征象,伤情极重,在良好的麻醉与输血保证下,两方面手术可同时进行。

3.创伤的分期处理

(1)早期处理(伤后72小时以内):早期彻底清创应于24小时以内完成,但由于近代有效抗生素的发展,对于转送较迟、垂危的伤员或有其他需要紧急处理的合并伤,脑部的清创可以推迟至72小时。一般认为伤后3～8小时最易形成创道血肿,故最好在此期或更早期清创。

(2)延期处理(伤后3～6天):伤口如尚未感染,也可以清创,术后缝合伤口,置橡皮引流条,可两端部分缝合或不缝合,依具体情况而定。伤口若已感染,则可扩大伤口和骨孔,使脓液引流通畅,此时不宜脑内清创,以免感染扩散,待感染局限后晚期清创。

(3)晚期处理(伤后7天以上):未经处理的晚期伤口感染较重,应先用药物控制感染,若创道浅部有碎骨片,妨碍脓液引流,也可以扩大伤口,去除异物,择期进一步手术。

(4)二期处理(再次清创术):对火器性颅脑损伤可由于碎骨片、金属异物的遗留、脑脊液漏及术后血肿等情况进行二次手术。

(七)清创术原则与方法

麻醉、术前准备、一般清创的原则与方法基本上与开放性颅脑损伤相同。在战时,为了减轻术后观察和护理任务,宜多采用局麻或短暂的全身麻醉。开颅可用骨窗法和骨瓣法,彻底的颅脑清创术要求修整严重污染或已失活的头皮、肌肉及硬脑膜,摘尽碎骨片,止血。对过深、难以达到的金属异物不强求在一期清创中摘除。清创术后,颅内压下降,脑组织下塌,脑搏动良好,冲净伤口,缝合修补硬脑膜,缝合头皮,可在硬脑膜外置引流1～2天。

对于脑室伤,要求将脑室中的血块及异物彻底清创,充分止血,术毕用含抗生素的生理盐水冲净伤口,对预防感染有一定作用,同时可做脑室引流。要核对摘出的碎骨片数目与X线平片之数目,避免残留骨片,形成颅内感染的隐患。对新鲜伤道中深藏的磁性金属异物和弹片,可应用磁性导针伸入伤道吸出。颅脑贯通伤出口常较大,出口的皮肤血管也易于损伤,故清创常先从出口区进行;若入口处有脑膨出或血块涌出,则优先进行入口清创。

对下列情况需行减压术:①清创不彻底;②脑挫裂伤严重,清创后脑组织仍肿胀或膨出;③有已化脓的创伤,清创后仍需伤道引流;④止血不彻底。

(八)术后处理

脑穿通伤清创术后,需定时观察伤员的生命体征、意识、瞳孔的变化,观察有无颅内继发出血、脑脊液漏等;加强抗脑水肿、抗感染、抗休克治疗;保持伤员的呼吸道通畅,让其吸氧;伤员躁动、癫痫、高热时,对其酌情使用镇静药、冬眠药和采用物理方法降温,对昏迷、瘫痪伤员,定时翻身,预防肺炎、压疮和泌尿系统感染。

(九)颅内异物存留

开放性颅脑损伤,特别是火器性颅脑损伤常有金属弹片、碎骨片、草木、泥沙、头发等异物进入颅内。当早期清创不彻底或因异物所处部位较深,难以取出时,异物则存留于颅内。异物存留有可能导致颅内感染,其中碎骨片易伴发脑脓肿,而且可促使局部脑组织退行性改变,极少数金属异物尚可有位置的变动,从而加重脑损伤,需手术取出异物。摘除金属异物的手术指征:①直径大于 1 cm 的金属异物易诱发颅内感染;②位于非功能区、易于取出且手术创伤及危险性小;③出现颅内感染征象或顽固性癫痫及其他较严重的临床症状者;④合并有外伤性动脉瘤者;⑤有脑室穿通伤,异物进入脑室时,极易引起脑室内出血及感染,且异物在脑室内移动可以损伤脑室壁。手术方法可分为骨窗或骨瓣开颅,取除异物及采用立体定向技术用磁性导针或异物钳摘除异物。手术宜沿原伤道口进入,避开重要功能区,可应用于表浅部位及脑室内异物摘除。近年来,由于立体定向技术的发展,在 X 线颅骨正侧位片及头部 CT 扫描准确定位及监控下,颅骨钻孔后,精确地将磁导针插入脑内而吸出弹片;或利用异物钳夹出颅内存留的异物。此种方法具有手术简便、易于接受、附加损伤少等优点,但当吸出或钳夹异物有困难时,需谨慎操作,以免损伤异物附近的血管而并发出血。手术前、后需应用抗生素预防感染,并需重复注射破伤风抗毒素。

(罗　建)

第三节　硬脑膜外血肿的诊断与治疗

硬脑膜外血肿(epidural hematoma,EDH)是外伤后血肿积聚于颅骨与硬脑膜间,占闭合性颅脑损伤的 2%～3%,占颅内血肿的 25%～30%,仅次于硬脑膜下血肿。急性硬脑膜外血肿通常伤后 3 天内出现脑受压症状,占 86.2%,亚急性血肿占 10.3%,慢性血肿占 3.5%;在颞叶最常见,亦见于额叶、顶叶、枕叶及颅后窝等,多为单发,有时与硬膜下或脑内血肿并存。

一、病因及致伤机制

多因头部遭受外力打击,颅骨骨折或局部变形,伤及血管形成血肿。血肿积聚于颅骨与硬脑膜间,硬脑膜与颅骨分离时撕裂小血管,使血肿增大。颅盖部硬脑膜与颅骨附着较松,易分离;颅底部附着较紧,分离困难,故硬脑膜外血肿多见于颅盖部。出血常来源于脑膜血管、静脉窦及板障静脉,常见于脑膜中动脉。出血引起颅内压升高因出血速度,原发性脑损伤而不同,成人血肿幕上 20 mL,幕下 10 mL 即可引起急性脑疝。

成人脑膜中动脉主干及分支走行于骨沟中或被骨管包围,颅骨骨折时,主干或主要分支损伤,出血凶猛,短时间形成巨大血肿,多在颞部;前支出血在额顶部,后支出血在颞部或颞顶部。脑膜前动脉、脑膜中静脉、上矢状窦、横窦和乙状窦亦可出血,静脉壁无平滑肌层,无收缩力,出血猛烈。颅骨骨折引起板障静脉出血,不形成巨大血肿,常为颅后窝硬脑膜外血肿的来源。少数病例损伤使颅骨与硬脑膜分离,但无骨折,硬脑膜表面小血管破裂形成 EDH。

二、临床表现

(1)EDH 患者有头部直接暴力外伤史。EDH 多见于 15～30 岁人群。婴幼儿的颅内血管沟较浅,骨折不易损伤脑膜中动脉。EDH 发病急骤,临床表现取决于血肿的量、部位、形成速度、是否合并脑干伤或脑挫裂伤等。

(2)根据是否伴原发性脑损伤及损伤程度,将意识改变分为以下几种:①伤后无昏迷,出现进行性意识障碍;②伤后短期昏迷后意识逐渐转清(中间清醒期),后来再度昏迷,是典型表现;③伤后持续性昏迷进行性加重。前两种意识障碍常见于急性硬脑膜外血肿,第三种常见于硬脑膜下血肿和脑内血肿。

(3)硬脑膜外血肿压迫、脑水肿及颅内压升高,清醒患者常诉剧烈头痛,伴呕吐,昏迷患者呕吐频繁。早期出现库欣综合征,血压升高,收缩压明显升高,脉搏缓慢,呼吸变慢、不规则。硬脑膜外血肿压迫脑功能区,出现相应体征,如运动区可见中枢性面瘫、轻偏瘫、运动性失语,矢状窦旁出现下肢单瘫,颅后窝出现眼震、共济失调及肌张力降低等。

(4)小脑幕上硬脑膜外血肿引起脑移位,导致小脑幕切迹疝、意识障碍进行性加重、患侧瞳孔散大、光反射消失和对侧病理征等。少数患者出血速度快,血肿量大,可造成脑干急性移位扭曲,使对侧大脑脚嵌压在小脑幕切迹缘,引起同侧肢体瘫和对侧瞳孔散大,脑疝急剧发展,短时间可出现双瞳孔散大、病理性呼吸及去大脑强直发作等而导致死亡。小脑幕切迹疝晚期或颅后窝硬脑膜外血肿使颅后窝压力升高,推移小脑扁桃体疝至枕骨大孔下椎管内,形成枕骨大孔疝,出现呼吸功能抑制、心率慢、血压下降、呼吸及心搏骤停等;颅后窝硬脑膜外血肿引起枕骨大孔疝,一旦发生意识障碍,瞳孔变化与呼吸骤停几乎同时发生。

(5)头颅 X 线平片,如病情允许可常规拍摄颅骨正侧位片,对枕部着力加摄额枕(汤氏)位,对凹陷性骨折应作切线位,注意骨折线与正常骨迹、颅缝、变异缝的区别。95％的患者有颅骨骨折,线性骨折居多,多在着力部位骨折,常横过脑膜血管沟或静脉窦。CT 检查是该病诊断之首选,能清晰地显示脑组织受压,中线结构移位,脑室和脑池的形态、位置及血肿量等,典型的影像有颅骨下方凸透镜样高密度影(图 14-1)。

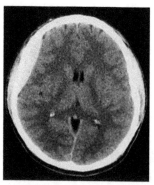

图 14-1　头颅 CT 显示的右侧颅骨下方的凸透镜样高密度影

DSA 可显示血肿部位典型双凸形无血管区及中线移位,矢状窦旁或跨矢状窦硬膜外血肿在静脉和静脉窦期可见该段矢状窦和静脉注入段受压下移。高度怀疑颅内血肿,无条件做 CT 检查时,颅内钻孔探查术简单、有效。

三、诊断及鉴别诊断

该病应在脑疝形成前早期诊断,临床密切观察颇重要。清醒患者出现淡漠、嗜睡或躁动,双侧眼底视盘水肿,血压升高,脉压>4.7 kPa(35 mmHg),出现新的神经体征,呈进行性加重,应高度怀疑颅内血肿,及时行 CT 检查以明确诊断。须注意与硬脑膜下血肿、脑内血肿和脑水肿区别(表 14-1)。

表 14-1　硬脑膜外血肿、硬脑膜下血肿和脑内血肿、脑水肿的区别

鉴别要点	硬脑膜外血肿	硬脑膜下血肿、脑内血肿	脑水肿
意识改变	常有中间清醒期	多为进行性意识障碍	相对稳定,经脱水治疗好转
原发性损伤	无或很轻	一般较重	重或有脑损伤
脑受压症状	多出现于伤后 24 小时内	24～28 小时内(特急型例外)	伤后 2～3 天为脑水肿高峰期
病变定位	多在着力点或骨折线附近	多在对冲部位	着力部较轻,对冲部位重
颅骨骨折	多为线性骨折,约占 90%	50%有骨折	较少
脑血管造影	凸透镜样无血管区	月牙形无血管区或脑内"抱球征"	血管移位不明显
CT 检查	紧靠内板的双凸透镜样高密度影	硬膜下或脑内不规则高密度影	病变区呈低密度影
MRI 检查	T_2WI 可见内板下透镜状高信号影,强度变化与血肿期龄有关	T_2WI 可见急性期低信号或等信号,亚急性及慢性期呈高信号	脑室、脑池变小,T_2WI 可见白质、灰质交界处损伤灶,伴高信号水肿区

四、治疗

(一)手术治疗

1.手术指征

(1)临床症状:体征呈进行性加重。

(2)无明显症状,但血肿厚度>1 cm。

(3)CT 检查:幕上血肿量>30 mL,颞部血肿量>20 mL,幕下血肿量>10 mL,中线移位>1 cm,有急性颅内压升高和占位效应。硬脑膜外血肿不易吸收,手术指征可适当放宽。

2.手术方法

手术方法包括骨窗开颅硬脑膜外血肿清除术,适于病情危急,已出现脑疝,来不及 CT 检查,直接送手术室抢救的患者。钻孔探查和扩大骨窗清除血肿,在瞳孔散大侧翼点附近钻孔可发现 60%～70%的硬脑膜外血肿,其次是骨折线附近或着力部位、额极、顶结节或枕部钻孔,骨孔直径为 3 cm,以防遗漏;若血肿清除后硬脑膜张力仍高或硬脑膜呈蓝色,应切开探查,以免遗漏硬脑膜下或脑内血肿;术毕在硬脑膜外置胶管引流,分层缝合头皮。对颅骨缺失,待 3 个月后择期修补。

骨瓣开颅硬脑膜外血肿清除术适于血肿定位明确的患者;钻孔穿刺清除硬脑膜外血肿适于紧急抢救,从锥孔或钻孔排出部分液态血肿,暂时缓解颅高压,赢得时间;小脑幕游离缘切开基底池外引流术适于硬脑膜外血肿发生脑疝的严重病例。

术后患者进入 ICU,观察其意识、瞳孔、颅内压及生命体征,监测液体出入量、电解质、血糖、血气和肝肾功能等,术后 24～48 小时拔出引流管;保持呼吸道通畅,对昏迷患者及早行气管切开

术,以防低氧血症;适量使用脱水利尿剂,维持水电解质及酸碱平衡;预防感染,防止肺炎、尿路感染及压疮等;采取其他对症治疗。

(二)非手术治疗

非手术治疗的指征如下。

(1)意识清楚,无进行性意识障碍或 GCS≥14 分。

(2)无脑受压的症状、体征和视盘水肿。

(3)CT 检查幕上血肿量＜30 mL,幕下血肿量＜10 mL,中线移位＜0.5 cm,无明显占位效应者。

(4)对非颞部或颅后窝血肿,严密观察病情变化,合理应用降颅压药,CT 监测血肿的吸收情况,若病情恶化可立即手术。

脑原发性损伤较轻,无严重并发症者预后良好,病死率为 10%～25%,死因为脑疝引起继发性脑干损害。

(李欣吉)

第四节　硬脑膜下血肿的诊断与治疗

硬脑膜下血肿(subdural hematoma,SDH)是外伤性血肿积聚于硬膜与蛛网膜之间。发生率占闭合性颅脑损伤的 5%～6%,占颅内血肿的 50%～60%,是最常见的颅内血肿。

根据症状出现时间分为急性、亚急性和慢性硬膜下血肿。根据伴脑挫裂伤可分为复合型、单纯型硬脑膜下血肿,前者因脑挫裂伤、脑皮质动静脉出血,血液积聚在硬脑膜与脑皮质之间,可急性或亚急性起病,预后较差;后者为桥静脉断裂,出血较慢,血液积聚在硬脑膜与蛛网膜之间,呈慢性病程,脑部原发损伤较轻,预后较好。

一、急性硬脑膜下血肿

急性硬脑膜下血肿(acute subdural hematoma,ASDH)在伤后 3 天内出现症状,占硬脑膜下血肿的68.6%。多伴较重的脑挫裂伤和脑皮质小动脉出血,伤后病情急剧变化,手术处理较复杂,弥散性活动性出血较难制止,术中及术后脑肿胀、脑水肿较重,治疗困难,死亡率、致残率高。

(一)病因及致伤机制

ASDH 多发生在减速性损伤中,出血来源于脑皮质挫裂伤病灶中的静脉和动脉,血肿常发生在着力部位的脑凸面及对冲部位,如额叶底部、颞极和颞叶底部,常与脑挫裂伤并存,较小的血肿也可出现症状。出血还可来源于脑表面桥静脉,血肿多见于大脑上静脉注入的上矢状窦、大脑中静脉和颞极静脉注入的蝶顶窦,颞后下吻合静脉(Labbe 静脉)注入的横窦等处,多不伴脑挫裂伤,称单纯型血肿,较广泛。

血肿发生的部位与头部着力点和着力方式密切相关。①加速性损伤所致脑挫裂伤:血肿多在同侧;②减速性损伤所致脑挫裂伤:血肿多在对侧或着力侧,如一侧枕部有着地减速性损伤,血肿多在对侧颞底、额极、颞极和额底部;脑挫裂伤区血肿较大,周围血肿较小,深部可有脑内血肿;枕部着力侧可发生颅后窝硬脑膜外血肿或硬脑膜下血肿;③头侧方受击形成的减速性损伤:多有同侧复合型硬脑膜下血肿,对侧多为单纯型硬脑膜下血肿,有时着力侧也有硬脑膜外和脑内血肿;④一侧前额着力减速性损伤:硬脑膜下血肿可发生在同侧额底、额极、颞极、颞底部,但同侧枕极和颅后窝几乎无血肿;⑤一侧前额部加速性损伤:多见着力部血肿;⑥枕部或前额部着力愈邻近中线,愈多发双侧硬脑膜下血肿。

(二)临床表现

1.意识障碍严重

脑挫裂伤及继发性脑水肿多同时存在,脑挫裂伤较重、血肿形成速度较快,脑挫裂伤昏迷与血肿导致的脑疝昏迷重叠,意识障碍进行性加深,无中间清醒期或意识好转期。

2.颅内压升高明显

急性硬脑膜下血肿多为复合型损伤,可见头痛、喷射性呕吐、躁动、脉率慢、呼吸慢及血压升高等。病情常急剧恶化,一侧瞳孔散大后不久,对侧瞳孔也散大,出现去大脑强直和病理性呼吸,患者迅速处于濒危状态。局灶症状多见脑挫裂伤和血肿压迫,可引起中枢性面瘫和偏瘫、局灶性癫痫发作、神经损害体征进行性加重等。

3.CT 检查

CT 是首选检查,可见脑表面新月形高密度影,内缘可不整齐,相对脑皮质内有点片状出血灶,脑水肿明显,脑室受压变形,向对侧移位(图 14-2)。

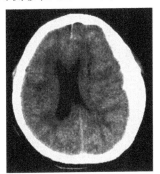

图 14-2　急性硬脑膜下血肿的 CT

诊断额底、颞底和两侧性血肿可减少遗漏。颅骨 X 线平片可见合并颅骨骨折的发生率为 50%,较硬脑膜外血肿的发生率低,故无颅骨骨折时发生硬脑膜下血肿的可能性大,骨折线与血肿位置常不一致。DSA 可见一侧硬脑膜下血肿的典型表现、同侧脑表面新月形无血管区、同侧大脑前动脉向对侧移位;如两侧硬脑膜下血肿可见双侧脑表面新月形无血管区,大脑前动脉仅轻微移位或无移位;额叶或颞叶底部硬脑膜下血肿的 DSA 可无明显变化。

(三)诊断及鉴别诊断

诊断根据颅脑外伤史,伤后原发昏迷时间长或原发昏迷与继发性意识障碍重叠,昏迷不断加深,有脑受压及颅内高压征象,伴局灶性体征,CT 显示脑表面新月形高密度影、相对脑皮质点片状出血灶,还显示同侧脑室受压变形,向对侧移位。应注意区别急性硬脑膜下血肿与急性硬脑膜外血肿(表 14-2)。

(四)治疗

1.手术指征

急性硬脑膜下血肿病情发展迅速,一经诊断应尽早手术治疗。

表 14-2　急性硬脑膜外血肿与急性硬脑膜下血肿的临床特点

临床特点	急性硬脑膜外血肿	急性硬脑膜下血肿
着力点	在着力点同侧	在着力点对侧多,在着力点同侧少
脑挫裂伤	轻,在冲击部位多	重,在对冲部位多
颅骨骨折	见于绝大多数(95%)患者	见于约半数患者
血肿与骨折的关系	大多数在同侧	约半数在同侧
原发意识障碍	多较轻	多较重
中间意识好转期	较多见,常能完全清醒	较少见,不易完全清醒
蛛网膜下腔出血	较少见,轻	范围较广泛

2.手术治疗

(1)钻孔冲洗引流术:钻孔冲洗引流术适于病情稳定,脑损伤较轻的患者。CT 确诊大脑凸面单纯型硬脑膜下液态血肿。一般在运动前区、后区和颞部钻 2～3 个孔,切开硬膜,用生理盐水反复冲洗,引出积血,低位留置引流管,持续引流 24～48 小时,分层缝合头皮。

(2)骨窗或骨瓣开颅血肿清除术:骨窗或骨瓣开颅血肿清除术适于定位明确的血肿。血肿呈凝血块,难以冲洗排出。钻孔冲洗,清除血肿后脑组织迅速膨起,颅内压升高;原则是充分清除血肿及挫碎糜烂脑组织,妥善止血。

(3)颞肌下减压术或去骨瓣减压术:颞肌下减压术或去骨瓣减压术,适于急性硬脑膜下血肿伴严重挫裂伤、脑水肿和脑疝形成患者。若无其他血肿,颅内压仍高,可行颞肌下或去骨瓣减压术。

3.非手术治疗指征

患者神志清楚,生命体征正常,病情稳定,逐渐减轻,无局灶性神经功能受损表现,CT 检查脑室、脑池无显著受压,血肿量不超过 40 mL,中线移位不超过 1 cm,颅内压不超过 3.3 kPa(25 mmHg)。

急性硬脑膜下血肿病情危重,病死率高达 50%～90%,入院 GCS 评分和 CT 表现是判断预后的主要指标。老年人对冲性急性硬脑膜下血肿,血肿量小,病情可很重,预后极差。

二、亚急性硬脑膜下血肿

亚急性硬脑膜下血肿在伤后 3 天至 3 周出现症状,占硬脑膜下血肿的 5%。致病原因及病理变化与急性硬脑膜下血肿相似。原发性脑损伤较轻,出血速度稍缓,血肿形成及脑受压较缓慢,颅内容积可代偿,患者常有中间清醒期,神志恢复不及硬膜外血肿明显。

对亚急性硬脑膜下血肿如能及时确诊,尽早手术清除血肿,预后较好。

三、慢性硬脑膜下血肿

慢性硬脑膜下血肿(chronic subdural hematoma,CSDH)在伤后 3 周以上出现症状,占颅内血肿的9.39%,占硬脑膜下血肿的 15.6%,双侧发生率高达 14.8%,年发生率为(1～2)/10 万,老年人的发生率约 16.5/10 万。

(一)病因及致伤机制

CSDH 的病因尚未完全明确,65%～75%的病例有颅脑外伤史,34%的病例有酒精成瘾史。

目前有两种学说:外伤学说认为硬脑膜下腔桥静脉撕裂出血,主要位于矢状窦旁、颅底颞叶前端及小脑幕附近,如致伤作用方向与矢状窦平行,易撕裂桥静脉,作用方向与矢状窦垂直,因有大脑镰抵抗,不易撕裂;静脉出血速度与撕裂程度及颅压有关。炎症学说认为血肿继发于出血性硬脑膜内层的炎性产物,其他原因可能为慢性酒精中毒、B族维生素、维生素C、维生素K缺乏及有凝血功能障碍等。CSDH不断增大可能与患者脑萎缩、颅压低、静脉张力升高及凝血机制障碍等因素有关。小儿常见双侧慢性硬脑膜下血肿,为产伤引起,出生6个月内发生率最高;也见于营养不良的儿童和有坏血症、颅内外炎症和出血性素质的儿童。CSDH可引起颅腔内占位、局部压迫和供血障碍,导致脑组织萎缩与变性,癫痫发生率高达40%。

(二)病理

黄褐色或灰色结缔组织包膜多在发病后5~7天出现,2~3周基本形成。靠近蛛网膜侧包膜较薄,血管很少,与蛛网膜轻微粘连,易剥开;靠近硬脑膜侧包膜较厚,与硬脑膜紧密粘连,剥除后可见新生毛细血管渗血。

(三)临床表现

(1)该病常见于老年人和6个月内的婴儿。患者常有头部轻微外伤史。老年人有轻度头部外伤史,本人或家人对其易忽略或忘记。该病起病隐匿,受伤至发病时间为1~3个月,个别报告3~4年。

(2)临床表现:①慢性颅内压升高症状,出现头痛、恶心、呕吐、复视及视盘水肿等,头痛突出;②神经功能缺失症状,如病变对侧轻偏瘫、锥体束征、失语和癫痫发作,患侧瞳孔散大;③精神障碍。轻症病例表现注意力不集中、记忆力减退、烦躁易怒等,重者出现痴呆、寡欲,甚至木僵。婴幼儿表现前囟膨隆、头颅增大、骨缝分离、眼球下转(落日征)和头皮静脉怒张等,前囟穿刺可吸出硬脑膜下积血。

(3)CT检查可见:血肿密度直接征象,脑室、脑沟、脑池受压变形的间接征象。病程愈短,血肿密度愈高,可能与血肿内血红蛋白破坏吸收有关。等密度血肿诊断困难,可借助脑室、脑池、脑干等受压间接征象判断,增强CT显示血肿内侧边缘弧形线状高密度影。MRI显示等密度慢性硬脑膜下血肿,早期血肿T_1WI和T_2WI均为高信号;后期T_1WI低信号高于脑脊液,T_2WI为高信号。

(四)诊断及鉴别诊断

1.诊断

根据患者有头部外伤史,起病缓慢,以颅内压升高症状为主,可伴精神症状和局灶性神经损害症状,结合CT及MRI特征性表现可以诊断。

2.鉴别诊断

(1)慢性硬脑膜下积液(硬脑膜下水瘤):多与外伤有关,颇似CSDH,前者囊内为清水样或黄变液体,后者囊内为积血。鉴别主要靠CT或MRI。

(2)半球占位病变:如脑膜瘤、胶质瘤、脑脓肿及肉芽肿,进展缓慢,无头部外伤史,局灶性神经功能缺失体征明显,CT、MRI或DSA等可确诊。

(五)治疗

1.手术治疗

(1)患者有症状,应尽早手术治疗。①钻孔或锥孔冲洗引流术为首选方法,安全、简单,无严重并发症,疗效满意,治愈率达95%;根据血肿部位及大小选择前后两孔(一高一低)或在血肿中心钻一孔,抽出积血后留置引流管或持续负压引流,引流时间根据引流量多少及颜色确定,一般为术后 3～5 天,这两种方法适于血肿包膜未形成钙化的多数成人患者,术后血肿复发率为 5%～33%。②骨瓣开颅慢性硬脑膜下血肿清除术。在额、颞顶部开颅,彻底清除血肿,尽量切除血肿囊,利于术后脑膨起;适用于血肿晚期已机化或钙化、少数钻孔引流术失败的患者。③前囟侧角硬脑膜下穿刺术适于早期血肿及囟门未闭的婴儿。④脑室内镜术适于分隔型慢性硬脑膜下血肿,内镜直视下显微手术切除血肿内多囊性包膜,利于彻底冲洗引流。

(2)术后并发症包括:①颅内压过低、脑膨起不全引起头晕、呕吐,可静脉输注低渗溶液等;②术后血肿腔顽固性积液,多因清除血肿后脑萎缩不能复张,必要时去骨瓣,缩小颅腔,消灭血肿腔;③血肿复发常见于老年脑萎缩患者。

2.非手术治疗

非手术治疗适于无临床症状或症状轻微,颅内压在 1.96 kPa(200 mmH$_2$O)以下,CT 无中线移位、呈低密度影像者,合并凝血功能障碍及出血倾向的 CSDH 患者。患者可卧床休息、应用维生素类及止血类药,如有脑水肿,可适当脱水。

慢性硬脑膜下血肿治疗及时,多数预后良好。

四、外伤性硬脑膜下积液

外伤性硬脑膜下积液是颅脑损伤后大量脑脊液积聚在硬脑膜下间隙,又称外伤性硬膜下水瘤(traumatic subdural hydroma,SDG)。好发于颞部,占颅脑损伤的 1.16%,占外伤性颅内血肿的 10% 左右,占硬脑膜下血肿的 15.8%。

(一)病因及致伤机制

颅脑损伤时脑组织在颅腔内强烈移动,脑表面、视交叉池及外侧裂池等处蛛网膜撕裂,裂口处蛛网膜恰似单向活瓣,脑脊液随患者挣扎、咳嗽等用力动作不断流出,不能返回蛛网膜下腔,导致硬脑膜下水瘤样积液、局部脑受压及进行性颅内压升高。硬脑膜下积液一般为 50～60 mL,多者可达 150 mL。急性型是伤后数小时或数天内出现压迫症状,积液多为粉红色或血性,亚急性型的积液为黄色液体,慢性型的积液多为草黄色或无色透明液体。硬脑膜下积液的蛋白含量较正常脑脊液高,低于血性液体。

(二)临床表现

(1)病程多为亚急性或慢性,偶呈急性过程。急性型患者有颅内压升高的症状,半数可出现偏瘫、失语或局灶性癫痫,个别出现嗜睡、意识朦胧、定向力差及精神失常等。病情严重可发生单侧瞳孔散大、脑疝、昏迷和去大脑强直等。

(2)CT 显示脑表面新月形低密度影,有别于硬脑膜下血肿。MRI 图像显示积液信号与脑脊液相近,硬脑膜下出现 T$_1$WI 低信号、T$_2$WI 高信号新月形影像。

(三)诊断及鉴别诊断

头部外伤史,渐进性颅内压升高,局灶性神经体征以及 CT、MRI 的典型表现是确诊的依据。应区别外伤性硬脑膜下积液与慢性硬脑膜下血肿,血肿 T$_1$WI、T$_2$WI 均呈高信号。

(四)治疗

硬脑膜下积液出现临床症状需手术治疗,包括以下两种。

1.钻孔引流术

钻孔引流术是多数病例的首选。在积液腔低处放置引流管,外接封闭式引流瓶,术后 48～

72 小时 积液腔明显缩小,脑水肿尚未消退前拔除引流管,以免复发;慢性积液使脑组织膨起,闭合积液腔,术后不用或少用脱水剂,取平卧位或头低向患侧卧位,促进脑组织复位,必要时腰穿,缓慢注入 20～40 mL 生理盐水,使残腔闭合。

2.骨瓣或骨窗开颅清除积液术

骨瓣或骨窗开颅清除积液术适用少数久治不愈的复发病例,广泛切开增厚的囊壁,使囊腔与蛛网膜下腔交通,或置管使囊腔与脑基底部脑池相通,必要时弃去骨瓣使头皮塌陷,缩小残腔。

硬脑膜下积液原发性脑损伤一般较轻,处理及时、合理,效果较好;原发性脑损伤严重伴颅内血肿者,预后较差,病死率达 9.7%～12.5%。

(李欣吉)

第五节　颅骨骨折的诊断与治疗

颅骨骨折在闭合性颅脑损伤中约占 1%,在重度颅脑损伤中约占 70%。明确颅骨骨折的部位和类型有利于受伤机制及病情的判断。

一、颅骨的应用解剖

颅骨由额骨、枕骨、蝶骨、筛骨各 1 块和顶骨、颞骨各 2 块构成,具有保护脑的作用,可分为颅盖及颅底两部分,分界线为眉弓、颧弓、外耳道上缘、乳突、上项线及枕外隆凸的连线。

(一)颅盖

颅盖是由额骨鳞部、顶骨、颞骨鳞部和枕骨鳞部上半部分所组成的,各骨块之间形成骨缝,有冠状缝、矢状缝、人字缝。颅盖骨均为扁骨,其厚度不一,枕外隆凸处最厚,可达 1 cm,枕骨、颞骨鳞部较薄,仅 1～2 mm,在不同部位颅骨钻孔时应注意这些特点。颅盖骨一般由外板、板障、内板组成,在颅骨较薄的地方,板障不明显。外板较厚,为 1～2 mm,内板较薄,约为 0.5 mm,因此,外伤时颅骨内板易发生骨折,骨折后可及深面的硬脑膜、血管、脑组织而形成颅内血肿及脑损伤。板障内含板障静脉,构成颅内外静脉的交通。

(二)颅底

颅底由额骨眶部、蝶骨体及蝶骨大小翼、筛骨筛板、颞骨岩部和鳞部、乳突部内面、枕骨下部构成,由前到后被蝶骨嵴与岩骨嵴分成颅前窝、颅中窝、颅后窝。

(三)颅前窝

颅前窝主要由额骨的眶部及筛骨筛板构成。颅前窝中央最前方为盲孔,盲孔后方为突出的鸡冠,为大脑镰前部的附着点。鸡冠两侧为筛板,其上有许多筛孔,嗅丝由此通过,颅前窝两侧为不平滑的眶部。颅前窝骨板较薄,易发生骨折,损伤嗅丝,可致嗅觉减退乃至丧失。由于颅底与硬脑膜附着紧密,骨折时易撕裂硬脑膜而引起脑脊液鼻漏。颅脑损伤尤其枕部着力时,额叶底部在骨嵴上摩擦而引起额极与额叶底面的脑挫裂伤和血肿。

(四)颅中窝

颅中窝主要由蝶骨体、蝶骨、蝶骨大翼、颞骨岩部前面及部分颞骨鳞部构成,分为中间部的蝶鞍与对称的两侧部。蝶鞍中央为垂体窝,容纳垂体。前方为鞍结节、视交叉沟及向两侧连通的视神经管,内行视神经与眼动脉,后方为鞍背,两侧有前床突、中床突、后床突,再往外为纵行颈动脉沟及海绵窦,内行颈内动脉。颅中窝骨折伤及海绵窦时可出现致命性鼻腔大出血和海绵窦综合征。蝶鞍下方为蝶窦,蝶骨体骨折伤及蝶窦时可出现脑脊液鼻漏。侧部容纳颞叶,有许多裂孔自前至后分布其上,眶上裂位于前内方,通向眶腔,动眼神经、滑车神经、展神经、三叉神经第一支及眼静脉通过眶上裂,此处骨折可出现眶上裂综合征。其后为圆孔、卵圆孔、棘孔、破裂孔,圆孔内走行上颌神经,卵圆孔内走行下颌神经,棘孔有脑膜中动脉及棘孔神经通过,脑膜中动脉损伤时,有时需堵塞棘孔才能止血。破裂孔上为软骨封闭,其上有颈内动脉横过,内穿行发自面神经的岩浅大神经及导血管。颞骨岩尖部有三叉神经的压迹,为三叉神经半月节存在部位,其上有展神经、滑车神经经过,此处损伤可致岩尖综合征。颞骨岩部后方为鼓室盖,将鼓室与颅中窝分隔,此处骨折可出现脑脊液鼻漏及面神经麻痹、失听。颅中窝外侧有脑膜中动脉沟,此处骨折可出现硬脑膜外血肿,为硬膜外血肿的好发部位。

(五)颅后窝

颅后窝由颞骨岩部后面和枕骨各部组成。其中央为枕骨大孔,有延髓与脊髓相连,另有椎动脉、副神经脊髓根通过。枕骨大孔两侧有舌下神经管,舌下神经由此出颅。前上方为斜坡,承托脑桥及延髓,斜坡下为咽后壁,因此枕骨大孔骨折时,可伤及舌下神经及延髓,斜坡骨折时可出现咽后壁血肿。颅后窝两侧部上缘为岩上窦,颞岩部后面有内耳门,内有面听神经及迷路动静脉通过,内耳门后下方有颈静脉孔,内行颈内静脉、舌咽神经、迷走神经、副神经,骨折通过颈静脉孔可出现颈静脉孔综合征。颈静脉孔连于乙状窦,乙状窦向两侧连通于横窦。颅后窝后壁的中部为呈十字形的枕内粗隆。

二、颅骨的生物力学性质

颅骨共由8块骨组成,骨间有骨缝紧密相连,具有分散暴力和保护脑组织的作用。颅骨的各种力学性能中最主要的是强度和刚度。强度是指生物材料或非生物材料组成的构件抵抗破坏的能力,强度有高低之分。刚度是指构件抵抗变形的能力,刚度有大小之分。颅骨的内、外板均有较高的刚度与强度,能以变弯和受压的形式承受外力的静态力与冲击力。板障在头部受外力时能阻止内外板的接近并承受剪应力,还可通过自身的压缩、变形吸收部分冲击能量。随年龄增长,板障增厚,到老年时期可能占到整个骨厚的一半以上,使颅盖骨强度下降,脆性增大,容易骨折。

三、颅骨损伤机制

当颅骨受到外来冲击力作用时,其内部出现薄膜力,和弯曲压应力相加得到较大的压应力,内表面上两者相减得到较小的拉重力或压重力。因为颅骨承受压应力的能力很强,而承受拉重力的能力较弱,所以往往内表面受拉而破坏,如果颅骨较薄,则弯曲拉重力远大于薄膜压应力,即颅骨内部的拉重力不能被较多地抵消,此处就极易发生骨折。颅骨骨折的发生机制主要有两种形式。

(一)局部弯曲变形引起骨折

当外力打击颅骨时,先是着力点局部内陷,而作用力停止时颅骨又迅速弹回而复位,当外力较大使颅骨变形超过其弹性限度,则首先在作用点的中央发生内板断裂,继而周边外板折断,最后中央部的外板及周边部的内板亦发生断裂。一般情况下全过程的时间为0.001~0.002秒。

颅骨破损后形状大体上呈向内的喇叭形,一般仍有局部地方相连。

(二)普遍弯曲变形引起骨折

头颅的骨质结构及形状近似一个具有弹性的球体,颅骨被挤压在两个以上的力之间,可引起头颅变形,当颅骨的变形超过其弹性限度,则发生骨折;当暴力为左右方向时,骨折线往往垂直于矢状线,常通过颞部及颅底。当暴力是前后方向时,骨折线是纵行的,与矢状线平行,并往往延伸到枕骨鳞部;当暴力为上下方向时,可由脊柱之对抗力造成颅底的环形骨折。

影响颅骨损伤严重程度的主要因素为外力的大小、作用面积大小、打击延续时间、打击的动量、受击时头部的运动状态、打击点的位置以及颅骨自身的几何力学特性。

四、颅骨骨折的影响因素

(一)外力大小、延续时间及作用面积的影响

因为外力和它所产生的应力大体上成正比,所以外力越大,损伤越严重。如果外力作用时间短到不足以使颅骨完成破损过程,则损伤就轻。此外,如果外力作用面积越小(通常指撞击物体很尖锐),损伤亦越重。

(二)打击物动量(mv)的影响

m 为打击物的质量,v 为打击物与头部之间相对运动的速度。动量越大,损伤越严重;如果 m 较大而 v 较小,通常出现线形骨折,反之容易出现穿透情况。

(三)撞击时头部运动状态的影响

此运动状态有三类,一是外来物向头部袭击,此时头可看成支持在有弹性的颈部上的物体,在受击过程中能够退让,使外来加于其上的一部分能量被颈部及颈部以下的部位所吸收。第二类是头部处于固定状态(如靠在墙壁或地面上),在受击时不能退让,此种情况要比上一类状态严重些。第三类是运动着的头部撞上较大的物体,在头部已撞上该物体后,颈部及其以下部位尚未与物体接触,它们继续运动并向头部冲撞,这类状态的损伤比上二类都要严重。有时颅骨会在受力点出现凹陷变形,而在受力点相对的另一侧出现外凸变形,称为对冲性颅骨骨折。

(四)外力打击方向与骨折的关系

外力垂直作用于颅盖部多产生凹陷骨折或粉碎骨折;暴力斜行或切线作用于颅盖部多引起线形骨折,骨折线多与外力方向相平行,有时向颅底伸延。

(五)外力作用于头的部位与骨折的关系

由于颅骨几何形态很复杂,各部分结构形式、厚度及材料性质均不相同,所以外力作用在不同点处对颅骨损伤的程度及骨折线的走向均有影响,根据临床统计,大体有如下规律。

(1)当额部前方受撞击时,多产生额骨垂直部和颅前窝前后纵向骨折,其次是前后的斜行骨折。如作用点在前额的外侧,可产生左右横行的线形骨折,并可越过中线达对侧颅前窝底。

(2)当顶骨前方或额骨后部受冲撞时,骨折常向颞前区伸延,在冲击力较大的情况下,也可能同时向各个方向扩展。在顶骨上方撞击时,骨折多发生在颅盖的一侧,亦可发生横过中线的双侧性骨折,经过颅顶中线的骨折可损伤上矢状窦。有时骨折延伸到颅中窝底,经蝶骨向颅底发展,也可经过颞骨岩部向颅中窝的内侧和颅后窝发展。偶见由于脊柱的对抗作用产生枕骨大孔周围的环形骨折。

(3)暴力作用于颞部,以左右方向的横行骨折多见,骨折线可经颞骨鳞部延伸到颅中窝底,亦可经过蝶骨到达对侧颅中窝底,左右走行的斜行骨折亦较多,而前后纵行骨折则少见。

(4)在枕骨范围内受撞击时,如着力点在一侧枕部,多见前后方向的纵行骨折或斜行骨折。骨折线由着力点向颅后窝底延伸,也可经颞骨岩部,伸延到颅中窝,有时可见枕乳缝或人字缝下部的颅缝分离。

(5)当来自下方的撞击由脊柱传到枕骨大孔时,骨折从枕骨大孔向前或向侧方扩展。

(6)暴力冲击点愈接近颅底水平,颅盖和颅底联合骨折的发生率愈高。

五、颅骨骨折的分类

(一)按骨折的形状分类

1.线形骨折

骨折呈线条形,大多是单一的骨折线,分支状、放射状和多发线形骨折少见。骨折线的宽度多为1~3 mm,个别宽者可达1 cm以上,线形骨折线占颅盖骨折的2/3以上,颅底骨折几乎都是线形骨折。外伤性颅缝分离,亦属于线形骨折范畴,人字缝分离多见,矢状缝和冠状缝分离少见。颅骨生长性骨折是线形骨折不断扩大所致。当婴幼儿颅盖部线形骨的骨折线中间有骨膜或蛛网膜等间隔时,不但阻止骨折愈合,而且骨折的缝隙不断受到蛛网膜下腔、膨出的脑组织或形成的囊肿的冲击,骨折缘逐渐地被侵蚀和吸收,一般多在数月出现搏动性膨出的肿块,而且肿块不断增大,称颅骨生长性骨折。

2.凹陷骨折

凹陷骨折为致伤物直接冲击颅盖所致。间接暴力沿脊柱上传,造成枕骨大孔区环形凹陷骨折。婴幼儿的凹陷骨折多为乒乓球样。凹陷骨折约占颅盖骨折的1/3,多发生于颞部,其次为额部和顶部,在枕部很少见。凹陷骨折片常刺破硬脑膜和损伤脑实质,造成局部脑挫裂伤,常合并各种类型的颅内血肿,尤其是脑内血肿。

3.粉碎骨折

粉碎骨折为暴力直接作用于颅盖所致。一般暴力较大,与头部接触面积广,形成多条骨折线,将骨分隔成若干骨碎块。有些骨片互相重叠,有些轻度陷入。局部脑膜撕裂和脑组织常有广泛的挫裂伤,可合并各种类型的颅内血肿。

(二)按颅骨骨折的部位分类

1.颅盖骨折

颅盖骨折为暴力直接冲击颅盖部所致,骨折多位于颅盖范围内,也常延伸到颅底。颅盖骨折发生率为颅底骨折的2倍。骨折的形态依次为线形骨折、凹陷骨折和粉碎骨折。

2.颅底骨折

多为内开放性线形骨折,大多数颅底骨折系颅盖骨折向颅底伸延之联合骨折,单纯发生在颅底的骨折少见。骨折线有横行、纵行及环形三种。骨折线可累及一个或两个颅窝,累及三个颅窝者很少。由于硬脑膜与颅底粘连紧密,该部位不易形成硬脑膜外血肿,而易合并硬脑膜撕裂造成内开放,产生脑脊液漏。进出颅腔的大血管和脑神经都经颅底,故颅底骨折常造成脑神经损伤和颈内动脉-海绵窦瘘等并发症。颅后窝骨折可伴有原发性脑干损伤。

(三)按创伤的性质分为闭合性和开放性骨折

(1)闭合性骨折指骨折部位的头皮非全层裂伤,骨膜未裂开,因而颅骨与外界不相通。

(2)开放性骨折指骨折部位的头皮全层裂开,颅骨与外界连通。

六、临床表现

(一)颅盖骨折

颅盖骨折有多种形式,除开放性及某些凹陷形颅盖骨折在临床上可能显示骨折的直接征象外,闭合性骨折往往只显示骨折的间接征象,其确诊常有赖于 X 线或 CT 检查。

1.闭合性颅盖骨折的临床表现

骨折处头皮肿胀,自觉疼痛,并有压痛。线形骨折的表面,常出现头皮挫伤和头皮血肿。颞肌范围的明显肿胀、张力升高和压痛,常是颞骨线形骨折合并颞肌下淤血的征象。外伤性颅缝裂开在小儿中比较常见,早期可出现沿颅缝走行的条状头皮血肿。骨膜下血肿或迅速形成巨大的帽状腱膜下血肿常暗示深面有颅盖骨折。凹陷骨折多发生于额部及顶部,受伤部位多伴有头皮挫伤和血肿,触诊时常可摸及骨质下陷,可出现骨片浮动感或骨擦音,但切忌反复、粗暴操作,不应为获得此项体征而增加硬脑组织损伤甚至出血的危险。在单纯头皮血肿触诊时,常有中央凹入感,易误诊为凹陷骨折,此时需拍颅骨切线位片加以鉴别。有人认为颅骨凹陷深度小于 1 cm 时多无硬脑膜裂伤,而凹入的碎骨片深度超过 2 cm 时,应高度怀疑有硬脑膜裂伤的存在。

凹陷骨折在皮质功能区可出现相应的刺激或损害症状;凹陷骨折在静脉窦上可引起致命性大出血,或压迫静脉窦而引起颅内压升高。广泛的凹陷骨折由于减少了颅腔的容积,可引起颅内压升高。

2.开放性颅盖骨折

开放性颅盖骨折多发生于锐器直接损伤,少数为火器伤。受伤处的局部头皮呈全层裂开,其下可有各种类型的颅骨骨折,伤口内可有各种异物,如头发、碎骨片、泥土及布屑。如果硬脑膜完整,此种骨折称为开放性颅骨骨折;当硬脑膜有破裂时,则称为开放性颅脑损伤。累及大静脉窦的粉碎骨折可引起致命性大出血。

(二)颅底骨折

颅底骨折以线形骨折为主。因骨折线常通向鼻窦或岩骨乳突气房,由此分别与鼻腔或外耳道连通,颅底骨折亦称为内开放性骨折。其临床表现虽然都是骨折的间接征象,却是临床确诊的重要依据。

颅底骨折依其发生部位不同,分为颅前窝骨折、颅中窝骨折和颅后窝骨折,临床表现各有特征,兹分述如下。

1.颅前窝骨折的临床征象

前额部皮肤有挫伤和肿胀,伤后常有不同程度的口鼻出血,有时因血液吞入胃中,而呕吐出黑红色或咖啡色液体。颅前窝底部骨折撕裂颅底部脑膜及鼻腔黏膜时,即出现脑脊液鼻漏,脑脊液常与血液相混,而呈淡红色,滴在吸水纸上有浸渍圈,因含糖可用尿糖试纸测试。脑脊液漏可因呛咳、挣扎等因素而加剧。偶尔气体由鼻窦经骨折线进入颅腔内,气体分布于蛛网膜下腔、脑内或脑室内,称为外伤性颅内积气。脑脊液鼻漏一般于伤后数天自停。

伤后逐渐出现眼睑的迟发性皮下瘀斑,俗称"熊猫眼"征。出血因受眶筋膜限制而较少扩展至眶缘以外,且常为双侧性。眶顶骨折后,眶内出血,还可使眼球突出,如出血在球结膜之下由后向前延伸,血斑常呈扇形分布,其基底位于内外眦,后界不明,而尖端指向角膜及瞳孔,常为双侧性,检查时,瘀斑不随之移动。

骨折线累及筛板,撕裂嗅神经,导致嗅觉丧失。当骨折线经过视神经孔时,损伤或压迫视神经可导致视力减退或丧失。

颅前窝骨折也常伴有额极及额叶底面的脑挫裂伤以及各种类型的颅内血肿。

2.颅中窝骨折的临床征象

临床上常见到颞部软组织肿胀,骨折线多限于一侧颅中窝底,亦有时经蝶骨体达到对侧颅中窝底。当骨折线累及颞骨岩部时,往往损伤面神经和听神经,出现周围性面瘫、听力丧失、眩晕或平衡障碍等。如骨折线经过中耳和伴有鼓膜破裂,多产生耳出血和脑脊液耳漏,偶尔骨折线宽大,外耳道可见液化脑组织溢出。临床上应仔细检查,以排除外耳道壁裂伤出血或因面颌部出血流入外耳道所造成的假象。如岩部骨折,鼓膜尚保持完整,耳部检查可发现鼓膜呈蓝紫色,血液或脑脊液可经耳咽管流向鼻腔或口腔,需注意与筛窦或蝶窦骨折伴发的脑脊液漏相区别。

骨折线经过蝶骨,可损伤颈内动脉,产生颈内动脉-海绵窦瘘,表现为头部或眶部连续性杂音,搏动性眼球突出,眼球运动受限和视力进行性减退等,颈内动脉损伤亦可形成海绵窦段颈内动脉瘤,动脉瘤破裂后又形成颈内动脉-海绵窦瘘。有时颈内动脉损伤或外伤性颈内动脉瘤突然破裂,大量出血经骨折缝隙和蝶窦涌向鼻腔,发生致死性鼻腔大出血,如不能果断、迅速地控制和结扎颈总动脉,患者将死于出血性休克。当眶上裂骨折时,可损伤眼神经、滑车神经、展神经以及三叉神经第一支,出现眼球运动障碍和前额部感觉障碍,即为眶上裂综合征。

3.颅后窝骨折的临床征象

患者常有枕部直接承受暴力的外伤史,除着力点的头皮伤外,数小时后可在枕下或乳突部出现皮下淤血(Battle征)。骨折线经过枕骨鳞部和基底部,亦可经过颞骨岩部向前达颅中窝。骨折线累及斜坡时,可于咽后壁见到黏膜下淤血,如骨折经过颈内静脉孔或舌下神经孔,可分别出现吞咽困难、声音嘶哑或舌肌瘫痪。骨折累及枕骨大孔,可出现延髓损伤的症状,严重时,伤后立即出现深昏迷,四肢弛缓,呼吸困难,甚至死亡。

七、辅助检查

(一)X线平片

颅骨X线检查可以确定有无骨折和骨折的类型,亦可根据骨折线的走行判断颅内结构的损伤情况,判断合并颅内血肿的可能性,便于进一步检查和治疗。

摄片时,一般应摄常规的前后位和侧位片,有凹陷骨折时,为了解其凹陷的深度应摄以骨折部位为中心的切线位。当怀疑枕骨骨折和人字缝分离时,需摄额枕半轴位或汤氏位;如前额部着力,伤后一侧有视力障碍时,应摄视神经孔位;眼眶部骨折,拍柯氏位;疑诊颅底骨折时,如病情许可,应摄颏顶位。

颅盖骨折经颅骨X线检查确诊率为95%~100%,阅片时应注意骨折线的部位和分支不规则,边缘比较锐利,借此可与颅骨的血管沟纹区别。当骨折线经过脑膜中动脉主干及其分支、横窦沟或矢状中线时,应警惕合并硬脑膜外血肿。线形骨折也要与颅缝区别,颅缝有特定部位,呈锯齿状,内板缝的投影亦不如骨折线清晰锐利。颅缝分离比骨折少见,常见于儿童及青少年,多发生于人字缝、矢状窦和冠状缝,表现为颅缝明显增宽,或有颅缝错位或重叠,两侧颅缝的宽度相差1 mm以上或宽度超过1.5 mm即可诊为颅缝分离。颅盖部凹陷骨折可为全层或仅为内板向颅内凹陷,呈环形或星形,借切线位片了解其深度,结合临床症状分析伴发的脑损伤。

颅底骨折经X线检查确诊率仅为50%左右,诊断时必须结合临床表现。即使颅骨X线平片未发现骨折线,如临床表现符合,亦应确定为颅底骨折。当骨折线经过额窦、筛窦、蝶窦和岩骨时,应注意是否伴发脑脊液漏,并警惕这类内开放性颅骨骨折有并发颅内感染的可能。另外阅片时还要注意颅底骨折的间接征象,如颅底骨折,脑脊液漏可出现**鼻窦**和/或**乳突积液**表现,窦腔混浊,密度增大。鼻窦或乳突损伤,可于颅骨周围或颅内出现气体。出现颅内积气,如果骨折不是穿入骨折,则属于内开放骨折。

(二)颅脑 CT 扫描

CT 扫描采用观察软组织和骨质的两种窗位,有利于发现颅骨 X 线平片所不能发现的骨折,尤其是颅底骨折。CT 扫描可显示骨折缝隙的大小、走行方向,同时可显示与骨折有关的血肿、受累肿胀的肌肉。粉碎性骨折进入脑内的骨片也可通过 CT 扫描三维定位而利于手术治疗。CT 扫描还是目前唯一能显示出脑脊液漏出部位的方法。Bruce 报道平扫定位率达 50%,如采用碘剂脑池造影,CT 扫描定位率可达 69%。扫描时应注意对不同部位采用不同方法,对额窦最好应用轴位,对筛窦、蝶窦及中耳鼓室盖部的骨折观察一般采用冠状扫描。应注意的是如果有损伤脊髓的情况存在,不宜采用冠状扫描。

八、诊断

一般情况下,根据头外伤史,临床查体及 X 线检查(包括 X 线平片和 CT 扫描),不难做出诊断。对于颅骨骨折,因其有典型的临床征象,故在没有特殊检查的情况下,可依临床征象做出诊断。

九、治疗原则与措施

(一)颅盖部线形骨折

对闭合性颅盖部单纯线形骨折,如无颅内血肿等情况,不需手术治疗,但应注意观察颅内迟发性血肿的发生。对开放性线形骨折,如骨折线宽且有异物,可钻孔后清除污物咬除污染的颅骨以防术后感染,如有颅内血肿按血肿处理。

(二)凹陷骨折

凹陷骨折的手术指征:①骨折片下陷,压迫脑中央区附近或其他重要功能区,或有相应的神经功能障碍者;②骨折片下陷超过 1 cm(小儿 0.5 cm)或大块骨片下陷而引起颅内压升高者;③骨折片刺入脑内或有颅内血肿者;④有开放性凹陷粉碎骨折。位于静脉窦区的凹陷骨折应视为手术禁忌证,以防复位手术引起大量出血。

1.闭合性凹陷性骨折

可根据骨折的部位、大小、颅内有无血肿选用不同的方法,对范围较少且远离静脉窦的凹陷骨折,选用直切口或弧形切口,显露骨折区域,在骨折凹陷裂纹旁钻一个孔,用骨撬将陷入的骨片掀起,对凹陷范围较大骨折片尚未游离、整复困难或伴颅内血肿者,可采用取骨瓣法,用加压或锤击法整复。对于小儿的颅骨骨折,为避免影响脑的发育,应积极采用手术复位。对新生儿的颅骨骨折应尽可能采用非手术复位的方法,最简单、适用的方法是应用胎头吸引器复位。当胎头吸引器复位失败或有颅内血肿或头皮下有脑脊液潴留时,采用手术复位。

2.开放性凹陷骨折

必须彻底清创,用生理盐水反复冲洗伤口,清除血块与异物,切除无生活能力的头皮、骨片、脑膜与脑组织等。必要时可延长切口,用牵开器拉开以显露骨折处,在摘除碎骨片时,手法应轻柔,对难以取出的骨片切不可暴力扭转拉出,应尽量保留与骨膜相连的骨片。骨片陷入超过

2 cm者,多有硬脑膜破裂,此时可根据颅内有无血肿及脑组织挫裂伤的程度决定是否扩大骨窗,清除血肿及破碎的脑组织,最后缝合修补硬脑膜。除有硬膜下出血外,对未破裂的硬脑膜,一般不可轻易切开,以免导致颅内感染。

(三)颅底骨折

对颅骨骨折原则上采用非手术对症治疗,无特殊处理方法,为防治感染,需应用抗生素。伴有脑脊液耳鼻漏者,应保持局部清洁,头高位卧床休息,禁止堵塞鼻孔、外耳道,禁行腰穿及用力擤鼻涕,并应用大剂量抗生素预防感染,大多数瘘口在伤后1~2周愈合,1个月以上不愈者,开颅修补硬脑膜裂孔。伴有脑神经损伤者,可注射维生素 B_1、维生素 B_6、维生素 B_{12}、激素、血管扩张剂,也可行理疗针灸。对视神经受骨片或血肿压迫者,应及时行视神经减压术,但对外伤后即刻失明的患者多无效果。对伤后出现致命性大量鼻出血患者,需立即行气管插管术,排除气道内积血,使呼吸通畅,随即填塞鼻腔,压迫伤侧颈总动脉并迅速输液、输血,必要时做手术以抢救患者。对颅后窝骨折伴延髓有受压损伤的患者,应尽早行气管切开术,以呼吸机辅助呼吸,行颅骨牵引术,必要时进行枕肌下减压术。

(孙 霞)

第六节 脊髓损伤的诊断与治疗

脊髓损伤(spinal cord injury,SCI)为脊柱骨折脱位的严重并发症,通常导致严重的神经功能障碍和残疾。据报道,其年发病率为(12.1~57.8)/100万。脊髓损伤最常见的受损部位是中低颈髓,这是脊椎活动最多的部位;其次是活动较多的胸腰段脊髓。

脊髓损伤造成的脊髓组织结构损害可分为原发性损害和继发性损害。细胞原发性死亡在损伤当时即已发生,由于机械暴力(如撕、扯、拉和挤压)直接作用于脊髓,使神经元细胞、神经胶质细胞和血管组织结构死亡。在原发性损伤发生后数分钟内,序贯激发级联反应,包括水肿、炎症、局部缺血、谷氨酸递质过度释放、细胞内游离钙离子超载和脂质过氧化作用等,导致可持续数天至数周的继发性细胞死亡,继而造成许多在原发性损伤后存活的神经元和神经胶质细胞死亡。

对于原发性损伤唯有预防,一旦发生便无有效的治疗方法。而由于继发性损伤是一种细胞分子水平的主动调节过程,其造成的脊髓损伤具有可逆性,应对其进行积极的治疗。

一、脊柱和脊髓损伤的急救程序

(一)病情评估

患者有严重车祸、高空坠落、重物压砸、撞击及火器伤等可致脊柱、脊髓损伤的受伤史。伤情判断如下。

(1)脊柱骨折或脱位:受伤脊柱部位疼痛、肿胀、畸形,出现不能站立、翻身困难等功能障碍。

(2)脊髓损伤:脊髓损伤平面以下的感觉减退或消失,排尿、排便功能出现障碍,高位截瘫,呼吸困难,甚至窒息,呼吸停止。

(二)急救处理

(1)如果存在气道损伤,应托起下颌而不是使颈部过伸来使气道通畅,还可用线性牵引和气管插管。如患者存在自主呼吸,经鼻比经口行气管内插管更容易。尽量避免行环甲膜切开,切开将会影响脊柱前方的稳定性。中段颈髓损伤引起呼吸衰竭并不常见,但后期易引起呼吸肌疲劳,如合并头面部损伤,则很可能引起急性呼吸衰竭。总之,通气必须确保血液氧合充分。对脊髓损伤患者的气道管理如表 14-3 所示。

表 14-3　对脊髓损伤患者的气道管理指南

序号	对脊髓损伤患者的气道管理指南
1	首要原则是确保快速控制气道,使神经功能损伤的风险降到最低
2	气道管理要考虑患者的受伤的特点和操作者的技能和经验
3	对不能配合操作的需要紧急进行气道插管的患者,在进行喉镜检查和气道插管前应给予镇静处理
4	如果患者较配合,并不需要紧急插管,可在清醒时纤维镜引导下进行经鼻或口的气道内插管
5	镇静处理时应避免使血压降得过低,必要时可给予血管升压药物和补液处理
6	如脊髓损伤超过 24 小时,禁用琥珀酰胆碱类药物

(2)治疗休克。低血容量或心源性低血压,主要由外周交感神经抑制、心脏前负荷降低和迷走神经紧张所致。

(3)对怀疑脊柱、脊髓损伤者,尤其是对怀疑颈椎损伤者,均必须常规用颈托固定其颈部。必须采用铲式担架或其他硬板担架搬运急性脊髓损伤者,并对患者采用全身固定措施。

(4)对呼吸困难者,应及时行环甲膜穿刺或切开,亦可行气管切开术,用便携式呼吸机或简易呼吸器维持呼吸功能。必要时对其吸痰,防止窒息。注意气管内插管可能加重颈髓损伤,可行经鼻气管插管以避免颈椎移动,但患者须有自主呼吸(表 14-4)。

表 14-4　对脊髓损伤患者气管插管的指征

序号	对脊髓损伤患者气管插管的指征	序号	对脊髓损伤患者气管插管的指征
1	气道损伤因素	9	$PaO_2 < 8.0$ kPa(60 mmHg)或吸氧状态下
2	水肿	10	PaO_2 明显下降
3	昏迷	11	$PaCO_2 > 8.0$ kPa(60 mmHg)
4	咽后壁血肿	12	合并脑外伤
5	增加误吸风险的因素	13	GCS<8 分
6	呼吸衰竭	14	颅内压升高
7	最大肺活量<15 mL/kg	15	脑疝
8	呼吸做功增加		

(5)尽早(<8 小时)进行大剂量甲强龙冲击和亚低温治疗。

(三)转送注意事项

(1)必须采用正确的搬运方法:在头部两侧放置沙袋,保持颈部中立位,用颈托固定,并将患者全身固定在硬质担架上。

(2)确保呼吸道通畅,必要时吸痰,防止窒息。

(3)保持静脉通道通畅。

(4)进行心电、血氧监护。

(5)途中严密监控患者的意识、呼吸、心率、血压及体位等变化。

(6)迅速就近转运至有条件救治的大型综合医院。

二、脊髓损伤的诊断要点

(1)外界的暴力直接或间接作用于脊柱,引起椎体骨折和脱位、关节突骨折或脱位、附件骨折、椎间盘脱出、黄韧带皱褶,或外力(如交通事故、高处坠落、建筑物倒塌、坑道塌方和体育运动)作用于身体的其他部位再传导至脊柱,使之超过正常限度地屈伸、伸展、旋转、侧屈、垂直压缩或牵拉,导致脊髓受压和损伤。

(2)伤后立即出现损伤平面以下的运动、感觉和括约肌功能障碍,也可表现为伤后数分钟到数小时后神经症状加重,此为继发性脊髓损伤,例如,脊髓水肿、血管破裂、血管痉挛和血栓形成等引起脊髓缺血。

(3)脊髓震荡为完全神经功能障碍,经数分钟或数小时后恢复正常。

(4)脊髓休克:损伤水平以下感觉完全消失,肢体弛缓性瘫痪,尿潴留,大便失禁,生理反射消失,病理反射呈阴性。度过休克期,症状逐渐好转需 2～4 周。

(5)脊髓完全损伤:脊髓损伤水平呈下运动神经元损伤表现,损伤水平以下为上运动神经元损伤表现。

(6)脊柱、脊髓损伤的 X 线平片检查应摄正侧位和双斜位片,注意观察脊柱的对线、顺列、椎体、附件和椎间隙的变化情况。

(7)CT 扫描于轴位观察椎管形态、有无骨折片突入、间盘以及脊髓的情况。MRI 对了解脊髓有无受压、肿胀或出血更为有利。

(8)躯体感觉诱发电位对了解脊髓功能有利,不同时间检查可以了解脊髓损伤的程度和恢复状况。

三、脊髓损伤的临床分类

(一)根据损伤程度分类

1.完全性脊髓损伤

损伤平面以下深、浅感觉完全丧失,肌肉完全瘫痪,浅反射消失,大、小便潴留。以上体征持续到脊髓休克期已过,由弛缓性瘫痪变为肌张力升高、腱反射亢进、病理反射呈阳性的痉挛性瘫痪,损伤平面脊髓节段所支配的区域仍表现弛缓性瘫痪。

2.不完全性脊髓损伤

损伤平面以下尚保留部分功能,又可分为以下几类。

(1)中央型脊髓损伤综合征:该综合征只发生在颈髓损伤中,感觉及运动功能均为不完全性损害,骶部感觉未受损,运动瘫痪上肢重于下肢,手部最重,多伴有括约肌障碍。亦可见仅累及双上肢或单上肢的急性颈髓中央损伤,又称挥鞭样损伤。此型损伤的机制是颈椎过伸性损伤导致脊髓中央灰质和内侧白质出血坏死,或根动脉及脊髓前动脉供血障碍,使之支配的灰质后柱、侧柱及皮质脊髓束、脊髓丘脑束等组织缺血、缺氧。中老年颈椎病变及椎管狭窄者更易发生该综合征。该综合征的恢复顺序是下肢运动功能-膀胱功能-上肢运动功能。该综合征一般预后较好。

(2)脊髓半切损伤综合征:系一侧脊髓损伤。表现为同侧运动丧失,出现痉挛性瘫痪,深反射亢进,有病理反射,同侧本体感觉、振动觉及触觉丧失,感觉过敏;损伤对侧痛觉、温度觉消失,但触觉不受影响。若脊髓损伤平面在 T_1、T_2,同侧头面部可出现血管运动障碍,也可以出现霍纳综合征。腰骶髓一侧损伤不产生该综合征,因为在此处脊髓各节段紧密连接,感觉传导束纤维很少能在病变以下达到对侧,故病变在同侧。

(3)前脊髓综合征:脊髓前侧受损,包括全部灰质及中部以前的白质,损伤平面以下运动丧失为主,浅感觉如痛觉、温度觉减退或丧失,后索白质保存,即深感觉、本体感觉存在。该综合征多见于爆裂骨折,亦可见于后伸损伤,可由椎间盘突出压迫脊髓前动脉,导致脊髓前部缺血受损引起。

(4)后脊髓综合征:表现损伤平面以下的深感觉、振动觉、位置觉丧失,而痛觉、温度觉和运动功能完全正常。该综合征多见于椎板骨折,少数患者出现锥体束征。

(5)脊髓圆锥综合征:系骶髓段相当于 S_1 椎体节段损伤,此处圆锥与骶神经根均受损时,截瘫平面在 S_1 损伤平面以下,运动功能丧失,呈弛缓性瘫痪,痛觉、温度觉丧失,触觉存在。当仅损伤圆锥时,则支配下肢感觉及运动的神经均可存在,跟腱反射可消失,仅会阴、骶区感觉出现障碍,尿道括约肌、肛门括约肌、逼尿肌等瘫痪。

(6)马尾综合征:脊髓在 S_1 节段以下缩小呈圆锥形,形成脊髓圆锥,以下主要为马尾神经。严重的骨折错位才能引起马尾神经挫伤或断裂,损伤后其瘫痪症状多不完全。轻度损伤时可以完全恢复,如完全断裂则于其分布区出现肌肉的弛缓性瘫痪,腱反射消失。马尾神经损伤后,膀胱括约肌障碍不易恢复。

3.暂时性神经功能抑制

如脊髓震荡伤,是由于脊髓神经细胞受强烈刺激而发生超限抑制,脊髓功能暂时处于生理停滞状态。大体标本上看不到明显的器质性改变或仅有轻度水肿。光镜下无明显的解剖结构改变。伤后早期表现为损伤平面以下完全性弛缓性瘫痪,3～6 周完全恢复,不留任何神经系统后遗症。

(二)根据解剖学分类

1.颈髓损伤

(1)上颈髓损伤($C_{1～4}$):上颈髓为延髓的延续。损伤后因波及呼吸中枢或膈肌麻痹而致呼吸麻痹、呼吸困难,可迅速致命;存活者损伤平面以下四肢呈痉挛性瘫痪;伴有延髓受损者表现血管运动和其他内脏功能严重紊乱。

(2)中颈髓损伤($C_{5～7}$):中颈髓为颈膨大部。中颈髓损伤表现为四肢瘫痪,上肢弛缓性瘫痪,肩胛抬高上臂外展,前臂内收,下肢呈痉挛性瘫痪。

(3)下颈髓损伤($C_8～T_1$):下颈髓为颈髓和胸髓的连续部分,属颈膨大的下端。下颈髓损伤主要表现为下肢瘫痪及手的小肌肉变化。

2.胸腰髓损伤($T_2～L_2$)

大部分胸腰髓损伤由胸椎骨折、脱位造成,损伤平面以下的运动、感觉、膀胱和直肠出现功能障碍,早期下肢呈弛缓性瘫痪,反射消失或减弱,后期呈痉挛性瘫痪。

3.腰骶段(圆锥)及马尾损伤

该节段损伤包括 L_3 以下腰椎骨折、骶骨骨折、脱位致圆锥和马尾损伤,马尾神经损伤大多为不完全性瘫痪。该节段损伤常出现圆锥综合征和马尾合征。

四、Frankel 功能评估分级

Frankel 功能评估分级 1967 年由 Frankel 提出,1992 年经美国损伤学会(ASIA)修订,目前是对 SCI 的伤情和预后的经典评定标准。

(1)完全性:无任何运动和感觉功能,无肛门反射。

(2)不完全性(仅保留感觉):仅保留损伤水平以下的感觉功能,但无运动功能,可有肛门反射。

(3)不完全性[仅保留运动(无功能)]:损伤水平以下保留部分运动功能,但其关键肌的肌力小于 3 级。

(4)不完全性[保留运动(有功能)]:损伤水平以下保留部分运动功能,但其关键肌的肌力不小于 3 级。

(5)运动和感觉功能:正常,可有病理反射。

五、脊髓损伤的鉴别诊断

(一)完全性脊髓损伤和脊髓休克的鉴别

脊髓休克为脊髓功能上短时间的可逆性损害,临床表现与完全性脊髓损伤相似,但两者处理方法迥然不同,两者应从以下几点鉴别。

(1)一般脊髓休克在伤后 24 小时后逐渐出现,可持续 3~6 周。

(2)脊髓休克时,肛门反射可保留。脊髓休克结束后,反射活动最早恢复的是足趾反射或球海绵体反射。一般规律为反射活动恢复是从骶段向头部方向发展的。因此,跟腱反射恢复多早于膝反射恢复。脊髓损伤平面以下脊髓反射活动的恢复是脊髓休克结束的标志。

(二)脊髓完全性横贯与不完全横贯损伤的区别

二者的区别见表 14-5。

表 14-5　脊髓完全性横贯与不完全横贯损伤的区别

损伤情况	下肢状态	巴宾斯基征	全部反射	肌张力	感觉改变
完全横贯	屈曲,恢复胚胎原始状态	常为各趾跖屈	下肢任何部位均可引出	大部分增大,少部分减小	完全消失
不完全横贯	伸直,如防御反射	各趾背伸,巴宾斯基征阳性	膝上不能引出	增大	部分消失

(三)上、下运动神经元瘫痪的区别

二者的区别见表 14-6。

表 14-6　上、下运动神经元瘫痪的区别

瘫痪类型	瘫痪范围	肌张力	肌萎缩	病理反射	皮肤营养障碍	腱反射	锥体束征	肌电图
上运动神经元瘫痪	以整个肢体瘫痪为主	增大	轻微	有	多无	亢进	阳性	神经传导正常,无失神经电位
下运动神经元瘫痪	以肌肉或肌群瘫痪为主	减小	明显,早期即出现	无	多有	减退或消失	阴性	神经传导异常,有失神经电位

六、脊髓损伤的外科治疗

尽管实验研究不断取得进展,干细胞治疗的研究是当前的热点课题,但目前临床上仍没有确

实有效的促进脊髓再生的可行方法。

临床上,脊髓损伤的治疗原则是争分夺秒,尽早治疗;维持脊柱稳定,整复脊柱骨折脱位;综合治疗;防治并发症;重建与康复功能。

(一)脊髓损伤椎管减压的手术治疗

1.前路减压术

该方法适用于脊髓损伤伴有椎间盘突出或碎骨块突入椎管压迫脊髓前方者。前路减压术越早使用越好,应尽可能在发现压迫的 8 小时内手术。伤后 5～8 天因脊髓水肿手术效果不佳,伤后2 周若脊髓压迫持续存在,亦可行前路减压术,其恢复率约为 20%。

2.侧方减压术

该方法适用于胸椎或胸腰椎损伤从椎管前方压迫脊髓者。因胸椎管相对狭小,手术中操作应更轻柔、耐心,以免加重脊髓损伤。

3.后路减压术

该方法的适应证如下:①椎板骨折下陷或脱位前移,压迫脊髓后方者;②原有呈多节段的颈椎病、椎管狭窄、脊髓受压症状迅速恶化;③下腰椎骨折脱位或有马尾损伤;④有硬膜外出血,需行血肿清除;⑤不完全性损伤在观察过程中进行性加重;⑥闭合牵引复位后症状无好转,经检查椎管内仍有来自后方的骨折片和软组织压迫;⑦在开放复位时发现椎板、棘突损伤严重,碎骨块进入椎管或有进入椎管的危险(应同时做椎板切除减压);⑧钝器或火器伤,疑有椎管内致压物者。

椎板切除范围应以损伤节段为中心,减少不必要的结构丧失和暴露,以免加重脊柱不稳定性甚至导致畸形,必要时可减压同时行椎管成形术。

(二)脊髓损伤的药物治疗

主张使用大剂量甲泼尼龙治疗急性脊髓损伤。伤后 8 小时内开始使用,首剂量为 30 mg/kg,而后为5.4 mg/(kg·h),维持伤后给药 24～48 小时。另外可应用甘露醇、呋塞米减轻脊髓水肿。

七、脊髓损伤急重并发症的处理

(一)排尿障碍

排尿中枢位于圆锥和 $S_{2\sim4}$ 神经根,通常位于第一腰椎水平。排尿中枢以上的脊髓损害由于截断了大脑和排尿中枢的联系,相当于反射性膀胱,表现为可以排尿,但不受意识控制,排尿不完全,可以有残余尿,下肢某一部位受到一定刺激,可以引起排尿。排尿中枢的损伤引起的排尿障碍为下运动神经元损伤,相当于自律性膀胱,表现为尿道外括约肌松弛,腹肌用力或挤压下腹部可排出尿液,排尿后往往膀胱内仍有较多残余尿,易引起尿路感染。

治疗主要是针对尿液的引流和感染的防治。脊髓损伤早期宜留置导尿管,既可防止膀胱过度膨胀,又便于观察尿量。康复期对于完全不能排尿、排空,残余尿大于 100 mL 的尿失禁患者可采用间歇导尿,有利于训练排尿功能和预防泌尿系统感染,每 4～6 小时导尿一次,不留置导尿管。

(二)呼吸障碍

颈髓损伤后,位于脑干、延髓网状结构的呼吸中枢下行传导束丧失功能,呼吸的自主节律和深度因不能自主而出现呼吸障碍。$C_{3\sim5}$(主要 C_4)节段支配膈肌的膈神经丧失功能,使膈肌的运动受限。自主神经系统紊乱,副交感神经功能活跃可导致气管、支气管内壁分泌物增多,如患者的体位不妥,分泌物难以排除,亦可加重呼吸障碍。

治疗以改善呼吸道通畅、排出分泌物和防止肺内误吸为主要目的。对于在 $C_{3\sim5}$ 水平以上的损伤,如早期无法判断完全或不完全瘫痪,患者肺活量低于 500 mL,应行气管切开术。如经对症处置后血气结果和临床症状仍不能改善,应及时使用机械通气,以防止急性呼吸衰竭和心搏骤停。

(三)脊髓损伤后疼痛综合征

脊髓损伤后疼痛指损伤平面的神经根和脊髓本身的病理改变,导致临床表现剧烈疼痛。其疼痛性质可为钝痛、针刺样痛、抽搐痛、灼性痛和幻觉痛。

对于轻度疼痛可服用止痛药对症治疗。如出现顽固性剧烈疼痛,频繁发作,应行手术治疗。如发现神经根受到破裂的椎间盘或骨折碎片压迫,行椎板切除减压术或椎间盘摘除椎体融合术,多能解决问题,亦可选择性切除引起疼痛的神经后根和松解神经根的粘连。

(四)脊髓损伤其他常见并发症

应重视压疮、肠道功能障碍、体温调节障碍、异位骨化、自主神经过反射、深静脉血栓形成和性生活障碍等,并做相应处置。

(李　强)

参 考 文 献

[1] 宋立华.神经内科疾病临床诊疗学[M].长春:吉林科学技术出版社,2019.

[2] 魏佳军,曾非.神经内科疑难危重病临床诊疗策略[M].武汉:华中科技大学出版社,2021.

[3] 牛奔.新编神经内科诊疗精要[M].天津:天津科学技术出版社,2020.

[4] 金琦.内科临床诊断与治疗要点[M].北京:中国纺织出版社,2021.

[5] 于春华.神经内科常见病诊疗[M].上海:上海交通大学出版社,2020.

[6] 王文浩.神经内科医师处方手册[M].郑州:河南科学技术出版社,2020.

[7] 刘增玲.神经内科常见疾病诊断指南[M].长春:吉林科学技术出版社,2020.

[8] 刘丽霞.新编神经内科治疗方案[M].沈阳:沈阳出版社,2020.

[9] 李艳丽,张亚娟,郭森.神经内科疾病诊断与治疗[M].北京:中国纺织出版社,2020.

[10] 王璇.神经内科诊断与治疗学[M].西安:西安交通大学出版社,2018.

[11] 徐敏.神经内科临床诊疗实践[M].天津:天津科学技术出版社,2019.

[12] 王玉洁,王健.神经内科常见症状病例分析[M].沈阳:辽宁科学技术出版社,2019.

[13] 李杰.神经内科疾病诊断与防治[M].青岛:中国海洋大学出版社,2019.

[14] 苗丽霞.神经内科疾病诊治思维[M].长春:吉林科学技术出版社,2019.

[15] 陈哲.常见神经系统疾病诊治[M].天津:天津科学技术出版社,2020.

[16] 曾湘良.神经内科疾病诊疗指南[M].天津:天津科学技术出版社,2020.

[17] 张红梅.神经内科常见病诊治新进展[M].北京:科学技术文献出版社,2019.

[18] 陈亮.神经内科疾病的检查技术与治疗[M].天津:天津科学技术出版社,2020.

[19] 关雪莲.神经内科疾病诊断与治疗[M].长春:吉林科学技术出版社,2019.

[20] 孙洁.神经内科疾病诊疗与康复[M].长春:吉林科学技术出版社,2019.

[21] 闫换.现代神经内科诊疗思维与实践[M].长春:吉林科学技术出版社,2019.

[22] 范楷.神经内科常见疾病临床诊疗实践[M].长春:吉林科学技术出版社,2019.

[23] 张世生.临床神经内科诊断学[M].沈阳:沈阳出版社,2020.

[24] 樊书领.神经内科疾病诊疗与康复[M].开封:河南大学出版社,2021.

[25] 郑世文.临床神经系统疾病诊疗[M].北京:中国纺织出版社,2020.

[26] 张雪芳.神经内科临床诊疗方法[M].北京:科学技术文献出版社,2020.

[27] 黄景贺.现代神经内科疾病新诊疗[M].天津:天津科学技术出版社,2020.

［28］吴海科.神经内科诊断与治疗［M］.西安:西安交通大学出版社,2019.

［29］杨浩,陈焱彬,黄少波.神经内科与骨科临床［M］.长春:吉林科学技术出版社,2019.

［30］廖祖宁.神经内科临床诊断与治疗［M］.北京:科学技术文献出版社,2019.

［31］韦颖辉.神经内科疾病诊断与治疗［M］.天津:天津科学技术出版社,2019.

［32］宋丽娟.神经内科疾病诊治方案［M］.沈阳:沈阳出版社,2020.

［33］席富强.神经内科疾病诊治与介入应用［M］.北京:科学技术文献出版社,2020.

［34］张云书.神经内科疾病诊疗与重症监护［M］.天津:天津科学技术出版社,2020.

［35］李元贵,杨燕文,王晓麒,杨笑.软通道血肿穿刺引流术与神经内镜颅内血肿清除术治疗高血压脑出血的疗效［J］.实用医学杂志,2023,39(7):833-837.

［36］邓巍巍.甲基泼尼松龙联合丙种球蛋白在急性脊髓炎治疗中的效果［J］.中华养生保健,2022,40(3):142-144.

［37］张雪,张博,吴玉敏,等.电针缓解腰椎间盘突出继发坐骨神经痛的随机对照试验研究［J］.中文科技期刊数据库(全文版)医药卫生,2022(2):0020-0024.

［38］宋宣克,张进,董要磊,等.重症肌无力患者围手术期呼吸肌训练的效果［J］.中国实用神经疾病杂志,2022,25(1):77-81.

［39］刘巍,常军霞.HBP、ADA、CHE 对急性细菌性脑膜炎病原菌的鉴别诊断价值［J］.分子诊断与治疗杂志,2022,14(7):1255-1258.

［40］曹学胜,刘彪,郑菲,等.磁共振 ASL 技术鉴别诊断超急性脑梗死与急性脑梗死的作用［J］.现代医用影像学,2022,31(5):897-899.